西医内科学

（第二版）

（供中医学、中药学、针灸推拿、中医骨伤等专业用）

主　编◎李相中　李广元

中国中医药出版社
·北　京·

图书在版编目（CIP）数据

西医内科学 / 李相中，李广元主编 . —2 版 —北京：中国中医药出版社，2018.5（2023.3 重印）
全国中医药行业高等职业教育"十三五"规划教材
ISBN 978 - 7 - 5132 - 4849 - 5

Ⅰ . ①西⋯　Ⅱ . ①李⋯　②李⋯　Ⅲ . ①内科学 – 高等职业教育 – 教材
Ⅳ . ① R5

中国版本图书馆 CIP 数据核字（2018）第 062703 号

中国中医药出版社出版

北京经济技术开发区科创十三街 31 号院二区 8 号楼
邮政编码　100176
传真　010-64405721
山东华立印务有限公司印刷
各地新华书店经销

开本 787×1092　1/16　印张 31　字数 639 千字
2018 年 5 月第 2 版　2023 年 3 月第 6 次印刷
书号　ISBN 978 - 7 - 5132 - 4849 - 5

定价　93.00 元
网址　www.cptcm.com

服 务 热 线　010-64405510
购 书 热 线　010-89535836
维 权 打 假　010-64405753

微信服务号　zgzyycbs
微商城网址　https：//kdt.im/LIdUGr
官 方 微 博　http：//e.weibo.com/cptcm
天猫旗舰店网址　https：//zgzyycbs.tmall.com

中医药职业教育是我国现代职业教育体系的重要组成部分，肩负着培养新时代中医药行业多样化人才、传承中医药技术技能、促进中医药服务健康中国建设的重要职责。为贯彻落实《国务院关于加快发展现代职业教育的决定》（国发〔2014〕19号）、《中医药健康服务发展规划（2015—2020年）》（国办发〔2015〕32号）和《中医药发展战略规划纲要（2016—2030年）》（国发〔2016〕15号）（简称《纲要》）等文件精神，尤其是实现《纲要》中"到2030年，基本形成一支由百名国医大师、万名中医名师、百万中医师、千万职业技能人员组成的中医药人才队伍"的发展目标，提升中医药职业教育对全民健康和地方经济的贡献度，提高职业技术院校学生的实际操作能力，实现职业教育与产业需求、岗位胜任能力严密对接，突出新时代中医药职业教育的特色，国家中医药管理局教材建设工作委员会办公室（以下简称"教材办"）、中国中医药出版社在国家中医药管理局领导下，在全国中医药职业教育教学指导委员会指导下，总结"全国中医药行业高等职业教育'十二五'规划教材"建设的经验，组织完成了"全国中医药行业高等职业教育'十三五'规划教材"建设工作。

中国中医药出版社是全国中医药行业规划教材唯一出版基地，为国家中医中西医结合执业（助理）医师资格考试大纲和细则、实践技能指导用书、全国中医药专业技术资格考试大纲和细则唯一授权出版单位，与国家中医药管理局中医师资格认证中心建立了良好的战略伙伴关系。

本套教材规划过程中，教材办认真听取了全国中医药职业教育教学指导委员会相关专家的意见，结合职业教育教学一线教师的反馈意见，加强顶层设计和组织管理，是全国唯一的中医药行业高等职业教育规划教材，于2016年启动了教材建设工作。通过广泛调研、全国范围遴选主编，又先后经过主编会议、编写会议、定稿会议等环节的质量管理和控制，在千余位编者的共同努力下，历时1年多时间，完成了83种规划教材的编写工作。

本套教材由50余所开展中医药高等职业教育院校的专家及相关医院、医药企业等单位联合编写，中国中医药出版社出版，供高等职业教育院校中医学、针灸推拿、中医骨伤、中药学、康复治疗技术、护理6个专业使用。

本套教材具有以下特点：

1. 以教学指导意见为纲领，贴近新时代实际

注重体现新时代中医药高等职业教育的特点，以教育部新的教学指导意见为纲领，注重针对性、适用性以及实用性，贴近学生、贴近岗位、贴近社会，符合中医药高等职业教育教学实际。

2. 突出质量意识、精品意识，满足中医药人才培养的需求

注重强化质量意识、精品意识，从教材内容结构设计、知识点、规范化、标准化、编写技巧、语言文字等方面加以改革，具备"精品教材"特质，满足中医药事业发展对于技术技能型、应用型中医药人才的需求。

3. 以学生为中心，以促进就业为导向

坚持以学生为中心，强调以就业为导向、以能力为本位、以岗位需求为标准的原则，按照技术技能型、应用型中医药人才的培养目标进行编写，教材内容涵盖资格考试全部内容及所有考试要求的知识点，满足学生获得"双证书"及相关工作岗位需求，有利于促进学生就业。

4. 注重数字化融合创新，力求呈现形式多样化

努力按照融合教材编写的思路和要求，创新教材呈现形式，版式设计突出结构模块化，新颖、活泼，图文并茂，并注重配套多种数字化素材，以期在全国中医药行业院校教育平台"医开讲－医教在线"数字化平台上获取多种数字化教学资源，符合职业院校学生认知规律及特点，以利于增强学生的学习兴趣。

本套教材的建设，得到国家中医药管理局领导的指导与大力支持，凝聚了全国中医药行业职业教育工作者的集体智慧，体现了全国中医药行业齐心协力、求真务实的工作作风，代表了全国中医药行业为"十三五"期间中医药事业发展和人才培养所做的共同努力，谨此向有关单位和个人致以衷心的感谢！希望本套教材的出版，能够对全国中医药行业职业教育教学的发展和中医药人才的培养产生积极的推动作用。需要说明的是，尽管所有组织者与编写者竭尽心智，精益求精，本套教材仍有一定的提升空间，敬请各教学单位、教学人员及广大学生多提宝贵意见和建议，以便今后修订和提高。

国家中医药管理局教材建设工作委员会办公室

全国中医药职业教育教学指导委员会

2018 年 1 月

为了更好地贯彻国务院加快发展现代职业教育精神，根据全国中医药高等专科院校中医专业培养目标要求，以及培养高素质技术技能型中医药专业人才的需要，在全国中医药职业教育教学指导委员会、国家中医药管理局教材建设工作委员会办公室的组织指导下，确定了西医内科学课程的教学内容，并编写了本教材。

《西医内科学》是全国中医药行业高等职业教育"十三五"规划教材之一，旨在培养医学生系统掌握西医内科学的基本理论、基本知识和基本技能，掌握常见病、多发病的诊断和防治知识，使学生在临床上能够拓宽思路，西为中用，中西并举，取长补短，扬长避短，尽快适应临床尤其是农村基层临床工作的需要，更好地发挥中医药优势，促进中医及中西医临床医学事业的发展。

本教材在编写过程中，力求贴近学生、贴近就业、贴近执业医师资格考试要求；力求突出重点，详略得当，注重科学性；力求反映新理论、新知识和新技术，注重内容更新。强调基本理论与临床实践的紧密结合，强调学生临床实践能力的培养。总体形式按照上一版教材各临床专科分章节的架构，但又有如下区别：①每章节前增设了"学习目标"模块，便于学生学习。②"常见急危重症"单独成章，以弥补本套教材删除常见急症处理课程的相关内容。③增加了临床上常见，但执业助理医师资格考试大纲未编入的内容，如"特发性面神经麻痹"等，以便学生更好地适应临床工作需要。

本教材除绪论外，分为呼吸系统疾病、循环系统疾病、消化系统疾病、泌尿系统疾病、血液系统疾病、内分泌与代谢疾病、风湿性疾病、神经系统疾病、常见急危重症、传染病，共10章。根据编委会成员的专长，本次编写的具体分工如下：绪论、第二章第1～3节及第三章第1节由李相中编写；第二章第4～6节及第九章1、2节由李广元编写；第一章由黄金珠编写；第三章第2～6节由王晓芹编写；第四章由方宇编写；第五章由李硕熙编写；第六章由孙玉敏编写；第七章由李震萍编写；第八章由李吉贵编写；第九章第3～5节由施德泉编写；第十章第1～9节由李绍民编写；第十章第10～14节由蔡翔编写。各位副主编承担了部分审稿任务，主编进行了最后的审定和统稿，学术秘书蔡翔老师做了大量的校稿、汇总等工作，主编李广元老师在审稿过程中付出了艰辛的劳动，在此深表感谢。

本教材适用于中医药院校高等职业教育中医学、中药学、针灸推拿、中医骨伤等专业教学使用，也可作为医学相关类专业学生的西医内科学学习，以及执业医师资格考试的参考用书。

由于编者水平有限，书中不足之处在所难免，祈盼各院校师生在使用本教材过程中提出宝贵意见，以便再版时修订提高。

《西医内科学》编委会

2018 年 1 月

目录

绪　论

　　西医内科学是用现代医学的方法研究内科疾病的病因、发病机制、临床表现、诊断、鉴别诊断、治疗及预防的重要临床学科。它涉及范围广，整体性强，既是临床医学各科的理论基础，又与临床各学科有着密切的联系，是临床医学一门重要的专业课、必修课。因此，其在临床医学中占有极其重要的地位。

　　中医学专业专科生学习西医内科学的目的主要是为了拓宽临床诊断思路、丰富中医临床诊疗手段，力求达到西为中用并能用中西医两法防治疾病，做到取长补短，扬长避短，利于学生就业上岗后尽快适应临床需要，更好地发挥中医药优势，促进中医及中西医临床医学事业的发展。

一、西医内科学的范围和内容

　　西医内科学是临床医学的二级学科，相对外科学而言，其诊疗措施无创伤性或仅有轻微创伤。近半个世纪以来，随着医学科学的发展，内科学又分成众多二级学科，如呼吸病学、消化病学、血液病学、内分泌代谢病学等。

　　根据高等职业教育中医专业教学计划和教学目标的要求，本教材除包括西医内科学各系统的内容以外，增加了神经系统疾病、常见急危重症和传染病的部分内容，全书包括呼吸系统疾病、循环系统疾病、消化系统疾病、泌尿系统疾病、血液系统疾病、内分泌与代谢疾病、风湿性疾病、神经系统疾病、常见急危重症、传染病共10章。每个病种叙述的内容主要包括病因与发病机制、病理、临床表现、并发症、实验室及其他检查、诊断与鉴别诊断、治疗、预防、预后等方面。

二、西医内科学的进展

（一）医学观念的进步

1. 医学模式的转换　现代医学自从19世纪发展以来，对人类健康及疾病的认识一直

1

从纯生物学的角度去分析，强调生物学因素及人体病理生理过程，着重躯体疾病的防治，形成了生物医学模式。因为它是在生物学的基础上形成的，故以生物学因素为其出发点，重点在于对某一种疾病的诊断和治疗，而不太重视与疾病有关的心理因素、环境因素和社会因素。而恰恰是这些因素对当今人类的健康和疾病的发生有着十分重要的影响。一些与心理、环境、社会因素密切相关的疾病，如心血管疾病、恶性肿瘤、意外伤害等，当其心理、环境、社会因素恶劣时，其死亡率也显著提高。再如冠心病，从生物医学模式来看，它是冠状动脉内的粥样硬化斑块的形成及其继发的斑块破裂、血栓形成等导致的冠脉狭窄或闭塞，从而出现心绞痛和（或）心肌梗死，以致死亡。虽然有各种治疗心肌缺血的药物问世，以及冠脉内介入治疗和搭桥手术治疗，但是从总体上来看，由于缺乏对发病因素的有效控制，使得冠心病的发病率逐年增加，其致死致残率也大幅增加，给社会和家庭造成了严重伤害。因此，必须改变传统的生物学治疗的医学模式，从预防冠心病的各种危险因素开始，主动地使冠心病的发病率总体下降。这就是现在的医学模式，即生物－心理－社会医学模式，这一新的模式不仅针对病因十分明确的疾病，还要更加重视心理、社会和环境因素、生活方式等引起的疾病；治疗的目标也不再仅限于治愈某一个疾病，还在于要促进康复、减少残疾、提高生活质量。

2. 循证医学的发展　20 世纪 80 年代，循证医学的概念应运而生，其重点是在临床研究中采用前瞻性随机双盲对照及多中心研究的方法，系统地收集、整理大样本研究所获得的客观证据作为医疗决策的基础。目前越来越多的系统评价和大规模、多中心的随机对照试验为临床实践提供了可靠的依据，从而使循证医学成为临床医生对患者提出合理诊治方案的指导思想。近年来，国内外对较多常见病制定了相应的防治指南，其中各种诊疗措施的推荐均标明其级别和证据水平。某一诊疗措施，如由多个大规模、前瞻性、双盲、对照研究得出一致性的结论，则证据水平最高，常被列为强烈推荐；如尚无循证医学证据，仅为逻辑推理，但已被临床实践接受的则证据级别水平最低，常被列为专家共识或临床诊治参考。同时，还应注意基于循证医学研究结论而制定的指南只是给临床医生提供重要的参考依据，不能作为临床决策的唯一证据，还要取决于临床医生对每一个具体患者认真的个体化分析。

（二）各专业学科的发展

由于遗传学、免疫学等方面的进展，很多疾病的病因和发病机制已得到了进一步明确。目前研究已深入到基因、分子生物学和细胞生物学的水平。已发现数百种由于基因缺陷导致酶或其他蛋白质异常或缺乏所致的遗传性疾病。对某些与免疫有关的疾病的发病机制也有了进一步认识，如肾小球疾病、风湿性疾病及 Graves 病等。

20 世纪以来，随着物理学及医学工程技术、生物技术、生化技术的飞跃发展，内科的诊断技术取得了很大进展。例如，酶联免疫吸附测定、酶学检查技术、高效液相层析、病毒和细菌的 DNA 和 RNA 测定、分子遗传学分析、单克隆抗体的制备和聚合酶链反应等，均已在临床实验室中应用，大大提高了检验水平。临床生化分析趋向自动化、高速、高效和超微量发展。心、肺、脑、血压的电子监护系统在临床的应用，大大提高了危重患者的抢救质量。内镜在临床的广泛应用，大大减轻了患者的痛苦。通过内镜不仅能深入和直接观察、采集脱落细胞或进行活组织、致病微生物检查，还可进行高频电刀、激光、微波及药物等治疗，在消化、呼吸、心血管和泌尿系统的诊断和治疗方面都有很大帮助。高精密度螺旋电子计算机 X 线体层显像检查（CT）、磁共振显像（MRI）、数字减影血管造影（DSA）、放射性核素检查、超声诊断技术（如三维立体成像、多普勒彩色血流显像）等新技术的发展，均有助于提高内科疾病的诊断水平。

新的有效的药物和新的治疗技术不断涌现，提高了内科病的治疗效果。例如，消化系统的常见病消化性溃疡，应用针对幽门螺杆菌的抗菌治疗，从根本上改变了该病的总体预后。对慢性肾病终末期进行透析和一体化治疗，提高了终末期肾病患者的存活率和生活质量。新型的免疫抑制剂如麦考酚酯等应用于临床，对预防肾移植排斥和狼疮性肾炎的治疗，有可喜的进步。心血管疾病的介入治疗，如冠心病的球囊扩张加支架植入、心律失常的射频消融、先天性心脏病的封堵治疗等的发展，已达到了较高的水平。以机械通气为主的呼吸支持技术的广泛应用，显著改善了呼吸衰竭的疗效。部分急性白血病、慢性粒细胞白血病和重型再生障碍性贫血，通过异基因骨髓移植而得到痊愈。应用基因重组技术，已能人工合成人胰岛素、人生长激素等并应用于临床。由基因突变而引发的许多疾病，可通过对缺陷的基因进行修复、更换或采用基因调控等基因疗法进行治疗。基因疗法目前处于临床试验阶段，有望将来能用于对血液病、肿瘤和心血管等疾病的治疗。

三、学习西医内科学的要求与方法

1. 强化基本功的训练　学习掌握好基本理论、基本知识、基本技能是学好西医内科学的根本。因此，需要经常复习、联系已学过的医学知识，如解剖学、生理学、病理学、药理学等，尤其是诊断学的内容和基本技能。内科学是一门实践性很强的学科，在学习过程中要善于抓住要领，总结归纳，化繁为简，与临床实践紧密结合。在实践中，要注意基本技能的锻炼，熟练掌握病史的采集方法，体格检查中视、触、叩、听的正确应用及基本操作技术。正确的诊断是合理有效治疗的依据，尽管现代科学技术的发展为临床诊断与治疗提供了不少先进的手段，但完整的病史采集和全面正确而细致的体格检查仍是临床诊断的基础。然后根据其提供的线索，选择必要的实验室及相关的辅助检查。在全面掌握各种资料之后，经过综合分析，才能做出准确的初步诊断，制定合理的治疗方案，并在临床实践中不断修正，不断提高临床逻辑思维能力。

2. 注重能力培养　要学好西医内科学，必须坚持理论联系实际，在学习过程中逐步培养科学的分析解决问题的能力。在书本上学习的疾病都是常见病、多发病，对其描述及防治方法的选择也尽可能是典型的，而临床上疾病的表现却是千变万化的。因此，在理论学习时要注重提高综合分析判断能力，在临床实习时要注意提高临床实际工作能力。在临床工作实践中，要勤于思考，不断发现问题，结合问题去学习或请教他人，不要过分依赖上级医师的指导，这样才能使业务知识和技术水平较快地提高。反复"观察（病情）、思考（原由）、阅读（书籍）、对照（理论联系实际）"是医学生培养临床能力的有效方法。

3. 培养临床思维，掌握科学思维方法　临床思维是指临床医生在诊治疾病的过程中，对病例进行信息获取、分析推理、判断决策、处理治疗、分析疗效的思维活动方式与过程。临床思维是科学与经验相结合的一种实践性智慧，需要在临床实践中通过不断积累得来。要想锻炼和提高临床思维的能力，要求医学生在学习西医内科学的过程中，树立以临床实践和患者为中心的理念，不断深入临床实践，虚心向同行学习，善于利用现代网络资源和各种学习途径，认真对每一个病例进行分析，按照个体化原则，分别找出成功的和存疑的地方，积极总结经验教训。

4. 中西医融会贯通　中医学注重整体观念和辨证论治。西医学详于疾病的诊断与鉴别，对疾病的病因、病理机制认识较为深刻。在当今科学技术迅猛发展的时代，中医学和西医学互相配合，取长补短，发挥各自优势，可以大大提高临床诊疗水平，解决许多单纯用西医或中医难以解决的临床棘手问题，提高人类生存质量。因此，在学习西医内科学的过程中，要主动联系已学过的中医学方面的知识，力求在西医辨病的基础上结合中医的辨证论治，达到中西医的融会贯通，为继承和发扬中医学奠定坚实的基础。

5. 树立良好的医德医风　医生在工作中，不仅要重视疾病，更要重视患者，要充分了解患者的心理，以高度的责任感、同情心和实事求是的作风，满腔热情地对待患者。患者希望得到医生的帮助，希望得到医生的同情和理解。患者不仅要求医生能解除痛苦，还希望医生能成为最可信赖的朋友。在当前医患关系比较紧张的环境下，患者通过诉诸法律来表达对医疗机构的不满情绪仍存在，这对医生是一个挑战。因此，学习内科学必须牢固树立"以患者为中心"的思想，努力培养良好的道德操守，逐渐形成临床医生所必须具备的良好的医德医风。

思考题

1. 学习西医内科学的要求与方法有哪些？
2. 简述西医内科学的范畴和内容。
3. 简述西医内科学在临床医学中的地位。

第 一 章

呼吸系统疾病

第一节 慢性支气管炎、慢性阻塞性肺疾病

【学习目标】

1. 掌握慢性支气管炎、慢性阻塞性肺疾病的概念及临床表现、诊断要点、鉴别诊断、治疗原则。

2. 熟悉慢性支气管炎、慢性阻塞性肺疾病的病因、发病机制、病理、并发症。

3. 了解慢性阻塞性肺疾病的发病情况、实验室及其他检查、预防和预后。

一、慢性支气管炎

慢性支气管炎（chronic bronchitis）简称慢支，是气管、支气管黏膜及其周围组织的慢性非特异性炎症。临床上以咳嗽、咳痰为主要症状，或伴有喘息，常反复发作，每年发病持续 3 个月或更长，连续 2 年或以上。若长期反复发作可并发慢性阻塞性肺疾病，甚至慢性肺源性心脏病。慢支是一种严重危害老年人健康的常见病，尤其见于 50 岁以上体质较差者，患病率为 3.82%。

【病因与发病机制】

本病的病因尚未完全清楚，是多种因素综合作用的结果，一般分为外因和内因两个方面。

（一）外因

1. 感染 长期、反复感染造成气管、支气管的损伤和慢性炎症，这是慢支发生、发展的重要因素。一般认为，病毒、细菌、支原体等均可引起慢支，但病毒和细菌是主要病

原体，在病毒感染损伤呼吸道黏膜的基础上常继发细菌感染。病毒感染以流感病毒、鼻病毒、腺病毒和呼吸道合胞病毒等多见。细菌感染以肺炎链球菌、流感嗜血杆菌、卡他莫拉菌、葡萄球菌等多见。需要重视的是，呼吸道急性感染常使慢支发作，导致病情加剧，甚至发生呼吸衰竭而死亡。

2. 吸烟　临床多年研究已证明，吸烟为最重要的环境发病因素，慢支的发生与吸烟时间、吸烟量、开始吸烟的年龄密切相关，吸烟者慢支患病率比不吸烟者高 2 ～ 8 倍。烟草中的尼古丁、焦油等化学物质可造成呼吸道多种损伤，如引起支气管黏膜充血、水肿，支气管平滑肌痉挛，气道阻力增加；支气管杯状细胞增生肥大，气道分泌物增多且不易排出，继发细菌感染；损伤支气管上皮细胞的纤毛，使其变短而不规则，且抑制纤毛运动，引起气道净化能力减弱；使机体产生大量氧自由基，诱导中性粒细胞释放蛋白酶破坏肺弹力纤维，诱发肺气肿。戒烟后可使上述情况减轻或消失，病情缓解，甚至痊愈。

3. 环境污染　长期接触环境中的刺激性烟雾、变应原、室内空气污染、大气污染（如二氧化硫、二氧化氮、氯气等），造成支气管黏膜损伤，纤毛清除功能降低，黏液分泌增加，气道防御功能下降，为细菌感染创造条件。

4. 寒冷气候　寒冷空气常是诱导慢支发病的主要因素。慢支发病及急性加重多见于冬季，尤其是气候突然变化时。寒冷空气可刺激呼吸道腺体分泌增加，纤毛运动减弱，支气管平滑肌收缩，呼吸道黏膜血管收缩，气道血液循环障碍和分泌物排出困难，防御下降，导致继发感染。

5. 变态反应　部分喘息型慢支对空气中的尘埃、尘螨、细菌、真菌、花粉等具有高敏感性，可引起支气管平滑肌痉挛、组织损伤和炎症反应，导致支气管炎症发生。

（二）内因

1. 免疫功能减低　机体长期处于疾病状态，可致身体免疫功能降低和紊乱，呼吸道防御功能低下；长期营养不良可使机体抵抗力降低，如维生素 C、维生素 A 等缺乏，使支气管黏膜上皮细胞修复能力减弱；老年人随着年龄增长，常因细胞免疫功能下降，导致呼吸道的免疫功能减退，呼吸道防御功能退化，从而造成呼吸道的反复感染。

2. 自主神经功能失调　临床资料证实，部分慢支患者存在自主神经功能失调，以副交感神经功能亢进为主，气道反应性较正常人群高，故对正常人不起作用的微弱刺激即可引起支气管痉挛收缩、分泌物增多，导致咳嗽、咳痰、气喘等症状的发生。

3. 遗传因素　如存在先天性细支气管和肺泡中分泌型免疫球蛋白 A（SIgA）分泌不足，则机体抗病毒和细菌作用降低，易患慢支。

综上所述，慢支是多种外因长期、反复综合作用与机体自身因素相互作用所致。

【病理】

支气管黏膜充血、水肿、渗出，多种炎症细胞浸润，导致支气管上皮细胞变性、坏死、脱落，继之可引起上皮再生修复，但后期因炎症刺激，上皮细胞由柱状变为扁平状，甚至化生成鳞状上皮；黏膜杯状细胞肥大、增生，气道内分泌物增多，大量潴留，引起慢支患者咳嗽、咳痰或喘息；气道内纤毛粘连、倒伏、变短，甚至脱落。长期、反复的炎症，导致黏膜下平滑肌束断裂萎缩，软骨萎缩、纤维化、钙化甚至骨化；支气管壁炎症向周围组织扩散，支气管周围纤维组织增生，胶原含量增加，瘢痕形成；支气管壁毛细血管增生、充血、水肿和细胞浸润，最终导致通气功能障碍，肺泡腔扩大，引起慢性阻塞性肺疾病，最终发展为慢性肺源性心脏病。

【临床表现】

（一）症状

本病缓慢起病，病程较长。主要症状为咳嗽、咳痰及喘息。

1. 咳嗽　咳嗽以长期、反复、晨起和睡眠时加剧为特点。由于夜间睡眠后，副交感神经相对兴奋，支气管分泌物增加，大量潴留，刺激气道，故起床后或体位变动时引起刺激性排痰咳嗽。

2. 咳痰　痰液一般为白色黏液或浆液泡沫性，偶可带血，有时黏稠不易排出。痰量以清晨和夜间较多。伴有细菌感染时，痰液由白色变为黄色脓性，则咳嗽和痰量亦随之增加。

3. 喘息　部分慢支患者可出现喘息，轻重不一，轻者仅感气短，重者端坐呼吸，生活难以自理。部分患者可伴有支气管哮喘。

（二）体征

早期多无异常体征。急性发作时，多在背部及肺底部听到散在的干、湿啰音，咳嗽后可减少或消失。喘息型慢支患者可闻及广泛哮鸣音，且不易完全消失。如后期并发肺气肿时，可有肺气肿体征。

（三）临床分型和分期

1. 分型　分为单纯型和喘息型。单纯型主要表现为咳嗽、咳痰；喘息型除有咳嗽、咳痰外，尚伴有喘息，双肺部可闻及哮鸣音。

2. 分期　按病情可分为3期。

（1）急性发作期　指患者在1周内出现大量脓性或黏液性痰，或伴有发热等炎症表现，或咳、痰、喘等任何一项症状明显加剧。

（2）慢性迁延期　指有不同程度的咳、痰、喘症状迁延1个月以上。

（3）临床缓解期　指经治疗或临床缓解，症状基本消失或偶有轻微咳嗽、少量痰液，保持 2 个月以上。

【并发症】

1. 阻塞性肺气肿　为慢支最常见的并发症。患者以进行性呼吸困难、桶状胸等为主要临床表现。

2. 慢性肺源性心脏病　为慢支最终的并发症。因支气管壁反复炎症，导致气道阻塞，使肺循环阻力增加、肺动脉高压出现，而引起肺源性心脏病。

3. 支气管肺炎　多见于机体免疫功能低下的老年人，感染蔓延至支气管周围肺组织中，引起支气管肺炎。此时患者可出现寒战、发热、咳嗽、咳痰加剧，痰为大量黄色脓痰。血白细胞计数及中性粒细胞增高。X 线检查显示两下肺有斑点状或小片状阴影。

【实验室及其他检查】

1. 胸部 X 线检查　早期可无异常。后期引起支气管壁增厚、支气管周围组织纤维化，可见肺纹理增粗、紊乱，呈网状或条索状、斑点状阴影，以两下肺野较明显。

2. 血液检查　慢支急性发作期或并发肺部感染时，可见白细胞计数和（或）中性粒细胞增多。喘息型慢支嗜酸性粒细胞增多。缓解期多无明显变化。

3. 肺功能检查　早期无异常。如伴有小气道阻塞，即有通气功能障碍，最大呼气流速 - 容积曲线在 75% 和 50% 肺容量时，流量明显降低。当发展到慢性阻塞性肺疾病时，在使用支气管扩张剂后，即有第 1 秒用力呼气容积（FEV_1）占用力肺活量（FVC）的比值（FEV_1/FVC%）< 70%。

4. 痰液检查　痰涂片或培养可检测到肺炎链球菌、流感嗜血杆菌、卡他莫拉菌、葡萄球菌等致病菌。痰涂片中还可见大量中性粒细胞和已破坏的杯状细胞，喘息型慢支可见较多的嗜酸性粒细胞。

【诊断与鉴别诊断】

（一）诊断

慢支的诊断标准为：咳嗽、咳痰和（或）伴喘息，每年发病持续 3 个月，连续 2 年或以上，并排除其他症状相似的心、肺疾患（如支气管哮喘、肺结核、间质性肺疾病、尘肺、肺癌、心脏病等）时，即可做出诊断。如每年发病持续不足 3 个月，但有明确的客观检查依据者（如 X 线检查、肺功能检查等）亦可诊断。

（二）鉴别诊断

1. 支气管哮喘　喘息型慢支需与支气管哮喘相鉴别。支气管哮喘常有家族史或过敏史，多于幼年或青年突然起病，可因吸入冷空气、油烟、花粉等诱发。一般无慢性咳嗽、咳痰史，发作时以呼气性呼吸困难为特征，双肺布满哮鸣音。抗生素治疗无效，缓解后可无明显症状和体征。

2. 支气管扩张症　发病年龄多见于小儿和青年。典型表现为反复咯血、大量脓痰、慢性咳嗽。肺部常有固定、局限性湿啰音。X 线检查示肺纹理粗乱，呈卷发状、蜂窝状、网状阴影。支气管 CT 或造影检查可明确诊断。

3. 肺癌　多见于 40 岁以上、有多年吸烟史者。过去有长期咳嗽，近期咳嗽性质发生改变，以刺激性干咳为主，常有痰中带血。X 线检查示肺部有反复同一部位的阻塞性肺炎或肺部有块状、边缘清楚但不规则的阴影，经有效抗生素治疗不能完全消散。此时可经痰脱落细胞检查、胸部 CT 及纤维支气管镜检查鉴别诊断。

4. 肺结核　可见于任何年龄阶段，常有发热、盗汗、乏力、消瘦等结核中毒症状和咳嗽、咯血、呼吸困难等肺部局部症状。痰结核菌检查和 X 线检查可帮助诊断。

【治疗】

需采取综合的治疗措施。在急性发作期和慢性迁延期应以控制感染、祛痰止咳、解痉平喘为主要治疗措施；临床缓解期应以加强体育锻炼、提高机体免疫力、预防复发为主，并积极自觉尽早戒烟。

（一）急性发作期的治疗

1. 控制感染　是治疗慢支的最重要措施，而选择有效抗生素则是控制慢支急性发作的关键，应根据病情严重程度、致病微生物的种类、细菌培养或病原菌药敏结果进行选择。选择的原则为：①治疗有效。②不良反应少。③药价经济。④一般口服，病情较重者肌内注射或静脉给药。⑤应尽量避免使用广谱抗生素，以免二重感染或产生耐药菌株。

临床上常用抗生素为：青霉素类、头孢菌素类、大环内酯类、氨基糖苷类、喹诺酮类等。

知 识 链 接

抗菌药的合理使用

合理使用抗菌药，可最大限度地发挥其治疗效果、减少不良反应和降低耐药性的产生。具体措施为：①在使用抗菌药前，最好做药物敏感试验，根据试验结果选择适合的抗菌药。②根据疾病的种类、患者的生理与病理状态、肝肾功能等情况，选择最佳的用药途径、方法和剂量。

2. 祛痰镇咳　因慢支在急性发作期时痰多量大，尤其是老年体弱无力咳痰者，易造成呼吸道阻塞和感染扩散，故在控制感染的同时，应以祛痰为主，畅通呼吸道。祛痰可采用口服或雾化吸入药物的方法，使气道内分泌物得以稀释，有利于排痰。常用祛痰药物为：复方甘草片或其合剂、复方氯化铵合剂、溴己新、氨溴索等。镇咳药物只在患者干咳剧烈、明显影响工作及学习时才可选用。常用镇咳药物为：右美沙芬或其合剂、福米诺苯等。可待因有抑制呼吸中枢、加重呼吸道阻塞和炎症的不良反应，导致病情恶化，应避免使用。

3. 解痉平喘 主要用于喘息型慢支。临床常用药物为：沙丁胺醇、氨茶碱、特布他林、克仑特罗等。若平喘药使用后气道仍有持续阻塞，可使用糖皮质激素，如地塞米松等。

治疗慢支的临床常用口服药物见表1-1。

表1-1 治疗慢支的临床常用口服药物

药物	作用	剂量（成人）	用法
阿莫西林	抗感染	0.5g	每日2～4次，口服
头孢呋辛	抗感染	0.5g	每日2次，口服
罗红霉素	抗感染	0.3g	每日2次，口服
左氧氟沙星	抗感染	0.4g	每日1次，口服
溴己新	祛痰	8～16mg	每日3次，口服
氨茶碱	平喘	0.1g	每日3次，口服

（二）临床缓解期的治疗

1. 戒烟可明显改善慢支的症状，约54%患者戒烟4周即可见效。

2. 避免接触刺激性有害气体。

3. 加强锻炼，增强体质，提高机体免疫力，预防复发。

【预防】

1. 注重体育锻炼，预防感冒。

2. 戒烟。改善环境卫生，减轻大气污染。加强个人劳动保护，避免烟雾、粉尘及刺激性气体对呼吸道的影响。

3. 可接种流感疫苗、肺炎疫苗等，以提高机体免疫力。

【预后】

1. 部分患者的病情可控制，不影响学习和工作。

2. 部分患者可逐渐发展成慢性阻塞性肺疾病，甚至慢性肺源性心脏病。

二、慢性阻塞性肺疾病

慢性阻塞性肺疾病（chronic obstructive pulmonary disease，COPD）简称慢阻肺，是一种以进行性持续气流受限为特征的疾病，与有害颗粒或气体长期刺激呼吸系统而造成的异常慢性炎症反应有关。

慢阻肺与慢性支气管炎、肺气肿关系密切。若慢性支气管炎和肺气肿的肺功能检查出现持续气流受限时，慢阻肺诊断即可成立。

慢阻肺是呼吸系统疾病中的常见病和多发病，患病率和病死率有逐年上升的趋势。全世界发达国家患病率为 5% ~ 15%；我国 40 岁以上人群的患病率为 8.2%。发病男性多于女性，农村多于城市。目前，慢阻肺是我国城市居民死亡的第 4 大原因，而在农村则为首要死亡原因。

尽管慢阻肺对肺部甚至全身均有巨大影响，且呈进行性发展，但目前认为如能及早发现，慢阻肺是可以预防和治疗的。

【病因与发病机制】

（一）病因

COPD 的病因目前尚未完全阐明，已知的危险因素大致可以分为外因（即环境因素）与内因（即个体易患因素）两类。

1. 吸烟 吸烟是 COPD 最主要的危险因素，其危险性与吸烟量、起始吸烟年龄、总吸烟年数均相关。被动吸烟也可以导致 COPD 的发生。

2. 大气污染 有害气体二氧化硫、一氧化氮、氯气及臭氧等对气道黏膜上皮有刺激和细胞毒作用。用生物燃料如木材或煤炭做饭或取暖时通风不好，也是发生 COPD 的重要原因。

3. 遗传因素 导致 COPD 发生的主要环境因素是吸烟，但不是所有的吸烟者均患 COPD，说明个体对 COPD 的易感性不同。流行病学调查显示，COPD 存在家族聚集现象，提示遗传因素是构成 COPD 易感性的重要基础。现已证实，遗传性 α_1 抗胰蛋白酶缺乏（α_1-AT）能增加 COPD 的发生。

4. 气道高反应性 气道高反应性是与 COPD 形成有关的危险因素。流行病学研究结果表明，气道反应性增高者其 COPD 的发病率也明显增高，但是导致这种现象的机制尚待阐明。

5. 肺的发育 若肺功能仪测定肺功能有明显降低，则这些对象发展为 COPD 的可能性增高。

6. 呼吸道感染 呼吸道感染是 COPD 发病和加剧的重要因素，反复呼吸道感染可加速肺功能的下降。有研究显示，儿童时期反复患呼吸疾病的人群，COPD 的患病率增高。

知 识 链 接

雾霾

雾霾是雾和霾的组合词。当大气中因悬浮的水汽凝结，能见度低于 1000m 时，气象学称为雾；霾也称阴霾、灰霾（烟霾），是指原因不明的大量烟、尘等微粒悬浮而成的浑浊现象。雾和霾的主要区别在于空气中水分含量的大小：水分含量大于 90% 者称为雾，而水分含量小于 80% 者称为霾。近年来，我国多地区多时段发生雾霾天气，其主要原因是污染物的排放量过大，如城市中机动车尾气及其他烟尘的大量排放。雾霾天气可引起心血管疾病（如高血压、冠心病等）、呼吸道疾病（如鼻炎、支气管炎和肺癌等）及传染病增多，同时对公路、铁路、航空、航运、供电系统、农作物生长等均造成严重影响。应对雾霾天气的预防措施有：减少外出和开窗，必须外出时要戴口罩，平时多饮水、多吃水果，可泡饮菊杞茶，回家后要深度清洁皮肤和头发。

（二）发病机制

1.气道炎症 大气中的有害物质与香烟烟雾能激活肺泡巨噬细胞，使其释放各种细胞因子，包括白介素 -8、干扰素诱导性蛋白 -10、肿瘤坏死因子 -α、单核细胞趋化肽 -1 与白三烯 B_4。炎症细胞聚集到气道后，与组织细胞相互作用，发生慢性炎症。气道炎症使气道狭窄，引起分泌物增多，气道平滑肌收缩并增生肥厚，黏膜下组织与上皮细胞损伤，其后的修复过程可使气道壁重塑与纤维化，最终导致阻塞性通气障碍。

2.蛋白水解酶与抗蛋白酶的平衡失调 蛋白水解酶对肺组织有损伤、破坏作用；抗蛋白酶对蛋白水解酶具有抑制功能，其中 $α_1$- 抗胰蛋白酶（$α_1$-AT）是抗蛋白酶中活性最强的一种。$α_1$-AT 可以保护肺组织免受蛋白水解酶的溶解破坏作用。吸入有害气体和吸烟能诱发蛋白水解酶的释放增加。另外，先天缺乏 $α_1$-AT 易患 COPD。

3.其他 氧化应激、自主神经功能失调、营养不良、气温变化等均与 COPD 发生有关。

总之，慢阻肺是由上述发病机制长期作用导致小气道持续异常炎症，气道、肺实质、肺血管被破坏，气道壁塌陷，肺泡弹性回缩力降低，最终导致持续进行性气流受限。

【病理】

慢阻肺的病理变化主要是慢性支气管炎和肺气肿的病理改变。慢性支气管炎的病理改变见前述。肺气肿的病理改变是终末支气管远端气腔（呼吸性细支气管、肺泡管、肺泡囊和肺泡）异常扩张，并伴有气腔壁被破坏，形成多个大小不等的大疱，肺血供减少，弹力纤维网被破坏，肺过度膨胀，弹性减退，外观呈灰白色或苍白色，按受累部位不同分为小叶中央型、全小叶型和介于两者之间的混合型 3 类，其中以小叶中央型为多见。

【病理生理】

慢阻肺最具特征性的病理生理改变是持续性气流受限所致的肺通气功能障碍。随着病情进展，炎症使气道高分泌、狭窄和纤维化，肺泡弹性回缩力日渐降低，引起肺残气量及残气量占肺总量的百分比增加，肺泡周围毛细血管受挤压而退化，产生通气与血流比例失调和弥散面积减少，导致换气功能障碍。因肺通气和换气功能均障碍，引起机体缺氧和二氧化碳潴留，产生低氧血症和高碳酸血症，最终呼吸衰竭而危及生命。

【临床表现】

本病发病缓慢，病程较长，常有长期的慢支和肺气肿病史。

（一）症状

1. 呼吸困难 是慢阻肺标志性症状，进行性加重是其特征性，早期在剧烈活动后才出现呼吸困难，晚期在日常活动甚至是休息时也会气短。

2. 咳嗽、咳痰 多为慢性咳嗽，可终身不愈，以晨间明显，夜间有阵咳和排痰。痰一般为白色黏液性或浆液性泡沫痰，清晨痰量较多；急性发作时，痰可呈脓性，且量增多。

3. 喘息、胸闷 重度患者或急性加重时可有喘息和胸闷。

4. 其他 易疲劳、食欲减退和体重下降，严重者可有发绀、头痛、意识障碍，甚至呼吸衰竭。

（二）体征

早期无明显体征，随着病情发展可出现以下体征。

1. 视诊 桶状胸，呼吸运动减弱，频率增快。

2. 触诊 双侧语颤减弱。

3. 叩诊 肺部呈过清音，心浊音界缩小或消失，肺下界和肝浊音界下降。

4. 听诊 双肺呼吸音减弱，可闻及干、湿啰音。

（三）分期

1. 急性加重期 在其自然病程中咳嗽、咳痰、气短急性加重，主要是因为支气管病毒或细菌感染以及空气污染，并且痰量增加变为脓痰；肺部可出现哮鸣音或伴发热。

2. 稳定期 咳嗽、咳痰、气短症状轻微而稳定。

【并发症】

1. 自发性气胸　突发一侧剧烈胸痛，呼吸困难加重，发绀明显，肺叩诊为鼓音，听诊呼吸音减弱或消失，通过X线检查可以确诊。

2. 慢性肺源性心脏病　COPD引起肺血管床减少及缺氧，致肺动脉痉挛、血管重塑，引起肺动脉高压、右心室肥厚扩大，最终发生右心功能不全。

3. 慢性呼吸衰竭　常在COPD急性加重时发生，其症状明显加重，可具有缺氧和二氧化碳潴留的临床表现。动脉血气分析可帮助诊断。

【实验室及其他检查】

1. 肺功能检查　是诊断慢阻肺的主要客观指标。吸入支气管扩张剂后，第1秒用力呼气量占用力肺活量的比值（$FEV_1/FVC\%$）< 70% 可确定为持续气流受限，这是诊断慢阻肺的必备条件。其他如肺总量（TLC）、功能残气量（FRC）、残气量（RV）均增高，肺活量（VC）减低。

2. 胸部X线检查　早期可无异常改变。后期可出现肺纹理增粗、紊乱，胸廓前后径增大，肋间隙增宽，肺活动度减弱，两肺透亮度增加等改变。X线检查对确诊慢阻肺特异性不高，主要用于鉴别诊断和并发症诊断。

3. 动脉血气分析　早期无异常。随着病情进展可出现动脉血氧分压（PaO_2）降低，二氧化碳分压（$PaCO_2$）升高，并可出现酸碱平衡失调。动脉血气分析对发现低氧血症和高碳酸血症、判断酸碱失衡和呼吸衰竭类型有重要价值。

4. 其他　痰培养可查出病原体。如合并细菌感染时，外周血可见白细胞增高、核左移等现象。

【诊断与鉴别诊断】

(一) 诊断

慢阻肺的诊断主要根据长期大量吸烟和接触有毒有害气体、颗粒粉尘等病因，结合其临床表现及肺功能检查等，并排除其他有类似症状和肺功能改变的疾病，综合分析判断后确定本病。其中，肺功能检查示吸入支气管扩张剂后，$FEV_1/FVC\%$ < 70% 可确定为持续气流受限，是诊断慢阻肺的必备条件。

知 识 链 接

COPD 严重程度分级

级别		肺功能指标
Ⅰ级（轻度）	FEV$_1$/FVC% < 70%	FEV$_1$ ≥ 80%预计值
Ⅱ级（中度）	FEV$_1$/FVC% < 70%	50% ≤ FEV$_1$ < 80%预计值
Ⅲ级（重度）	FEV$_1$/FVC% < 70%	30% ≤ FEV$_1$ < 50%预计值
Ⅳ级（极重度）	FEV$_1$/FVC% < 70%	FEV$_1$ < 30%预计值或30% ≤ FEV$_1$ < 50%预计值，伴有慢性呼吸衰竭

（二）鉴别诊断

1. 支气管哮喘 起病常在儿童时期，主要为可逆性的气流受限。每天的症状变化大，夜间或凌晨的症状明显，可伴有过敏症、鼻炎，有哮喘家族史。

2. 支气管扩张症 咯血、大量脓痰，常与细菌感染相关，听诊可闻及啰音，有杵状指，胸部 X 线和 CT 显示支气管扩张、支气管壁增厚。

3. 肺结核 各种年龄均可发病，有低热、盗汗、乏力、消瘦等结核全身表现，胸部 X 线表现为肺部浸润或结节样病灶。

【治疗】

本病的治疗目的是缓解症状，预防和减少疾病加重，延缓疾病的进展，改善运动耐力，提高生活质量，减少病死率。

（一）稳定期的治疗

稳定期的治疗主要是劝导戒烟、脱离有害环境，根据临床表现选用支气管扩张剂、祛痰止咳药等进行对症治疗；对高风险组可长期吸入糖皮质激素与长效 β$_2$ 受体激动剂，可减少急性加重发作，增加运动耐量；对并发慢性呼吸衰竭者可进行长期家庭氧疗，以提高生活质量和生存率。

1. 戒烟 COPD 患者戒烟以后，咳嗽、咳痰的症状可有很大程度上的好转。戒烟可以明显缓解病情发展，提高生存率。

2. 排痰 COPD 患者的咳嗽因痰多而引起的，应帮助患者排痰而不是单纯镇咳，可口服沐舒坦、氯化铵或中药祛痰，也可以雾化吸入，并注意补充液体。

3. 预防感染 病毒与细菌感染是病情加重的诱因，肺炎球菌与流感嗜血杆菌寄生于 COPD 患者的下呼吸道，痰色变黄提示有细菌感染，可选用阿莫西林、头孢克洛、头孢唑肟等。

4. $β_2$受体激动药 刺激支气管上皮细胞纤毛运动，舒张支气管，预防各种刺激引起的支气管痉挛。常用的气雾剂有特布他林，每次吸入 250～500μg，每日 3～4 次，或沙丁胺醇每次吸入 100～200μg，每日 3～4 次，吸入后起效时间为 5 分钟，1 小时作用达到高峰，维持 4～6 小时。

5. 糖皮质激素 对 $FEV_1 < 50\%$ 预计值，并有症状和反复发生急性加重的 COPD 患者，规则的每日干粉吸入布地奈德/福莫特罗 160μg/4.5μg，或干粉吸入沙美特罗/氟地卡松联合剂 50μg/250μg，每次 1～2 吸，每日 2 次。

6. 氧疗 COPD 呼吸衰竭患者除低氧血症外常伴有二氧化碳潴留，吸入的氧的浓度不宜过高，应控制性给氧，氧流量 1～2L/min。对 COPD 合并明显的低氧血症患者应首先给氧，目标是在静息状态下将 PaO_2 提高到 60～75mmHg，或使 SaO_2 升至 90%～92%。对 COPD 所致的慢性低氧血症患者使用长期的家庭氧疗，每天吸氧≥15 小时，可提高生活质量和生存率。

（二）急性加重期的治疗

急性加重期治疗主要是明确加重因素并去除，雾化吸入支气管扩张剂，低流量吸氧，抗感染治疗，应用糖皮质激素，以及其他对症治疗。

1. 一般治疗 卧床休息，给予易消化、高热量、高蛋白、高维生素饮食，必要时应用胃管饮食。

2. 氧疗 低流量氧吸入，每分钟氧流量不大于 2L，氧疗的目标是保持 SaO_2 90%～92%，或 PaO_2 在 60～75mmHg，吸氧后 30～60 分钟应再测血气，如果 $PaO_2 > 75$mmHg，就有可能加重二氧化碳潴留和酸中毒，如果 PaO_2 上升且 pH 值下降不明显，说明给氧适当。

3. 解痉平喘 有严重喘息症状者可给予较大剂量雾化吸入支气管舒张药治疗，如沙丁胺醇 500μg 或异丙托溴铵 500μg，或沙丁胺醇 1000μg 加异丙托溴铵 250～500μg，通过小型雾化器吸入，以缓解症状。酌情每日静脉滴注氨茶碱 500～750mg，速度要慢，使氨茶碱血清浓度保持在 10～15μg/mL。

4. 控制感染 感染较轻者可给予口服阿莫西林克拉维酸钾，重者可静滴 β-内酰胺类、大环内酯类、喹诺酮类抗生素。

5. 祛痰止咳 酌情选用溴己新 8～16mg，每日 3 次；盐酸氨溴索 30mg，每日 3 次。

6. 机械通气治疗 无创机械通气可以降低 $PaCO_2$，减少呼吸频率和呼吸中毒，改善呼吸性酸中毒，缩短住院时间，避免并发症发生。但并不是适合所有患者，禁忌证包括呼吸抑制或停止、心血管系统功能不稳定、头面部有外伤、极度肥胖、严重胃肠胀气者。

【预防】

戒烟，防治呼吸道感染，控制空气污染，接种流感或肺炎球菌疫苗可减少慢阻肺急性加重的程度和病死率。适当运动及呼吸肌功能锻炼，可改善肺功能，增强体质。

【预后】

与预后关系密切的是初始 FEV$_1$ 值与年龄，年龄越大、初始 FEV$_1$ 值越低，预后越差。长期家庭疗可以改善预后。

思考题

1. 简述慢支的诊断标准。
2. 慢性阻塞性肺疾病需与哪些疾病相鉴别？
3. 解释长期家庭氧疗对慢性阻塞性肺疾病的好处。

第二节 慢性肺源性心脏病

【学习目标】

1. 掌握慢性肺源性心脏病的概念及临床表现、诊断要点、鉴别诊断、治疗原则。
2. 熟悉慢性肺源性心脏病的病因、发病机制、病理特点和并发症。
3. 了解慢性肺源性心脏病的发病情况、实验室及其他检查、预防和预后。

慢性肺源性心脏病（chronic pulmonary heart disease）简称肺心病，是由于慢性支气管－肺组织、胸廓或肺动脉血管病变所致的肺循环阻力增加，引起肺动脉高压，进而使右心肥厚和扩大，最后发生右心衰竭的心脏病。

慢性肺源性心脏病多继发于慢性支气管炎和慢性阻塞性肺疾病，而急性肺部感染和气候骤变是引起本病急性发作的重要诱因。肺心病是我国常见的呼吸系统疾病，根据国内近年的统计，肺心病平均患病率为 4.4‰，并随年龄增长而增高，农村患病率高于城市，吸烟者比不吸烟者明显增高。

【病因与发病机制】

（一）病因

1. 支气管、肺疾病　以慢性阻塞性肺疾病最多见，占 80% ～ 90%，其次为支气管哮喘、支气管扩张症、重症肺结核、间质性肺疾病等，均可引起机体缺氧，导致肺小动脉痉挛，肺循环阻力增加，肺动脉高压，继而发展为右心肥大、右心衰竭。

2. 胸廓疾病　较少见，严重胸廓或脊椎畸形等引起胸廓活动受限、肺受挤压、支气管变形与扭曲，导致肺功能受限，肺循环阻力增加，肺动脉高压，进而发展为肺心病。

3. 肺血管疾病　少见，多发性肺小动脉栓塞、肺小动脉炎、特发性肺动脉高压等引起肺小动脉狭窄和阻塞，导致肺循环阻力增加，出现肺动脉高压，引起肺心病。

（二）发病机制

1. 肺动脉高压的形成因素

（1）缺氧、高碳酸血症和呼吸性酸中毒　均可使肺血管收缩、痉挛，肺血管阻力增加，形成肺动脉高压。

（2）长期反复发作的慢性支气管炎和慢性阻塞性肺疾病　可引起支气管与肺组织的炎症，累及邻近肺小动脉，导致血管炎，管壁增厚，管腔狭窄或纤维化，甚至完全闭塞，使肺血管阻力增加，产生肺动脉高压。同时，随着慢阻肺的加重，肺泡内压增高，压迫肺泡毛细血管，造成肺泡毛细血管管腔狭窄或闭塞；肺泡壁破裂，造成肺毛细血管毁损，继之肺循环阻力增加，促使肺动脉高压的形成。

（3）血容量增多和血液黏稠度增加　机体慢性缺氧，产生继发性红细胞增多，导致血液黏稠度增加，循环阻力增高；缺氧可使肾小动脉收缩，肾血流减少，导致醛固酮增多，水钠潴留，血容量增多，加重肺动脉高压。

2. 心脏病变和心力衰竭　肺循环阻力增加，肺动脉高压，使右心室负荷增加。早期右心代偿肥大以克服肺动脉高压的阻力。随着病情的进展，肺动脉高压持续上升，超过右心室代偿能力时，右心失代偿，右心排出血量减少，舒张末期压力增高，导致右心室扩大及右心衰竭。

3. 其他重要脏器的损害　缺氧、高碳酸血症和酸中毒等还可造成其他重要器官，如脑、肝、肾、胃肠及内分泌系统等病理改变，并可引起多脏器的功能损害。

【临床表现】

本病发展缓慢，临床上除原有支气管、肺组织和胸廓疾病的各种症状和体征外，主要是逐步出现肺、心功能衰竭及其他器官损害的征象。临床上依据病情将本病分为肺、心功能代偿期和肺、心功能失代偿期，但其界限不明显。

（一）肺、心功能代偿期

1. 症状 此期主要是慢阻肺的表现，慢性咳嗽、咳痰、呼吸困难、乏力、活动后心悸和劳动耐力下降。

2. 体征 有原发肺部疾病的体征，主要有明显慢阻肺的体征，如桶状胸，听诊呼吸音减弱，可有干、湿啰音，$P_2 > A_2$，提示肺动脉高压；三尖瓣区出现收缩期杂音或剑突下出现心脏搏动，多提示有右心肥厚。

（二）肺、心功能失代偿期

本期主要表现以呼吸衰竭为主，可伴有心力衰竭。

1. 呼吸衰竭

（1）症状 主要为逐渐加重的呼吸困难，伴有头痛、乏力、失眠或嗜睡，甚至发生肺性脑病等。

（2）体征 发绀明显，是缺氧的典型表现。皮肤因二氧化碳潴留而出现皮肤红润、潮湿、多汗，球结膜充血、水肿。可出现腱反射减弱或消失，病理反射阳性。

2. 心力衰竭 以右心衰竭为主。

（1）症状 明显气促、心悸、恶心、食欲下降、腹胀、腹泻等。

（2）体征 发绀，颈静脉怒张，听诊有心率增快、心律失常和剑突下闻及收缩期杂音，肝大，肝颈静脉回流征阳性，腹水，下肢水肿。

【并发症】

1. 肺性脑病 因呼吸功能衰竭所致缺氧、二氧化碳潴留而引起的神经、精神障碍，表现为头痛、头晕、嗜睡、意识模糊、昏睡，甚至昏迷。是肺心病死亡的首要原因，应积极防治。

2. 酸碱失衡及电解质紊乱 肺心病出现呼吸衰竭时，由于缺氧和二氧化碳潴留，可引起酸碱失衡及电解质紊乱，以呼吸性酸中毒最为常见。

3. 其他 心律失常、休克、消化道出血、弥散性血管内凝血（DIC）等。

【实验室及其他检查】

1. 胸部 X 线检查 除肺、胸基础疾病及急性肺部感染的特征外，尚可有肺动脉高压征，如右下肺动脉干横径 ≥ 15mm；肺动脉段高度 ≥ 3mm 明显突出；中心肺动脉扩张，而外周分支纤细，称为"残根"征；圆锥部高度 ≥ 7mm 显著凸出；右心室肥大征。

2. 心电图检查 主要表现有右心室肥大的改变，如电轴右偏，重度顺钟向转位，$R_{V1}+S_{V5} \geq 1.05mV$ 及肺性 P 波等。

3. 血液检查 红细胞及血红蛋白可升高，血液黏度增加；合并感染时白细胞总数增高、中性粒细胞增加。

4. 血气分析 肺心病肺功能代偿期可出现低氧血症或合并高碳酸血症；当 PaO_2 < 60mmHg，$PaCO_2$ > 50mmHg 时，表示有呼吸衰竭。

5. 超声心动图检查 测定右心室流出道内径≥30mm，右心室内径≥20mm，右心室前壁厚度≥5mm，左、右心室内径的比值< 2，右肺动脉内径≥18mm 或肺动脉主干≥20mm 等指标，提示右心肥大，可诊断肺心病。

6. 其他 肺心病可行肺功能检查和病原学检查。

【诊断与鉴别诊断】

（一）诊断

患者有慢支、慢阻肺等引起肺心病的病史，有肺动脉高压、右心室增大或右心功能不全的表现，并结合心电图、X 线、超声心动图等检查显示肺动脉高压、右心室增大肥厚，即可做出诊断。

（二）鉴别诊断

1. 冠状动脉粥样硬化性心脏病 简称冠心病，多见于有高血压和高脂血症的老年人。常有心绞痛、心肌梗死的病史，心电图检查示有心肌缺血，体检、心电图、X 线、超声心动图检查示左心室肥大，冠状动脉造影提示冠状动脉狭窄可确定诊断。

2. 风湿性心脏病 肺心病的相对三尖瓣关闭不全需与风湿性心脏病的三尖瓣病变相鉴别。后者多有风湿性关节炎和心肌炎病史，常伴有其他瓣膜病变，通过心电图、X 线、超声心动图检查可帮助鉴别。

3. 原发性心肌病 本病多见全心增大，无慢支和慢阻肺等肺部疾患史，无肺动脉高压，可经 X 线、超声心动图等检查帮助诊断。

【治疗】

（一）肺、心功能代偿期

采用中西医结合的综合治疗方法。

1. 加强营养。

2. 增强体质锻炼，预防感冒。

3. 积极治疗支气管、肺等原发疾病。

4. 长期家庭氧疗，改善生活质量，延长患者生命。

（二）肺、心功能失代偿期

治疗原则为积极控制感染，通畅呼吸道，改善肺、心功能，纠正呼吸衰竭和心力衰竭。

1. 控制感染 积极控制呼吸道感染是防止病情加剧的重要措施。抗生素可根据痰菌培养及药物敏感试验结果选择。常用青霉素类、头孢菌素类、氨基糖苷类及喹诺酮类等抗生素。

2. 控制呼吸衰竭 合理吸氧（低流量持续吸氧），给予祛痰和支气管扩张剂等治疗，通畅呼吸道，改善通气功能等。

3. 控制心力衰竭 肺心病患者一般在积极控制感染、改善呼吸功能、纠正缺氧等措施后，心力衰竭多能得到改善，不需加用利尿剂和正性肌力药，但对治疗后无效的较重患者可适当选用利尿、血管扩张或强心药。

（1）利尿剂 有利尿、消肿、减少血容量、减轻右心负荷的作用。原则上宜选用作用温和、小剂量、短疗程的利尿剂。注意预防低钾、低氯性碱中毒、痰液黏稠和血液浓缩。临床常用氢氯噻嗪，可联用螺内酯。

（2）血管扩张剂 可减轻心脏前、后负荷，降低心肌耗氧量，增加心肌收缩力，对部分顽固性心力衰竭有一定效果。临床常用药物为硝酸甘油、硝普钠等。

（3）正性肌力药 由于肺心病慢性缺氧及感染，对洋地黄类药物耐受性较低，易发生心律失常。因此，应用指征是感染已被控制，出现急性左心衰竭者。

知识链接

慢性肺源性心脏病使用洋地黄类药物的原则

由于慢性肺源性心脏病患者多有慢性缺氧、低钾血症和感染，故对洋地黄类药物的耐受性低，易引起洋地黄中毒，并可出现严重的心律失常，甚至危及患者生命。慢性肺源性心脏病患者使用洋地黄类药物的原则是：①选择作用快、排泄快的洋地黄类药物（如毒毛花苷K或毛花苷C）。②小剂量（常规剂量的1/2或2/3）。③静脉给药。

4. 控制心律失常 一般经过治疗肺心病的感染、缺氧后心律失常可自行消失。如果持续存在可根据心律失常的类型选用抗心律失常药物。

5. 其他 积极纠正休克、消化道出血、弥散性血管内凝血（DIC）等。

【预防】

1. 积极有效防治支气管和肺部原发病，是预防肺心病的关键。

2. 戒烟。

3. 加强营养，适当体育锻炼，增强机体抵抗力。

【预后】

肺心病是慢性阻塞性肺疾病的晚期表现，病情严重，可反复急性发作，肺、心功能损害呈进行性，病死率为 10%～15%，多预后不良。但积极采用中西药结合的综合治疗，可延缓病情的发展，提高生活质量，延长患者生命。

思考题

1. 试述如何诊断慢性肺源性心脏病。
2. 归纳慢性肺源性心脏病需与哪些疾病相鉴别。
3. 简述慢性肺源性心脏病使用洋地黄类药物的原则。

第三节　支气管哮喘

【学习目标】

1. 掌握支气管哮喘的概念及临床表现、诊断及鉴别诊断、治疗原则。
2. 熟悉支气管哮喘的病因、发病机制、病理特点。
3. 了解支气管哮喘的发病情况、实验室及其他检查、预防和预后。

支气管哮喘（bronchial asthma）简称哮喘，是一种由多种炎性细胞（如嗜酸性粒细胞、肥大细胞、T淋巴细胞、巨噬细胞等）参与的气道慢性炎症性疾病。本病主要特征为气道慢性炎症导致气道高反应性，引起广泛多变的可逆性气流受限。临床典型表现为反复发作的伴有哮鸣音的呼气性呼吸困难，多数患者症状可自行缓解或经治疗后缓解。

支气管哮喘是临床上常见的呼吸道疾病，且呈逐年上升趋势。目前全世界有近3亿患者，我国患病率 0.5%～5%，其中 0～14 岁儿童哮喘患病率为 0.12%～3.34%。哮喘死亡率为 1.6～36.7/10 万。我国已成为全球哮喘病死率最高的国家之一。

【病因与发病机制】

（一）病因

目前认为，哮喘是一种复杂的、多基因遗传性疾病，其发病是遗传因素和环境因素共同影响的结果。

1. 遗传因素　现认为哮喘是一种有明显家族聚集倾向的多基因遗传病，亲缘关系越近，患病率越高。目前采用全基因组关联研究（GWAS）鉴定了多个哮喘易感基因位点，为揭示哮喘发病的遗传机制提供依据。

2. 环境因素

（1）变应原　①吸入和接触性变应原：尘螨（是室内最常见的变应原）、花粉与草粉（是室外最常见的变应原）、家养宠物、蟑螂、真菌等。②职业性变应原：谷物粉、动物皮毛、丝、麻、饲料、活性染料等。③食物：鱼、虾、蟹、鸡蛋、牛奶、调味品等。④药物：阿司匹林、新斯的明、普萘洛尔、抗生素、生物制品等。

（2）促发因素　感染（呼吸道病毒感染最常见）、气候改变、环境污染、精神因素、运动、肥胖、月经与妊娠等。

（二）发病机制

目前多认为哮喘与气道变态反应性炎症、气道高反应性、气道重构和神经调节机制等有关。

1. 气道变态反应性炎症　当具有哮喘特异性体质的人接触变应原时，可刺激机体产生特异性 IgE 抗体，并与肥大细胞、嗜酸性粒细胞和嗜碱性粒细胞等表面的 IgE 受体结合。待变应原再次进入体内，可与结合在肥大细胞表面的特异性 IgE 抗体交联，使该细胞合成与释放多种活性介质，导致支气管平滑肌收缩、腺体分泌增加、血管通透性增高和炎性细胞浸润等，引起哮喘发生。

2. 气道高反应性　是指气道对各种刺激因子所表现出的过强或过早的收缩反应。目前认为气道高反应性是哮喘的重要特征之一，而气道炎症是引起气道高反应性最重要的机制。当气道受到变应原或其他理化因素等刺激时，由于多种炎症细胞、炎性介质和细胞因子的参与，引起气道上皮受损和上皮内神经末梢裸露，导致气道高反应性。

3. 气道重构　若哮喘反复或持续存在时，可使气道发生上皮细胞化生、支气管平滑肌肥大 / 增生、上皮纤维化等改变，即气道重构。气道组织和结构的重构是慢性哮喘持续发展、气道高反应性存在的根本原因。

4. 神经调节机制　哮喘发作也与神经因素关系密切。支气管除受肾上腺素能神经、胆碱能神经支配外，还受非肾上腺素能非胆碱能神经系统（NANC）支配。β 肾上腺素受体功能低下、胆碱能神经张力增加、NANC 释放舒张和收缩支气管平滑肌介质的平衡失调，均可引起支气管平滑肌收缩，导致哮喘发作。

【病理】

肉眼可见肺膨胀、肺气肿，肺疏松柔软有弹性，支气管和细支气管内含有黏稠痰液及黏液栓。显微镜下可见纤毛上皮剥离，气道上皮下有肥大细胞、肺巨噬细胞、嗜酸性粒细胞、淋巴细胞和中性粒细胞浸润。气道黏膜下组织水肿，微血管通透性增加，支气管内分泌物潴留，支气管平滑肌痉挛，杯状细胞增殖及支气管分泌物增加等。若哮喘长期反复发作，可表现为支气管平滑肌层肥厚，气道上皮细胞纤维化，基底膜增厚等，导致气道重构。

【临床表现】

（一）症状

1. 先兆症状　哮喘可有先兆症状，如鼻痒、打喷嚏、流涕、咳嗽、胸闷等。

2. 典型表现　为发作性伴有哮鸣音的呼气性呼吸困难。夜间及凌晨发作和加重是哮喘的特征。哮喘可在数分钟内发生，持续数小时或数天，经支气管舒张药物治疗后缓解或自行缓解。病情严重时患者可出现发绀、端坐呼吸、意识障碍及低氧血症等，甚至危及生命。

3. 不典型表现　部分不典型哮喘患者可仅表现为咳嗽、胸闷等，被分别称为咳嗽变异型哮喘和胸闷变异型哮喘。有的在运动时出现胸闷和呼吸困难，称为运动性哮喘。

（二）体征

本病典型体征为发作时双肺满布哮鸣音，呼气音延长。严重哮喘者可出现呼吸音低下，哮鸣音消失，被称为"静止胸"，提示病情危重。非发作期可无任何症状和体征。

（三）分期

根据临床表现，哮喘可分为急性发作期和非急性发作期。

1. 急性发作期　指患者突然发生或加剧出现喘息、咳嗽、胸闷等症状，多因接触变应原等刺激物或治疗不当所致。

2. 非急性发作期　也称为慢性持续期，患者在相当长的时间内有不同频率和不同程度的喘息、咳嗽、胸闷等症状，可伴有通气功能下降，但没有急性发作。

【并发症】

哮喘可并发自发性气胸、肺不张、慢性支气管炎、慢性阻塞性肺疾病、慢性肺源性心脏病、呼吸衰竭等。

【实验室及其他检查】

1. 血常规检查　发作时可有嗜酸性粒细胞增多，伴有感染时白细胞计数及中性粒细胞比例增多。

2. 痰液检查　痰涂片可见嗜酸性粒细胞增多。

3. 胸部 X 线检查　哮喘发作时两肺透亮度增加，且呈过度通气状态。并发肺部感染或气胸、慢阻肺时，可有相应的 X 线表现。缓解期无明显异常。

4. 动脉血气分析　严重哮喘发作可有缺氧，则 PaO_2 降低，引起过度通气，导致

$PaCO_2$ 下降，pH 值升高，产生呼吸性碱中毒。若气道严重阻塞，可有 PaO_2 降低而 $PaCO_2$ 增高，出现呼吸性酸中毒和（或）代谢性酸中毒。

5. 肺功能检查 主要包括通气功能检测、支气管激发试验、支气管舒张试验和呼吸峰流速测定。

（1）通气功能检测 哮喘发作时，主要是第 1 秒用力呼气量（FEV_1）、FEV_1 占用力肺活量（FVC）的比值（$FEV_1/FVC\%$）、最大呼气流速（PEF）、用力肺活量（FVC）等有关指标均下降，而残气量、功能残气量、肺总量增加，残气／肺总量比值增高。症状缓解后，上述指标可逐渐改善。

（2）支气管激发试验 用于测定气道反应性。常用吸入组胺、乙酰甲胆碱等激发剂，或用物理激发因素如运动、冷空气等激发，使气道阻力增加，通气功能下降。主要观察指标为 FEV_1。若 FEV_1 下降 ≥ 20%，诊断为支气管激发试验阳性，表示气道高反应性存在。

（3）支气管舒张试验 用于测定气道可逆性。常用吸入性支气管舒张剂（沙丁胺醇、特布他林）。当吸入支气管舒张剂 20 分钟后 FEV_1 较用药前增加 ≥ 12%，且绝对值增加 ≥ 200mL，诊断为支气管舒张试验阳性，表示有可逆性气道阻塞。

（4）呼吸峰流速（PEF）测定 用于反映气道通气功能的变化。若 PEF 下降及其昼夜变异率 ≥ 20%，表示存在可逆性气道改变，且有助于诊断哮喘。

知 识 链 接

肺功能检查的目的

肺功能检查的目的主要有：①早期检出呼吸道和肺病变。②确定气道阻塞的部位和呼吸困难的原因。③评估肺疾病的病情严重程度。④健康检查、劳动强度和耐受力的评估。⑤评估手术耐受力及术后并发症的可能性。⑥用于危重症患者的监护。

6. 特异性变应原的检测 皮肤变应原试验、吸入变应原试验及外周血测定特异性 IgE 增高，均有助于病因诊断和进行特异性免疫治疗。

7. 运动激发试验 对有运动性哮喘者可采用运动激发试验，如登梯试验、蹬自行车试验、仰卧起坐试验等，患者出现喘息、气急、胸闷等，且有肺功能检查显示 FEV_1、PEF、气道阻力、功能残气量及用力肺活量等均有一定变化，则诊断为运动激发试验阳性。

【诊断与鉴别诊断】

（一）诊断

1. 诊断标准

（1）反复发作性喘息、气急、胸闷或咳嗽。多与接触变应原、理化刺激、病毒感染、运动等有关。

（2）发作时两肺可闻及散在或弥漫性呼气相延长的哮鸣音。

（3）上述症状可经药物治疗缓解或自行缓解。

（4）排除其他疾病引起的喘息、气急、胸闷或咳嗽。

（5）对临床表现不典型者（如无明显喘息或体征），应至少具备以下1项试验阳性：①支气管激发试验或运动激发试验阳性。②支气管舒张试验阳性。③昼夜PEF变异率（最大呼气流速的昼夜变化）≥20%。

符合上述（1）～（4）项或（4）、（5）项者，可以诊断为支气管哮喘。

2. 病情评估

（1）急性发作期严重程度分级（表1-2）

表1-2 哮喘急性发作期严重程度分级

分级	临床表现	肺功能	血气分析
轻度	步行或上楼时气短，可有焦虑。呼吸频率轻度增加，呼吸末期有散在哮鸣音	正常	正常
中度	稍活动即感到气短，喜坐位，讲话常有中断，时有焦虑或烦躁，呼吸频率增加，可有三凹征，闻及响亮、弥漫的哮鸣音，心率加快，可有奇脉	使用支气管舒张剂后PEF占预计值的60%～80%	SaO_2为91%～95%
重度	休息时感到气短，呈端坐呼吸，单字讲话，常有焦虑、烦躁状态，大汗淋漓，呼吸频率常>30次/分，常有三凹征，可闻及响亮、弥漫的哮鸣音，心率>120次分，出现奇脉	使用支气管舒张剂后PEF占预计值<60%，或绝对值<100L/min，或作用时间<2小时	$PaO_2 < 60mmHg$，$PaCO_2 > 45mmHg$，$SaO_2 \leq 90$%，pH值下降
危重	患者不能讲话，嗜睡、意识模糊，胸腹矛盾运动，哮鸣音减弱乃至消失，脉率减慢或不规则	（不能配合检查）	pH值降低

（2）非急性发作期控制水平分级（表1-3）

表1-3 哮喘非急性发作期控制水平分级

临床特征	控制（符合以下所有条件）	部分控制（符合以下任何1项）	未控制（符合部分控制≥3项）
活动受限	无	任何1次	
白日症状	无（或≤2次/周）	>2次/周	
夜间症状/憋醒	无	任何1次	

续表

临床特征	控制（符合以下所有条件）	部分控制（符合以下任何1项）	未控制（符合部分控制≥3项）
需缓解药/急救	无（或≤2次/周）	>2次/周	
FEV_1或PEF	正常	<正常预计值或本人最佳值的80%	
急性发作	无	≥1次/年	任何1周内出现1次

（二）鉴别诊断

1.左心衰竭引起的呼吸困难 又称为心源性哮喘，其发作时症状与哮喘极为相似。鉴别要点为：①患者常有冠心病、高血压、风心病等病史。②突发气短，阵发性咳嗽，端坐呼吸，咳粉红色泡沫痰，双肺闻及广泛哮鸣音和湿啰音，心界扩大，心尖部闻及舒张期奔马律。③X线检查示心脏增大和肺淤血征。临床上如诊断不明确时禁用肾上腺素或吗啡，以免造成危险。情况紧急可吸入 β_2 受体激动剂或静注氨茶碱治疗，缓解哮喘症状。

2.慢性阻塞性肺疾病 常见于中老年人，多有慢支和长期咳嗽、咳痰、喘息的病史。体检可有肺气肿体征，双肺呼吸音减弱，可闻及哮鸣音和湿啰音，哮鸣音可在肺部感染控制后消失。临床上可用支气管舒张剂、激素治疗性试验和肺功能检查帮助鉴别诊断。部分患者若有哮喘和慢阻肺同时存在时，可诊断为哮喘合并慢阻肺。

3.上气道阻塞 见于气管异物、喉头水肿、中央型支气管肺癌等，主要表现为吸气性呼吸困难，经纤维喉镜或支气管镜检查、胸部X线检查等可帮助诊断。

【治疗】

目前哮喘虽不能根治，但长期规范药物治疗，预防哮喘急性发作，减少并发症，改善肺功能，提高生活和工作能力，是治疗哮喘应达到的目标。

（一）确定与减少刺激性因素的接触

能确定刺激性因素，并减少与之接触，是防止哮喘最有效的方法。

（二）药物治疗

治疗哮喘的药物分为控制性药物（抗炎药）和缓解性药物（支气管扩张剂）。

1.支气管扩张剂 主要作用为舒张支气管。

（1）β_2受体激动剂 主要通过使气道 β_2肾上腺素受体兴奋，舒张支气管平滑肌，缓解哮喘发作，是目前控制哮喘急性发作的首选药物。临床常用的短效-速效药为沙丁胺醇和特布他林气雾剂，沙丁胺醇气雾剂每次 $100\sim200\mu g$，吸入；特布他林气雾剂每次 $250\sim500\mu g$，吸入。短效-迟效药为沙丁胺醇和特布他林片剂，沙丁胺醇片剂 $2\sim4mg$，每日 $3\sim4$ 次，口服；特布他林片剂 $1.25\sim2.5mg$，每日 3 次，口服。

（2）茶碱类 主要通过抑制磷酸二酯酶，拮抗腺苷受体，舒张支气管平滑肌，控制哮喘发作，是目前治疗哮喘的常用和有效药物。常用的有氨茶碱，每次 0.1～0.2mg，每日 3 次，口服。静脉给药主要适用于重症哮喘。静滴首次剂量为 4～6mg/kg，维持量为 0.6～0.8mg/kg，日注射量一般＜1g。

（3）抗胆碱药　主要通过降低迷走神经张力，使支气管平滑肌舒张，腺体分泌减少，哮喘发作缓解。适用于夜间哮喘和痰多者，且与 β_2 受体激动剂有协同作用。临床常用异丙托溴铵吸入剂，吸入约 5 分钟起效，维持 4～6 小时。

2. 抗炎药

（1）糖皮质激素　是目前控制哮喘最有效的抗炎药物。糖皮质激素是通过抑制气道炎症细胞聚集、抑制炎症介质的生成和释放、抑制分泌、提高气道平滑肌 β_2 肾上腺素受体的反应性等，有效控制气道炎症。用药途径有吸入、口服和静脉给药：①吸入：药物通过呼吸道直接吸入，起效快，所需剂量小，不良反应少，是目前哮喘长期治疗的首选药物，常用药物有二丙酸倍氯米松、布地奈德等。②口服药：用于吸入糖皮质激素无效或短期哮喘的加强治疗，常用泼尼松或泼尼松龙 30～60mg/d，待症状缓解后，可逐渐减量至 ≤10mg/d，直至停用或改用吸入剂。③静脉用药：用于哮喘重度急性发作时，应及早静脉给药，如琥珀酸氢化可的松（100～400mg/d）或甲泼尼龙（80～160mg/d），症状缓解后逐渐减量，后改为口服和吸入剂维持。

（2）色苷酸钠　是一种非糖皮质激素类抗炎药。本药具有抑制炎性细胞释放介质的作用，主要用于预防哮喘的发作。由于胃肠道吸收差，临床常微粒粉末吸入给药，常用量 20mg，每日 4 次。症状缓解后维持量 20mg/d。

3. 其他药物　如酮替芬、扎鲁司特、孟鲁司特等，对哮喘均有效。

（三）急性发作期的治疗

1. 吸氧　每日可较高浓度吸氧，以纠正缺氧。必要时做气管插管或气管切开，行机械通气。

2. 解痉平喘　使用 β_2 受体激动剂、氨茶碱、抗胆碱药物等，缓解平滑肌痉挛。

3. 糖皮质激素　采用大剂量、短疗程、静脉给药，如地塞米松。

4. 纠正水、电解质及酸碱平衡紊乱　补液、静滴 5% 碳酸氢钠等。

5. 控制感染　选用广谱抗生素静滴。

（四）非急性发作期的治疗

哮喘非急性发作期的治疗也不容忽视，因气道慢性炎症病理生理改变持续存在，临床上需制定长期、有效、规范的治疗方案，方可防止哮喘再次急性发作。注意个体差异，选择最小剂量、不良反应最小、效果最佳、最简易的联合用药，达到长期控制哮喘发作、维持患者正常工作和生活、延长生命的目的。

（五）免疫疗法

1. 特异性免疫疗法（亦称脱敏疗法） 即采用特异性变应原做定期反复皮下注射，剂量由低到高，以产生耐受性。

2. 非特异性免疫疗法 即注射卡介苗、转移因子、疫苗等生物制品抑制变应原反应的过程，具有一定的辅助疗效。

【预防】

避免接触刺激性因子，这是预防哮喘的最有效方法。教育患者掌握自救的方法，制定长期稳定规范的治疗方案。

【预后】

哮喘经长期规范治疗，临床控制率儿童可达95%，成人可达80%。若哮喘长期反复发作，可并发慢性阻塞性肺疾病、慢性肺源性心脏病，甚至呼吸衰竭。

思考题

1. 支气管哮喘如何诊断？
2. 阐述支气管哮喘与心源性哮喘的鉴别诊断。
3. 临床上治疗支气管哮喘的药物有哪些？

第四节 肺 炎

【学习目标】

1. 掌握肺炎链球菌肺炎的概念、临床表现、诊断及鉴别诊断、治疗原则。

2. 熟悉肺炎的分类，肺炎链球菌肺炎的病因、发病机制和病理特点，其他类型肺炎的病因、临床表现和治疗原则。

3. 了解各类型肺炎的发病情况、实验室及其他检查、预防和预后。

一、肺炎概述

肺炎（pneumonia）是指终末气道、肺泡腔和肺间质的炎症，由病原微生物（如细菌、病毒、真菌、支原体等）、理化因素、免疫损伤等引起，其中以细菌感染最多见。肺炎是呼吸系统常见病，近年来因社会人口老龄化、大气污染、吸烟、免疫功能低下、肺炎病原

29

谱多元化、抗生素不合理使用、耐药菌株上升等因素，使发病率和病死率均有所提高。

【分类】

（一）根据病因分类

1. **感染** 病原微生物包括以下几类。

（1）细菌 如肺炎链球菌、肺炎克雷伯杆菌、金黄色葡萄球菌、甲型溶血性链球菌、流感嗜血杆菌、铜绿假单胞菌、鲍曼不动杆菌等。

（2）病毒 如冠状病毒、流感病毒、腺病毒、呼吸道合胞病毒、麻疹病毒、巨细胞病毒、单纯疱疹病毒等。

（3）非典型病原体 如支原体、军团菌、衣原体等。

（4）真菌 如白色念珠菌、隐球菌、曲霉菌、毛菌、肺孢子菌等。

（5）其他病原体 如立克次体、弓形体、寄生虫等。

2. **理化因素** 如放射线所致的放射性肺炎，胃酸及刺激性气体（如氯气）吸入所致的化学性肺炎，吸入或内源性脂类物质产生炎症反应的类脂性肺炎等。

（二）根据患病环境分类

1. **社区获得性肺炎** 指患者在医院外感染的肺实质炎症，包括具有明确潜伏期的病原体感染而在入院后平均潜伏期院内发病的肺炎。肺炎链球菌、流感嗜血杆菌、流感病毒、呼吸道合胞病毒、支原体、衣原体等是导致社区获得性肺炎常见的病原体，其中以肺炎链球菌最为多见。

2. **医院获得性肺炎** 指患者于入院时既不存在、也不处于潜伏期，而于入院48小时后发生的肺炎。包括：①老年护理院、康复院等内发生的肺炎。②呼吸机相关性肺炎。③卫生保健相关肺炎。有感染高危因素患者的常见病原体为铜绿假单胞菌、金黄色葡萄球菌、肺炎克雷伯杆菌、肠杆菌属等，无感染高危因素患者的病原体为肺炎链球菌、流感嗜血杆菌、大肠杆菌等。

（三）根据解剖分类

1. **大叶性（肺泡性）肺炎** 病原体多为肺炎链球菌，先感染肺泡，最后引起部分肺段或整个肺段、肺叶的感染。典型者表现为肺实质炎症，通常不累及支气管。X线检查显示肺段或肺叶的实变阴影。

2. **小叶性（支气管）肺炎** 病原体可为细菌（肺炎链球菌、葡萄球菌）、病毒、支原体、军团菌等，通过支气管侵入，继而引起细支气管、终末细支气管及肺泡的炎症。多继发于上呼吸道感染、支气管炎、久病卧床的危重患者等。X线检查显示沿肺纹理分布的不规则斑片状阴影，无实变征象。

3. **间质性肺炎** 病原体可为细菌、支原体、衣原体、病毒、肺孢子菌等，以肺间质炎症为主，包括支气管壁及周围组织和肺泡壁。因病变主要在肺间质，故呼吸道症状较轻。X 线检查显示一侧或双侧肺下部不规则阴影，呈磨玻璃状、网格状，其间可有小片肺不张阴影。

【诊断步骤】

（一）确定肺炎诊断

可通过临床表现、胸部 X 线、痰液检查等资料，排除上下呼吸道感染、其他类似肺炎的疾病，以及非感染性肺部疾病，如肺结核、肺癌、肺脓肿、肺栓塞等。

（二）评估严重程度

肺炎严重程度取决于局部炎症程度、肺部炎症的播散和全身反应程度。

重症肺炎诊断的主要标准：①需要有创机械通气。②感染性休克需要血管收缩剂治疗。

次要标准：①呼吸频率 ≥ 30 次 / 分。②氧合指数（PaO_2/FiO_2）≤ 250。③多肺叶浸润。④意识障碍或定向障碍。⑤氮质血症（BUN ≥ 7mmol/L）。⑥白细胞减少（WBC < $4×10^9$/L）。⑦血小板减少（血小板 < $10×10^9$/L）。⑧低体温（T < 36℃）。⑨低血压，需要强力的液体复苏。

符合 1 项主要标准或 3 项次要标准以上者，可诊断为重症肺炎。

（三）确定病原体

查找病原体是确定肺炎病因和指导治疗的关键。目前常用的方法有以下几种。

1.痰液检查 痰液是最方便和无创伤性的病原学诊断标本。痰涂片在低倍镜视野下，定量培养菌量 ≥ 10^7cfu/mL，可判定肺炎致病菌。

2.经纤维支气管镜或人工气道吸引检查 如吸引物细菌培养菌量 ≥ 10^5cfu/mL，可判定肺炎致病菌。

3.防污染毛刷检查 如细菌浓度 ≥ 10^3cfu/mL，可判定肺炎致病菌。

4.经皮细针吸检和开胸肺活检 此方法敏感性和特异性均好，但由于属创伤性检查，易引起气胸、出血等，应慎用。

5.血和胸腔积液培养 若血和痰培养分离出相同细菌，可确定肺炎致病菌。胸腔积液培养出细菌则基本可确定肺炎致病菌。

6.血清学检查 测定特异性抗体滴度有助于支原体、衣原体、嗜肺军团菌和病毒感染的诊断。

二、肺炎链球菌肺炎

肺炎链球菌肺炎（pneumococcal pneumonia）是由肺炎链球菌（或称肺炎球菌）引起

的急性肺实质炎症，是社区获得性肺炎中最常见的一种，占 50% 以上。肺炎链球菌肺炎一般四季可见，以冬季与初春多发，常见于 20～40 岁健康青壮年。临床起病急骤，多以高热、寒战、咳嗽、咳铁锈色痰和胸痛为特征。目前因抗生素及时有效的广泛使用，以往典型的大叶性肺炎已不多见。

【病因与发病机制】

肺炎链球菌是革兰阳性球菌，其毒力大小与荚膜中的多糖结构及含量有关，不产生毒素，不引起肺组织坏死或形成空洞。20%～40% 健康人的鼻咽部可分离出肺炎链球菌。当机体免疫机制受损（受寒、劳累、醉酒、精神创伤、昏迷等）时，原寄居在上呼吸道的正常菌群入侵下呼吸道并在肺泡内繁殖，引起肺泡壁水肿，白细胞和红细胞渗出，且带菌渗出液可向肺组织中央扩散，甚至蔓延几个肺段或整个肺叶。易累及胸膜而致渗出性胸膜炎。

【病理】

病理表现为肺组织充血水肿，肺泡内浆液渗出，红细胞、白细胞浸润，巨噬细胞吞噬细菌和细胞碎片，在纤维蛋白渗出物溶解、吸收后，肺泡重新充气。病变消散后，肺组织结构无损坏，不留纤维瘢痕。极少数患者由于机体反应性差，肺泡内纤维蛋白不能完全吸收，可形成机化性肺炎。分期有充血期、红色肝变期、灰色肝变期和消散期。本病自然病程 1～2 周。

【临床表现】

本病急骤起病，1/3 患者在发病前有上呼吸道感染的病史，常因受寒、淋雨、醉酒、劳累、精神刺激等诱发。典型临床表现为高热、寒战、咳嗽、咳痰、胸痛等。

（一）症状

1. 发热　突发寒战、高热，体温在数小时内可高达 39～40℃，以下午或傍晚为著，呈稽留热，伴有头痛、全身肌肉酸痛和乏力。

2. 咳嗽、咳痰　初为干咳，渐有咳痰。1～2 天后可咳出具有特征性的铁锈色痰（是渗入肺泡中的红细胞破坏后释放出含铁血黄素混于痰液所致），于 4～5 天转为脓性痰，7～12 天可有较多的稀薄淡黄色痰排出。

3. 胸痛　为炎症波及胸膜所致。患侧胸部呈尖锐性刺痛，于咳嗽或深吸气时加重，迫使患者取患侧卧位。下叶肺炎可刺激膈胸膜，疼痛可放射至肩部或腹部。

4. 呼吸困难　若炎症病变范围大，肺泡被大量渗出物所填充，肺泡通气不足，血液换气障碍，可引起呼吸困难和发绀。

5. 消化道症状　部分患者出现恶心、呕吐、腹痛、腹胀、腹泻等消化道症状，时有误诊为急腹症，需加以警惕。

（二）体征

患者呈急性病容，鼻翼扇动，双颊绯红，口角及鼻周可有单纯性疱疹，肺部病变广泛时可有发绀；心率增快，有时心律不齐。早期肺部无明显异常体征，肺实变时有典型肺实变体征：触觉语颤增强，叩诊呈浊音或实音，听诊有异常支气管呼吸音，累及胸膜时可有胸膜摩擦音，消散期可闻及湿啰音。

【并发症】

1. 感染性休克　又称休克性肺炎，见于以微循环障碍为主的重症肺炎。主要表现为面色苍白、四肢厥冷、脉搏细数、血压下降、心音微弱、少尿或无尿、嗜睡或昏迷等。

2. 其他　胸膜炎、脓胸、脑膜炎、心包炎、关节炎等。

【实验室及其他检查】

1. 血常规检查　血白细胞计数升高可达（$10 \sim 20$）$\times 10^9/L$；中性粒细胞增多在 0.8以上，常伴核左移，细胞内可见中毒颗粒。某些年老体弱、重症感染、免疫力低下者白细胞计数可不增高，但中性粒细胞比例高。

2. 痰液检查　在抗生素治疗前取深部痰。痰液直接涂片革兰染色及荚膜染色镜检，如见有革兰染色阳性和带荚膜的双球菌或链球菌，可初步做出病原学诊断。痰培养 $24 \sim 48$小时可明确病原体。

3. 胸部 X 线检查　早期仅见肺纹理增粗或肺段、肺叶稍模糊。实变期典型表现为肺段或肺叶大片状密度均匀的炎症浸润阴影或实变影。消散期炎症病灶逐渐吸收，可有片状吸收较快而呈现的"假空洞"征，一般病程 $3 \sim 4$ 周后病灶逐渐消散。

【诊断与鉴别诊断】

（一）诊断

本病根据典型症状和体征，结合胸部 X 线检查，易做出初步诊断。病原菌检测是本病确诊的主要依据。

（二）鉴别诊断

1. 其他病原体所致的肺炎

（1）葡萄球菌肺炎　常见于有基础病（如糖尿病、艾滋病、营养不良等）的患者，毒血症状显著，咳大量脓血痰，病情重，发展快，易引起感染性休克，病死率高。

（2）克雷伯杆菌肺炎　多见于年老体弱、营养不良、全身衰竭等免疫力低下的患者，咳砖红色胶冻样痰，可引起肺组织坏死甚至多发空洞，病死率 $20\% \sim 50\%$，预后差。病原菌检测可明确诊断。

（3）病毒和支原体所致肺炎　病情一般较轻，血液白细胞计数无明显改变，分析临床经过、痰液病原体分离及血液免疫学实验可帮助鉴别诊断。

2. 肺结核　多有结核中毒症状，痰中易查出结核杆菌；X线检查显示病变多在肺尖或锁骨上下区域，密度不均，病变消散慢，易形成空洞或在肺组织内播散。抗生素治疗无效。

3. 肺癌　患者多年龄较大，常有刺激性咳嗽和痰中带血丝，可伴有阻塞性肺炎，经抗生素治疗炎症消散后，肺部肿瘤阴影渐趋明显，需进一步做 CT、MRI、纤维支气管镜检查和痰液脱落细胞学检查等以明确诊断。

4. 急性肺脓肿　早期表现与肺炎链球菌肺炎相似。随着病情发展，可出现咳大量脓臭痰的特征性表现；X线检查显示肺部脓腔及液平，病灶完全吸收需 8 周以上。

【治疗】

（一）抗菌药物治疗

及早正确使用抗生素是决定肺炎链球菌肺炎预后的关键。一旦确诊应立即使用有效抗生素治疗。一般在药敏结果出来前首选青霉素 G，用药剂量和用药途径视病情及有无并发症而定。轻症者，可用 240 万 U/d，分 3 次肌内注射，或普鲁卡因青霉素每 12 小时肌内注射 60 万 U。稍重者，青霉素 G240 万～ 480 万 U/d，分 3～4 次静滴；重症或并发脑膜炎者，1000 万～ 3000 万 U/d，分 4 次静滴。对青霉素过敏或耐药者，可用氟喹诺酮类、头孢曲松等药物。疗程一般为 14 天，或在热退后 3 天停药。

（二）支持疗法

及早卧床休息，多饮水，补充足够蛋白质、热量和维生素。密切监测呼吸、脉搏、血压及尿量等，以便及时发现休克。对发热一般不用解热镇痛药物，以免过度出汗、脱水或影响真实热型，导致临床误诊。对于剧烈胸痛者，可给予少量镇痛药物。对于有明显呼吸困难者，应及时吸氧，并保持呼吸道通畅。

（三）并发症的处理

对于并发感染性休克的患者，应及时补充血容量和使用血管活性药物，这是抢救感染性休克的关键。控制肺部感染是治疗的根本，此外还应选用糖皮质激素及纠正水、电解质和酸碱平衡等。同时积极处理其他并发症，如胸膜炎、脓胸、脑膜炎、心包炎、关节炎等。

【预防】

避免受寒、劳累、醉酒、淋雨等，积极治疗原发慢性疾病，提高机体免疫力。

【预后】

大多数患者经积极有效治疗均可痊愈。但部分患者因机体免疫力差，可引发严重并发症，甚至危及生命，应高度重视。

三、肺炎支原体肺炎

肺炎支原体肺炎（mycoplasmal pneumonia）是由肺炎支原体感染引起的呼吸道和肺部的急性炎症改变，也可有咽炎和支气管炎。肺炎支原体肺炎约占非细菌性肺炎的 1/3 以上。本病以秋、冬季节发病较多，儿童及青少年感染多见。

【病因与发病机制】

肺炎支原体是介于细菌和病毒之间、兼性厌氧、能自由生活的最小微生物。肺炎支原体可经口、鼻分泌物在空气中传播，引起呼吸道感染的散发和小流行。发病前 2～3 天直至病愈数周，均可在呼吸道分泌物中发现肺炎支原体。病原体通常存在于纤毛与上皮细胞之间，不侵入肺实质，通过细胞膜上神经氨酸受体位点，吸附于宿主呼吸道上皮细胞表面，抑制纤毛活动和破坏上皮细胞。肺炎支原体的致病性可能由支原体或其代谢产物引起患者过敏反应所致。

【病理】

本病主要病变为细支气管炎、支气管肺炎和间质性肺炎。支气管黏膜充血、水肿，中性粒细胞浸润，上皮细胞肿胀、坏死和脱落。肺泡内有少量渗出液，且并发灶性肺不张、肺实变和肺气肿。肺泡壁与间隔有中性粒细胞和单核细胞浸润。胸膜腔内可有纤维蛋白渗出和少量渗出液。

【临床表现】

本病起病缓慢，可表现为无症状感染、上呼吸道感染和气管-支气管炎，有3%～10% 的感染人群可发展为肺炎。肺炎支原体肺炎是经典的非典型肺炎，起初数天无症状，继而出现乏力、头痛、咽痛、发热、咳嗽等。咳嗽多为阵发性刺激性呛咳，夜间为重。一般为中等发热，可持续 2～3 周。体征很少，少数患者可有咽部和鼓膜充血，颈部淋巴结肿大。胸部体检可无明显异常，听诊偶可闻及干、湿啰音。肺炎支原体肺炎可并发胸膜炎、鼓膜炎和脑膜炎等。

【实验室及其他检查】

1. 血常规检查　血白细胞总数正常或稍高，以中性粒细胞为主。

2. 病原学检查　是目前诊断肺炎支原体肺炎的主要手段。发病 2 周后，冷凝集试验阳性（滴度≥1∶32），且滴度逐步升高，更有诊断价值。若血清支原体 IgM 抗体≥1∶64，或恢复期抗体滴度为 4 倍增高，则进一步确诊。直接检测出呼吸道标本中肺炎支原体抗原，可作为临床早期快速诊断的依据。

3. 胸部 X 线检查　显示肺部多样化形态的实变浸润影，以支气管周围的肺炎多见，常局限于下叶。少数患者可出现少量胸腔积液。病变多于 3～4 周自行消失。

【诊断与鉴别诊断】

（一）诊断

需依据临床表现，结合 X 线检查及血清学检查结果，综合分析后做出诊断。病原学检查阳性是确诊肺炎支原体感染最常用有效的检测手段。

（二）鉴别诊断

肺炎支原体肺炎应与病毒性肺炎、军团菌肺炎等鉴别。

【治疗】

本病多数病例不经治疗可自愈。

早期使用适当抗生素可减轻症状和缩短病程。对肺炎支原体有效的抗生素为大环内酯类、四环素类和喹诺酮类，其中后两者儿童不宜使用，故临床治疗常首选药物为大环内酯类抗生素，如红霉素、阿奇霉素和克拉霉素等。疗程一般 2 周左右。青霉素或头孢菌素类抗生素对本病无效。对剧烈呛咳者，可适当给予镇咳药。如合并细菌感染，可根据病原学检查结果，选用有效抗生素针对性治疗。

思考题

1. 简述肺炎链球菌肺炎的临床表现。

2. 阐述肺炎应如何选用合适的抗生素。

3. 试述肺炎链球菌肺炎并发感染性休克的抢救措施。

第五节　肺结核

【学习目标】

1. 掌握肺结核的概念及临床表现、诊断及鉴别诊断、治疗原则和治疗方案的选择。

2. 熟悉肺结核的病因、发病机制、病理特点和分型。

3. 了解肺结核的发病情况、实验室及其他检查、预防和预后。

肺结核（pulmonary tuberculosis）是由结核杆菌引起的慢性肺部传染病，占全身结核的 80% 以上。目前我国现有肺结核患者约 590 万，每年因结核病死亡人数高达 25 万。同时全球结核病的流行又出现了第三次回升，加之近年来耐多药结核病增多、人类免疫缺陷病毒和结核分枝杆菌的双重感染、流动人口中的结核病难以控制等，使肺结核已成为 21 世纪严重危害人类健康的主要传染病，其防治至今仍然是亟待解决的公共卫生问题。

【病因与发病机制】

（一）结核杆菌

结核杆菌属分枝杆菌，其抗酸染色阳性，又称抗酸杆菌。具有生长缓慢、抗酸性、耐药性和抵抗力强等特点。人肺结核 90% 以上的致病菌为人型结核分枝杆菌。结核杆菌在阴湿环境下能生存 5 个月以上，但在阳光下暴晒 2 小时、紫外线照射 10 ～ 20 分钟、煮沸 1 分钟、接触 70% 酒精 2 分钟或 5% ～ 12% 来苏水 2 ～ 12 小时均可被杀死，其中煮沸与高压消毒是最有效的消毒法，而将痰吐在纸上直接焚烧是最简易的灭菌方法。

（二）感染途径

1. 传染源　排菌的肺结核患者是主要的传染源。

2. 传播途径　呼吸道飞沫传播是肺结核最主要的传播途径。健康人吸入患者咳嗽、打喷嚏时喷出的带菌飞沫而引起感染。因此，通风换气是减少肺结核传播的有效措施。次要途径是经消化道传播。如今经皮肤、泌尿生殖系统等途径感染结核已不多见。

3. 易感人群　机体对结核杆菌的易感性除遗传、自然抵抗力外，还包括营养不良、生活贫困等社会因素。而年老体弱者、HIV 感染者、慢性疾病（如糖尿病、慢性肝病）患者、免疫抑制剂使用者等，都是结核病的易感人群。

（三）人体的反应性

1. 免疫和变态反应　结核杆菌进入人体可引起机体发生两种反应，即免疫和变态反应。人体对结核杆菌的免疫力具有非特异性的自然免疫力和特异性的后天免疫力（接种卡介苗或因感染结核杆菌后获得）两种，后者明显强于前者。当人体感染结核杆菌后，若机体免疫力强而不发病，称为结核感染；但若机体免疫力差或入侵结核杆菌数量大且毒力强时，则易导致结核感染而发病。

结核病的免疫是细胞免疫，主要表现为淋巴细胞的致敏和巨噬细胞功能的增强。结核杆菌进入机体后，经巨噬细胞的吞噬和淋巴细胞的致敏，释放出多种淋巴因子，吞噬并杀灭结核杆菌，最终可形成结核结节，使病变局限。

当结核杆菌侵入机体 4～8 周后，身体组织可对结核杆菌及其代谢产物引起的敏感反应称为变态反应。主要表现为局部组织充血水肿、细胞坏死及干酪样坏死、液化后空洞形成，最后使病灶扩散。此时 PPD 试验呈阳性反应。

2. 初次感染与再次感染　结核杆菌初次进入肺部时，因机体无特异性免疫，亦无变态反应而发病，此种肺结核为原发性肺结核。当机体已形成变态反应和特异性免疫时发病，称为继发性肺结核。这种机体对结核杆菌初次感染与再次感染所表现出的不同反应的现象，称为科赫（Koch）现象。

【病理】

1. 基本病理表现　为渗出、增生和干酪样坏死。三种病理表现可同时存在、相互转化。渗出主要发生在结核炎症初期或病变恶化复发时，表现为局部炎性细胞浸润。增生多发生在机体抵抗力较强和病变恢复阶段，表现为典型的结核结节。干酪样坏死发生在机体抵抗力弱、感染结核杆菌数量大、毒力强和机体超敏反应增强时，表现为肉眼观察呈淡黄色，状似奶酪，故称干酪样坏死。

2. 病理变化转归　主要取决于机体免疫力和结核杆菌致病力之间的力量对比。当机体抵抗力强，则病灶可缩小、吸收、纤维化、钙化，病情趋于稳定和治愈；相反，病灶可扩散、增多、坏死、液化和空洞形成。

【临床表现】

（一）症状

多数肺结核起病隐匿、慢性迁延，可有全身结核中毒症状和呼吸系统症状。

1. 全身结核中毒症状　是活动性肺结核患者的最常见表现。典型症状为午后低热、盗汗、乏力、食欲减退、消瘦等。发热的特点多为长期午后或傍晚低热，次晨降至正常，无畏寒、寒战，应用普通抗生素无效。当肺部病灶恶化（如双肺血行播散型肺结核）时，可有高热。育龄妇女有月经失调或闭经。

2. 呼吸系统症状

（1）咳嗽、咳痰　咳嗽较轻，为慢性咳嗽，若合并支气管结核，可表现为刺激性咳嗽；咳痰多为干咳或少量白色黏液痰，有空洞时痰量增多；如继发肺部感染，痰呈脓性且量增加。

（2）咯血　约有1/3患者有不同程度的咯血。当结核炎症病灶累及毛细血管时，可致痰中带血或小量咯血；若小血管损伤可引起中等量以上的咯血；若空洞壁动脉瘤或较大支气管动脉破裂，则可引起大咯血，甚至发生失血性休克或窒息。大多数患者为少量咯血，少数为大咯血。中、大量咯血常引起结核播散，出现持续高热。

（3）胸痛　为病变累及壁层胸膜时所致，患侧胸壁有固定部位刺痛，并随深呼吸和咳嗽而加重；若患侧卧位，症状可减轻。膈胸膜受刺激时，疼痛可放射至肩部或上腹部。

（4）呼吸困难　肺结核一般无呼吸困难，当病灶范围广、病情晚期或病情严重、血块阻塞大气道、并发大量胸腔积液或自发性气胸等，可引起呼吸困难伴发绀。

（二）体征

取决于病变性质、部位和范围。早期或病变范围小，多无明显异常体征。若病变范围较大而位置较浅时，则可见患侧呼吸运动减弱，语颤增强，叩诊呈浊音，听诊有异常支气管呼吸音和细湿啰音。若肺部病灶有广泛纤维化或胸膜粘连增厚者，可有气管向患侧移位，患侧胸壁下陷，叩诊浊音，听诊呼吸音减弱及湿啰音。若合并大量胸腔积液时，气管移向健侧，患侧视诊胸廓饱满，触诊语颤减弱，叩诊实音，听诊呼吸音消失。因肺结核好发于肺上叶尖后段及下叶背段，故在锁骨上下及肩胛间区闻及细湿啰音有重要的诊断价值。

（三）临床分型

1. 原发型肺结核　包括原发综合征和胸内淋巴结结核。多见于儿童。无症状或症状轻微而短暂，常有结核病接触史，结核菌素试验多强阳性。典型病变为肺部原发病灶、引流淋巴管炎及肿大肺门淋巴结炎，三者合称原发综合征，其X线表现为哑铃形阴影。原发灶一般吸收快，90%以上患者不治自愈，不留任何痕迹。但仍有少量结核杆菌长期处于休眠状态，成为继发型肺结核的潜在来源。

2. 血行播散型肺结核　包括急性血行播散型肺结核（急性粟粒型肺结核）、亚急性及慢性血行播散型肺结核。急性血行播散型肺结核是最严重的一种肺结核，婴幼儿和青少年多见，常由原发型结核发展而来。成人多由肺或肺外结核病灶破溃，结核杆菌进入血管而引起，主要表现为高热、寒战、衰弱等严重的全身毒血症状。X线胸片显示双肺布满大小、密度和分布均匀的粟粒状结节阴影。亚急性及慢性血行播散型肺结核起病缓，症状轻，X线胸片显示双肺布满大小不一、密度不一致和分布不均匀的斑点状阴影。

3. 继发型肺结核　是肺结核中最常见的一种类型，包括浸润型肺结核、干酪性肺炎、结核球、纤维空洞型肺结核等。

（1）浸润型肺结核　为成人最常见的继发性肺结核。多因结核杆菌大量繁殖侵入肺部，引起浸润渗出和干酪样结核病灶，伴有液化和空洞形成。一般均有典型的结核全身中毒症状和呼吸系统症状。X线显示多位于肺尖和锁骨下的小片状或斑点状阴影。

（2）干酪性肺炎　多发生在机体免疫力低和入侵结核杆菌量大的患者。病情重，进展快，可出现严重的细菌毒性症状。X线显示为片状阴影，边缘模糊，若病灶干酪样坏死发生液化可形成空洞。

（3）结核球　如干酪样坏死物质不能排出，脱水凝成球形病灶，并由纤维增生形成包膜包绕，则形成"结核球"。X线显示为球形病灶，直径多大于3cm，周围可有卫星灶。

（4）纤维空洞型肺结核　为继发型肺结核的最晚期类型。多因肺结核未及时发现或治疗不当，空洞长期不愈合，空洞壁逐渐变厚，病灶吸收与恶化、修复与进展交替出现，最终形成慢性纤维空洞型肺结核。患者病程迁延，病情时好时坏，常有慢性咳嗽、咳痰、反复咯血及呼吸困难等。患者痰中常有大量结核杆菌排出，是肺结核的主要传染源。X线显示肺一侧或双侧有单个或多个厚壁空洞和广泛纤维增生，使肺门高抬和肺纹理呈垂柳状，纵隔向患侧牵拉等。

4. 结核性胸膜炎　包括结核性干性胸膜炎、结核性渗出性胸膜炎和结核性脓胸。结核性胸膜炎是机体处于高敏状态时，结核杆菌侵入胸膜腔而引起的胸膜炎，临床主要表现为发热、胸痛、呼吸困难、胸膜摩擦音和胸腔积液征。

5. 其他肺外结核　按结核杆菌感染的部位和脏器命名，如喉结核、骨关节结核、肾结核、肠结核等。

6. 菌阴肺结核　3次痰涂片及1次痰培养均为阴性的肺结核被称为菌阴肺结核。

知 识 链 接

菌阴肺结核的诊断标准

菌阴肺结核的诊断标准：①典型肺结核临床症状和胸部X线表现。②抗结核治疗有效。③临床可排除其他非结核性肺部疾患。④PPD试验强阳性，血清抗结核抗体阳性。⑤痰结核菌聚合酶链反应（PCR）和探针检测呈阳性。⑥肺外组织病理检查证实结核病变。⑦支气管肺泡灌洗（BAL）液中检出抗酸分枝杆菌。⑧支气管或肺组织病理检查证实结核病变。

具备上述①~⑥中3项或⑦~⑧中任何1项可确诊。

【实验室及其他检查】

1. 痰结核杆菌检查　痰中查到结核杆菌是确诊肺结核的最主要方法，也是指导治疗、判断疗效的主要依据。痰结核杆菌检查有涂片法、集菌法和培养法。涂片法简单、快速、易行和可靠，最常用，若痰中抗酸杆菌阳性，对诊断肺结核具有重要意义，但涂片阴性不能排除肺结核。也可留取 24 小时痰液做浓缩集菌检查。痰结核杆菌培养更为准确可靠，常作为诊断肺结核的"金标准"，一旦培养阳性即可确诊肺结核，同时还可进行药物敏感试验和为菌种鉴定提供菌株。但培养周期为 4～6 周，时间较长，随着痰结核杆菌聚合酶链反应（PCR）技术的推广，临床上在结核病快速诊断方面有了很大提高。

2. 影像学检查　胸部 X 线检查是诊断肺结核的常规首选方法，不仅可早期发现轻微结核病变，而且还可确定肺结核类型，判断结核病灶的部位、范围、性质、病情进展及治疗效果。肺结核 X 线影像呈多样性，即浸润、增殖、干酪、纤维钙化、空洞等病灶可同时存在。X 线显示不良者也可行胸部 CT 扫描进行补充性诊断。

3. 纤维支气管镜检查　常用于支气管内膜结核的诊断，可通过吸取、刷检、冲洗和钳取进行细菌学检查，并获取活体组织做病理学检查。

4. 结核菌素纯蛋白衍生物（PPD）皮肤试验　主要用于检测结核分枝杆菌的感染，而非检出结核病。通常在左前臂内侧皮内注射 PPD0.1mL（5IU），72 小时后测量皮肤硬结直径，硬结平均直径 ≥ 5mm 为阳性反应，≥ 20mm 或局部有水疱、坏死者为强阳性。结核菌素试验阳性仅表示曾经或现在有结核杆菌感染，并不一定患病。强阳性表示机体处于超敏状态，对原发型肺结核、结核性浆膜炎有诊断参考价值；若 3 岁以下儿童呈强阳性反应，可视为有新近感染活动性肺结核，应予以治疗。但需注意，该试验不能区别卡介苗接种后反应与结核自然感染，在刚刚感染结核分枝杆菌 4～8 周内可呈阴性结果，少数活动性结核患者也呈阴性，如免疫功能低下和重症肺结核患者。

5. 其他检查　可检测患者血液、体液中结核杆菌抗原、抗体或免疫复合物、T 细胞 γ - 干扰素释放反应，阳性者支持结核诊断，但特异性和敏感性欠佳。还可进行病理学检查证实结核病变的存在。活动性肺结核血沉增快，少数重症患者可有贫血。

【诊断与鉴别诊断】

（一）诊断

根据病史（结核病接触史、有结核病的易感因素）、全身结核中毒症状和呼吸系统症状、肺部体征、胸部 X 线检查及痰结核杆菌检查等，较易做出肺结核的诊断。其中 X 线检查是诊断肺结核的常规首选方法，而痰中查到结核杆菌是确诊肺结核的最主要方法。

1. 肺结核诊断程序

（1）可疑症状患者筛选　利用痰抗酸杆菌和胸部 X 线检查，对有以下症状者进行筛选：持续咳嗽2周以上、咯血、午后低热、盗汗、乏力、月经不调或闭经、有肺结核接触史或肺外结核。

（2）是否为肺结核　通过系统检查，确定肺部X线异常阴影是否为肺结核。

（3）有无活动性　根据临床表现、X线检查、痰菌结果及血沉判断。其中胸片上显示为边缘模糊不清的斑片状阴影，可有中心溶解和空洞，或出现播散病灶者为活动性病变；胸片显示为钙化、硬结或纤维化，痰检查不排菌，无任何症状者为无活动性肺结核。

（4）是否排菌　主要依据痰菌检查结果。

（5）是否耐药　根据药物敏感试验确定。

（6）明确初治和复治　通过病史询问确定。

2.肺结核记录　包括肺结核类型、病变范围、部位、痰菌检查和化疗史。

（1）肺结核类型　见前述。

（2）病变范围及部位　按左、右侧肺的上、中、下肺野记录。

（3）痰结核杆菌检查　痰菌阳性或阴性分别以涂（＋）、涂（－）、培（＋）、培（－）表示，若患者无痰或未查痰时，则注明"无痰"或"未查"。

（4）化疗史　分为初治和复治。

初治是具备以下之一者：①尚未开始抗结核治疗的患者。②正在进行标准化疗而未满疗程的患者。③不规则化疗未满1个月的患者。

复治是具备以下之一者：①初治失败患者。②规则用药满疗程后痰菌又复阳性者。③不规则化疗超过1个月者。④慢性排菌患者。

记录方式如：原发型肺结核左上涂（－），初治。继发型肺结核双上培（＋），复治。若有并发症（自发性气胸）、伴发病（糖尿病）和手术（肺叶切除术后）等情况，可在化疗史后按并发症、伴发病和手术等顺序书写。

（二）鉴别诊断

1.肺炎　肺炎多起病急，临床症状以高热、寒战和特异性痰液为主。痰中可查到致病菌，血中白细胞和中性粒细胞增高，X线检查显示病变局限于肺叶或肺段的密度较淡的均匀片状阴影。有效抗生素治疗后多在3周左右肺部炎症消失。

2.慢性阻塞性肺疾病　多见于老年人，好发于冬季。临床以慢性咳嗽、咳痰为主要表现，一般无咯血。肺功能检查和X线检查可帮助诊断。

3.肺癌　多见于40岁以上有长期吸烟史的男性患者。临床主要表现为刺激性咳嗽、痰中带血和进行性消瘦等，一般无全身结核中毒症状。通过多次痰脱落细胞检查、X线检查和病灶活体组织检查可鉴别诊断。

4.肺脓肿　起病急，临床以高热、寒战和咳大量脓臭痰为主要表现。血中白细胞和中性粒细胞明显增高。X线检查显示为具有液平面的空洞伴周围浓密炎性阴影。抗生素治疗有效。

【治疗】

一旦确诊肺结核应立即转诊至结核病定点医院进行规范治疗，并在 24 小时内按规定上报。肺结核的治疗以化学药物治疗为主，而必要的休息和加强营养也是非常重要的。

（一）抗结核化学药物治疗

化学药物治疗简称化疗，化疗对结核病病情的有效控制和尽快消灭传染源起着决定性作用。

1. 化疗原则 早期、联合、适量、规律和全程治疗。只有坚持化疗原则，才能及早、有效消灭结核杆菌，同时减少耐药菌的产生，提高治愈率，降低复发率。

2. 抗结核药物

（1）杀菌药 对能杀灭细胞内、外结核杆菌的药物，称为全杀菌剂，如异烟肼（INH）和利福平（RFP）；对只能杀灭细胞外或内结核杆菌的药物，称为半杀菌剂，如链霉素（SM，只能杀灭细胞外碱性环境中的结核杆菌）和吡嗪酰胺（PZA，只能杀灭细胞内酸性环境中的结核杆菌）。

（2）抑菌药 对不能杀灭结核杆菌，而只能抑制和干扰结核杆菌生长的药物，称为抑菌药，如乙胺丁醇（EMB）、对氨基水杨酸钠（PAS）等。

临床常用抗结核药物见表 1-4。

表 1-4 临床常用抗结核药物使用说明

药物	缩写	杀/抑菌	常规用量（g/d）	间歇剂量（g/d）	周次（周/次）	主要不良反应
异烟肼	H，INH	杀菌	0.3	0.3～0.6	3	周围神经炎
利福平	R，RFP	杀菌	0.45～0.6	0.6～0.9	2～3	肝功损害
链霉素	S，SM	杀菌	0.75	0.75～1	2～3	耳毒性和肾毒性
吡嗪酰胺	Z，PZA	杀菌	1.5	1.5～2	3	胃肠不适、肝损害、高尿酸血症
乙胺丁醇	E，EMB	抑菌	0.75～1	1～1.25	3	视神经炎

3. 化疗方法

（1）每日用药化疗 每日联合应用异烟肼、利福平等两种以上杀菌药，其优点是化疗周期短，多为 6～9 个月，也称为短程化疗。

（2）间歇用药化疗 先每天应用化疗药（强化阶段），后每周 3 次间歇用药（巩固阶段），其具有易督导、费用低和减少药物不良反应等优点。

4. 化疗分期 每种方法均需分为强化治疗期和巩固治疗期两个阶段。强化治疗一般为

2个月，巩固治疗需4～10个月不等。

5. 化疗方案

（1）初治方案

1）每日用药：①强化治疗：前2个月用异烟肼、利福平、吡嗪酰胺和乙胺丁醇，每日1次顿服。②巩固治疗：后4个月用异烟肼和利福平，每日1次顿服。简写为：2HRZE/4HR。

2）间歇用药：①强化治疗：前2个月用异烟肼、利福平、吡嗪酰胺和乙胺丁醇，隔日1次或每周3次。②巩固治疗：后4个月用异烟肼、利福平，隔日1次或每周3次。简写为：$2H_3R_3Z_3E_3/4H_3R_3$。

（2）复治方案　需根据药物敏感试验结果选用敏感药物。

1）每日用药：①强化治疗：前2个月用异烟肼、利福平、吡嗪酰胺、链霉素和乙胺丁醇，每日1次。②巩固治疗：后6～10个月用异烟肼、利福平和乙胺丁醇，每日1次，简写为：2HRZSE/6～10HRE。

2）间歇用药：①强化治疗：前2个月用异烟肼、利福平、吡嗪酰胺、链霉素和乙胺丁醇，隔日1次或每周3次。②巩固治疗：后6～10个月用异烟肼、利福平和乙胺丁醇，隔日1次或每周3次。简写为：$2H_3R_3Z_3S_3E_3/6～10H_3R_3E_3$。

6. 疗效判定　主要指标为痰结核杆菌转阴持续3个月，次要指标为X线检查显示结核病灶吸收、硬结。

（二）对症治疗

1. 一般症状如低热、盗汗、咳嗽、咳痰等，不需特殊处理，应用有效抗结核药物治疗后多很快消失。

2. 大咯血窒息是致死的主要原因，需严加防范和紧急抢救。

（1）一般治疗　取患侧卧位，吸氧，镇静，止咳，保持呼吸道通畅。

（2）止血　①冷生理盐水灌洗。②利用支气管镜用肾上腺素或凝血酶局部止血。③垂体后叶素5～10U加入40mL25%葡萄糖溶液中，缓慢静注，然后用垂体后叶素10U加入5%葡萄糖溶液中，按0.1U/（kg·h）的速度静滴。

（3）输血　出血较多时，可考虑少量输血。

（4）手术　必要时可考虑切除肺叶或肺段。

（三）糖皮质激素治疗

主要用于急性粟粒型肺结核、干酪性肺炎、结核性脑膜炎和急性结核性渗出性胸膜炎者。但必须在有效抗结核药物使用的前提下加用糖皮质激素。可全身用药或雾化吸入，以减轻炎症反应，促进渗出液吸收，减少纤维组织形成及胸膜粘连，同时缓解支气管痉挛、改善肺通气。

（四）支气管镜介入治疗

用于治疗气管、支气管结核，可经支气管镜吸引清除气道分泌物，局部给予抗结核药，冷冻去除坏死物，或热消融增殖的肉芽组织，也可行球囊扩张术，或放入支气管支架。

（五）手术治疗

经合理化疗后无效、多重耐药的一侧或一叶肺组织广泛破坏、单侧纤维厚壁空洞、大块干酪灶、严重支气管扩张、已丧失其功能并有反复咯血等，可做肺叶或全肺切除。

【预防】

1.健全防治机构　健全各级防治结核管理系统，包括针对结核的治、管、防、查系统。

2.制定防治原则　积极控制和消灭排菌的肺结核患者，切断结核传播途径，增强机体免疫力。

（1）卡介苗接种　接种卡介苗后，可使人体产生对结核杆菌的获得性免疫力。主要接种对象是未受结核感染者，尤其是新生儿、儿童或结核菌素试验阴性的青少年。

知 识 链 接

卡介苗

卡介苗（简称 BCG）名称来自于 20 世纪初，是由两位法国细菌学家——卡默德（Leon Calmette）和介兰（Camile Guerin）名字的英文缩写而来。他们共同试制成功了预防结核病（肺结核和结核性脑膜炎）的疫苗。临床上用活的无毒牛型结核杆菌疫苗，可使人体在接种后 4～8 周产生对人型结核杆菌的免疫力，免疫时限为 3～4 年。

（2）化学药物预防　主要用于受结核杆菌感染易发病的高危人群，如与排菌肺结核患者密切接触者、糖尿病患者、吸毒者、营养不良者及存在发病高危因素的结核菌素试验阳性者等。临床常用异烟肼 300mg/d，儿童用量为 4～8mg/kg，顿服 9～10 个月。

【预后】

多数患者经早期、合理、规范积极治疗均可治愈，但部分患者可转为慢性肺源性心脏病，甚至发展为呼吸衰竭而死亡。

思考题

1. 解释原发性肺结核的概念。

2. 简述肺结核的临床类型。

3. 如何诊断肺结核？

第六节　原发性支气管肺癌

【学习目标】

1. 掌握原发性支气管肺癌的概念及临床表现、诊断及鉴别诊断、治疗原则。

2. 熟悉原发性支气管肺癌的病因、病机、病理特点。

3. 了解原发性支气管肺癌的发病情况、实验室及其他检查、预防和预后。

原发性支气管肺癌简称肺癌，为起源于支气管黏膜或腺体的恶性肿瘤。肺癌是严重威胁人类健康的疾病，无论是年发病还是年死亡人数都位居全球癌症首位。在我国，肺癌已成为癌症死亡的首要病因。英国著名肿瘤学家 R.Peto 预言：如果我国不及时控制吸烟和空气污染，到 2025 年我国每年肺癌发病人数将超过 100 万，成为世界第一肺癌大国。

本病好发于 40 岁以上人群，男女发病之比为（4～8）：1。

【病因与发病机制】

虽然本病的病因和发病机制尚未明确，但通常认为与下列因素有关。

（一）吸烟

吸烟是目前公认的呼吸道疾病重要的危险因素，也是肺癌死亡率进行性增加的首要原因。烟雾中的尼古丁、苯并芘、亚硝胺等均有致癌作用，尤其易致鳞状上皮细胞癌和未分化小细胞癌。吸烟者发生肺癌的危险性比不吸烟者平均要高 9～10 倍，重度吸烟者至少可高达 10～25 倍。开始吸烟的年龄越小，吸烟累积量越大，肺癌发病率越高。

被动吸烟或环境吸烟也是肺癌的病因之一。家庭中被动吸烟的妻子发生肺癌的危险性为无吸烟家庭中妻子的 2 倍。有研究证明，戒烟 2 年后肺癌发生的危险性进行性减少。

（二）职业致癌因素

已被确认的可致人类肺癌的职业因素包括石棉、砷、铬、镍、铍、煤焦油、芥子气、三氯甲醚、氯甲甲醚、烟草的加热产物，以及铀、镭等放射性物质衰变时产生的氡和氡子气，电离辐射和微波辐射等。这些因素可使肺癌发生危险性增加 3～30 倍。接触石棉者的肺癌、胸膜和腹膜间皮瘤的发病率明显增高。此外，铀暴露与肺癌（尤其是小细胞肺癌）发生也有很密切的关系。

（三）空气污染

空气污染包括室内小环境污染和室外大环境污染。室内被动吸烟、烹调及燃烧燃料过程均可产生致癌物。长期室内吸入煤烟或其不完全燃烧物被认为与女性腺癌的发生有关。在城市大气中，存在着 3，4-苯并芘、氧化亚砷、放射性物质、不燃的脂肪族碳氢化合物及镍、铬化合物等致癌物质。

（四）电离辐射

大剂量电离辐射可引起肺癌。一般人群中电离辐射部分来源于自然界，部分为医疗照射，部分为 X 线诊断的电离辐射。

（五）饮食与营养

研究表明，维生素 A 及其衍生物 β 胡萝卜素能够抑制化学致癌物诱发的肿瘤。较多地食用含 β 胡萝卜素的蔬菜和水果可减少肺癌发生的危险性，尤其是对于吸烟者或既往吸烟者。

（六）其他

美国癌症学会将结核列为肺癌的发病因素之一，有结核病者患肺癌的危险性是正常人群的 10 倍，病毒感染、真菌毒素（黄曲霉）等也与肺癌的发生有关。此外，遗传和基因的改变与肺癌的发病关系亦逐步深入。目前认为，上述外因可诱发细胞的恶性转化和不可逆的基因改变，包括原癌基因的活化、抑癌基因的失活、自反馈分泌环的活化和细胞凋亡的抑制，从而导致细胞生长的失控。已知的与肺癌关系密切的癌基因主要有 ras 和 myc 基因家族、c-erbB-2、bcl-2、c-fos 及 c-jun 基因等，抑癌基因有 p53、Rb、CDKN2、FHIT 等。

【病理和分类】

（一）按解剖学部位分类

1. 中央型肺癌　发生在段支气管至主支气管的肺癌称为中央型肺癌，约占 3/4，以鳞状上皮细胞癌和小细胞肺癌（small cell lung cancer，SCLC）多见。

2. 周围型肺癌　发生在段支气管以下的肺癌称为周围型肺癌，约占 1/4，腺癌多见。

（二）按组织病理学分类

肺癌的组织病理学分类现分为两大类。

1. 非小细胞肺癌（non-small cell lung cancer，NSCLC）

（1）鳞状上皮细胞癌（简称鳞癌）　是最常见的类型，多见于吸烟的老年男性。包括乳头状型、透明细胞型、小细胞型和基底细胞样型。

典型的鳞癌显示细胞角化、角化珠形成和（或）细胞间桥。以中央型肺癌多见，并有向管腔内生长的倾向，早期常引起支气管狭窄而导致肺不张或阻塞性肺炎。癌组织易变性、坏死，形成空洞或癌性肺脓肿。有时也可发展成周围型，倾向于形成中央性坏死和空洞。鳞癌生长缓慢，转移迟，手术切除机会较多，但对放化疗不如小细胞肺癌敏感。

（2）腺癌　约占原发性肺癌的25%，女性多见，与吸烟关系不大。包括腺泡状腺癌、乳头状腺癌、支气管肺泡癌（或称肺泡细胞癌）、伴黏液产生的实性腺癌及腺癌混合亚型。腺癌倾向于管外生长（但也可循泡壁蔓延），常在肺边缘部形成直径2～4cm的肿块。早期即可侵犯血管、淋巴管，常在原发瘤引起症状前即已转移。肺泡细胞癌有人认为它是分化好的腺癌之一，发生在细支气管或肺泡壁。

（3）大细胞癌　是一种未分化细胞癌，包括大细胞神经内分泌癌、复合性大细胞神经内分泌癌、基底细胞样癌、淋巴上皮瘤样癌、透明细胞癌、伴横纹肌样表型的大细胞癌。可发生在肺门附近或肺边缘的支气管。大细胞癌的转移较小细胞未分化癌晚，手术切除机会较大。

（4）其他　腺鳞癌、类癌、肉瘤样癌、唾液腺型癌（腺样囊性癌、黏液表皮样癌）等。

2. 小细胞肺癌（small cell lung cancer，SCLC）　是肺癌中恶性程度最高的一种，占原发性肺癌的10%～15%，包括燕麦细胞型、中间细胞型、复合燕麦细胞型。

典型的小细胞癌细胞小，圆形或卵圆形，类似于淋巴细胞。燕麦细胞型和中间型可能起源于神经外胚层的Kulchitsky细胞或嗜银细胞。细胞质内含有神经内分泌颗粒，具有内分泌和化学受体功能，能分泌5-羟色胺、儿茶酚胺、组胺、激肽等肽类物质，可引起类癌综合征。典型小细胞癌位于肺中心部，偶尔见于周边部，支气管镜活检常为阳性，在其发生发展早期多已转移到肺门和纵隔淋巴结，并由于其易侵犯血管，在诊断时大多已有肺外转移。本型对放化疗较敏感。

【肺癌临床分期】

对确诊者进行统一的临床分期有助于国际和国内各医疗机构间的医疗交流，更重要的是有助于制定规范和个体化的治疗方案及科学地评估患者的预后。

目前规范性诊疗遵循2009年7月国际肺癌研究学会（IASLC）公布的第7版肺癌TNM分期系统，见表1-5、表1-6。

表 1-5 肺癌的 TNM 分期

原发肿瘤（T）		
	Tx	原发肿瘤大小无法测量；或痰脱落细胞，或支气管冲洗液找到癌细胞，但影像学或支气管镜没有可视肿瘤
	Tis	原位癌
	T_{1a}	原发肿瘤最大径 < 2cm，局限于肺和脏层胸膜内，镜下肿瘤没有累及叶支气管以上（即没有累及主支气管）；或局限于气管壁的肿瘤，无论大小，无论是否累及主支气管
	T_{1b}	肿瘤最大径 > 2cm，≤ 3cm
	T_{2a}	肿瘤大小或范围符合以下任何一点： 最大径 > 3cm，≤ 5cm 累及主支气管，但距隆突 ≥ 2cm 累及脏层胸膜 扩展到肺门的肺不张或阻塞性肺炎，但未累及全肺
	T_{2b}	肿瘤最大径 > 5cm，≤ 7cm
	T_3	任何大小的肿瘤已直接侵犯下述结构之一者：原发肿瘤最大径 > 7cm，累及胸壁（上沟癌）、膈肌、纵隔胸膜或心包，肿瘤位于距隆突 2cm 以内主支气管但尚未累及隆突；全肺的肺不张或阻塞性炎症；原发肿瘤同一肺叶出现卫星结节
	T_4	任何大小的肿瘤已直接侵犯下述结构之一者：纵隔、心脏、大血管、气管、食管、椎体、隆突，原发肿瘤同侧不同肺叶出现卫星结节
区域淋巴结（N）		
	N_x	区域淋巴结转移不能评价
	N_0	没有区域淋巴结转移
	N_1	转移至同侧支气管周围淋巴结和（或）同侧肺门淋巴结，和原发肿瘤直接侵及肺内淋巴结
	N_2	转移至同侧纵隔和（或）隆突下淋巴结
	N_3	转移至对侧纵隔和（或）对侧肺门淋巴结和（或）同侧或对侧斜角肌或锁骨上淋巴结
远处转移（M）		
	M_x	远处转移不能评价
	M_0	无远处转移
	M_{1a}	原发肿瘤对侧肺叶出现卫星结节，胸膜播散（恶性胸腔积液*、心包积液或胸膜结节）
	M_{1b}	有远处转移（肺 / 胸膜除外）

注：* 大部分患者胸腔积液是由肿瘤所引起的，但如果胸水的多次细胞学检查未能找到癌细胞，胸水又是非血性和非渗出性的，临床判断该胸水与肿瘤无关，这种类型的胸水不影响分期。

表 1-6 TNM 与临床分期的关系

临床分期	TNM 分期
隐性癌	$T_xN_0M_0$
0 期	$T_{is}N_0M_0$
I$_a$ 期	$T_1N_0M_0$
I$_b$ 期	$T_{2a}N_0M_0$
II$_a$ 期	$T_1N_1M_0$，$T_{2b}N_0M_0$，$T_{2a}N_1M_0$
II$_b$ 期	$T_{2b}N_1M_0$，$T_3N_0M_0$
III$_a$ 期	$T_{1-3}N_2M_0$，$T_3N_{1-2}M_0$，$T_4N_{0-1}M_0$
III$_b$ 期	$T_{1-4}N_3M_0$，$T_4N_{2-3}M_0$
IV 期	$T_{1-4}N_{0-3}M_1$

【临床表现】

肺癌的临床表现与其肿瘤大小、类型、发展阶段、所在部位、有无并发症或转移有密切关系。5% ～ 15% 的患者无症状，仅在常规体检或因其他疾病行胸部影像学检查时发现。肺癌所致的临床表现，按部位可分为原发肿瘤、肺外胸内扩展、胸外转移和胸外表现4类。

（一）原发肿瘤引起的症状和体征

1. 咳嗽 为最常见的早期症状，常为无痰或少痰的刺激性干咳。如肿瘤增大引起支气管狭窄、咳嗽加重，多为持续性高调金属音性咳嗽或刺激性呛咳。伴有继发感染时可有多量脓性痰。

2. 痰血或咯血 中央型肺癌多见。表现为间歇或持续性痰中带血，大咯血少见，如果肿瘤表面糜烂严重，侵蚀血管，则可引起大咯血。

3. 气短或喘鸣 肿瘤向支气管内生长或转移的肿大淋巴结压迫主支气管或隆突，可引起部分气道阻塞，轻者仅有胸闷，重者可有呼吸困难、气短、喘息，有时伴喘鸣，肺部听诊时可闻及局限或单侧哮鸣音。

4. 发热 可能系肿瘤组织坏死所致，也可能由于肿瘤引起的阻塞性肺炎所致。

5. 体重下降 消瘦为恶性肿瘤晚期常见症状之一。与肿瘤毒素和高消耗及感染、疼痛所致食欲减退等多种因素有关，可表现为消瘦或恶病质。

（二）肺外胸内扩展引起的症状和体征

1. 胸痛 近半数患者有胸痛，系肿瘤细胞直接侵犯或阻塞性炎症延及部分胸膜或胸壁所致，多为定位模糊的闷胀痛。如肿瘤靠近胸膜则疼痛在呼吸、咳嗽时加重。如肿瘤压迫肋间神经，胸痛可累及沿肋间神经走行区域。肋骨、脊柱受侵犯所致胸痛常有固定的局部压痛。

2. 声音嘶哑 肿瘤直接压迫或转移的纵隔淋巴结压迫喉返神经（多见左侧），可出现声音嘶哑，少数患者以声音嘶哑为首发症状就诊。

3. 吞咽困难 如肿瘤侵犯或压迫食管，可引起吞咽困难，直接侵犯者可致气管－食管瘘，引发肺部感染。

4. 上腔静脉阻塞综合征 系因肿瘤直接侵犯纵隔或转移的淋巴结压迫上腔静脉，导致上腔静脉回流受阻所致。表现为头面部、颈部和双上肢及胸部以上躯干淤血肿胀、颈静脉扩张，多伴有头晕头痛，严重者呼吸困难，患者常主诉领口进行性变紧，查体可在前胸壁见到静脉扩张。

5. Horner 综合征 肺尖部肺癌又称肺上沟瘤，易压迫颈部交感神经，引起患侧眼睑下垂、瞳孔缩小、眼球内陷，同侧额部与胸壁少汗或无汗。如肿瘤压迫臂丛神经可引起以腋下为主、向上肢内侧放射的灼痛。

6. 胸水 约 10% 的患者有不同程度的胸水，与肿瘤转移直接累及胸膜或肺淋巴回流受阻有关。

（三）胸外转移引起的症状和体征

肿瘤向胸腔外远处转移可出现相应的症状、体征。以小细胞肺癌居多，其次为未分化大细胞癌、腺癌、鳞癌。

1. 转移至中枢神经系统 可引起颅内高压，常见症状为头痛、恶心、呕吐、精神状态异常。可有脑病、小脑皮质变性、外周神经病变，表现为肢体无力及精神症状；少数患者可有癫痫发作、偏瘫、小脑功能障碍及定向力和语言障碍。

2. 转移至骨骼 可引起骨痛和病理性骨折，转移至脊柱后可压迫椎管引起局部压迫症状。

3. 转移至腹部 多见肝转移，也可转移到胃肠道、肾上腺和腹膜后淋巴结，后者多无临床症状，依靠影像学检查做出诊断。部分小细胞肺癌可转移到胰腺，表现为胰腺炎症状或阻塞性黄疸。

4. 转移至淋巴结 锁骨上淋巴结是肺癌转移的常见部位。多位于前斜角肌区，坚硬固定，呈无痛性进行性增大、增多。

需注意的是，少部分患者在原发肿瘤被发现之前即出现胸外转移，这类患者常因转移灶症状如骨痛、头痛等而就诊，由于原发病变不明显易导致误诊和漏诊。

（四）胸外表现

胸外表现又称之为副癌综合征，指由肺癌所致的非肿瘤转移性胸外表现。

1. 肥大性肺性骨关节病 多侵犯上、下肢长骨远端，发生杵状指（趾）和肥大性骨关节病。

2. 异位内分泌　　大细胞肺癌分泌促性腺激素可引起男性轻度乳房发育和增生性骨关节病；小细胞肺癌或支气管类癌是引起库欣综合征的最常见细胞类型。这些患者中很多在瘤组织中甚至血中可测到促肾上腺皮质激素（ACTH）增高。

3. 分泌抗利尿激素　　不适当的抗利尿激素分泌可引起厌食、恶心、呕吐等水中毒症状，还可伴有逐渐加重的神经并发症。其特征是明显的低钠血症。

4. 类癌综合征　　见于小细胞肺癌。主要表现为面部、上肢躯干潮红或水肿，胃肠蠕动增强，腹泻，心动过速，喘息，瘙痒和感觉异常，与肿瘤释放不同血管活性物质如 5- 羟色胺、缓激肽、血管舒缓素和儿茶酚胺有关。

5. 高钙血症　　常见于鳞癌，因肿瘤本身或骨转移分泌过多甲状旁腺素相关蛋白所致。表现为嗜睡、厌食、恶心、呕吐及精神变化。肿瘤切除后血钙水平可恢复正常。

6. 神经肌肉综合征　　包括脊髓小脑变性、小脑皮质变性、周围神经病变、重症肌无力和肌病等。发病机制不明，与肿瘤部位和有无转移无关。可与肿瘤同时发生，也可发生于肿瘤出现前数年，手术切除肿瘤后仍可发生或原症状无改变。多见于小细胞未分化癌。

除上述以外，还可有黑色棘皮症及皮肌炎、栓塞性静脉炎、血小板减少性紫癜等少见的肺外表现。

【实验室及其他检查】

1. 肿瘤标记物检查　　肿瘤标志物是一般不存在于正常成人组织而仅见于胚胎组织，或在肿瘤组织中的含量大大超过在正常组织的一组化学、生物类物质，它们的存在或量变可以提示肿瘤的存在和性质。与其他检查如影像学检查同时进行对肿瘤的诊断和病情监测有一定参考价值。肺癌的肿瘤标志物主要有：癌胚抗原（CEA）（腺癌）、神经特异性烯醇酶（NSE）（SCLC）、cyfra21-1（细胞角蛋白 19 片段）（鳞癌）和胃泌素释放肽前体（ProGRP）（SCLC）。

2. 胸部 X 线影像学检查　　胸部影像学检查是发现肺癌最重要的方法之一。可通过透视或正侧位 X 线胸片和 CT 发现肺部阴影。

（1）中央型肺癌　　肿瘤向管腔外生长或伴有局部淋巴结转移，则在肺门区出现边缘清楚或模糊的不规则肿块，边缘毛刺，外形常呈分叶状。肿瘤向管腔内生长可引起支气管阻塞征象，完全阻塞时，表现为段、叶不张。发生于右上叶支气管的肺癌，肺门部肿块和右肺上叶不张组成致密影，下缘显示倒"S"影，外侧凹陷，为肺不张，内侧凸出，为肿瘤边缘，此为中心性肺癌的特征性表现。

（2）周围型肺癌　　早期多呈局限性小斑片状阴影，边缘不清，密度较淡。随着病情进展，肿块影增大，密度增高，呈圆形或类圆形，边缘常呈分叶状，伴有脐凹或细毛刺（图

1-1）。高分辨 CT 可清晰地显示肿瘤分叶、边缘毛刺、胸膜凹陷征。癌组织坏死与支气管相通后形成厚壁、偏心、内缘凹凸不平的癌性空洞（图 1-2）。

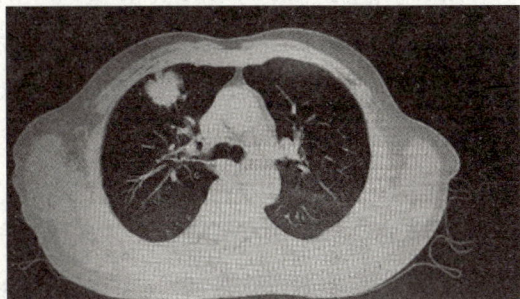

图 1-1　周围型肺癌

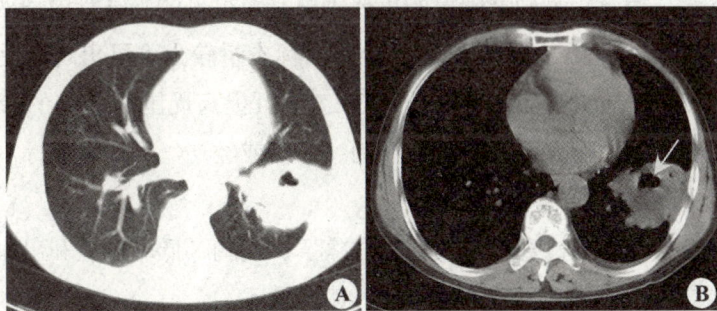

图 1-2　癌性空洞

（3）弥漫型肺泡细胞癌　为两肺大小不等的结节状播散病灶，边界清楚，密度较高，随病情发展逐渐增多、增大，甚至融合成肺炎样片状阴影（图 1-3）。

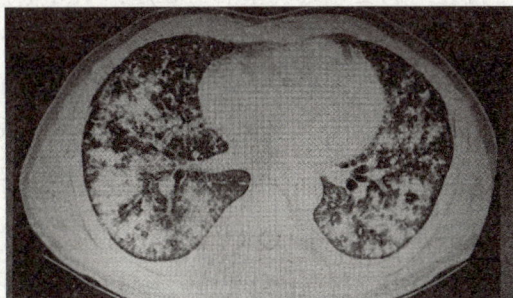

图 1-3　弥漫型肺泡细胞癌

3. 磁共振显像磁共振显像（MRI） 在明确肿瘤与大血管之间的关系上比 CT 更具优势，但在发现小病灶（＜ 5mm）方面则不如 CT 敏感。

4. 正电子发射计算机体层显像（PET） 恶性肿瘤细胞与正常细胞相比，其代谢及增殖显著加快，对葡萄糖的摄取增加。利用这一特性，在葡萄糖上标记带有放射活性的元素氟–18（^{18}F）作为显像剂 ^{18}F-FDG。将此显像剂注入静脉进入体内循环，恶性肿瘤摄取的 ^{18}F-FDG 远多于其他组织，故肿瘤细胞内可积聚大量 ^{18}F-FDG，经 PET 显像可以检测到体内 ^{18}F 分布情况，从而显示肿瘤的部位、形态、大小、数量及肿瘤内的放射性分布。

而目前更适合肿瘤诊断的是 PET–CT，其将 PET 与 CT 完美融为一体，由 PET 提供病灶的功能与代谢等生物学信息，而 CT 提供病灶的精确解剖定位，一次显像可获得全身各方位的断层图像，从而达到早期发现病灶和诊断疾病的目的。

5. 痰脱落细胞检查　在标准的痰标本收集情况下，3 次以上的系列痰标本可使中央型肺癌诊断率提高到 80%，周围型肺癌诊断率达 50%。但是有很多因素可影响其准确性，假阴性率较高。

6. 纤维支气管镜检查　是确诊肺癌的重要手段。对可见的支气管内病变刷检结合钳夹活检诊断率可达 92% ～ 93%。缺点是活检得到的标本量较少，可出现假阴性结果。经支气管镜肺活检（transbronchial lung biopsy，TBLB）可提高周围型肺癌的诊断率。支气管镜检查时的灌洗物、刷检物、浅表淋巴结穿刺、经皮或经支气管镜穿刺标本的细胞学检查也可对诊断提供重要帮助。

支气管镜检查为有创性检查，并发症有喉痉挛、气胸、低氧血症和出血等，肺动脉高压、低氧血症伴二氧化碳潴留和出血倾向者为其禁忌证。

7. 针吸细胞学检查　可经皮或经支气管镜进行针吸细胞学检查，还可在超声波、X 线或 CT 引导下进行。目前常用的主要为浅表淋巴结和经超声波引导针吸细胞学检查。

（1）浅表淋巴结针吸细胞学检查　可在局麻下对锁骨上或腋下肿大的浅表淋巴结进行针吸细胞学检查。临床上质硬固定的淋巴结常可得到很高的诊断率。

（2）经皮针吸细胞学检查　病变靠近胸壁者可在超声引导下针吸活检；远离胸壁时，可在透视或 CT 引导下穿刺针吸或活检。由于针刺吸取的细胞数量有限，可出现假阴性结果。为提高诊断率，可做 2 ～ 3 次多点检查。经皮针吸细胞学检查的常见并发症是气胸，发生率 25% ～ 30%。

（3）经支气管镜针吸细胞学检查　对于周围型病变和气管、支气管旁肿大的淋巴结或肿块，可经支气管镜针吸细胞学检查。

8. 其他检查　纵隔镜检查有利于肿瘤的诊断及 TNM 分期；胸腔镜检查主要用于确定胸腔积液或胸膜肿块的性质；胸腔积液细胞学检查及胸膜、淋巴结、肝或骨髓活检等进行转移灶确诊；若经痰细胞学检查、支气管镜检查和针刺活检等项检查均未能确立细胞学诊断，则考虑开胸肺活检，但必须根据患者的年龄、肺功能等仔细权衡利弊后决定。

【诊断与鉴别诊断】

（一）诊断

肺癌确诊主要依靠影像学检查和细胞学或组织病理学检查。

肺癌的远期生存率与早期诊断密切相关，目前肺癌确诊时大多已属晚期，5 年生存率较低。因此，早期诊断和加强对危险人群的筛查对于改善肺癌的预后非常重要。

为做到肺癌早期诊断，在临床中应注意加强以下工作。

1. 普及肺癌防治知识　对 40 岁以上长期重度吸烟者或有危险因素接触史者应该每年体检，特别是低剂量 CT 筛查。

2. 对有任何可疑肺癌症状的患者及时进行排除检查　应重点排查有高危因素的人群或有下列可疑征象者：①无明显诱因的刺激性咳嗽持续 2～3 周，治疗无效。②原有慢性呼吸道疾病，咳嗽性质改变。③短期内持续或反复痰中带血或咯血且无其他原因可解释；或反复发作的同一部位肺炎，特别是肺段肺炎。④原因不明的肺脓肿，无中毒症状，无大量脓痰，无异物吸入史，抗炎治疗效果不显著。⑤原因不明的四肢关节疼痛及杵状指（趾）。⑥影像学提示局限性肺气肿或段、叶性肺不张，孤立性圆形病灶和单侧性肺门阴影增大。⑦原有肺结核病灶已稳定而形态或性质发生改变。⑧无中毒症状的胸腔积液，尤其是呈血性、进行性增加者。有上述表现之一即值得怀疑，需进行必要的辅助检查，包括影像学检查，尤其是低剂量 CT 是目前筛查肺癌有价值的方法。

3. 对早期征象提高警惕　追踪观察，必要时尽早进行细胞学和病理学检查确诊。

（二）鉴别诊断

肺癌常与其他肺部疾病共存，或其影像学形态表现与某些疾病相类似，故常易误诊或漏诊，必须及时进行鉴别，以利早期诊断。对可疑患者，尽早行痰脱落细胞检查、纤维支气管镜或其他组织病理学检查进行确诊。临床注意与下列疾病鉴别。

1. 肺结核

（1）肺结核球　常需与周围型肺癌相鉴别。前者多见于年轻人，常无临床症状，病灶多见于结核好发部位（如肺上叶尖后段和下叶背段），呈边界清楚的高密度影，可有包膜。有时含钙化点，多年不变。

（2）肺门淋巴结结核　易与中央型肺癌相混淆。前者儿童和青年多见，常伴有发热、盗汗等结核中毒症状。结核菌素试验常阳性，抗结核治疗有效有助于鉴别。

（3）急性粟粒型肺结核　X 线影像表现为细小、分布均匀、密度较淡的粟粒样结节病灶而易与弥漫型肺泡细胞癌混淆。粟粒型肺结核患者相对年轻，常有发热、盗汗等结核中毒症状。

2. 肺炎　肺部慢性炎症机化所形成的炎性假瘤有时也易与肺癌难以区分。但炎性假瘤通常形态不规整，中心高密度，一般无临床症状，病灶长期无明显变化。

3. 肺脓肿 应与癌性空洞继发感染相鉴别。原发性肺脓肿一般急性起病，中毒症状严重，有高热、寒战、咳嗽伴大量脓臭痰等症状。影像学可见空洞壁薄、内有液平、周边炎症改变。血常规检查有白细胞和中性粒细胞增多。癌性空洞多为厚壁的偏心空洞，内壁凹凸不平。

4. 纵隔淋巴瘤 应与中央型肺癌相鉴别。纵隔淋巴瘤常为双侧改变，常有发热、乏力等全身症状，而局部呼吸道症状不明显。

5. 肺部良性肿瘤 许多良性肿瘤在影像学上与恶性肿瘤相似，如支气管腺瘤、错构瘤等，常常需要细胞学或组织病理学确诊。

【治疗】

（一）治疗原则

本病应当采取综合治疗的原则，即根据患者的机体状况、肿瘤的细胞学和病理性类型、临床分期和发展趋向，采取多学科综合治疗模式，有计划、合理地应用手术、化疗、放疗和生物靶向等治疗手段，以期达到根治或最大限度地控制肿瘤，提高治愈率，改善患者的生活质量，延长生存期。

肺癌的具体治疗方案主要根据肿瘤的组织学结合临床分期决定，应遵循规范化和个体化的综合治疗原则。通常 SCLC 发现时已转移，难以通过外科手术根治，主要依赖化疗或放、化疗综合治疗。相反，NSCLC 可为局限性，外科手术或放疗可根治，但对化疗的反应较 SCLC 差。因此，对于 NSCLC，较早期病变以手术为主；中期病变采用根治性综合治疗或新辅助治疗联合手术，晚期病变根据患者机体状况给予姑息性放化疗或靶向治疗缓解病情；终末期患者以最佳对症支持治疗为主。

（二）NSCLC

1. 局限性病变

（1）手术 对于可耐受手术的Ⅱb期以前的早期 NSCLC，首选手术。术前化疗（新辅助化疗）可使许多原先不能手术者降期而可以手术，胸腔镜电视辅助胸部手术（VATS）主要适用于Ⅰ期肺癌患者，也可用于肺功能欠佳的周围型病变的患者。

（2）根治性放疗 Ⅲ期患者及拒绝或不能耐受手术的Ⅰ、Ⅱ期患者均可考虑根治性放疗。已有远处转移、恶性胸腔积液或累及心脏者一般不考虑根治性放疗。

（3）根治性综合治疗 对伴 Horner 综合征的肺上沟瘤可采用放疗和手术联合治疗。对于Ⅲa期患者，N_2 期病变可选择手术加术后放化疗，新辅助化疗加手术或新辅助放化疗加手术。对Ⅲb期和肿瘤体积大的Ⅲa期病变，与单纯放疗相比，新辅助化疗（含顺铂的方案2~3个周期）加放疗（60Gy）中位生存期可从10个月提高至14个月，5年生存率可从 7% 提高至 17%。

2. 播散性病变 不能手术的 NSCLC 患者中 70% 预后差。可根据患者全身状态适当应用化疗和放疗，或支持治疗。

（1）化疗 联合化疗可增加生存率、缓解症状及提高生活质量，可达 30% ～ 40% 的缓解率，1 年生存率为 40%。因此，若患者行为状态和主要器官功能可耐受，可给予化疗。常见的药物有顺铂、卡铂、长春瑞滨、吉西他滨、紫杉醇、多西他赛和培美曲塞等。

化疗药物具有肝肾损害、胃肠道和血液学毒性，化疗前后给予适当的支持治疗（止吐药、用顺铂时补充体液和盐水、监测血细胞计数和血生化、监测出血或感染的征象、在需要时给予促红细胞生成素和粒细胞集落刺激因子）并根据最低粒细胞计数调整化疗剂量都是必要的。

（2）放疗 如果患者的原发瘤阻塞支气管引起阻塞性肺炎、上呼吸道或上腔静脉阻塞等症状，应考虑放疗减轻症状。

（3）靶向治疗 分子靶向治疗是在细胞分子水平上，针对已经明确的致癌位点（该位点可以是肿瘤细胞内部的一个蛋白分子，也可以是一个基因片段）来设计相应的治疗药物，药物进入体内会特异地选择致癌位点来相结合发生作用，使肿瘤细胞特异性死亡，即从分子水平来逆转肿瘤细胞的恶性生物学行为，达到抑制肿瘤生长甚至肿瘤消退的目的，而不波及肿瘤周围的正常组织细胞。目前应用较广泛的肿瘤靶向药物包括表皮生长因子受体拮抗剂和血管内皮生长因子抑制剂，部分药物已经在晚期 NSCLC 治疗中显示出较好的临床疗效，如表皮生长因子受体 - 酪氨酸激酶抑制剂（EGFR-TKI）和单克隆抗体（Mab）。EGFR-TKI 如吉非替尼、厄洛替尼和国产埃克替尼等可考虑用于化疗失败者或者无法接受化疗的患者。对于 EGFR 基因突变检测阳性的患者，根据患者意愿如经济情况允许也可选择 EGFR-TKI 作为一线治疗。

（4）转移灶治疗 伴颅脑转移时可考虑放疗，心脏压塞可予心包穿刺术和放疗，颅脑、脊髓压迫和臂丛神经受累亦可通过放疗缓解，恶性胸腔积液可给予局部灌注治疗。

（三）SCLC

化疗是小细胞肺癌的首选治疗方法，推荐以化疗为主的综合治疗以延长患者生存期。

1. 化疗 许多化疗药物对 SCLC 均有较好的近期疗效。一线治疗可以应用的化疗药物包括足叶乙苷、伊立替康、顺铂、卡铂。常使用的联合方案是足叶乙苷加顺铂或卡铂，3 周 1 次，共 4 ～ 6 个周期。敏感的病例常常在 1 ～ 2 个周期即可使临床症状得到明显的缓解，但同时也可能导致中重度的粒细胞减少，需要积极的细胞因子支持治疗。初始治疗4 ～ 6 个周期后，应进行疗效评估，治疗后进展或无反应的患者应该调换新的化疗药物。

2. 放疗 对明确有颅脑转移者应给予全脑放疗。对完全缓解的患者亦推荐预防性颅脑放射，能显著减少脑转移（存活 ≥ 2 年，未做颅脑放射的患者 60% ～ 80% 发生脑转移）。

对有症状、胸部或其他部位病灶进展的患者，可给予放疗。

3. 综合治疗　大多数局限期的 SCLC 可考虑给予足叶乙苷加铂类药物化疗及同步放疗的综合治疗。尽管会出现放化疗的急、慢性毒性，但能降低局部治疗失败率并提高生存期。

对于广泛期病变以化疗为主，对情况良好的患者（如行动状态评分 0～1，肺功能好及仅一个部位扩散者）可在化疗基础上增加放疗。

尽管常规不推荐 SCLC 手术治疗，偶尔也有患者符合切除术的要求（纵隔淋巴结阴性且无转移者）。

（四）对症支持治疗

化疗药物具有胃肠道、血液学毒性和肝肾损害，在治疗过程中要注意进行相应的保护和及时处理，尤其是血液学毒性，重度的白细胞减少常常是限制患者接受积极化疗的主要因素。化疗前后应定期检查血象，及时应用 G-CSF 等药物防止白细胞重度减低；以呕吐为主要表现的胃肠道毒性往往成为部分患者难以克服的治疗障碍，降低其治疗信心和依从性，故化疗前后积极予以中枢性镇吐药物为主的对症治疗非常重要。

疼痛患者应按照"三阶梯疗法"规范给予止痛药物，尽可能达到无痛，提高生存质量；对于终末期肺癌，良好的环境、充分的心理护理配合姑息性药物支持有助于缓解痛苦，提高生存质量。

（五）中医药治疗

中医学有许多单方及配方在肺癌的治疗中可与西药治疗起协同作用，可减少患者对放疗、化疗的反应，提高机体的抗病能力，在巩固疗效，促进、恢复机体功能，增强患者的治疗依从性中起到辅助作用。

【预防】

不吸烟和及早戒烟可能是预防肺癌的最有效方法。控制环境污染，加强职业接触中的劳动保护，可减少肺癌的发病危险。

【预后】

肺癌的预后取决于早发现、早诊断、早治疗。由于早期诊断不足，致使肺癌预后差，86% 的患者在确诊后 5 年内死亡，只有 15% 的患者在确诊时病变局限，5 年生存率可达50%。随着以手术、化疗、靶向治疗和放疗为基础的综合治疗的进展，近 30 年肺癌总体 5 年生存率几乎翻了一倍。早期发现、规范有序的诊断、分期及根据肺癌临床行为制定多学科治疗（综合治疗）方案，是提高治愈率和缓解率及延长生存时间的重要途径。

思考题

1. 试述肺癌的临床表现。
2. 如何早期诊断肺癌？
3. 简述肺癌转移途径有哪些。

第七节 慢性呼吸衰竭

【学习目标】

1. 掌握慢性呼吸衰竭的概念、分型、临床表现、诊断和治疗。
2. 熟悉慢性呼吸衰竭的病因、发病机制和病理生理。
3. 了解慢性呼吸衰竭的发病情况、实验室及其他检查和预后。

呼吸衰竭简称呼衰，是各种原因引起的肺通气和（或）换气功能严重障碍，以致不能进行有效的气体交换，导致缺氧伴（或不伴）二氧化碳潴留，从而引起一系列生理功能和代谢紊乱的临床综合征。在海平大气压下，于静息条件下呼吸室内空气，并排除心内解剖分流和原发心排血量降低等情况后，动脉血氧分压（PaO_2）低于 7.99kPa（60mmHg），或伴有二氧化碳分压（$PaCO_2$）高于 6.66kPa（50mmHg），即为呼吸衰竭。

呼吸衰竭按病程可分为：①急性呼吸衰竭：呼吸功能原来正常，由于突发原因，如溺水、电击、外伤、理化刺激等，引起通气或换气功能严重障碍。突然发生的呼衰表现为脑血管意外、药物中毒抑制呼吸中枢、呼吸肌麻痹、肺栓塞、ARDS（成人呼吸窘迫综合征）等，因机体不能很快代偿，需及时抢救才能挽救患者的生命。②慢性呼吸衰竭：多见于慢性呼吸系统疾病，如慢性阻塞性肺疾病、重度肺结核等，其呼吸功能损害逐渐加重，虽有缺氧或伴二氧化碳潴留，但通过机体代偿适应，仍能从事个人生活活动，称为代偿性慢性呼吸衰竭。一旦并发呼吸道感染，或因其他原因增加呼吸生理负担所致代偿失调，出现严重缺氧、二氧化碳潴留和酸中毒的临床表现，称为失代偿性慢性呼吸衰竭。

呼吸衰竭按动脉血气分析分为：①Ⅰ型呼吸衰竭：缺氧，无二氧化碳潴留，或伴二氧化碳降低（Ⅰ型），见于换气功能障碍（通气/血流比例失调、弥散功能损害和肺动–静脉分流）的病例。②Ⅱ型呼吸衰竭：缺氧伴二氧化碳潴留（Ⅱ型），系肺泡通气不足所致。

因临床上慢性呼吸衰竭多见，本节将予以重点阐述。

【病因与发病机制】

（一）病因

1. 支气管、肺疾病　如慢性支气管炎、支气管哮喘、肺气肿、慢性阻塞性肺疾病（COPD）、慢性肺心病、肺炎、重度肺结核、成人呼吸窘迫综合征、弥散性肺纤维化、尘肺等。其中，COPD 最为常见。

2. 肺血管疾病　如肺栓塞、肺血管炎、肺毛细血管瘤、肺动 – 静脉瘘等。

3. 胸廓、胸膜病变　如胸廓外伤、畸形，手术创伤，气胸和胸腔积液，广泛性胸膜增厚和脊柱严重后、侧突等。

4. 神经及呼吸肌疾病　如脑部疾病（如肿瘤、炎症、外伤、电击、药物中毒等），脊髓灰质炎，颈胸段脊髓炎，多发性神经根炎，肌萎缩侧索硬化症，重症肌无力等。

（二）发病机制

1. 肺泡通气不足　神经系统疾病抑制呼吸中枢，阻塞性肺疾病并发感染时加重气道阻塞，引起肺泡通气量减少，氧和二氧化碳不能有效交换，导致氧和二氧化碳潴留，临床表现为低氧血症伴高碳酸血症。

2. 通气 / 血流比例失调　正常的通气 / 血流比值为 0.8，肺栓塞等可引起该比值升高，使进入肺泡的部分气体不能与血流进行充分换气，造成无效通气，明显增加耗氧量，加重呼吸负担，引起缺氧。而气道阻塞、肺不张等则引起该比值低于正常，使通气减少，导致流经肺泡周围的静脉血不能充分交换就进入动脉，造成生理性静 – 动脉分流。通气 / 血流比值无论是大于还是小于正常，机体均会表现为缺氧。

3. 弥散障碍　氧和二氧化碳对肺泡膜的通透能力差别很大，前者仅为后者的 1/20。因此，在病理状态下，弥散障碍主要影响氧的交换，临床表现为低氧血症。

4. 耗氧量增加　发热、寒战、呼吸困难、抽搐等都可增加耗氧量，从而加重缺氧。

【病理生理】

（一）中枢神经系统

脑组织耗氧量占全身耗氧量的 1/5 ～ 1/4。中枢皮质神经元细胞对缺氧最为敏感，缺氧的程度和发生的急缓对中枢神经产生不同的影响。如突然中断供氧，改吸纯氮 20 秒钟，可出现深昏迷和全身抽搐。逐渐降低吸氧的浓度，症状出现缓慢，轻度缺氧可引起注意力不集中、智力减退、定向障碍；随缺氧加重，动脉血氧分压（PaO_2）低于 6.66kPa（50mmHg）可致烦躁不安、神志恍惚、谵妄；低于 3.99kPa（30mmHg）时，会使神志丧失，乃至昏迷；低于 2.66kPa（20mmHg）则会发生不可逆的脑细胞损伤。

少量的二氧化碳可兴奋呼吸中枢，但超过一定浓度，发生二氧化碳潴留时，脑脊液氢离子浓度增加，影响脑细胞代谢，则降低脑细胞兴奋性，抑制皮质活动；随着二氧化碳的增加，对皮质下层刺激加强，引起皮质兴奋；若二氧化碳继续升高，皮质下层受抑制，使中枢神经处于麻醉状态。出现麻醉前的患者，往往有失眠、精神兴奋、烦躁不安等先兆兴奋症状。

缺氧和二氧化碳潴留均会使脑血管扩张，血流阻力减小，血流量增加以代偿之。严重缺氧会发生脑细胞内水肿，血管通透性增加，引起脑间质水肿，导致颅内压增高，挤压脑组织，压迫血管，进而加重脑组织缺氧，形成恶性循环。

（二）循环系统

缺氧可刺激心脏，使心率加快和心搏量增加，血压上升。冠状动脉血流量在缺氧时明显增加，心脏的血流量远超过脑和其他脏器。心肌对缺氧十分敏感，早期轻度缺氧即在心电图上显示，急性严重缺氧可导致心室颤动或心脏骤停。缺氧和二氧化碳潴留均能引起肺动脉小血管收缩而增加肺循环阻力，导致肺动脉高压而增加右心负荷。

吸入气体中二氧化碳浓度增加，可使心率加快，心搏量增加，脑、冠状血管舒张，皮下浅表毛细血管和静脉扩张，脾和肌肉的血管收缩，心搏量增加，故血压升高。

（三）呼吸系统

缺氧对呼吸的影响远较二氧化碳潴留的影响小。缺氧主要通过颈动脉窦和主动脉体化学感受器的反射作用刺激通气，如缺氧程度缓慢加重，这种反射迟钝。

二氧化碳是强有力的呼吸中枢兴奋剂，吸入二氧化碳浓度增加，通气量成倍增加，急性二氧化碳潴留，出现深大快速的呼吸；但当吸入二氧化碳浓度超过 12% 时，通气量不再增加，呼吸中枢处于抑制状态。慢性高碳酸血症并无通气量相应增加，反而有所下降，这与呼吸中枢反应性迟钝、通过肾脏对碳酸氢盐再吸收和 H^+ 排出，使血 pH 值无明显下降有关，还与患者通气阻力增加、肺组织损害严重、胸廓运动的通气功能减退等有关。

（四）肝、肾和造血系统

缺氧可直接或间接损害肝脏，谷丙转氨酶上升，但随着缺氧的纠正，肝功能逐渐恢复正常。严重缺氧可增强胃壁细胞碳酸酐酶活性，使胃酸分泌增多，可出现胃黏膜糜烂、坏死、出血与溃疡。

动脉血氧降低时，肾血流量、肾小球滤过量、尿排出量和钠的排出量均有增加；但当 $PaO_2 < 5.33kPa$（40mmHg）时，肾血流量减少，肾功能受到抑制。

组织中氧分压降低可增加肾脏促红细胞生成素的生成，促使红细胞增生。肾脏和肝脏产生一种酶，将血液中非活性红细胞生成素的前身物质激活成生成素，刺激骨髓引起继发性红细胞增多，有利于增加血液携氧量，但亦增加血液黏稠度，加重肺循环和右心负荷。

轻度二氧化碳潴留会扩张肾血管，增加肾血流量，尿量增加；当 $PaCO_2$ 超过 8.66kPa（65mmHg），pH 值明显下降，则肾血管痉挛，血流减少，HCO_3^- 和 Na^+ 再吸收增加，尿量减少。

（五）对酸碱平衡和电解质的影响

严重缺氧可抑制细胞能量代谢的中间过程，如三羧酸循环、氧化磷酸化作用和有关酶的活动。这不但降低能量产生的效率，还因产生大量的乳酸和无机磷引起代谢性酸中毒。同时由于能量代谢不足，体内离子转运的钠泵功能障碍，使细胞内钾离子转移至血液，而Na^+和H^+进入细胞内，造成细胞内酸中毒和高钾血症。代谢性酸中毒产生的固定酸与缓冲系统中碳酸氢盐起作用产生碳酸，使组织二氧化碳增高。

pH值取决于碳酸氢盐与碳酸的比值，前者靠肾脏调节（1～3天），而碳酸调节靠肺（数小时）。健康人每天由肺排出碳酸达15000mmol之多，故急性呼衰二氧化碳潴留对pH值影响十分迅速，往往与代谢性酸中毒同时存在时，因严重酸中毒引起血压下降、心律失常，乃至心脏停搏。而慢性呼衰因二氧化碳潴留发展缓慢，肾减少碳酸氢钠排出，不致使pH值明显降低。因血中主要阴离子HCO_3^-和Cl^-之和为一常数，当HCO_3^-增加，则Cl^-相应降低，产生低氯血症。

【临床表现】

除引起呼吸衰竭的原发疾病的症状外，主要是缺氧和二氧化碳潴留所致的多脏器功能紊乱的表现。

1. 呼吸困难　是临床最早出现的症状，轻者仅感呼吸费力，重者呼吸劳累窘迫、大汗淋漓，甚至窒息，主要表现在呼吸频率、节律和幅度的改变。如中枢性呼衰呈潮式、间歇或抽泣样呼吸；慢阻肺是由慢而较深的呼吸转为浅快呼吸，辅助呼吸肌活动加强，呈点头或提肩呼吸；中枢神经药物中毒表现为呼吸匀缓、昏睡；严重肺心病并发呼衰二氧化碳麻醉时，则出现浅慢呼吸。

2. 紫绀　是缺氧的典型症状。当动脉血氧饱和度低于85%时，可在血流量较大的口唇、指甲出现紫绀；红细胞增多者紫绀更明显，贫血者则紫绀不明显或不出现；严重休克末梢循环差的患者，即使动脉血氧分压尚正常，也可出现紫绀。另外，紫绀还受皮肤色素及心功能等的影响。

3. 精神神经症状　急性呼衰的精神症状较慢性明显，急性缺氧可出现精神错乱、狂躁、昏迷、抽搐等症状。慢性缺氧多有智力或定向功能障碍。二氧化碳潴留出现中枢抑制之前的兴奋症状，如失眠、烦躁、躁动。但此时切忌用镇静或安眠药，以免加重二氧化碳潴留，发生肺性脑病，表现为神志淡漠、肌肉震颤、间歇抽搐、昏睡，甚至昏迷等。严重二氧化碳潴留可出现腱反射减弱或消失、锥体束征阳性等。

4. 血液循环系统症状　严重缺氧和二氧化碳潴留引起肺动脉高压，可发生右心衰竭，伴有体循环淤血体征。二氧化碳潴留使外周体表静脉充盈、皮肤红润、温暖多汗、血压升高、心搏量增多而致脉搏洪大；因脑血管扩张，产生搏动性头痛。晚期由于严重缺氧、酸中毒引起心肌损害，出现周围循环衰竭、血压下降、心律失常、心跳停搏。

5. 消化和泌尿系统症状 严重呼衰对肝、肾功能都有影响，如谷丙转氨酶与非蛋白氮升高、蛋白尿、尿中出现红细胞和管型等。常因胃肠道黏膜充血水肿、糜烂渗血，或应激性溃疡引起上消化道出血。以上这些症状均可随缺氧和二氧化碳潴留的纠正而消失。

【实验室及其他检查】

1. 血气分析 对判断呼吸衰竭的类型、酸碱失衡的严重程度及指导治疗具有重要的意义。静息状态呼吸空气时，$PaO_2 < 60mmHg$ 为 Ⅰ 型呼吸衰竭，$PaO_2 < 60mmHg$ 同时 $PaCO_2 > 50mmHg$ 为 Ⅱ 型呼吸衰竭。pH 值可反映机体的代偿状况，有助于对急性或慢性呼吸衰竭加以鉴别。当 $PaCO_2$ 升高、pH 值正常时，称为代偿性呼吸性酸中毒；当 $PaCO_2$ 升高、pH 值 < 7.35 时，则称为失代偿性呼吸性酸中毒。由于血气受年龄、海拔高度、氧疗等多种因素的影响，在具体分析时一定要结合临床实际情况。

2. 电解质检查 呼吸性酸中毒合并代谢性酸中毒时，常伴有高钾血症；呼吸性酸中毒合并代谢性碱中毒时，常有低钾和低氯血症。

3. 痰液检查 痰涂片、细菌培养及药敏试验的结果，有利于指导用药。

4. 肺功能检查 尽管某些重症患者肺功能检测受到限制，但通过该检测能判断通气功能障碍的性质（阻塞性、限制性或混合性）及是否合并换气功能障碍，并对通气和换气功能障碍的严重程度进行判断。

5. 胸部影像学检查 包括普通 X 线胸片、胸部 CT、放射性核素肺通气 / 灌注扫描、肺血管造影等。

6. 纤维支气管镜检查 对于明确气道情况和取得病理学证据具有重要意义。

【诊断与鉴别诊断】

（一）诊断

1. 病史有慢性支气管、肺部疾病或其他导致呼吸功能障碍的原发疾病，近期内有促使肺功能恶化的诱因。

2. 临床表现有缺氧或二氧化碳潴留的临床表现。

3. 血气分析诊断标准：①Ⅰ型呼吸衰竭：海平面平静呼吸空气时，$PaO_2 < 60mmHg$，$PaCO_2$ 正常或下降。②Ⅱ型呼吸衰竭：海平面平静呼吸空气时，$PaO_2 < 60mmHg$，$PaCO_2 > 50mmHg$。

（二）鉴别诊断

当呼吸衰竭伴有神经症状时，应与脑血管意外、感染性中毒性脑病等鉴别。

【治疗】

治疗原则：保持呼吸道通畅，改善缺氧，纠正二氧化碳潴留和代谢功能紊乱，防止多器官功能损害，积极治疗原发病和诱发因素等。

（一）保持呼吸道通畅

保持呼吸道通畅是最基本、最重要的治疗措施。气道不畅使呼吸阻力增加，呼吸功耗增多，会加重呼吸肌疲劳；气道阻塞致分泌物排出困难将加重感染，同时也可能发生肺不张，使气体交换面积减少；气道如发生急性完全阻塞，会发生窒息，在短时间内导致患者死亡。

1.清除呼吸道分泌物　可用祛痰药物，如乙酰半胱氨酸、溴己新、盐酸氨溴索等。也可用 α-糜蛋白酶 5mg 加生理盐水 10mL 雾化吸入，促进痰液排出。咳痰无力者，可通过翻身、拍背、体位引流等措施帮其排痰。若患者昏迷，应使其处于仰卧位，头后仰，托起下颌并将口打开。咽喉部和气管内的痰液，可用吸痰器抽吸。痰液干结、有脱水表现者，应适当补液，稀释痰液，利于排痰。

2.解除支气管痉挛　积极应用支气管扩张药，可选用 β 受体激动剂、抗胆碱药、糖皮质激素或茶碱类药物等。

3.建立人工气道　必要时可给予气管插管或气管切开建立人工气道。

（二）氧疗

通过增加吸入氧浓度来纠正患者缺氧状态的治疗方法即为氧疗。氧疗可纠正低氧血症，保证细胞组织的氧供，防止重要器官的缺氧损伤，解除肺细小动脉痉挛，降低肺动脉压，减轻右心负荷，改善心脏功能，是慢性呼吸衰竭的重要治疗方法。

吸氧的方法有鼻导管或鼻塞吸氧法、面罩吸氧、气管内给氧等。

慢性呼吸衰竭应采用控制性氧疗，吸氧浓度通常为 25%～33%。Ⅰ 型呼吸衰竭患者给予高浓度、高流量间断吸氧，保证患者 PaO_2 迅速达到 60mmHg 或血氧饱和度在 90% 以上。Ⅱ 型呼吸衰竭患者给予低浓度低流量持续吸氧，既可解除严重缺氧，保持机体基本代谢和生理功能，又可维持机体缺氧状态对外周化学感受器的刺激作用。

（三）控制呼吸道感染

呼吸道感染是慢性呼吸衰竭的主要诱因，又是呼吸衰竭加重的关键所在。病原菌大多为革兰阴性杆菌、耐甲氧西林金黄色葡萄球菌（MRSA）和厌氧菌，且细菌的耐药性逐年增强，故应尽早进行痰培养及药物敏感试验，以便选用有效的抗生素。在经验治疗中，常选择广谱、高效的抗菌药物，如第三代头孢菌素、喹诺酮类等。

（四）呼吸兴奋剂的应用

有呼吸衰竭或肺性脑病表现、呼吸表浅、咳嗽反射迟钝者，可短时（1～2 天）使用呼吸兴奋剂。呼吸兴奋剂可刺激呼吸中枢或主动脉体、颈动脉窦化学感受器，在气道通畅的前提下提高通气量，以纠正缺氧和二氧化碳潴留的症状。同时，患者保持清醒，利于咳嗽、排痰。

呼吸兴奋剂需与氧疗、抗感染、解痉和排痰等措施配合应用。一般用尼可刹米 0.375～0.75g 静注，每 2～4 小时 1 次；或尼可刹米（每支 0.375g）5～10 支加入 5%～10% 葡萄糖溶液 250～500mL 内，以每分钟 10～15mg 的速度静滴。也可使用回苏灵和利他林等。无效者应及早行机械通气治疗。

（五）机械通气

经上述治疗病情无明显改善或继续恶化者，应尽快使用机械通气。机械通气是以人工辅助通气装置（呼吸机）来改善通气和（或）换气功能。呼吸衰竭时应用机械通气能维持必要的肺泡通气量，降低 $PaCO_2$，改善肺的气体交换效能，使呼吸肌得以休息，有利于恢复呼吸肌功能，是治疗严重呼吸衰竭最有效的手段。

机械通气时，应建立适当途径的人工气道，如口鼻面罩属于无创伤性人工气道，可以反复应用。痰液阻塞或患者病情危重可采用气管插管或气管切开。根据病情选用无创机械通气或有创机械通气。在 COPD 急性加重早期给予无创机械通气可防止呼吸功能不全加重，缓解呼吸肌疲劳，减少后期气管插管率，改善预后。

（六）纠正酸碱平衡失调和电解质紊乱

1. 呼吸性酸中毒 积极改善肺泡通气，排出体内潴留的二氧化碳。

2. 呼吸性酸中毒合并代谢性碱中毒 多见低氯、低钾性代谢性碱中毒，常发生于使用利尿剂或糖皮质激素不当、进食减少、剧烈呕吐之后，可用氯化钾、精氨酸及氯化铵等药物纠正。

3. 呼吸性酸中毒合并代谢性酸中毒 提高通气量以纠正二氧化碳潴留，并积极治疗代谢性酸中毒的病因。如动脉血 pH 值 < 7.2，剩余碱负值明显增大，可酌情用碳酸氢钠。有低氯、低钠、低钙、低镁时，应做相应补充。

4. 呼吸性碱中毒 见于机械通气量过大，二氧化碳排出过多。应降低机械通气量。

（七）糖皮质激素的应用

糖皮质激素有解痉、抗炎、抗过敏、缓解脑水肿等作用，适用于有肺性脑病、脑水肿颅内高压、顽固性支气管痉挛、慢性顽固性右心衰竭及严重感染患者。常选用地塞米松 10mg 静注，每日 1～2 次，或氢化可的松 100～300mg/d 稀释后静滴，病情好转后 2～3 天内停用或减量使用，不宜长期使用。

（八）防治消化道出血

慢性呼吸衰竭患者可常规给予西咪替丁口服，预防消化道出血。如出现大量呕血或柏油样便，应输血，或胃内灌入去甲肾上腺素冰水，并静脉给予奥美拉唑。防治消化道出血的关键还是在于纠正缺氧和二氧化碳潴留。

（九）防治休克

酸碱平衡失调和电解质紊乱、严重感染、消化道出血、心力衰竭及机械通气压力过高等，均可引起休克，应针对病因采取相应措施。如未见好转，应给予升压药，如多巴胺、间羟胺等。

（十）其他

如精神症状明显，可给予小剂量地西泮肌内注射或水合氯醛保留灌肠。禁用对呼吸中枢有抑制作用的吗啡、哌替啶、巴比妥类、氯丙嗪或异丙嗪等药物。有心力衰竭者，可使用利尿剂、强心剂等对症支持治疗。

【预防】

积极防治慢性阻塞性肺疾病、肺结核、尘肺等呼吸系统疾病；减少能量消耗，改善机体的营养状况；坚持锻炼，增强呼吸肌的活动功能。

思考题

1. 简述呼吸衰竭的概念和分型。
2. 试述呼吸衰竭的诊断。
3. 试述呼吸衰竭的治疗原则。

第 二 章

循环系统疾病

第一节　心力衰竭

一、心力衰竭概述

心力衰竭（heart failure）简称心衰，又称充血性心力衰竭。是各种病因使心脏收缩和（或）舒张功能障碍，心排血量减少，不能满足机体组织代谢需要而引起的一组临床综合征。表现为全身器官和组织血流灌注不足，同时出现肺循环和（或）体循环淤血，临床主要表现为呼吸困难、乏力、活动受限和水肿等。心力衰竭严重影响患者的生活质量，是心血管疾病死亡的主要原因之一。

【病因】

（一）基本病因

心力衰竭的基本病因是原发性心肌损害及心室收缩或舒张负荷过重，使心排血量降低。

1. 原发性心肌损害

（1）缺血性心肌损害　冠心病心肌缺血、心肌梗死，是最常见的原因之一。

（2）心肌炎和心肌病　以病毒性心肌炎和原发性扩张型心肌病最常见。

（3）心肌代谢障碍性疾病　糖尿病性心肌病最常见，其他如继发于甲亢或甲减的心肌病、心肌淀粉样变性、严重的维生素 B_1 缺乏等。

2.心脏负荷过重

（1）压力负荷（后负荷）过重　见于主动脉瓣狭窄、高血压、肺动脉瓣狭窄、肺动脉高压等左、右心室收缩期射血阻力增加的疾病。

（2）容量负荷（前负荷）过重　见于心脏瓣膜关闭不全、房间隔或室间隔缺损、动脉导管未闭等左、右心室容量增多的疾病。

3.心室舒张充盈受限

见于高血压性心脏病、缩窄性心包炎、原发性限制型心肌病、原发性肥厚型心肌病、二尖瓣狭窄、三尖瓣狭窄等。

（二）诱因

在基本病因的基础上，各种诱因可引起心力衰竭出现或加重。

1.感染：呼吸道感染是最常见和最重要的诱因。

2.心律失常，以快速心室率的心房颤动和其他各种快速性心律失常多见。

3.过度劳累和情绪激动等。

4.心脏负荷过重，如妊娠和分娩及输液、输血过多过快等。

5.甲状腺功能亢进、贫血、肺栓塞等。

6.治疗不当，如不正确地停用利尿剂、洋地黄制剂或降压药等。

7.其他，如高血钾、低血钾等电解质紊乱，环境、气候的急剧变化等。

【病理生理】

心力衰竭时的病理生理变化非常复杂，主要可归纳为以下几个方面。

（一）血流动力学改变

根据 Frank-Starling 定律，伴随左心室充盈压的增加，心肌纤维牵张，在一定范围内心肌收缩力增强，进而心排血量增加。但随着左室充盈压进一步增加，使心室舒张末压力增高，相应的心房压、静脉压也随之升高，当达到一定程度时即出现肺或体循环静脉淤血。

（二）神经体液机制

1.交感神经兴奋性增强　心排血量减少使交感神经兴奋，血中去甲肾上腺素水平升高，心肌 β_1 肾上腺素能受体兴奋，心肌收缩力增强、心率加快、心排血量增加。但同时周围血管收缩、心脏后负荷增加、心率加快等均使心肌耗氧量增加。另外，去甲肾上腺素还直接作用于心肌细胞，促使其凋亡，参与心室重塑的病理过程，终致心功能进一步恶化。

2.肾素－血管紧张素－醛固酮系统（RAAS）激活　心排血量减少使肾血流量减少，

RAAS 被激活，心肌收缩力增强，周围血管收缩，维持血压，保证心、脑等重要脏器的血液供应。醛固酮分泌增加，水、钠潴留，体液量和心脏前负荷代偿性增加。同时，RAAS激活又促进心脏和血管重塑，加重心肌损伤和心功能恶化。

3. 心钠肽（ANP）与脑钠肽（BNP）增加 ANP 和 BNP 能扩张血管，利尿排钠，抑制 RAAS 及血管加压素的水、钠潴留作用。心力衰竭时，ANP 和 BNP 分泌增加，其升高的程度与心衰的严重程度呈正相关。

4. 血管加压素（抗利尿激素）分泌增加 由下丘脑分泌，在心排血量下降，严重影响组织灌注时，其分泌增加，发挥缩血管、抗利尿、增加血容量作用，属于心力衰竭的代偿机制之一。但其作用过强，可导致稀释性低钠血症。

5. 内皮素（ET）升高 由血管内皮释放，有很强的收缩血管作用。心力衰竭时血浆内皮素升高，使血管收缩、细胞肥大增生，参与心脏与血管重塑过程。临床应用内皮素受体拮抗剂治疗心衰已显示具有一定疗效。

（三）心室重塑

在心功能受损，心室扩大、心肌肥厚的代偿过程中，心肌细胞、细胞外基质、胶原纤维网等均发生相应改变，即心室重塑，是心力衰竭发生发展的基本机制。除了心脏的代偿能力有限、代偿机制的负效应外，心肌的能量供应不足及利用障碍引起心肌细胞坏死、纤维化也是心功能从代偿到失代偿的一个重要因素。心肌细胞减少使心肌收缩力下降；心肌纤维化使心室的顺应性下降，重塑更趋明显，终至不可逆转的心衰终末阶段。

（四）舒张功能不全

心脏舒张功能不全的机制，可分为两类。

1. 心脏的主动舒张功能障碍 如冠心病心肌缺血明显时，在收缩功能障碍出现前即可出现舒张功能障碍。

2. 心室顺应性减退及充盈障碍 常见于心室肥厚患者，如高血压、肥厚型心肌病。当左心室舒张末压过高时，出现肺循环高压和淤血，即心脏舒张功能不全，而此时心脏的收缩功能、射血分数仍可正常，故又称左心室射血分数正常（代偿）的心力衰竭。

由于心脏舒张功能不全常发生于冠心病、高血压等心血管系统常见病，故越来越受到重视。

【临床类型】

（一）心力衰竭的类型

1. 按病程发展速度分类

（1）急性心力衰竭 以左心衰竭较常见，表现为急性肺水肿或心源性休克。

（2）慢性心力衰竭 是临床上的最常见类型，一般均有代偿性心脏扩大或肥厚等。

2. 按发生部位分类

（1）左心衰竭　较为常见，以肺循环淤血为特征。

（2）右心衰竭　以体循环淤血为主要表现。

（3）全心衰竭　兼具左、右心衰竭的临床表现，左心衰竭后肺动脉压力增高，右心负荷加重，继而出现右心衰竭。心肌炎、心肌病因左、右心同时受损，可表现为全心衰竭。

3. 按心脏的舒缩功能状况分类

（1）收缩性心力衰竭　临床常见，为收缩期排血功能减弱所致，大多数心力衰竭属于此类。

（2）舒张性心力衰竭　由于心室舒张功能受损及心室顺应性降低，心室在舒张期充盈减少，心排血量降低所致。单纯的舒张性心力衰竭可见于冠心病、高心病的心功能不全早期。严重的舒张性心力衰竭见于限制性心肌病、肥厚型心肌病等。

（二）心力衰竭的分期与分级

1. 心力衰竭的分期　美国心脏病协会（AHA）/ 美国心脏病学会（ACC）提出的成人慢性心力衰竭指南中的心力衰竭具体分期如下。

A 期：心力衰竭高危期，尚无器质性心脏（心肌）病或心力衰竭症状，如患者有高血压、心绞痛、代谢综合征，使用心肌毒性药物等，可发展为心脏病的高危因素。

B 期：已有器质性心脏病变，如左室肥厚，左室射血分数（LVEF）降低，但无心力衰竭症状。

C 期：器质性心脏病，既往或目前有心力衰竭症状。

D 期：需要特殊干预治疗的难治性心力衰竭。

该分期提示：对每一个患者而言只能是停留在某一期，或向前进展，而不可能逆转。因此，只有在 A 期对各种高危因素进行有效治疗，在 B 期进行有效干预，才能减少或延缓进入有症状的临床心力衰竭。

2. 心力衰竭的分级　目前仍沿用美国纽约心脏病学会（NYHA）提出的分级方案，主要是根据患者自觉的活动能力将其心功能状况分为四级。

Ⅰ级：心脏病患者，日常活动量不受限制，一般活动不引起疲乏、心悸、呼吸困难或心绞痛。

Ⅱ级：心脏病患者，体力活动受到轻度限制，休息时无自觉症状，但平时一般活动下即出现疲乏、心悸、呼吸困难或心绞痛。

Ⅲ级：心脏病患者，体力活动明显受限，小于平时一般活动即引起上述症状。

Ⅳ级：心脏病患者，不能从事任何体力活动。休息状态下也出现心力衰竭的症状，体力活动后加重。

该方案的优点为简便易行，缺点为仅凭患者的主观感受和（或）医师的主观评价，短时间内出现变化的可能性较大。另外，患者的个体差异也较大。

3. 6 分钟步行试验　要求患者在平直走廊里尽可能快地行走，测定 6 分钟的步行距离。根据 US Carvedilol 研究设定的标准，若 6 分钟步行距离 < 150m，为重度心衰；150 ～ 450m 为中度心衰；> 450m 为轻度心衰。本试验简单易行、安全方便，通过评定慢性心衰患者的运动耐力来评价心衰的严重程度及疗效。

二、慢性心力衰竭

【临床表现】

（一）左心衰竭

左心衰竭为常见的心力衰竭，大多数左心衰竭逐渐发展可影响右心功能，导致全心衰竭。左心衰竭临床表现的病理生理基础为肺循环淤血和心排血量减少。

1. 症状　主要是呼吸困难、端坐呼吸、夜间阵发性呼吸困难，严重者出现急性肺水肿。

（1）不同程度的呼吸困难　①劳力性呼吸困难：为左心衰竭最早出现的症状，发生在体力活动时，休息后即缓解。②端坐呼吸：肺淤血达到一定程度后，患者为减轻呼吸困难，常取高枕卧位、半卧位甚至坐位。③夜间阵发性呼吸困难（又称心源性哮喘）：患者在夜间入睡 1 ～ 2 小时后，突然发生胸闷、气急而被迫坐起，或伴有咳嗽，两肺明显哮鸣音，多在端坐休息后缓解。其发生机制与以下因素有关：卧位时，回心血量增加，肺淤血加重；夜间迷走神经兴奋性增高，使支气管收缩，影响肺通气；卧位时膈肌上抬，肺活量减少；熟睡状态呼吸中枢对二氧化碳潴留刺激的敏感性降低等。

（2）咳嗽、咳痰、咯血　咳嗽、咳痰是肺泡、支气管黏膜淤血所致，开始常发生于夜间或体力活动时，坐位或立位时咳嗽可减轻。痰呈浆液性，为白色泡沫状，偶见痰中带血丝，合并肺部感染时表现较明显。出现肺水肿时，血浆渗入肺泡，呈粉红色泡沫痰。长期慢性肺淤血，肺静脉压升高，致使肺循环和支气管血液循环之间在支气管黏膜下形成侧支血管，该血管一旦破裂可引起大咯血。

（3）心排血量降低的症状　表现为疲倦、乏力、头昏、失眠或嗜睡、苍白、发绀、少尿、血尿素氮和肌酐升高等。

2. 体征

（1）心脏扩大　以左心室增大为主。常有心率增快、肺动脉瓣区第二心音亢进。心尖区可闻及舒张早期奔马律。部分患者可触及交替脉。

（2）双肺底湿啰音　是左心衰竭在肺部的主要体征，可闻及哮鸣音及干啰音。肺水肿时则见两肺满布湿啰音及哮鸣音。

（二）右心衰竭

右心衰竭主要为体循环淤血的表现。

1. 症状

（1）胃肠道淤血　可见纳差、恶心、呕吐、腹胀、腹泻。肾脏淤血可见尿少、夜尿增多。肝淤血可引起上腹饱胀或疼痛，甚者出现黄疸。

（2）劳力性呼吸困难　常见于继发于左心衰竭的右心衰竭。

2. 体征

（1）心脏体征　除原发心脏病体征外，三尖瓣听诊区可闻及收缩期吹风样杂音，为右心室扩大引起三尖瓣关闭不全所致。

（2）颈静脉征　颈静脉怒张，肝颈静脉回流征阳性。

（3）肝脏肿大　肝淤血、肿大，常伴有压痛。

（4）水肿　下肢凹陷性水肿，多为对称性，严重者波及全身，甚至出现胸水、腹水。长期右心衰竭可出现发绀，以四肢指（趾）端、面颊及耳垂部明显。

（三）全心衰竭

全心衰竭为左、右心力衰竭的临床表现并存。右心衰竭时因右心排血量减少，可缓解左心的负荷，反而使左心衰竭的表现减轻。

【实验室及其他检查】

1. **常规检查**　常选择血常规、尿常规、血清电解质、血糖、血脂、肝肾功能、甲状腺功能等检查，可发现引起心力衰竭的原发病或诱因。

2. **血浆利钠肽和肌钙蛋白检测**　是心衰诊断及预后评估的重要指标，临床常检测脑钠肽、心钠肽等。未经治疗者其水平正常可排除心衰，治疗后水平升高提示预后不良。但心脏及肺、肾等的多种病变均可引起利钠肽水平升高，故其特异性不高。肌钙蛋白升高，特别是伴有利钠肽升高时，是心衰预后的强预测因子。

3. **X线检查**　是确诊左心衰竭肺水肿的主要依据，有助于心衰与肺部疾病的鉴别。

（1）左心衰竭　X线摄片提示左心室增大，肺门阴影增大，肺纹理增多。肺水肿时，可见以肺门为中心向肺野外围扩散的云雾状阴影，可呈蝴蝶状或翼状。

（2）右心衰竭　右室及右房影增大、上腔静脉增宽，肺野可见清晰。

4. **心电图检查**　无特异性表现，可提示左、右心房及心室增大等。

5. **超声心动图检查**　是诊断心衰最有价值的检查之一，它能准确测量心脏大小、心肌厚度、心瓣膜及室壁运动情况和对心功能进行评估。

【诊断与鉴别诊断】

（一）诊断

根据病因、病史、症状、体征及相关辅助检查，一般不难诊断。临床上，诊断的内容常包括病因诊断、病理解剖诊断、病理生理诊断和心功能分级4个方面。

（二）鉴别诊断

1. 支气管哮喘 左心衰竭引起的呼吸困难需与支气管哮喘鉴别。前者有心血管疾病的病史与体征，坐位时症状可减轻，两肺底常可闻及湿啰音，咯粉红色泡沫痰为其较严重情况；后者多见于青少年，有过敏史，有慢支和支气管哮喘病史、有阵发性或季节性发作等特点，无心脏疾病体征，发作时双肺可闻及典型哮鸣音，咳吐白色黏痰后哮喘可缓解。测定血浆利钠肽水平对鉴别心源性哮喘或支气管哮喘有较大的参考价值。

2. 心包积液、缩窄性心包炎、肝硬化、肾源性水肿 也可见水肿、腹水、呼吸困难等，应与右心衰竭进行鉴别。临床上根据病史及其他表现、超声心动图、腹部超声、肝肾功能等检查，可帮助鉴别。

【治疗】

心力衰竭的治疗原则是：去除基本病因和诱因；减轻心脏负荷；增强心肌收缩力；调节心力衰竭的代偿机制，抑制神经体液因子的过度激活，防止或延缓心室重塑。治疗的目的是缓解症状，提高生活质量；改善长期预后，降低死亡率。

（一）病因治疗

1. 去除病因 对心力衰竭患者，应寻找其基本病因，给予有效治疗，如尽早控制高血压，手术或介入性治疗心脏瓣膜病，矫正先天性心脏病，治疗甲状腺功能亢进等。

2. 消除诱因 如积极控制呼吸道感染，纠正心律失常，避免劳累及情绪激动等。病因治疗不仅可预防心衰的发生，也可减缓心衰的发展和恶化。

（二）一般治疗

1. 休息 是减轻心脏负荷的重要措施之一。应限制体力活动，严重者绝对卧床休息，但要随着心功能的改善逐步下床活动，以避免长期卧床造成的静脉血栓形成和肺栓塞。同时要注意避免不良语言和精神刺激，给予心理治疗，必要时可给予小剂量镇静剂。

2. 合理饮食 适当限制钠盐摄入，食盐量可控制在2～5g/d，但大量应用利尿剂时钠盐控制不宜过严。根据心衰的严重程度可适当限制饮水量。饮食宜少量多餐，营养丰富，容易消化。

（三）药物治疗

1. 利尿剂 是治疗心衰最常用的药物，其通过抑制钠、水重吸收而消除水肿，减少循环血量，减轻肺淤血，降低心脏容量负荷而改善心功能，有明显缓解症状的作用。对慢性心衰应以最小剂量（如氢氯噻嗪 25mg，隔日 1 次。此用法不必加用钾盐）无限期使用，但应联合其他类药物。利尿剂可分为排钾利尿和保钾利尿两大类，常用利尿剂的剂量和作用见表 2-1。

表2-1　常用利尿剂的剂量和用法

利尿剂	作用部位	每天剂量（mg）	用法	高峰时间（h）	持续时间（h）
排钾类					
氢氯噻嗪	远曲小管	25～100	口服，每日 2～3 次	2	12～18
呋塞米	髓襻	20～200	口服或静注，每日 1～2 次	1～2	4～6
保钾类					
螺内酯	集合管	20～100	口服，每日 3～4 次	6	16
氨苯蝶啶	集合管	100～300	口服，每日 3 次	6	16

持续大量利尿可导致严重水、电解质紊乱及血容量不足、低血压等。因此，临床使用利尿剂要注意以下原则：①排钾利尿剂具有较强的排钾作用，宜间歇应用，注意血钾的监测和补充。②使用能控制症状的最小剂量，用药期间可记录出入水量和体重变化。③宜根据病情选择利尿剂，轻症患者可以氢氯噻嗪或呋塞米口服间歇使用；中度患者可持续应用保钾利尿剂，并配合氢氯噻嗪或呋塞米间歇应用。④肾功能不全时，应选择襻利尿剂（呋塞米），禁用保钾利尿剂，以防引起严重的高钾血症。⑤注意防治水、电解质紊乱，特别是低钾、低镁、低钠血症。

2. 肾素－血管紧张素－醛固酮系统抑制剂

（1）血管紧张素转化酶抑制剂（ACEI）　ACEI 主要作用机制为抑制肾素血管紧张素系统（RAS），除扩张血管、减轻心脏负荷、抑制交感神经兴奋性以外，还可改善和延缓心室重塑，维护心肌功能，推迟心衰进展，降低远期死亡率。常用制剂见表 2-2。

表2-2　常用 ACEI 的剂量和用法

药物	起始剂量	目标计量
卡托普利（captopril）	6.25mg，每日 3 次	12.5～50mg，每日 2～3 次
依那普利（enalapril）	2.5mg，每日 1 次	10mg，每日 2 次
培哚普利（perindopril）	2mg，每日 1 次	2～4mg，每日 1 次
贝那普利（benazepril）	2.5mg，每日 1 次	5～10mg，每日 1 次
赖诺普利（lisinopril）	2.5mg，每日 1 次	5～20mg，每日 1 次

各种 ACEI 制剂，虽然有药理学差异，但对临床应用影响不大，均可选择应用。其良好疗效通常需要 1 个月以上才能显现。即使症状无明显好转，长期使用仍有利于延缓

病情进展，降低死亡率。ACEI 的常见副作用有低血压、肾功能一过性恶化、高钾血症和刺激性咳嗽。禁忌证有无尿性肾衰竭者、妊娠哺乳期妇女和对 ACEI 过敏者。对以下情况应慎用：①双侧肾动脉狭窄。②血肌酐水平明显升高（ > 225μmol/L）。③高血钾（ > 5.5mmol/L）。④低血压。

（2）血管紧张素 Ⅱ 受体拮抗剂（ARB） ARB 阻断 RAS 的效应与 ACEI 相同，当心衰患者对因 ACEI 引起的干咳不能耐受时，可改用 ARB。常用制剂有坎地沙坦、氯沙坦、缬沙坦等。其副作用与 ACEI 相似，但无干咳，用药注意事项也相类同。研究证实，ACEI 与 ARB 合用并不能使心衰患者获益更多，反而增加不良反应，故不主张心衰患者 ACEI 与 ARB 联合应用。

（3）醛固酮受体拮抗剂 近年的研究证明，小剂量的螺内酯阻断醛固酮效应，可较好地抑制心血管重构，改善慢性心力衰竭的远期预后。尤其适用于中重度心衰患者。常用螺内酯 20mg，每日 1 ～ 2 次，用药期间需监测血钾。对伴有血肌酐升高、肾功能不全、高钾血症及在使用胰岛素治疗的糖尿病患者不宜使用。

3.β 受体阻滞剂 β 受体阻滞剂可对抗心衰时交感神经的激活，阻断心衰代偿机制中的有害影响。研究证明，其改善心衰预后的作用明显超过了其负性肌力作用。目前认为，对所有心功能不全而病情稳定的患者均应使用 β 受体阻滞剂，但有禁忌证或不能耐受者除外。

常用制剂有美托洛尔、比索洛尔、卡维地洛等。因其有负性肌力作用，临床应谨慎使用，应待心衰稳定且无体液潴留后，从小剂量开始，美托洛尔 12.5mg，每日 1 次；比索洛尔 1.25mg，每日 1 次；卡维地洛 6.25mg，每日 1 次，然后逐渐增加剂量，适量长期维持。禁忌证有支气管痉挛性疾病、心动过缓、急性心衰、Ⅱ 度及以上房室传导阻滞。

4. 正性肌力药

（1）洋地黄类药物 通过对心肌细胞 Na^+- K^+-ATP 酶的抑制作用，使细胞内 Ca^{2+} 水平升高，而增强心肌收缩力。洋地黄还有调节神经 – 内分泌的作用，可恢复心脏压力感受器对中枢交感神经冲动的抑制作用，从而降低交感神经系统（SNS）和 RAS 的活性，对抗心衰时交感神经兴奋的不利影响，增加迷走神经的张力，从而减慢心率。洋地黄可增加心排血量，减轻症状，提高运动耐量。

常用制剂：①地高辛 0.25mg，口服，每日 1 次，连续口服该剂量 7 天后达到有效的血浆稳态浓度，之后以同样剂量维持，适用于中度心力衰竭。老年人及肾功能不良者宜减量。②毛花苷 C（西地兰）每次 0.2 ～ 0.4mg，稀释后静注，静注后 10 分钟起效，1 ～ 2 小时达高峰，必要时可重复用药，但 24 小时总量应控制在 0.8 ～ 1.2mg，适用于急性心力衰竭或慢性心衰急性加重时，特别适用于心衰伴快速房颤者。

适应证：① NYHA 分级中的心功能 Ⅱ ～ Ⅳ级的收缩性心衰患者，在利尿剂、ACEI（或

ARB）和 β 受体阻滞剂治疗后仍有持续性心衰症状，如同时合并快速心室率的心房颤动尤为适用。②室上性快速性心律失常，如室上性心动过速、心房扑动和颤动等。

禁忌证：①预激综合征伴心房颤动或扑动。②Ⅱ度及以上房室传导阻滞。③肥厚型心肌病。④洋地黄过量或中毒。⑤发病时间不超过 24 小时的急性心肌梗死。

洋地黄中毒的表现：洋地黄的治疗量与中毒量较接近，在心肌缺血缺氧的情况下中毒剂量更小。低血钾、肾功能不全、使用胺碘酮、维拉帕米、奎尼丁等心血管常用药物期间，更容易发生药物中毒。中毒表现为：①胃肠道反应出现最早，纳差、恶心、呕吐是常见表现。②神经系统表现为头痛、视力模糊、黄视、绿视、倦怠等。③心律失常是洋地黄中毒最重要的表现，可出现各种心律失常或使原有的心律失常加重，室性期前收缩最多见，常呈二联律或三联律。

洋地黄中毒的治疗：①关键是立即停药，同时停用排钾利尿剂。②适量补钾和补镁为治疗洋地黄中毒所致快速心律失常的有效措施之一。③洋地黄引起的快速心律失常，若血钾不低，可用苯妥英钠100mg 溶于 20mL 注射用水或生理盐水中，每 5～10 分钟 1 次，缓慢静注，直至心律失常控制，但总量不超过 250～300mg。也可选用利多卡因 50～100mg 溶于 20mL25% 葡萄糖注射液中，每 5～10 分钟 1 次，缓慢静脉推注，但总量不超过 300mg。④缓慢心律失常者可选用阿托品 0.5～1mg 皮下或静注。⑤严重地高辛中毒时，可用特异性地高辛抗体，效果较佳。

（2）非洋地黄类正性肌力药

1）肾上腺素受体兴奋剂：①多巴胺，小剂量 [< 2μg/（kg·min）] 激动多巴胺受体，降低外周阻力，扩张肾血管、冠状动脉和脑血管；中等剂量 [2～5μg/（kg·min）] 激动 β 受体，增强心肌收缩力，扩张血管，特别是扩张肾小动脉，而心率增快不明显，可显著改善心力衰竭的血流动力学异常；大剂量 [5～10μg/（kg·min）] 可兴奋 α 受体，收缩血管，增加左心室后负荷。②多巴酚丁胺，起始用药剂量同多巴胺，可通过兴奋 $β_1$ 受体而增强心肌收缩力，扩血管和加快心率的作用均弱于多巴胺。上述两种制剂均只能短期静脉应用，在慢性心衰加重时，起到一定的治疗作用，连续用药超过 72 小时可出现耐药现象，长期使用可能提高患者的死亡率。

2）磷酸二酯酶抑制剂：米力农 50μg/kg 稀释后静脉缓慢注射，继以 0.375～0.75μg/（kg·min）的速度静滴维持。可改善心衰症状，但研究提示，长期应用可增高死亡率。因此，此类药仅限于重症心衰患者各种治疗措施实施后症状仍不能控制者的短期应用。

5. 血管扩张剂 近年的研究表明，血管扩张剂虽然能降低心脏负荷，减轻肺淤血，增加心排血量，改善临床症状，但长期应用却增加死亡率。由于 ACEI 除其扩血管作用外，对心衰尚有更重要的治疗作用，目前已取代了扩血管药在心衰治疗中的地位。血管扩张剂仅对不能耐受 ACEI 的患者才考虑应用，不能作为慢性心衰治疗的一线药物常规使用。临床常用药物有硝酸酯类、肼苯哒嗪、长效钙通道阻滞剂（氨氯地平、非洛地平）等。

附：慢性收缩性心力衰竭的治疗小结

按心力衰竭分期治疗：

A 期：积极治疗高血压、糖尿病、脂质紊乱等高危因素。

B 期：除 A 期中的措施外，有适应证的患者使用 ACEI 或 β 受体阻滞剂。

C 期及 D 期：按 NYHA 分级进行相应治疗。

按心功能 NYHA 分级治疗：

Ⅰ级：控制危险因素；应用 ACEI。

Ⅱ级：联合应用 ACEI、利尿剂、β 受体阻滞剂，用或不用地高辛。

Ⅲ级：联合应用 ACEI、利尿剂、β 受体阻滞剂、地高辛。

Ⅳ级：联合应用 ACEI、利尿剂、醛固酮受体拮抗剂。病情稳定后，谨慎联用 β 受体阻滞剂。

总之，其治疗宜采取早期、适量、联合、全程的原则。早期即早期发现和干预心衰的高危因素；适量即用药量要适宜、精细、准确；联合即联合用药，不主张用某药单一治疗；全程即全程干预，改善心衰远期预后。

（四）舒张性心力衰竭的治疗

舒张性心力衰竭多见于高血压和冠心病，最典型的见于肥厚型心肌病。治疗原则为改善心肌顺应性和主动舒张功能，控制高血压，改善心肌和小血管重构等。常用药物有 β 受体阻滞剂、钙通道阻滞剂、ACEI 等。

其主要治疗措施如下。

1. 积极寻找、治疗基础病因。

2. 降低肺静脉压，有明显肺淤血症状者，适量应用硝酸酯类制剂或利尿剂。

3. β 受体阻滞剂的治疗目标为：基础心率 50 ～ 60 次 / 分。

4. 钙通道阻滞剂，主要用于肥厚型心肌病，如维拉帕米和地尔硫草。

5. ACEI/ARB 最适用于高血压性心脏病及冠心病。

6. 有心律失常者积极治疗，维持窦性心律。

7. 单纯舒张性心衰，忌用正性肌力药。

【预防】

1. 病因治疗　发现并去除病因，是预防心衰的重要措施。对心血管病患者，应注意休息和保暖，防止呼吸道感染，不宜怀孕者应采取避孕措施或中止妊娠。

2. 药物的预防

（1）一级预防　心衰症状出现前，尤其是心肌梗死和高血压患者，可长期服用 ACEI

或 β 受体阻滞剂等，抑制交感神经兴奋性，对抗交感神经激活，改善心肌损害，阻止心室重构，预防心衰发生。

（2）二级预防 已发生心衰者，宜积极控制病因和诱因，制定合理的治疗方案，改善预后。

三、急性心力衰竭

急性心力衰竭是指急性心脏病变引起心排血量急剧而显著降低，导致组织器官灌注不足和急性淤血的综合征。临床上以急性左心衰竭常见，表现为急性肺水肿，严重者出现心源性休克。这里主要讨论急性心力衰竭。

【病因与发病机制】

（一）病因

1.急性广泛前壁心肌梗死或急性弥漫性心肌炎，使心肌收缩力显著减弱。

2.瓣膜急性反流（腱索断裂、瓣膜穿孔等）或输液过多过快导致急性容量负荷过重。

3.二尖瓣或主动脉瓣严重狭窄、严重高血压等所致压力负荷过重，排血受阻。

4.过快或过慢心律失常或心包填塞所致心室舒张受限。

（二）发病机制

本病的主要为突发的心脏解剖或功能异常，使心肌收缩力突然严重减弱，心排血量急剧减少，左室舒张末压迅速升高，肺静脉和肺毛细血管压升高，使血管内液体渗入肺间质和肺泡内，形成急性肺水肿。

【临床表现】

突发严重的呼吸困难，频率达30次/分以上，强迫端坐，频繁咳嗽，咯大量白色或粉红色泡沫状痰；极度烦躁不安，有恐惧、濒死感；面色灰白、口唇发绀、大汗淋漓。

血压先升高后可降至正常以下。脉搏增快。双肺满布湿啰音和哮鸣音。心尖区第一心音减弱，频率快，可闻及舒张期奔马律，肺动脉瓣区第二心音亢进。严重者可发生心源性休克或心脏骤停。

【诊断与鉴别诊断】

根据病史、典型症状和体征诊断较易。本病主要与支气管哮喘、自发性气胸等鉴别。

【治疗】

急性左心衰竭为内科急危重症，应迅速采取有效措施进行救治。具体措施如下。

（一）减少静脉回流

患者立即取坐位，双腿下垂。

（二）吸氧

用鼻导管或面罩高流量（6～8L/min）给氧，对特别危重者应用面罩呼吸机持续加压（CPAP）给氧或双水平气道正压（BiPAP）给氧，可使肺泡内压增加，气体交换加强，对抗组织液渗入肺泡内。条件不允许时，可在氧气湿化瓶内加入20%～50%酒精，以消除肺泡内泡沫，有利于气体进入肺泡。

（三）镇静

吗啡既可镇静减轻患者烦躁不安所带来的额外心脏负担，还能扩张小血管而减轻心脏负荷。具体用法：吗啡3～5mg静注或皮下注射，必要时每隔15分钟可重复1次，共2～3次。年老体弱者酌情减量或改为肌内注射。

（四）快速利尿

呋塞米20～40mg静注，于2分钟内注完，10分钟内起效，作用持续3～4小时，必要时4小时后可重复1次。本药既可利尿又有扩张静脉的作用，利于缓解肺水肿。

（五）血管扩张剂

常选用硝酸甘油、硝普钠等：①硝普钠从0.3μg/（kg·min）开始静滴，2～5分钟后起效，根据血压逐步增加剂量，最大可用至5μg/（kg·min），维持量为50～100μg/min。静滴时需避光，液体现用现配，4～8小时滴完。其有良好的扩张动、静脉作用，可有效降低心脏前、后负荷。②硝酸甘油从10μg/min开始静滴，然后每10分钟调整1次，每次增加5～10μg/min，维持量以收缩压达到90～100mmHg为宜。

（六）洋地黄制剂

可给予毛花苷C 0.4mg加入25%葡萄糖注射液20～40mL内缓慢静注，2小时后可酌情再给0.2～0.4mg。其最适用于心房颤动伴快速心室率并已知有心室扩大伴左室收缩功能不全者。洋地黄禁忌者，可使用多巴胺或多巴酚丁胺。

（七）氨茶碱

可解除支气管痉挛，用量0.25g以25%葡萄糖注射液20～40mL稀释后缓慢静注，以减轻呼吸困难，还有增加心肌收缩力、扩张外周血管及利尿作用。

（八）其他正性肌力药

磷酸二酯酶抑制剂：米力农兼有正性肌力及降低外周血管阻力的作用。在扩血管、利尿的基础上短时间应用可取得较好的疗效。

（九）糖皮质激素

地塞米松10～20mg静注，可解除支气管痉挛、降低外周血管阻力，减少回心血量。

（十）其他

根据条件适时治疗诱因及基本病因。

思考题

1. 心力衰竭的常见病因有哪些？
2. 试述慢性心力衰竭的临床表现。
3. 简述慢性心力衰竭的诊断及鉴别诊断。
4. 试述慢性心力衰竭的治疗原则。
5. 急性心力衰竭的治疗措施有哪些？

第二节　心律失常

【学习目标】

1. 掌握常见心律失常（期前收缩、心房颤动、阵发性心动过速、房室传导阻滞）的概念、临床表现、心电图特点、诊断和治疗原则。

2. 熟悉常见心律失常的分类、病因和发生机制、常用抗心律失常药物的应用。

3. 了解不同类型心律失常的相关检查、预防和预后。

一、心律失常概述

正常人心脏起搏点位于窦房结，心电冲动通过正常传导系统按顺序激动心房和心室。如心脏冲动的起源部位、频率、节律及传导途径和速度等发生异常，称为心律失常。

【病因与发病机制】

（一）病因

本病常见于心血管系统的各种器质性心脏病及其他系统的某些严重疾病，也发生于健康人或自主神经功能失调者，尚有部分心律失常原因不明。

（二）发病机制

心律失常的发病机制包括冲动的形成异常和（或）冲动的传导异常。

1. 冲动形成异常　窦房结、结间束、房室结、希氏束等处的心肌细胞具有自律性。自主神经兴奋性异常或其内在病变时，均可发生异常冲动。此外，在病理状态下，窦房结的自律性降低或增强，可导致异常节律的形成。原来无自律性的心肌细胞（如心房、心室肌细胞）亦可在心肌缺血缺氧、使用某些药物、电解质紊乱、儿茶酚胺增多等病理状态下，出现异常自律性。

2. 冲动传导异常 目前多认为折返现象是产生快速心律失常最主要的机制。冲动传导至某处心肌，如适逢生理性不应期，可形成生理性阻滞或干扰现象。某种病因或多种致病因素作用于心脏传导系统引起的传导阻滞，或传导障碍并非由生理性不应期所致者，称为病理性传导阻滞。

【临床分类】

按发生原理，心律失常可分为冲动形成异常和冲动传导异常两大类。

（一）冲动形成异常

1. 窦性心律失常 ①窦性心动过速。②窦性心动过缓。③窦性心律不齐。④窦性停搏。

2. 异位心律

（1）被动性异位心律 ①逸搏（房性、房室交界性、室性）。②逸搏心律（房性、房室交界性、室性）。

（2）主动性异位心律 ①期前收缩（房性、房室交界性、室性）。②阵发性心动过速（室上性、室性）。③心房扑动、心房颤动。④心室扑动、心室颤动。

（二）冲动传导异常

1. 生理性 干扰及干扰性房室分离。

2. 病理性 ①窦房传导阻滞。②房内传导阻滞。③房室传导阻滞。④束支或分支阻滞（左、右束支及左束支分支传导阻滞）或室内传导阻滞。

3. 房室间附加途径的传导 预激综合征。

【诊断】

1. 病史 心律失常发生时患者多有心悸及其他症状，要详细询问其诱因、发作频率、持续时间、起止方式，了解其对药物和其他因素的反应，以及对患者的影响等，从而判断心律失常是否存在及其类型。

2. 体格检查 心脏听诊可了解心律是否规则及心率的快慢，心音强弱的改变亦有助于诊断。

3. 常规心电图检查 是诊断心律失常最可靠、最简便的无创性检查技术。良好的心电图记录足以判定绝大多数心律失常的类型。

4. 动态心电图（Holter） 有利于诊断间歇性发作的心律失常，了解心律失常是否与心悸、晕厥等症状的产生有关，有助于心绞痛和（或）无症状性心肌缺血的诊断，可协助评价抗心律失常药物的疗效等。

5. 其他 心电图运动试验、食管心房调搏、心内电生理检查等也可选用，协助诊断。

二、期前收缩

期前收缩是指窦房结以下的某异位起搏点提前发出冲动，引起心脏提前搏动，又称过早搏动，简称早搏。

根据期前收缩异位起搏点的不同，分为房性、房室交界性及室性 3 种，其中以室性最常见，房性次之，房室交界性最少见。

期前收缩 ≥ 5 次 / 分，称为频发期前收缩。期前收缩 < 5 次 / 分，称为偶发期前收缩。每隔 1、2、3 个正常窦性搏动出现一次期前收缩者，分别称为二联律、三联律、四联律。连续发生两个室性期前收缩称为成对室性期前收缩。连续 3 个或以上室性期前收缩称为室性心动过速。若期前收缩从多个异位起搏点发生，称为多源性期前收缩。

【病因】

正常人与各种心脏病患者均可发生期前收缩。

1. 生理因素 如情绪激动、精神紧张、过度疲劳、消化不良，以及过度吸烟、饮酒、喝浓茶和咖啡等。

2. 器质性心脏病 如冠心病、风湿性心瓣膜病、心肌炎、心肌病等。

3. 药物中毒 应用洋地黄、肾上腺素、麻黄碱、咖啡因等。

4. 电解质紊乱 如低血钾、低血钙、低血镁等。

5. 对心脏的直接刺激 如心脏手术或心导管检查等机械刺激。

【临床表现】

（一）症状

多无症状。部分患者有心悸或心搏暂停感、喉部牵动感或短阵咳嗽。频发早搏出现心排血量减少，可出现全身乏力、头晕、晕厥等，冠心病患者可诱发心绞痛。

（二）体征

听诊心律不规则，有提前发生的心搏，其后可有较长的代偿间歇。早搏的第一心音增强，第二心音减弱或消失。可出现脉搏短绌。

【心电图检查】

（一）房性期前收缩

1. 提前出现 P'波，其形态与窦性 P 波不同。

2. P'–R 间期 ≥ 0.12 秒。

3. QRS 波群有 3 种可能性：①与窦性心律的 QRS 波群相似，较多见。②因室内差异性传导而增宽变形。③提前的 P'波后无 QRS 波群，为未下传的房性期前收缩（图 2-1）。

4. 多数代偿间歇不完全。

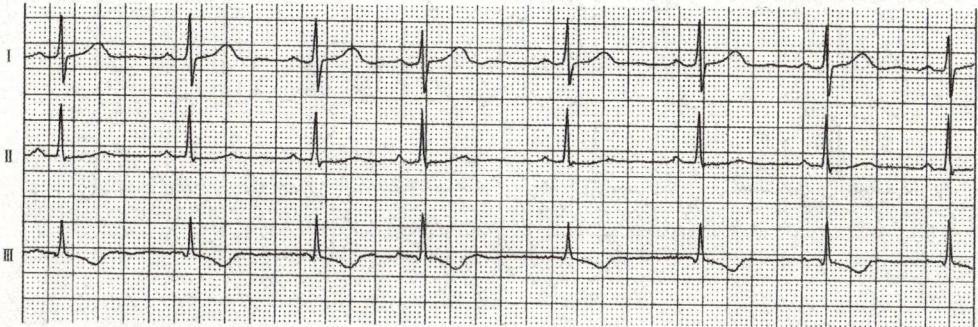

图 2-1　房性期前收缩

Ⅰ、Ⅱ、Ⅲ导联第 4 个 P 波为房性期前收缩，
形态与窦性 P 波不同，P'–R 间期延长，QRS 波群正常。

（二）房室交界性期前收缩

1. 提前出现的 QRS 波群形态与窦性心律的相同。

2. 逆行 P 波有 3 种可能性：①逆行 P 波（Ⅰ、Ⅱ倒置，aVR 直立）在 QRS 波群之前，P–R 间期 < 0.12 秒。②逆行 P 波在 QRS 波群之后，R–P 间期 < 0.2 秒。③逆行 P 波埋于 QRS 波群中，心电图上见不到逆行 P 波（图 2-2）。

3. 多数代偿间歇完全。

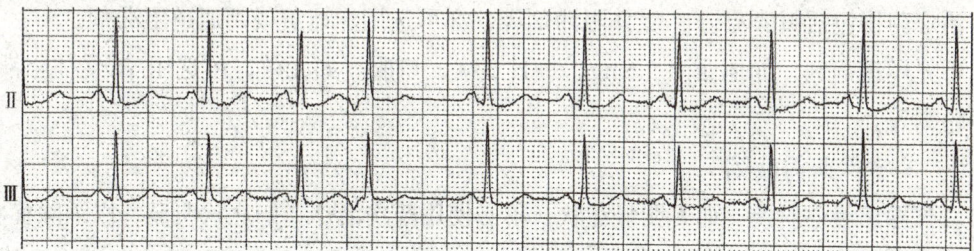

图 2-2　房室交界性期前收缩

Ⅱ、Ⅲ导联第 4 个 QRS 波群提前发生，
形态正常，其前出现逆行 P 波，P–R 间期 < 0.12 秒。

（三）室性期前收缩

1. 提前出现的 QRS 波群，形态宽大畸形，时限 > 0.12 秒，其前无相关的 P 波。

2. ST 段与 T 波的方向常与 QRS 波群主波的方向相反。

3. 常为完全性代偿间歇。

4. 室性期前收缩与其前面的窦性搏动之间期（配对间期）恒定（图2-3）。

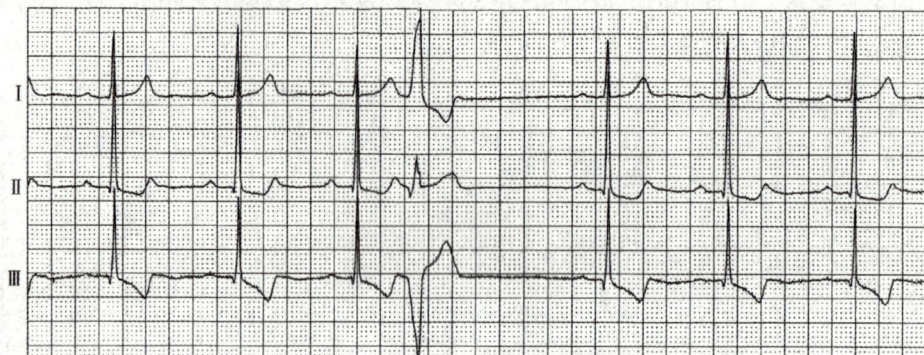

图 2-3　室性期前收缩

Ⅰ、Ⅱ、Ⅲ导联第 4 个 QRS 波群提前出现，
形态宽大畸形，其前无相关的 P 波。其后为完全性代偿间歇。

【治疗】

症状不明显或偶发者，一般不需特殊治疗。有明确病因者，应进行病因治疗。对频发期前收缩、症状明显或伴有器质性心脏病者，在进行病因治疗的同时，可选用抗心律失常药物。特别是室性期前收缩，出现频发、多源性、成对出现等时，易导致室性心动过速及心室颤动，必须积极治疗。

（一）房性和房室交界性期前收缩

吸烟、饮酒与咖啡因可诱发期前收缩，应劝导患者戒除或减量。

治疗药物包括镇静药、β 受体阻滞剂等，亦可选用洋地黄或钙通道阻滞剂。

可先用镇静剂，如地西泮 2.5mg，每日 3 次，口服。如无效，可选用 β 受体阻滞剂、普罗帕酮等。

（二）室性期前收缩

1. 无器质性心脏病　如无明显症状，不必使用药物治疗。如症状明显，以消除症状为目的，除避免诱发因素以外，宜选用 β 受体阻滞剂、美西律、普罗帕酮、莫雷西嗪等。

2. 急性心肌缺血　在急性心肌梗死发病的前 24 小时内，患者原发性室颤的发生率很高。但目前不主张预防性应用抗心律失常药物，如果发生窦性心动过速或室性期前收缩，可尽早使用 β 受体阻滞剂以减少心室颤动的危险。

3. 慢性心脏病变　心肌梗死后或心肌病等患者的室性期前收缩，应加强病因治疗，纠正酸碱平衡及电解质紊乱，注意补钾、补镁等。临床上可选用 β 受体阻滞剂或胺碘酮等。

三、阵发性心动过速

异位快速的心搏连续 3 次或更多次地出现为阵发性心动过速。根据异位起搏点的不同，可分为房性、房室交界性和室性，因房性、房室交界性在心电图上难以区别，故统称为阵发性室上性心动过速（简称室上速）。

【病因】

（一）阵发性室上性心动过速

1. **功能性** 常无器质性心脏病，在情绪激动、过度疲劳、吸烟饮酒过度、喝浓茶和浓咖啡时可发作。

2. **器质性** 可见于各种心脏疾病。

3. **其他** 如洋地黄中毒、预激综合征、低血钾等。

（二）阵发性室性心动过速

1. **器质性心脏疾病** 尤以急性心肌梗死常见，其次为心肌炎、心肌病、风心病、心力衰竭等。

2. **其他** 如肾上腺素药物过量，洋地黄、奎尼丁、普鲁卡因胺等药物毒性反应，严重缺钾、心脏直接受刺激等。

【临床表现】

（一）阵发性室上性心动过速

常突然发作，突然终止，持续时间长短不一，可为数秒、数分、数小时或数日。常有心悸、胸闷、烦躁不安、恐惧、头晕等症状。如发作时间较长，且心室率在 200 次 / 分以上，因心排血量减少，常发生血压下降、心绞痛，甚至昏厥和心力衰竭等。

体检心律快而规则，心率常在 150 ～ 250 次 / 分，心尖区第一心音强度恒定，脉搏快而细弱。

（二）阵发性室性心动过速

由于发作时房室收缩不协调，导致心排血量降低，常出现头晕、乏力、气促、低血压、晕厥、心绞痛等表现。如原有严重心脏疾病，心室率较快，心动过速持续时间长，常可引起心力衰竭和休克。

体检心律略不规则，心率常在 100 ～ 250 次 / 分，心尖区第一心音强弱不等。

【心电图检查】

（一）阵发性室上性心动过速

1. 心率 150 ～ 250 次 / 分，R–R 间期绝对规则。

2. P 波有 3 种可能：①直立 P 波，P-R 间期 > 0.12 秒，为房性心动过速。②逆行 P 波，常埋藏于 QRS 波群内或位于其终末部分，P 波与 QRS 波群保持固定关系。逆行 P 还可出现在 QRS 波群之前，P-R 间期 < 0.12 秒，或在 QRS 波群之后，R-P 间期 < 0.2 秒，均为房室交界性心动过速。③由于心室率较快，P 波往往与前面的 T 波重叠，无法辨认，故统称为室上性心动过速。

3. QRS 波群形态与正常窦性心律相似。

4. 起始突然，其通常由一个房性期前收缩触发，下传的 P-R 间期显著延长，随之突然发作（图 2-4）。

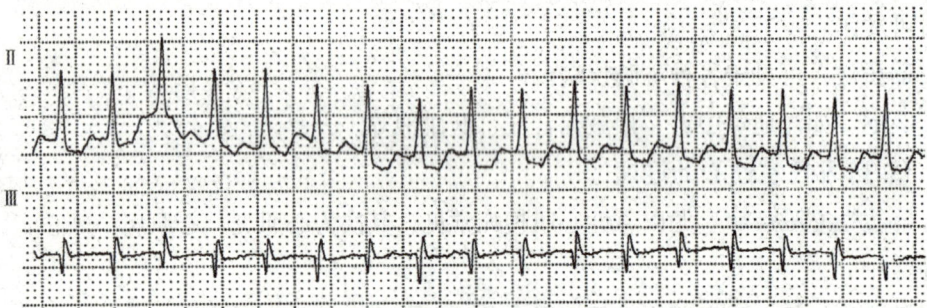

图 2-4　阵发性室上性心动过速

Ⅱ、Ⅲ导联示连续、快速、规则的 QRS 波群，
其形态、时限均正常，频率加快。未见明确 P 波。

（二）阵发性室性心动过速

1. 3 个或以上的室性期前收缩连续出现；心率多在 100 ~ 250 次 / 分，R-R 间期可略不规则。

2. QRS 波群宽大畸形，时限 > 0.12 秒。ST-T 波方向与 QRS 波群主波方向相反。

3. 心房独立活动，窦性 P 波常埋于 QRS 波群内，频率较慢，与 QRS 波群间无固定关系，形成房室分离。

4. 偶可见心室夺获及室性融合波，系确立室速诊断的重要依据（图 2-5）。

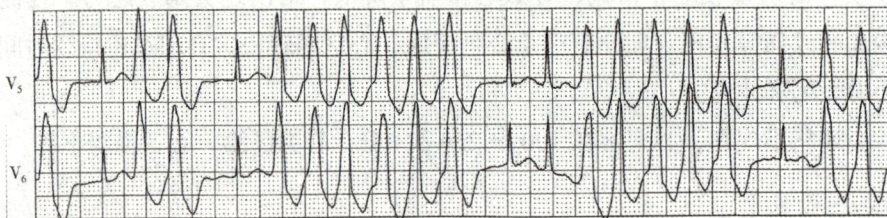

图 2-5　阵发性室性心动过速

快速、宽大畸形的 QRS 波群，频率加快，R-R 间期略不规则。

【治疗】

（一）阵发性室上性心动过速

1. 机械刺激迷走神经

（1）让患者深吸气后屏住气，用力做呼气动作。

（2）刺激咽部，引起恶心反射。

（3）压迫颈动脉窦：患者取仰卧位，头稍偏向一侧，先摸到颈动脉窦搏动（相当于甲状软骨上缘水平颈动脉搏动最明显处），用食指、中指向颈椎方向压迫颈动脉窦，先压右侧 5 ~ 10 秒，如无效再试左侧。压迫时需同时听心脏或做心电图检查，一旦心动过速终止，即停止压迫。注意不要双侧同时按压。脑血管病患者和老年人禁用。

2. 药物治疗

（1）腺苷和钙通道阻滞剂　首选腺苷 6 ~ 12mg，快速静注，起效迅速。可见胸部压迫感、面部潮红、房室传导阻滞等副作用。因其半衰期短于 6 秒，副作用会很快消失。如腺苷无效，可改用维拉帕米 5mg，静注，若无效，间隔 10 分钟再静注 5mg，或用地尔硫卓 0.25 ~ 0.35mg/kg，静注。上述药物疗效可达 90% 以上。如合并心衰、低血压或不明性质的宽 QRS 波心动过速，不宜选用钙通道阻滞剂，宜选用腺苷治疗。

（2）洋地黄和 β 受体阻滞剂　毛花苷 C0.4 ~ 0.8mg 静注，必要时每 2 ~ 4 小时静注 1 次，24 小时总量控制在 1.6mg 以内。洋地黄目前较少使用，但对伴心衰的患者可作首选。β 受体阻滞剂以选用短效制剂如艾司洛尔 50 ~ 100μg/（kg·min）较合适。但应避免用于伴心力衰竭、支气管哮喘的患者。

（3）普罗帕酮　1 ~ 2mg/kg，静注。在静注过程中，若室上速终止，则可停止用药。

（4）胺碘酮　150mg，静注，时间不少于 10 分钟。合并低血压者，可应用升压药如去甲肾上腺素、间羟胺等。老年人及高血压、急性心肌梗死者禁用。

（5）食管心房调搏术　常能终止发作。

（6）直流电复律　当患者有严重心绞痛、低血压、心力衰竭时，应立即行直流电复律。急性发作经以上治疗无效，也应实施电复律。但已应用洋地黄者不应进行电复律。

3. 预防复发　是否进行长期预防，要根据发作的频度和严重程度而定。可依据临床经验选用地高辛 0.125 ~ 0.25mg/d，缓释维拉帕米 240mg/d，索他洛尔每次 40 ~ 80mg，12 小时 1 次。上述药物可单独或联合使用。也可用普罗帕酮 100 ~ 200mg，每日 3 次，口服。

导管消融技术安全有效，且能根治心动过速，有条件者应优先考虑使用。

（二）阵发性室性心动过速

治疗原则：有器质性心脏病或诱因明确的应对因治疗；无器质性心脏病且为短暂发

作，如无症状或血流动力学影响者，处理原则同室性期前收缩；持续性室速发作，无论有无器质性心脏病，均应给予治疗。

1. 终止发作 无显著血流动力学障碍者，首先静注利多卡因或普鲁卡因胺，同时静滴维持。静注普罗帕酮亦有效，但不宜用于心肌梗死或心衰患者。在其他药物无效时，可静注胺碘酮或改用直流电复律。如有低血压、休克、心绞痛、心力衰竭等血流动力学障碍时，应迅速施行电复律。但洋地黄中毒引起的室速，不宜使用电复律。

2. 预防复发 积极寻找和治疗诱发室速的各种可逆性病变，如纠正缺血、低血压、低血钾等。治疗充血性心力衰竭、缓慢性心律失常等均有利于预防室性心动过速的发生。对发作频繁、持续时间长、血流动力学不稳定者，可用埋藏式心脏复律除颤器，或采用射频消融或外科手术治疗。

四、心房扑动与心房颤动

心房扑动

心房扑动简称房扑，是在房性心动过速与心房颤动之间的中间型心律失常。是指当心房异位起搏点频率达到 250～350 次／分，且呈规则时，引起心房快而协调的收缩。患者可出现低血压、头晕、心悸、心绞痛，甚至心源性休克。

【病因】

1. 器质性心脏病 多见。最常见于风湿性心脏病，以二尖瓣狭窄或左心房增大伴心力衰竭者最为多见。其次是冠心病心肌硬化型，急性心肌梗死合并心房扑动者，占 0.8%～5.3%。此外，也可见于心肌病、心肌炎、高血压性心脏病、慢性肺源性心脏病、病态窦房结综合征、某些先天性心脏病（尤其是房间隔缺损）、肺栓塞、慢性缩窄性心包炎、急性心包炎等。

2. 预激综合征 当先天性心脏病房间隔缺损患者合并预激综合征时，很容易发生心房扑动。

3. 其他疾病 如甲状腺功能亢进症、胸外科手术后、心脏手术、心导管检查、糖尿病性酸中毒、低血钾、低温、缺氧、急性胆囊炎、胆石症、烧伤、全身感染、蛛网膜下腔出血，尤其是原有器质性心脏病患者更易发生。精神过度紧张、激动、过度疲劳等均可诱发心房扑动。

4. 药物 较少见，可见于洋地黄中毒。

5. 正常人 偶见于无器质性心脏病的正常人。

【临床表现】

房扑的临床表现常与原发病有关，但主要取决于心室率的快慢、心室率变化的急骤程度及心脏的状态。如果心室率慢，心脏的基本状态良好，则心房扑动可多年存在而不被患者所察觉。在突然发生的快速型心房扑动伴有心脏疾患时，患者则出现类似阵发性心动过速的一系列症状，患者感到心悸、呼吸困难、无力、头晕、晕厥，甚至出现心绞痛、心力衰竭，或脑、肺、肢体栓塞现象。心房扑动可突然中止发作，亦可先转为心房颤动，而后又恢复窦性心律。

【心电图检查】

1. 心房活动呈现规律的锯齿状扑动波（称为 F 波）　扑动波之间的等电位线消失，在 Ⅱ、Ⅲ、aVF 或 V₁ 导联最为明显。典型房扑的心房率通常为 250 ～ 300 次 / 分。

2. 心室率规则或不规则　取决于房室传导比率是否恒定。当心房率为 300 次 / 分，未经药物治疗时，心室率通常为 150 次 / 分（2 ∶ 1 房室传导）。

3. QRS 波群形态正常　当出现室内差异传导、原先有束支传导阻滞或经房室旁路下传时，QRS 波群增宽、形态异常（图 2-6）。

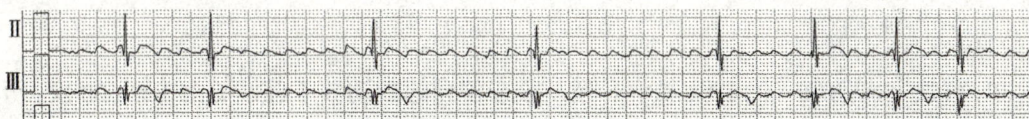

图 2-6　心房扑动

快速、规则的锯齿状心房扑动波，心室率不规则。

【治疗】

（一）药物治疗

如毛花苷 C、洋地黄、胺碘酮、普罗帕酮、奎尼丁、丙吡胺、索他洛尔、氟卡尼、维拉帕米等。

（二）非药物治疗

直流电复律、射频消融术等。

心房颤动

心房颤动简称房颤，是常见的心律失常，由心房内的异位起搏点快而不规则地发放冲动，频率达 350 ～ 600 次 / 分，而心室只能接受一部分由心房下传的冲动，节律不规则。房颤按发作情况分为急性和慢性房颤。初次发作且时间在 24 小时以内者，称为急性房颤。慢性房颤按发生的持续情况，分为阵发性、持续性和永久性 3 类，阵发性常能自行终止，持续性则不能自动转复为窦性心率，永久性者则经复率与维持窦性心率治疗仍无效。

【病因】

1. 器质性心脏病：最多见，如风湿性心脏病、冠心病、甲状腺功能亢进症、高血压性心脏病、心肌病、缩窄性心包炎等。

2. 心导管检查及心胸手术。

3. 洋地黄中毒。

4. 非器质性心脏病，如缺氧、低钾、感染、情绪激动、吸烟、饮酒、运动等，多为阵发性。

【临床表现】

若心室率不快，多无明显症状。心室率较快者，可有心悸、胸闷、气促、乏力、头晕等症状，当心室率大于 150 次 / 分，可发生心绞痛与充血性心力衰竭。房颤还可以形成房内血栓，血栓脱落可引起体循环动脉栓塞，尤以脑栓塞多见。据统计，非瓣膜性心脏病合并房颤，发生脑卒中的机会较无房颤者高 5 ～ 7 倍。一些瓣膜性心脏病合并房颤时，脑卒中的发生率更高。

【心电图检查】

1. 窦性 P 波消失　代之以大小不等、形态各异的颤动波（f 波），350 ～ 600 次 / 分，在 V_1、Ⅱ、Ⅲ、aVF 导联较明显。

2. 心室率极不规则　R–R 间隔绝对不等，在未接受药物治疗、房室传导正常者，心室率多在 100 ～ 160 次 / 分。

3. QRS 波群及 T 波的形态为室上性　因与快速的 f 波重叠，故可有变形；若伴有室内差异传导，则 QRS 波群可发生宽大畸形，且常发生在长间歇后提前心搏时，呈右束支传导阻滞型（图 2-7）。

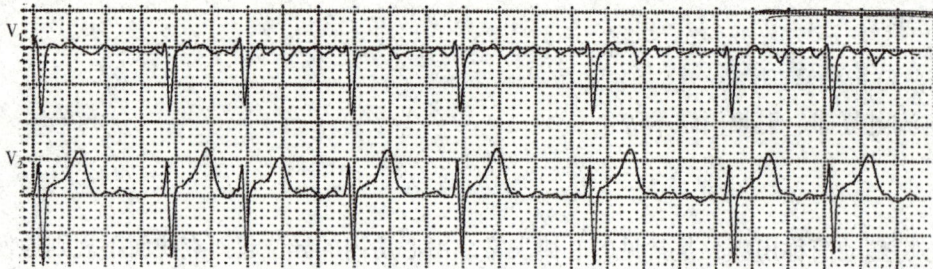

图 2-7 · 心房颤动

窦性 P 波消失，代之以大小不等、形态各异、快速的颤动波，
QRS 波群形态和时限正常，心室律绝对不规则。

【治疗】

积极寻找和处理原发病及诱因。

（一）急性房颤的治疗

通常在短时间内可自行终止发作。症状显著者，可静注 β 受体阻滞剂或钙通道阻滞剂，也可选用洋地黄类，但不作为首选。治疗的目标是使快速的心室率减慢，安静时保持在 60～80 次/分，较轻的运动时不超过 100 次/分。心衰和低血压者忌用 β 受体阻滞剂与维拉帕米，预激综合征合并房颤禁用洋地黄、β 受体阻滞剂、钙通道阻滞剂。若 48 小时内仍未恢复窦性心律，可选用药物或电击复律。若发作时出现急性心力衰竭或血压下降明显者，宜紧急实施电复律。

Ⅰ A、Ⅰ C 或Ⅲ类抗心律失常药物均可转复房颤，但奎尼丁可诱发致命性室性心律失常，目前已很少用。Ⅰ C 类亦可致室性心律失常，对严重器质性心脏病患者不宜使用。胺碘酮致心律失常的概率最低，可优先选用。药物复律无效，则改为电复律。

（二）慢性房颤的治疗

1. 慢性阵发性房颤　常能自行终止，急性发作时的处理如上所述，如频繁发作、症状明显，可服用普罗帕酮、胺碘酮或莫雷西嗪，以减少发作次数和持续时间。

2. 持续性房颤　在下述情况应考虑复律治疗：①病因已消除。②出现明显症状，包括房颤使心功能恶化。③房颤持续时间小于 1 年。④左心房扩大不明显（左房内径 < 45mm）。药物复律，可选用普罗帕酮、莫雷西嗪、索他洛尔和胺碘酮。以上药物亦可用作预防复发。选用电复律者，应在电复律前几天给予抗心律失常药物，以防复律后复发。低剂量胺碘酮（200mg/d）的疗效与患者耐受性均较好，可酌情选用。研究表明，持续性房颤选择减慢心室率并注意血栓栓塞的预防，其预后与经复律后维持窦性心律者并无显著差别，且较为简便易行，尤其适用于老年患者。

3. 永久性房颤　治疗目的为控制过快的心室率，可选用 β 受体阻滞剂、钙通道阻滞剂或地高辛。但应注意禁忌证。

（三）预防栓塞并发症

以往有栓塞病史，有瓣膜病、高血压病、糖尿病、左心房扩大、冠心病者及老年患者等，使发生栓塞的危险性更大，应长期接受抗凝治疗。应口服华法林，使凝血酶原时间国际标准化比值（INR）维持在 2～3 之间。不适宜应用华法林及无上述危险因素者，可改用阿司匹林（100～300mg/d）。长期抗凝治疗者，应严密监测药物可能引起的出血危险。房颤持续超过 2 天者，若实施复律，应在复律前接受 3 周华法林治疗，待心律转复后需继续抗凝治疗 3～4 周。

五、心室扑动与心室颤动

心室扑动与心室颤动是严重的异位心律，指心室丧失有效的整体收缩能力，被各部心肌快而不协调的颤动所代替。两者的血流动力学影响均相当于心室停搏。心室扑动常为心室颤动的前奏，也常是临终前的一种致命性心律失常。

【病因】

1.冠心病，尤其是急性心肌梗死或急性冠状动脉缺血。

2.心肌病伴完全房室传导阻滞。

3.严重电解质紊乱，如严重低钾或高钾。

4.药物毒性作用，如奎尼丁、洋地黄、氯喹、锑剂等药物中毒。

5.触电、雷击或溺水。

6.各种室性心动过速进一步恶化。

7.预激综合征合并房颤，误用洋地黄类药物。

【临床表现】

1.意识丧失、抽搐，即阿－斯综合征。

2.面色苍白或青紫，脉搏消失，心音听不到，血压为零。

3.如不及时抢救，随之呼吸、心跳停止。

【心电图检查】

（一）心室扑动

快速而规则的室性异位心律，但不能辨认 QRS 波及 ST 段和 T 波。频率为 150 ～ 250 次 / 分（图 2-8）。

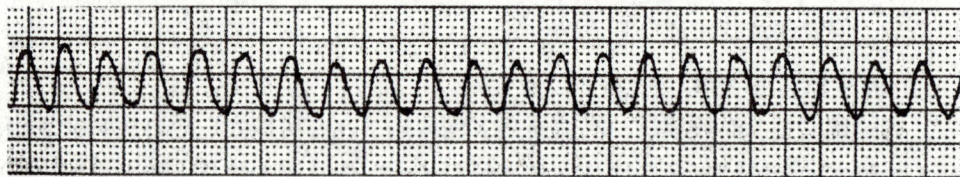

图 2-8　心室扑动

（二）心室颤动

QRS 波群与 T 波完全消失，代之以形态大小不等、频率不规则的颤动波。频率为 150 ～ 500 次 / 分（图 2-9）。

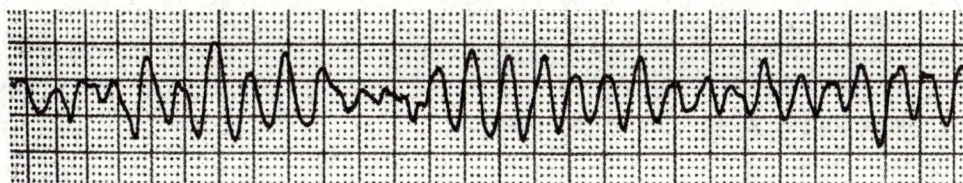

图 2-9 心室颤动

【治疗】

心室扑动和心室颤动一旦发生即有效循环停止，应立即进行心肺脑复苏术。其抢救基本步骤如下。

1. 立即实施基础生命支持（初期心肺复苏） 采用 CAB 方法。

2. 尽早进行高级生命支持（高级心肺复苏） 如在 8 分钟内开始，其复苏成功率可达 40% 左右。

3. 继续延长生命支持（复苏后处理） 又称三期复苏治疗。

详参第九章第一节心脏骤停与复苏。

六、房室传导阻滞

房室传导阻滞又称房室阻滞，是指心电冲动从心房到心室的传导过程发生障碍。

【病因】

正常人或运动员可发生一度和二度 I 型房室传导阻滞，特别是在夜间，其机制与迷走神经张力增高有关。其他常见原因有：各种器质性心脏病、电解质紊乱、黏液性水肿、药物中毒等。Lev 病（心脏纤维支架的钙化与硬化）、Lenegre 病（传导系统本身的原发性硬化变性疾病）可能是成人孤立性慢性心脏传导阻滞的最常见病因。

【临床表现】

1. 一度　多无自觉症状。

2. 二度　心搏脱漏仅偶尔发生，患者症状可不明显或偶有心悸，如心搏脱漏频繁，致心室率缓慢时，有乏力、头晕、胸闷甚至发生昏厥。体检发现心音脱漏。

3. 三度　可出现头晕、乏力、胸闷、气促、心绞痛、心力衰竭等，严重者可发生昏厥、抽搐等阿-斯综合征表现，甚至发生猝死。体检时心律规则，心率 25 ~ 40 次 / 分，第一心音强弱不等，有时特别响亮，称为"大炮音"。

【心电图检查】

（一）一度房室传导阻滞

仅表现为 P-R 间期延长，> 0.2 秒（图 2-10）。

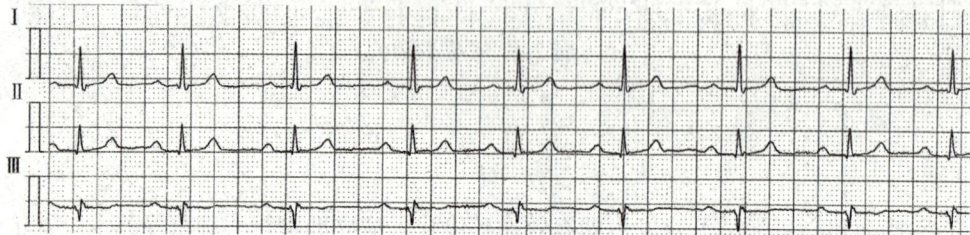

图 2-10　一度房室传导阻滞

Ⅰ、Ⅱ、Ⅲ导联每个 P 波后均跟随 QRS 波群，P-R 间期 > 0.2 秒。

（二）二度房室传导阻滞

二度房室传导阻滞分为Ⅰ型和Ⅱ型。Ⅰ型又称文氏阻滞。

1. 二度Ⅰ型房室传导阻滞　①P-R 间期逐次延长，直至 P 波下传受阻。②R-R 间期呈进行性缩短，直至一个 P 波不能下传心室。③包含受阻 P 波在内的 R-R 间期小于正常窦性 P-P 间期的两倍。常见的房室传导比率为 3∶2 或 5∶4（图 2-11）。

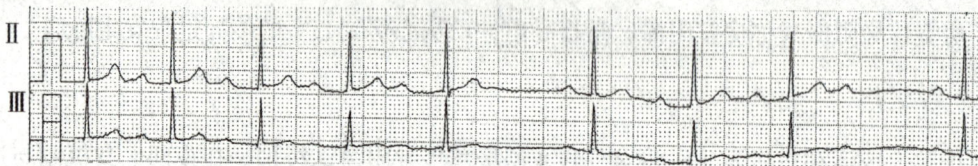

图 2-11　二度Ⅰ型房室传导阻滞

Ⅱ、Ⅲ导联 P-R 间期逐次延长，直至 P 波下传受阻，脱漏一个 QRS 波群（箭头所示）。

2. 二度Ⅱ型房室传导阻滞　P-R 间期正常或延长，但 P-R 间期固定不变，在隔一次或数次 P 波后，发生心房激动传导阻滞，无 QRS 波群跟随（图 2-12）。

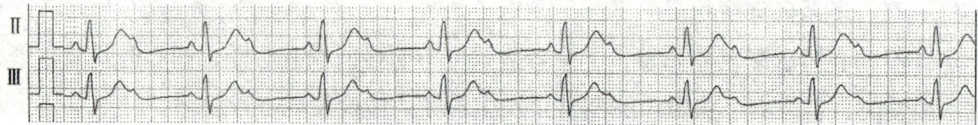

图 2-12　二度Ⅱ型房室传导阻滞

Ⅱ、Ⅲ导联 P-R 间期固定不变，P 波呈
2∶1 下传，P 波与 QRS 波群数目之比为 2∶1。

（三）三度（完全性）房室传导阻滞

全部心房激动均不能传导至心室。其特征为：①P 波与 QRS 波群没有固定关系。

②心房率快于心室率，心房激动来自窦房结或心房异位节律点。③心室起搏点常在阻滞部位稍下方。如位于希氏束及其附近，心室率40～60次/分，QRS波群正常，心律亦较稳定；如起搏点位于室内传导系统的远端，心室率可低于40次/分，QRS波群增宽，心室率常不稳定（图2-13）。

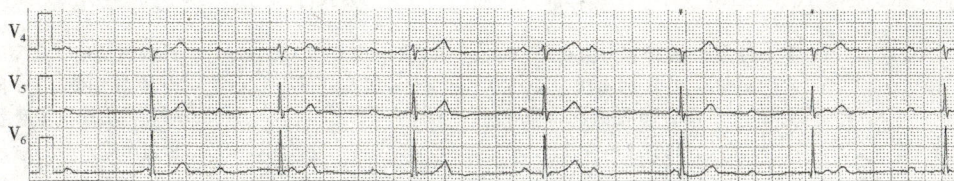

图 2-13　三度（完全性）房室传导阻滞

V₄、V₅、V₆导联 P 波与 QRS 波群没有固定关系，心房率快于
心室率，QRS 波群形态正常，心室起搏点在希氏束分叉以上。

【治疗】

（一）病因治疗

根据不同病因采用相应治疗措施。

（二）药物治疗

1. 阿托品　0.3～0.6mg，每日3～4次，口服；亦可用0.5～2mg，静注，适用于阻滞部位在房室结者。

2. 异丙肾上腺素　10mg，舌下含服，4～6小时1次；必要时也可用1mg加入葡萄糖注射液250～500mL中，静滴，1～4μg/min，适用于任何部位的房室传导阻滞，但可引起严重的室性心律失常，故急性心肌梗死时应慎用。

上述药物使用数天后，常效果欠佳且易产生不良反应，故仅适用于无条件进行人工心脏起搏的应急情况。

（三）人工心脏起搏器

心室率缓慢、症状明显或伴有血流动力学障碍的二、三度房室传导阻滞，尤其是急性心肌炎、急性心肌梗死或心脏手术损伤时，均应及时植入人工心脏起搏器进行人工起搏治疗。

附：抗心律失常药物

附表1 常用抗快速型心律失常药物

类别	药名	适应证	剂量和用法		主要不良反应
			治疗量	维持量	
Ia 类	奎尼丁	室上性及室性心律失常	复律：口服 0.2～0.4g，2 小时 1 次，共 5 次；前期收缩：口服 0.2g，每日 3～4 次	口服：0.2～0.3g，每日 3～4 次	胃肠道反应、房室及室内传导阻滞、QT 间期延长与尖端扭转型室速、低血压等
Ib 类	普鲁卡因胺	室上性及室性心律失常	静注：100mg，5 分钟 1 次，总量不超过 1g	口服：每次 0.25～0.5g，每日 4 次	低血压、室内传导阻滞及室性心律失常
	利多卡因	室性心律失常	静注：50～100mg，5～10 分钟 1 次，总量不超过 300mg	静注：每分钟 1～3mg	眩晕、感觉异常、意识模糊、抽搐、窦房结抑制及室内传导阻滞等
	美西律	室性心律失常	静注：100～200mg；口服：50～200mg，6～8 小时 1 次	口服：每次 100mg，每日 3 次	房室及室内传导阻滞、低血压、震颤及共济失调等
	苯妥英钠	室性心律失常	静注：100mg，必要时间隔 10 分钟重复注射，总量不超过 300mg	口服：每次 100mg，每日 3 次	头晕、嗜睡、粒细胞减少、呼吸抑制、窦性停搏及室性心律失常
Ic 类	普罗帕酮	室上性及室性心律失常	静注：每次 70mg，3～5 分钟内注完；口服：每次 150mg，每日 2～4 次	口服：每次 100mg，每日 3 次	恶心、呕吐、体位性低血压、房室及室内传导阻滞
	莫雷西嗪	室上性及室性心律失常	静注：每次 1～3mg/kg，稀释后 5 分钟内缓慢注射；口服：每次 150～200mg，每日 3 次	口服：每次 100mg，每日 3 次	震颤、眼球震颤、头痛、眩晕、恶心、呕吐、腹泻，大剂量应用时有心血管抑制作用
II 类	普萘洛尔	室上性及室性心律失常	静注：0.5～1mg，5～15 分内注射完；口服：每次 10～20mg，每日 3～4 次	口服：每次 10～20mg，每日 3～4 次	心动过缓、心力衰竭、哮喘及低血压
	美托洛尔	室上性及室性心律失常	静注：5mg 稀释，5 分内注完，必要时 5 分后重复注射；口服：每次 25～50mg，每日 2 次	口服：每次 12.5～50mg，每日 2 次	心动过缓、低血压、失眠、肢端发冷、腹胀或便秘等

续表

类别	药名	适应证	剂量和用法		主要不良反应
			治疗量	维持量	
Ⅲ类	胺碘酮	室上性及室性心律失常	静注：2.5～5mg/kg，稀释后缓慢注射，而后以每分钟0.5～1mg静滴维持；口服：每次200mg，每日2～3次	口服：每次100～200mg，每日1次	肺纤维化、光过敏、角膜色素沉着、胃肠道反应、甲亢与甲低、心动过缓，偶尔发生尖端扭转型室速
	溴苄胺	室性心律失常	静注：25～300mg（5～10mg/kg），必要时10～15分后重复注射，最大剂量25mg/kg	口服：每次100mg，每日3次	恶心、呕吐、腹部不适、低血压、心律失常
Ⅳ类	维拉帕米	室性心律失常	静注：5～10mg缓慢注射，无效时30分后重复1次	口服：40～每次80mg，每日2～3次	心动过缓、低血压、房室传导阻滞、心搏停顿，禁用于严重心衰、二度或三度房室传导阻滞、室速、心源性休克及其他低血压状态
	地尔硫䓬	室上性心律失常	静注：75～150μg/kg，稀释后缓慢注射；口服：每次30～60mg，每日3～4次	口服：每次30～60mg，每日3次	眩晕、口干、心动过速及低血压等

附表2 常用抗缓慢型心律失常药物

类别	药名	适应证	计量和用法	主要不良反应
M受体阻断剂	阿托品	窦房阻滞、房室阻滞	肌内或静注：每次0.5mg；口服：每次0.3～0.6mg	口干、视力模糊、心率加快、瞳孔扩大及皮肤潮红等
β受体兴奋剂	异丙肾上腺素	高度房室传导阻滞	每次10mg，舌下含服，4～6小时1次；必要时也可用1mg加入葡萄糖注射液250～500mL中，静滴，1～4μg/min	心悸、头晕、心动过速及心室颤动等

思考题

1. 简述心律失常的概念和分类。

2. 试述常见心律失常（期前收缩、心房颤动、心动过速、传导阻滞）的临床表现、心电图特点和治疗原则。

第三节 原发性高血压

【学习目标】
　　1. 掌握原发性高血压的概念、临床表现及并发症、诊断及鉴别诊断、治疗原则、降压药的合理应用。
　　2. 熟悉原发性高血压的病因、发病机制、病理和病理生理特点及流行病学特点，高血压急症的处理。
　　3. 了解原发性高血压的发病情况、实验室及其他检查和预后。

　　原发性高血压是以体循环动脉压升高为主要表现的临床综合征，简称高血压，又称高血压病。高血压是多种心、脑血管疾病的重要病因和危险因素，可严重损伤心、脑、肾等重要脏器的结构和功能，导致这些器官的功能衰竭，是心、脑血管疾病死亡的主要原因之一。约5%患者的血压升高是某些疾病的表现，称为继发性高血压。

　　全世界不同地区、种族，高血压的发病率不同，工业化国家较发展中国家高，美国黑人较白人高。近年来，随着经济社会发展和居民生活方式的变化，我国高血压发病率逐年上升。据统计，2012年我国18岁及以上居民高血压患病率为25.2%，估计目前我国成人高血压患者已突破3亿。

【病因与发病机制】

　　原发性高血压发生的原因和机制不完全清楚，目前认为是在一定的遗传背景下，由多种后天因素相互作用的结果。

（一）病因

　　1. 遗传因素　原发性高血压有群集于某些家族的倾向。调查发现，与无家族史的家庭比较，父母均有高血压者，其发病率高2～3倍；父母一方有高血压者，其发病率高1.5倍。分子遗传学研究资料分析结果倾向于该病属多基因遗传病。由于多个遗传因子决定着影响血压的分子生物学机制，这些遗传基因的突变、缺失、重排和表达水平的差异可能是本病的发病基础。

　　2. 饮食因素　高钠、低钙、低钾、低镁、低鱼类和豆类蛋白饮食者易患高血压。动物实验显示，每天饮食中增加1g盐，血压平均升高7～13mmHg。在我国，北方高血压发病率明显高于南方，显然与南北饮食差异有关。

　　3. 精神因素　人在长期精神紧张、压力或焦虑下，可引起高血压。城市脑力劳动者高血压患病率明显高于体力劳动者，从事高度精神紧张职业者高血压的可能性较大。

4. 体重因素 肥胖者患病率是体重正常者 2～6 倍。特别是腹型肥胖者容易发生高血压。

5. 其他因素 如吸烟及大量饮酒者患病率高，长期噪音和视觉刺激也可致高血压。运动减少、睡眠呼吸暂停低通气综合征（SAHS）和某些药物如避孕药、激素、麻黄素等，也可使血压升高。

（二）发病机制

本病发病机制还未完全阐明，学说众多，目前比较受重视的观点有以下几种。

1. 精神学说 长期过度紧张与精神刺激，使大脑皮质对下丘脑和延髓等处血管中枢的调节功能紊乱，引起小动脉收缩，血压升高。初期，血压升高仅是短期现象；后期，形成固定的以收缩血管的神经冲动占优势的兴奋灶，引起持久的小动脉收缩，使外周血管阻力持续增高而使血压高居不下。

2. 肾原学说 高血压与肾脏缺血有关。肾缺血时，肾小球旁细胞分泌肾素增加，增多的肾素使血管紧张素原水解为血管紧张素 I，经过血管紧张素转换酶的作用，转化为血管紧张素 II，后者强力收缩血管，增加末梢血管阻力，并同时作用于肾上腺皮质，使醛固酮分泌增加，引起钠、水潴留，从而使血压增高。

3. 内分泌学说 高血压与肾上腺皮质和髓质激素的作用有关。除醛固酮的作用以外，高血压患者的交感神经功能多有亢进，儿茶酚胺分泌增加，进而引起血管收缩，致使血压增高。

4. 血管内皮功能异常 血管内皮通过代谢、生成、激活和释放各种血管活性物质调节血压，其中包括：①舒张物质：主要有前列腺素、内皮源性舒张因子及一氧化氮等，具有扩张血管和抑制血小板的功能。②收缩物质：主要有内皮素（ET）、血管收缩因子及血管紧张素 II 等，它们具有收缩血管的作用。正常情况下以上舒张物质和收缩物质两者保持一定的平衡，但高血压时一氧化氮含量减少而内皮素含量增加，并且血管平滑肌细胞对舒张因子的反应减弱而对收缩因子的反应增强，因此引起血管过度收缩，血压升高。

5. 胰岛素抵抗 研究表明，大多数高血压患者空腹胰岛素水平增高，而糖耐量有不同程度降低，提示存在胰岛素抵抗（机体对一定量的胰岛素的生物反应性低于正常人）。流行病学调查还显示，向心性肥胖患者常伴有高血压，而成年肥胖患者也是 2 型糖尿病的高发人群，他们常有胰岛素抵抗。胰岛素抵抗可能与细胞胰岛素受体数目减少有关。但是胰岛素抵抗是如何导致血压升高的，目前尚未获得肯定解释，多数人认为是胰岛素抵抗造成继发性高胰岛素血症引起。高胰岛素血症升高血压可能的作用机制是：增加交感神经活性和醛固酮浓度，促进肾脏近曲小管对钠的重吸收，从而升高血压。

【病理】

原发性高血压早期仅表现为心排血量增加和全身细小动脉痉挛，并无明显的病理学改变；高血压持续及进展可引起小动脉管壁缺氧而成玻璃样变性，中层平滑肌细胞增殖、管壁增厚，造成管腔狭窄即血管壁"重构"，使高血压维持和发展；如进一步发展，就会导致重要靶器官损伤。靶器官损伤表现在心、脑、肾、眼、血管等方面。

1. 心　血压增高后，左心室负荷加重，心肌肥厚与扩大。高血压发病过程中的儿茶酚胺、血管紧张素Ⅱ等物质也可刺激心肌细胞肥大。长期高血压还可促使脂质在大、中动脉内膜下沉积，引起冠状动脉粥样硬化，心肌退行性改变，心肌细胞萎缩，间质纤维化，室壁变薄，左室腔扩大，最终可致心力衰竭。

2. 脑　脑部小动脉硬化及血栓形成可导致脑腔隙性梗死。脑血管结构薄弱，易形成微动脉瘤，当压力升高时可引起破裂导致脑出血。持续高血压也可引起脑中型动脉的粥样硬化，并发脑血栓。长期脑动脉硬化导致脑供血不足，还会引起血管性痴呆。急性血压升高时，可引起脑小动脉痉挛、缺血、渗出，导致高血压脑病。

3. 肾　肾小球入球小动脉硬化，导致肾实质缺血、缺氧，持续高血压还可导致肾小球囊内压升高，肾小球纤维化、萎缩、滤过率降低，最终引起肾衰竭。恶性高血压时，肾入球小动脉及小叶间动脉发生增殖性内膜炎及纤维蛋白样坏死，患者在短期内即出现肾衰竭。

4. 眼　视网膜小动脉从痉挛到硬化，随着病程进展而出现硬化改变，可引起视网膜出血和渗出。

5. 血管　高血压可促进动脉粥样硬化的形成及发展，主要累及中、大动脉，除引起上述心、脑、肾、眼等重要器官损伤以外，还可导致主动脉夹层，如发生破裂常可危及生命。

【临床表现】

高血压病根据起病和病情进展缓急分为缓进型和急进型两类，前者多见，后者占1%～5%。

大多数原发性高血压起病隐匿，病程进展缓慢，早期多无症状，偶在体格检查时发现血压升高，少数患者在发生心、脑、肾等并发症后才被发现。高血压患者可在精神紧张、情绪激动或劳累后有头晕、头痛、眼花、耳鸣、失眠、乏力、注意力不集中等症状，但症状与血压增高程度不一定一致。

患者血压随季节、昼夜、情绪等因素有较大波动，表现为冬季较夏季高、清晨较夜间高、激动时较平静时高等特点。体检时可听到主动脉瓣区第二心音亢进、主动脉瓣收缩期杂音，少数患者在颈部或腹部可听到血管杂音。

高血压病早期血压仅暂时升高，去除原因和休息后可恢复，为波动性高血压阶段。随着病情进展，血压呈持久增高，并有脏器受损表现。

急进型高血压病又称恶性高血压，多见于青年和中年，具有病情严重、发展迅速、视网膜病变和肾功能恶化快速的特点。血压显著增高，收缩压在 180mmHg 以上，舒张压持续在 130～140mmHg 或更高，且以舒张压升高更为显著。常于数月至一二年内出现严重的脑、心、肾损害，其中肾脏损坏最为严重，最后多因尿毒症死亡，也可死于急性脑血管病或心力衰竭。急进型高血压经治疗后，病情亦可转稳定而呈现出缓进型经过。

【并发症】

1. 脑部并发症

（1）高血压脑病 是指在高血压病程中发生的急性脑血液循环障碍，引起脑水肿和颅内压增高而产生的临床征象。发生机制可能为过高的血压突破了脑血管的自身调节能力，导致脑灌注过多引起脑水肿。患者表现以脑部症状为主：严重头痛、恶心、呕吐、视力障碍、抽搐、意识模糊，甚至出现昏迷、偏瘫、失语等，血压降低后即可逆转。

（2）脑血管病 高血压病后期常并发急性脑血管病，包括：①出血性脑血管病：如高血压性脑出血、蛛网膜下腔出血等。②缺血性脑血管病：如短暂性脑缺血发作、脑血栓形成、脑栓塞等。

2. 心脏并发症 长期高血压引起的心脏形态和功能改变，称为高血压性心脏病。在心功能代偿期，可无症状或仅有心悸；当心功能失代偿时，主要表现为左心衰竭的症状和体征（参见本章第一节慢性心力衰竭），以后可发展为全心衰竭。高血压性心脏病的诊断条件是：①有 5 年以上高血压病史，年龄在 40 岁以上。②显示左心室增大（包括体征、心电图、X 线及超声心动图等检查）和（或）左心衰竭者。部分患者合并冠状动脉粥样硬化，可有心绞痛或心肌梗死等缺血性心脏病表现。

3. 肾脏并发症 长期高血压因肾小动脉硬化等致肾功能减退，引起夜尿、多尿，说明肾脏浓缩功能减低。肾功能进一步减退时，可出现尿量减少、蛋白尿和血尿（多属显微镜下血尿）及管型尿，最后可发生肾功能不全甚至尿毒症。

4. 高血压危象 倘若患者血压突然急剧升高，同时出现肾、心、脑等处的小动脉暂时性剧烈痉挛，引起这些重要器官功能障碍，并伴有急性肾衰竭或急性心力衰竭表现，即为高血压危象。主要表现为血压突然升高，常超过 200/120mmHg，剧烈头痛、头晕、耳鸣、眩晕、恶心、呕吐、气急、心悸、腹痛、尿频和尿少，甚至出现心绞痛、肺水肿及肾衰竭等表现，一般发作历时短暂而迅速恢复，但易复发。

5. 主动脉夹层 长期高血压患者常伴有主动脉粥样硬化，在粥样硬化的基础上也可发生动脉夹层分离。当血液渗入主动脉壁中层可形成夹层血肿，并沿着主动脉壁延伸剥离，甚至会迅速出现夹层破裂，是严重的心血管急症，也是猝死的病因之一。患者常突发剧烈胸痛、心动过速，血压比平时更高，如夹层破入心包可引起急性心脏压塞的临床表现。

【实验室及其他检查】

高血压病常规项目检查包括：尿常规、尿微量白蛋白测定、血糖、血胆固醇、血甘油三酯、肾功能、血尿酸、心电图、胸部X线、超声心动图、颈动脉超声检查等。这些检查有助于发现相关的危险因素和靶器官损害。特殊检查包括：24小时动态血压检测、血浆肾素活性、动脉弹性测定、血同型半胱氨酸测定、磁共振血管造影、CT血管造影等，可以帮助更进一步了解高血压患者病理生理情况、心脑血管病危险因素和靶器官状况。高血压早期上述检查可能改变不大，中晚期可见明显异常。

【诊断与鉴别诊断】

（一）诊断

主要根据实际测量静息坐位肱动脉部位的血压值，非同日测量3次血压均为：收缩压 ≥140mmHg和（或）舒张压≥90mmHg，可诊断为高血压。对于1级高血压者诊断要慎重，宜多次复查血压。患者既往有高血压病史，目前正服用抗高血压药物，即使血压已低于140/90mmHg，仍应诊断为高血压。确诊高血压后应进一步确定分级、分层、与继发性高血压鉴别，以便正确掌握病情，判断愈后及指导治疗。

（二）高血压分级

根据高血压水平的不同，高血压分为1级（轻度）、2级（中度）和3级（重度）（表2-3）。

表2-3　原发性高血压的水平和分级

类别	收缩压（mmHg）	舒张压（mmHg）
理想血压	< 120	< 80
正常血压	< 130	< 85
正常高值	130 ~ 139	85 ~ 89
1级高血压（轻度）	140 ~ 159	90 ~ 99
亚组：临界高血压	140 ~ 149	90 ~ 94
2级高血压（中度）	160 ~ 179	100 ~ 109
3级高血压（重度）	≥ 180	≥ 110
单纯收缩期高血压	≥ 140	< 90
亚组：临界收缩期高血压	140 ~ 149	< 90

注：以上诊断标准适用于成人。

（三）高血压危险度分层

原发性高血压的严重程度除了与血压升高的水平有关，还须结合患者的心血管疾病危险因素及合并的靶器官损害程度做全面评价，治疗目的及预后判断也以此为依据。10 年内心血管事件发生的可能性：低危组 < 15%；中危组 15% ～ 20%；高危组 ≥ 30%。心脑血管疾病危险因素主要包括：吸烟、高脂血症、糖尿病、年龄 > 60 岁、男性或绝经后女性、心血管疾病家族史（发病年龄女性 < 65 岁，男性 < 55 岁）及血同型半胱氨酸升高。靶器官损害及并发症者主要包括：心脏疾病，如左心室肥大、心绞痛、心肌梗死、既往曾接受冠状动脉旁路手术、心力衰竭等；脑血管疾病，如脑卒中或短暂性脑缺血发作等；肾脏疾病，如蛋白尿或血肌酐升高等；周围动脉疾病；高血压视网膜病变（大于等于III级）。高血压危险度分层见表 2-4。

表 2-4　高血压危险度分层

其他危险因素和病史	高血压		
	1 级	2 级	3 级
无其他危险因素	低危	中危	高危
1 ～ 2 个危险因素	中危	中危	极高危
3 个及以上危险因素或靶器官损害	高危	高危	极高危
有并发症或糖尿病	极高危	极高危	极高危

知 识 链 接

H 型高血压

伴有同型半胱氨酸（Hcy）升高（血 Hcy ≥ 10μmol/L）的高血压称为 H 型高血压。其发病原因主要是叶酸缺乏和（或）Hcy/ 叶酸代谢过程中关键酶的缺陷或基因突变。我国 H 型高血压约占高血压患者总数的 3/4。循证医学证明，Hcy升高是心脑血管病的独立危险因素。高血压与高 Hcy 在导致脑卒中发病风险升高方面，有显著协同作用。补充叶酸可以显著降低脑卒中风险。针对 H 型高血压的一项研究证明，以马来酸依那普利叶酸片（含依那普利 10mg 和叶酸 0.8mg）为基础的降压治疗方案，与以依那普利为基础的单纯降压治疗方案相比，进一步降低了 21% 的首发脑卒中风险。

（四）鉴别诊断

1. 慢性肾小球肾炎 本病与晚期高血压有肾功能损害者常不易区别。一般本病有急性肾炎史或反复浮肿史，明显贫血、血浆蛋白低、蛋白尿和血尿发生于高血压之前，蛋白尿持续存在而血压升高不显著等，有利于慢性肾小球肾炎的诊断。

2. 肾动脉狭窄 肾动脉狭窄引起肾缺血而使血压增高，此病一般发病年龄较轻或发生于 55 岁以上的老年人（肾动脉粥样硬化所致）。起病急、血压增高显著、降压药物治疗效果不好；体检时可在上腹部或脊肋角处听到血管杂音，肾动脉造影可以确诊。

3. 原发性醛固酮增多症 以高血压及低血钾为特征。临床表现有多饮、多尿、肌无力或麻痹等症状。血和尿中醛固酮增多具有诊断价值。本病系肾上腺皮质增生或肿瘤分泌醛固酮增多所致。可做 B 型超声、肾上腺 CT 及 MRI 等检查，有助于查明肾上腺皮质增生或肿瘤的所在部位。

4. 嗜铬细胞瘤 在肾上腺髓质或交感神经节分泌多量去甲肾上腺素和肾上腺素，引起阵发性或持续性高血压。高血压发作时有剧烈头痛、心悸、大量出汗等表现。血压增高期做酚妥拉明降压试验显示血压明显下降，测定血儿茶酚胺显示升高，尿中肾上腺素、去甲肾上腺素或其代谢产物 3- 甲基 -4- 羟苦杏仁酸也显著增高。以上结果均提示嗜铬细胞瘤。B 超、肾上腺 CT 及 MRI 等检查可确定肿瘤部位。

5. 其他 皮质醇增多症、慢性肾盂肾炎反复发作等血压增高时，应与高血压病鉴别。

【治疗】

原发性高血压目前尚无根治的药物，临床治疗以降低血压为主，一般主张长期甚至终身用药。高血压患者心脑血管疾病并发症的发生率与高血压控制率密切相关。

（一）血压控制目标

1. 一般患者均应将血压降至 140/90mmHg 以下。

2. 老年人的收缩压应控制在 150mmHg 以下，如能耐受还可进一步降低。

3. 慢性肾脏疾病、糖尿病、心力衰竭、病情稳定的冠心病合并高血压患者治疗应个体化，一般可以将血压降至 130/80mmHg 以下。脑卒中后的高血压，一般血压目标为 < 140/90mmHg。

（二）非药物治疗

适合于各型高血压病患者，非药物治疗主要是改善生活行为，包括以下几方面。

1. 注意饮食 ①限制钠摄入：食盐 < 6g/d。②注意补充钙盐和钾盐：多食用含钙和钾丰富的食物。③减少脂肪摄入量：膳食中脂肪量应控制在总热量的 25% 以下。④限制饮酒：饮酒量每日不可超过相当于 50g 乙醇的含量。

2. 减轻体重 体重指数 [体重（kg）/ 身高（m）^{2}] 应控制在 25 以下。

3. 充分休息与适量运动　注意劳逸结合，保证充足睡眠，减轻精神压力，保持心理平衡；经常参加有氧运动，每天 30 分钟以上，每周至少 5 天，有利于调整中枢神经功能。

（三）降压药物治疗

1. 降压药物的应用原则　①初始治疗小剂量：即从较小的有效治疗量开始，根据血压情况逐渐调整用量。②优先选择长效制剂：选用每日 1 次给药而有持续 24 小时降压作用的长效药物，可有效控制夜间与晨峰血压，预防心脑血管并发症的发生。③联合用药：在小剂量单药治疗效果不理想时，可采用两种或多种降压药物联合应用，这样既增加降压效果又不增加不良反应。④个体化：根据患者个体差异、药物耐受性、个人意愿及长期承受能力，选择适合患者的降压药物。

2. 常用降压药物

（1）利尿剂　通过利尿、减少血容量发挥降压作用。有噻嗪类利尿剂、袢利尿剂、保钾利尿剂 3 类。适用于老年高血压、单纯收缩期高血压、合并心力衰竭的患者及难治性高血压的基础用药。以噻嗪类利尿剂为代表，是最早被证实有明确的预防心血管病并发症与降低死亡率的一线降压药物。但这类药物可致血钾及糖耐量降低，引起血脂（主要为甘油三酯）升高及高尿酸血症，故应在长期用药中密切观察患者的血电解质、血糖、尿酸及血脂水平，并及时预防和纠正这些异常改变，小剂量用药可减少这些副作用的发生。痛风患者禁用；肾功能减退明显者慎用。

（2）β 受体阻滞剂　主要通过抑制过度激活的交感神经活性、抑制心肌收缩力、减慢心率、降低心输出量而发挥降压作用。适用于伴有快速型心律失常、冠心病、慢性心衰，或伴有甲亢的患者等。β 受体阻滞剂的降压强度与噻嗪类利尿剂相近。β 受体阻滞剂种类主要有：①非选择性（β_1、β_2），如普萘洛尔（心得安）。②选择性（β_1），如阿替洛尔和美托洛尔。③兼有 α 受体阻滞作用的 β 受体阻滞药，如拉贝洛尔（柳胺苄心定）。常见不良反应主要有心动过缓、乏力、四肢发冷、胃肠不适等；还可能影响血糖、血脂代谢；较高剂量治疗时突然停药可导致撤药综合征。房室传导阻滞、病窦综合征、急性心力衰竭、哮喘患者禁用。

（3）钙通道阻滞剂（CCB）　主要通过阻断血管平滑肌细胞上的钙离子通道使小动脉扩张，外周阻力下降，降低血压。可分为：①二氢吡啶类：代表药有硝苯地平等。②非二氢吡啶类：代表药有维拉帕米（苯烷胺类）和地尔硫䓬等。适用于老年高血压、单纯收缩期高血压、伴有稳定性心绞痛、冠状动脉或颈动脉粥样硬化及周围血管病等患者。CCB 降压效应良好，对血脂、胰岛素抵抗无不良影响。主要缺点是开始治疗阶段有反射性交感活性增强，尤其是短效制剂，可引起心率加快、面部潮红、头痛、脚踝部水肿、牙龈增生等。

（4）血管紧张素转化酶抑制剂（ACEI）　主要通过抑制血管紧张素转化酶的活性，抑制肾素－血管紧张素－醛固酮系统（RAAS），使血管舒张，血压降低。ACEI 降压稳定、安全，大部分患者均可耐受。适用于伴有慢性心力衰竭、糖尿病、轻至中度肾功能不全、代谢综合征等患者。ACEI 的种类较多，常用的有：卡托普利、依那普利、贝那普利、雷米普利、培哚普利等。ACEI 的不良反应主要为刺激性干咳，发生率 5% ～ 20%，症状较轻者可坚持服药，不能耐受者可改为 ARB。其他不良反应如皮疹、消化道反应、头昏、白细胞减少及血管神经性水肿等均不多见。禁忌证为孕妇、高钾血症、肾动脉狭窄（特别是双侧）的患者。

（5）血管紧张素Ⅱ受体拮抗剂（ARB） 此类药物可选择性阻断血管紧张素Ⅱ受体，抑制血管紧张素Ⅱ收缩血管和促醛固酮分泌的效应，因而降低血压。与 ACEI 类药相比，ARB 的作用选择性更强，对血管紧张素Ⅱ效应的拮抗作用更完全。适应证与 ACEI 相同又常用于不能耐受 ACEI 的患者。不良反应少，偶可见腹泻。禁忌证同 ACEI 类药物。常用药包括氯沙坦、缬沙坦、厄贝沙坦等。

（6）其他类降压药 除上述降压药以外，在历史上还有一些药物被用来治疗高血压，包括交感神经抑制药可乐定、利血平等；α 受体阻滞剂哌唑嗪、特拉唑嗪等；直接血管扩张药肼屈嗪、硝普钠等。这些药因副作用较多，目前不主张单独使用，但是在复方制剂或联合用药时还使用，也用于某些特殊情况。另外，肾素抑制剂（如阿利吉仑）作为一类新型降压药，尚在临床试验评估阶段。

常用降压药参考剂量与用法见表 2-5。

表 2-5 常用降压药作用机制、参考剂量与用法

药物分类	药物名称	剂量	用法
利尿剂	吲达帕胺	1.25 ～ 2.5mg	每日 1 次
	氢氯噻嗪	12.5 ～ 25mg	每日 1 ～ 2 次
	氯噻嗪	25 ～ 50mg	每日 1 次
	呋塞米	20 ～ 40mg	每日 1 ～ 2 次
	螺内酯	20mg	每日 2 次
	氨苯蝶啶	50mg	每日 1 ～ 2 次
	阿米洛利	5 ～ 10mg	每日 1 次
血管紧张素转化酶抑制剂	卡托普利	12.5 ～ 50mg	每日 2 ～ 3 次
	依那普利	5 ～ 10mg	每日 2 次
	贝纳普利	10 ～ 20mg	每日 1 次
	赖诺普利	10 ～ 20mg	每日 1 次
	雷米普利	1.25 ～ 10mg	每日 1 次
	福辛普利	10 ～ 40mg	每日 1 次
	西拉普利	2.5 ～ 5mg	每日 1 次
	培哚普利	4 ～ 8mg	每日 1 次

续表

药物分类	药物名称	剂量	用法
β 受体阻滞剂	普萘洛尔	10 ～ 20mg	每日 2 ～ 3 次
	美托洛尔	25 ～ 50mg	每日 2 次
	阿替洛尔	50 ～ 100mg	每日 1 次
	倍他洛尔	10 ～ 20mg	每日 1 次
	比索洛尔	5 ～ 10mg	每日 1 次
	卡维地洛	12.5 ～ 25mg	每日 1 次
	拉贝洛尔	100mg	每日 2 次
钙通道阻滞剂	维拉帕米	40 ～ 80mg	每日 2 ～ 3 次
	维拉帕米 *	240mg	每日 1 次
	地尔硫草	30mg	每日 3 次
	地尔硫草 *	90 ～ 200mg	每日 1 次
	硝苯地平	5 ～ 20mg	每日 3 次
	硝苯地平 *	30 ～ 60mg	每日 1 次
	尼卡地平	40mg	每日 2 次
	尼群地平	10mg	每日 2 次
	非洛地平 *	2.5 ～ 10mg	每日 1 次
	氨氯地平	5 ～ 10mg	每日 1 次
	拉西地平	4 ～ 6mg	每日 1 次
血管紧张素 II 受体拮抗剂	氯沙坦	25 ～ 100mg	每日 1 次
	缬沙坦	80mg	每日 1 次
	厄贝沙坦	150mg	每日 1 次
α 受体阻滞剂	哌唑嗪	0.5 ～ 2mg	每日 3 次
	特拉唑嗪	0.5 ～ 6mg	每日 1 次

注：* 为控释片或缓释片。

3. 降压药物的联合应用 单一药物有效降压率 50% ～ 60%，两种及以上降压药联合应用，可使高血压患者血压达标率明显增加；联合用药可减少单一药物的剂量，提高患者的耐受性和依从性；联合用药可使不同药物相互取长补短，可能减轻或抵消某些药物的不良反应。

（1）联合用药的原则 两药联合时，降压作用机制应具有互补性，具有相加的降压作用，并可以相互抵消或减轻不良反应。如 ACEI+ 小剂量噻嗪类利尿剂。三种降压药物合理地联合治疗方案除有禁忌证以外，应包含利尿剂。

（2）联合用药的适应证 高血压≥ 2 级和（或）伴有多种心血管疾病的危险因素、靶器官损害的高危人群，常在初始治疗时即需要两种小剂量降压药物联合，如效果不理想，可增加剂量或在原药基础上联合 3 种甚至更多种降压药物。

（3）我国推荐的联合治疗方案 ①主要推荐方案：二氢吡啶类 CCB+ACEI；二氢吡啶类 CCB+ARB；ACEI+ 噻嗪类利尿剂；ARB+ 噻嗪类利尿剂；二氢吡啶类 CCB+ 噻嗪类

利尿剂；二氢吡啶类 CCB+β 受体阻滞剂。②次要推荐方案：利尿剂 +β 受体阻滞剂；α 受体阻滞剂 +β 受体阻滞剂；二氢吡啶类 CCB+ 保钾利尿剂；噻嗪类利尿剂 + 保钾利尿剂。③不常规推荐的方案：ACEI+β 受体阻滞剂；ARB+β 受体阻滞剂；ACEI+ARB；中枢作用药 +β 受体阻滞剂。

（四）高血压急症的临床表现及处理

高血压急症是指短期内（数小时到数天）血压重度升高，一般超过 180/120mmHg 并常伴有心、脑、肾功能障碍。对待这些患者首先应迅速降低血压。同时也应对靶器官的损害和功能障碍予以处理。对血压急骤增高者，应静滴降压药物，并根据血压情况随时调整药物剂量。常用药有以下几种。

1. 硝普钠 开始以 10 ~ 25μg/min 静滴，然后根据血压反应，可每隔 5 ~ 15 分钟增加剂量。硝普钠降压效应迅速，而停止滴注后 3 ~ 5 分钟内作用即消失。用药过程中需监护血压。该药溶液对光敏感，需新鲜配制，随时滴注，滴注瓶需避光。硝普钠在体内红细胞中被代谢为氰化物，然后形成硫氰酸盐从尿中排出，大剂量或应用时间较长时可以发生硫氰酸中毒。

2. 硝酸甘油 开始静滴剂量为 5 ~ 10μg/min，用药剂量可逐渐增加。停药后数分钟作用即消失。不良的反应有心动过速、面红、头痛和呕吐等。

3. 其他降压药 可视情况选用尼卡地平、地尔硫䓬、拉贝洛尔等，使用时应注意这些药的给药方法、剂量和副作用。

【预防】

原发性高血压的确切病因目前尚不十分明确，故最有效的防治方法是定期进行人群高血压筛查，以提高对高血压的知晓率、服药率和控制率。对血压偶尔过高及有高血压家族史者随访观察尤为重要。进行有关预防高血压知识的宣传，提倡定期测量血压，稳定情绪，避免精神紧张，体重不超标，饮食低盐（6g/d 左右）、低脂肪并摄入足量钾、镁、钙，不吸烟，少饮酒，适度运动。有条件区域可普遍建立人群防治基地，充分发挥社区医疗的作用。

思考题

1. 试述原发性高血压的临床表现。

2. 简述高血压病的分级和分层。

3. 常用降压药有哪几类？每类药各举出 1 个常用药物。

第四节　冠状动脉粥样硬化性心脏病

【学习目标】
　　1.掌握冠心病的概念、分型和心绞痛、心肌梗死的临床表现、诊断及鉴别诊断、治疗原则和方案。
　　2.熟悉心绞痛、心肌梗死的病因（危险因素）、发病机制、病理和病理生理。
　　3.了解心绞痛、心肌梗死的发病情况、实验室及其他检查、预防和预后。

　　冠状动脉粥样硬化性心脏病（冠心病）是指在冠状动脉粥样硬化的基础上，因管腔狭窄或阻塞导致心肌缺血缺氧或坏死而引起的心脏病，它和冠状动脉功能性改变（痉挛）所引起的心肌损害统称冠状动脉性心脏病，亦称为缺血性心脏病。冠状动脉粥样硬化性心脏病是动脉粥样硬化导致器官病变的最常见类型，多发生在40岁以后，少数也可见于青少年，男性多于女性，以脑力劳动者居多。

一、冠心病概述

【病因与发病机制】

　　本病的病因尚未完全确定。研究表明，由于多种因素作用于不同环节共同导致动脉粥样硬化，这些因素称为危险因素，主要包括：①年龄：常在40岁以后发生。②性别：男性多见，女性常在绝经期后发生。③高血压病：高血压病病人动脉粥样硬化的发生率为正常人的3～4倍，60%～70%冠状动脉粥样硬化伴高血压病。④血脂异常：脂质代谢异常是动脉粥样硬化最重要的危险因素，其中关系最密切的血脂异常为高总胆固醇（TC）、高甘油三酯（TG）、高低密度脂蛋白（LDL）及高极低密度脂蛋白（VLDL），低高密度脂蛋白（HDL），载脂蛋白A降低，载脂蛋白B上升。⑤吸烟：本病的发病率和死亡率吸烟者比不吸烟者高2～6倍，并与每日吸烟数量呈正比例关系。⑥糖尿病和糖耐量异常：糖尿病病人本病发病率比无糖尿病者高2倍，近年研究发现胰岛素抵抗与动脉粥样硬化的发生密切相关。除上述主要的危险因素外，次要的危险因素还包括肥胖（体重超过正常的20%）、体力活动较少、遗传、西方饮食方式、A型性格及精神因素等。

　　本病的发生机制亦未完全确定，近年来多数学者支持"内皮损伤反应学说"。该学说认为各种危险因素最终都损伤动脉内膜，而粥样硬化病变的形成是动脉对内膜损伤做出的炎症－纤维增生性反应的结果。冠状动脉粥样硬化时心肌缺血缺氧的原因主要为：①冠状动脉供血不足，主要病变为冠状动脉粥样硬化斑块引起的管腔狭窄（＞50%），也包括继发的复合性病变及冠状动脉痉挛等。②心肌耗氧量剧增时冠状动脉供血不能相应增加，主要有各种原因导致的心肌负荷增加，如血压骤升、体力劳累、情绪激动、心动过速及心肌肥大等。因此，WHO 将缺血性心脏病定义为由于冠状动脉循环改变引起冠脉血流和心肌需求之间不平衡而导致的心肌损害。

【病理】

冠状动脉粥样硬化的主要病理变化是动脉壁的脂质沉积、纤维增生、粥样斑块形成，由此造成冠状动脉管壁变硬、管腔狭窄。在此基础上，病变部位粥样斑块出现溃疡、出血、坏死、附壁血栓形成等，可造成冠状动脉阻塞，引起心肌急性缺血缺氧，甚至心肌梗死。

【临床分型】

根据冠状动脉病变的范围、部位、严重程度及心肌缺血状况，可将冠心病分为以下各型。

1. 无症状性心肌缺血（隐匿型） 临床无症状，但心电图有心脏缺血性改变，心肌无明显组织形态改变。

2. 心绞痛 有发作性胸骨后疼痛，为一过性心肌供血不足引起，心肌可无组织形态改变或伴有纤维化改变。

3. 心肌梗死 由于冠状动脉闭塞以致心肌急性缺血坏死，症状严重，常伴有心功能不全、心律失常、心源性休克和猝死等严重并发症。

4. 缺血性心肌病 可出现心脏增大、心律失常和心力衰竭，临床表现与扩张型心肌病类似，为长期心肌缺血导致心肌纤维化所致。

5. 猝死 因原发性心脏骤停而突然死亡，多为心脏局部发生电生理紊乱引起严重室性心律失常所致。

近年趋向于根据发病特点及治疗原则不同分为两大类：①慢性冠脉病（CAD），也称慢性心肌缺血综合征（CIS），包括稳定型心绞痛、缺血性心肌病和隐匿性冠心病等。②急性冠状动脉综合征（ACS），包括不稳定心绞痛（UA）、非 ST 段抬高型心肌梗死（NSTEMI）和 ST 段抬高型心肌梗死（STEMI），也可将冠心病猝死包括在内。

临床上以心绞痛和心肌梗死较为常见与重要。

【治疗】

（一）一般治疗

适当休息，戒烟限酒。低热量、低脂、低盐饮食，特别注意减少动物性脂肪和胆固醇（动物内脏、猪油、蟹黄、鱼子、奶油及其制品、椰子油、可可油等）的摄入，食用油可选用花生油、豆油、菜籽油等，提倡进食植物性蛋白（如豆类及其制品）和蔬菜、水果，进食不应过饱，避免暴饮暴食。适量运动，控制体重。避免精神刺激，通过多种方式缓解和释放压力，调整心态，保持平和、乐观情绪。

（二）药物治疗

1. 降低血脂　①他汀类调脂药：通过竞争性抑制内源性胆固醇合成限速酶（HMG-CoA）还原酶减少胆固醇的生成，降低血液胆固醇浓度。可选用辛伐他汀 20～40mg，口服，每晚 1 次；阿托伐他汀 10～80mg，口服，每晚 1 次；瑞舒伐他汀 5～10mg，口服，每晚 1 次。②贝特类调脂药：通过促进极低密度脂蛋白（VLDL）和甘油三酯（TG）的分解，主要降低血液甘油三酯的浓度。可选用：非诺贝特 0.1g，口服，每日 3 次，或微粒型 0.2g，口服，每日 1 次；苯扎贝特 0.2g，口服，每日 1 次，或缓释型 0.2g，口服，每晚 1 次。

2. 抗血小板与抗凝药　①肠溶阿司匹林 100mg，口服，每日 1 次。②氯吡格雷 75mg，口服，每日 1 次。③依诺肝素 20～40mg，皮下注射，每日 1 次，或替地肝素 2500U，皮下注射，每日 1 次。

（三）介入疗法和外科手术

1. 介入疗法　冠心病的介入治疗较多使用的方法是经皮腔内冠状动脉成形术（PTCA）：经皮穿刺股动脉，将球囊导管逆行送入冠状动脉的狭窄部位，加压充盈球囊以扩张病变处，使血管内径增大，从而改善心肌血供，缓解症状，并减少心肌梗死的发生。目前临床上 PTCA 已成功地部分替代了冠状动脉搭桥手术，成为当今冠心病治疗的主要手段之一。近几年，冠心病介入治疗又发展了冠脉内激光成形术、冠脉内旋切或旋磨术、冠脉内超声成形术和冠状动脉内支架安置术等方法，使本病的疗效有进一步提高。若施行介入治疗不成功，则需做主动脉 - 冠状动脉旁路移植手术。

2. 外科手术　手术方法主要为冠状动脉旁路移植术（或称搭桥手术）。手术指征为：①左冠状动脉主干病变。②稳定型心绞痛对内科治疗反应不佳，严重影响工作和生活。③恶化型心绞痛。④变异型心绞痛冠状动脉有固定狭窄者。⑤急性冠状动脉功能不全。⑥梗死后心绞痛。此外，患者冠状动脉狭窄的程度应在管腔阻塞 70% 以上、狭窄段的远端管腔要畅通、心室功能需良好才适合本手术。

二、心绞痛

心绞痛是在冠状动脉粥样硬化的基础上，冠状动脉暂时的供血不足，心肌急剧缺血与缺氧引起的发作性胸痛或胸部不适。

【发病机制】

在冠状动脉粥样硬化的基础上，情绪激动或运动使心脏负荷加重、冠状动脉痉挛等造成血液供应减少，部分心肌缺血缺氧。

缺血缺氧造成心肌内代谢不全的酸性物质或多肽类物质堆积，刺激心内交感神经末梢产生神经冲动，信号经脊神经（胸1～5）和相应脊髓阶段传入大脑感觉中枢而产生痛觉，并可引起相应脊髓阶段脊神经分布区皮肤区域的压榨感或紧缩感。

【临床表现】

（一）症状

发作性胸痛是心绞痛的主要临床表现，大部分为典型心绞痛，少数为不典型心绞痛。

1. 典型心绞痛的特点

（1）诱因　多因体力活动、情绪激动而诱发，也可因饱餐、寒冷、吸烟等诱发。

（2）部位与放射　疼痛部位位于胸骨后方和心前区，并向左肩、左上肢内侧、小指及无名指放射。

（3）性质　疼痛的性质为压迫感、紧缩感、压榨感、堵塞感，甚至可有恐惧感和濒死感，疼痛出现后常逐渐加重，被迫停止原有动作，直至症状缓解。

（4）持续时间　多为3～5分钟，一般不超过30分钟。

（5）缓解因素　休息或含服硝酸甘油后迅速缓解。

2. 不典型心绞痛的特点　主要是上述5个特点中的1个或几个特点不典型，如诱因不典型（休息时或夜间发作）、部位与放射不典型（疼痛位于剑突下、背部等，放射到咽喉部、颈部）、性质不典型（烧灼感、胸闷）、持续时间不典型（超过30分钟）、缓解因素不典型（休息或给予硝酸甘油后不缓解）。

（二）体征

心绞痛发作时，可出现表情焦虑、面色苍白、面部或全身冷汗、心率增快、血压升高、心前区闻及一过性收缩期杂音、心尖部闻及第四心音等体征。

【实验室及其他检查】

1. 心电图检查

（1）静息心电图　约半数正常，亦可出现非特异性ST-T改变，既ST段下移及T波倒置。极少数可有陈旧性心肌梗死遗留的异常 Q 波，也可出现各种心律失常的改变。

（2）心绞痛发作时心电图　可出现一时性心肌缺血性的 ST 段压低，T 波平坦或倒置，发作过后数分钟内逐渐恢复。变异型心绞痛发作时可出现 ST 段抬高。

（3）运动负荷心电图及 24 小时动态心电图　可明显提高缺血性心电图的检出率，目前已将其作为常用的心电图检查。

2. 冠状动脉造影检查　冠状动脉造影检查为有创性检查手段，为冠心病诊断的"金标准"。通过造影检查可发现冠状动脉病变的部位并估计其程度，对选择治疗方案及预后判断极为重要。冠状动脉狭窄根据直径变窄百分率分级：①Ⅰ级：25%～49%。②Ⅱ级：50%～74%。③Ⅲ级：75%～99%（严重狭窄）。④Ⅳ级：100%（完全闭塞）。冠状动脉管腔直径减少 70%～75% 以上就会严重影响心肌的血液供应。

3. 其他检查

（1）血糖、血脂可帮助了解冠心病危险因素；胸痛明显者需查血清心肌损伤标记物（心肌肌钙蛋白 I 或 T、肌酸激酶同工酶等），以便与心肌梗死等相鉴别；其他可进行血常规检查、甲状腺功能检查等。

（2）放射性核素检查：利用放射性铊或锝显像所示灌注缺损，提示心肌血流供血不足或消失区域，对心肌缺血诊断极有价值。如同时兼做运动负荷试验，则能明显提高诊断的阳性率。

（3）CT 血管造影（CTA）：进行冠状动脉二维或三维重建，用于判断冠脉管腔狭窄程度和管壁钙化情况，对判断管壁内斑块分布范围和性质也有一定意义。冠状动脉 CTA 有较高阴性预测价值，如未见狭窄征象，一般可不必进行有创检查，但其对狭窄程度的判定有一定限度，尤其是钙化存在时可显著影响判断。

（4）超声心动图检查：超声心动图可探测到坏死区域或缺血区心室壁的运动异常，有助于鉴别非冠脉狭窄所致的心绞痛病变，如主动脉瓣狭窄、梗阻性肥厚型心肌病等，并可测定左室功能，有助于判定预后。

【诊断与鉴别诊断】

（一）诊断

1. 诊断要点

（1）典型心绞痛　根据心绞痛疼痛特点，结合存在的易患因素和年龄，可做出初步诊断。心电图检查（特别是心绞痛发作时心电图有缺血型 ST-T 改变）、冠状动脉造影检查（发现狭窄部位）可确定诊断。

（2）不典型心绞痛　因心绞痛疼痛特点不典型，要给予高度警惕。在出现不典型心绞痛时，结合出现的体征、存在的易患因素和年龄，要考虑到心绞痛的可能，通过进行心电图检查、冠状动脉造影检查及其他辅助检查尽快确定诊断。

2. 心绞痛的分级 加拿大心血管病学会（CCS）根据严重程度将心绞痛分为4级。

（1）Ⅰ级 一般体力活动（如步行和登梯）不受限，仅在强、快或持续用力时发生心绞痛。

（2）Ⅱ级 一般体力活动轻度受限，快步、饭后、寒冷或刮风中、精神应激或醒后数小时内发生心绞痛。

（3）Ⅲ级 一般体力明显受限，一般情况下平地步行200米/登楼一层时发生心绞痛。

（4）Ⅳ级 轻微活动/静息状态下即可发生心绞痛。

3. 心绞痛的分型 心绞痛分为三大类型，即劳力性心绞痛、自发性心绞痛和混合性心绞痛。

（1）劳力性心绞痛 心绞痛发作由体力劳累、情绪激动或其他引起心肌耗氧增加的情况所诱发，含服硝酸甘油易缓解。根据其临床表现又分为：①稳定型劳力性心绞痛：劳力性心绞痛病史长于1个月，病情稳定不变。②初发型劳力性心绞痛：近1个月新发的劳力性心绞痛，或已数月不发生心绞痛，现再次发生时间未到1个月也属于本型。③恶化型劳力性心绞痛：劳力性心绞痛在同样活动量时，胸痛发作的频度、严重程度及持续时间突然加重。

（2）自发性心绞痛 心绞痛发作与劳累或情绪激动无关，疼痛程度重，持续时限较长，不易为硝酸甘油所缓解。包括：①卧位型心绞痛：多在休息时或熟睡时发作。这种类型的心绞痛可以发展为心肌梗死或猝死。②变异型心绞痛：易在休息时发作，但发作时描记心电图，可以见到有的导联ST段抬高。③中间综合征：心绞痛在休息或睡眠时发生，历时较长，达30分钟甚至1小时以上。部分经过适当的治疗或病情自然演变，又回到心绞痛的稳定状态，治疗不及时或由于病情的演变，也可以发展为急性心肌梗死。④梗死后心绞痛：指急性心肌梗死后1个月内又出现的心绞痛。

（3）混合性心绞痛 指心绞痛的发作既可以在劳累时发生也可以在休息时发生。

在临床上，将稳定型劳力性心绞痛称为稳定型心绞痛，初发型劳力性心绞痛和恶化型劳力性心痛及自发性心绞痛的各种类型都统称为不稳定型心绞痛。

（二）鉴别诊断

1. 急性心肌梗死 心肌梗死的胸痛更剧烈，持续时间多超过半小时，甚至可长达数小时，可伴有心律失常、心力衰竭和（或）休克，含服硝酸甘油不能缓解，心电图常有动态演变，心肌坏死标记物增高。

2. X综合征 本病为小冠状动脉舒缩功能障碍所致，以反复发作劳累性心绞痛为主要表现，疼痛亦可在休息时发生。发作时或负荷后心电图可示心肌缺血、核素心肌灌注可示缺损、超声心动图可示节段性室壁运动异常。但本病多见于女性，冠心病的易患因素不明显，疼痛症状不甚典型，冠状动脉造影阴性，左心室无肥厚表现。治疗反应不稳定而预后良好，与冠心病心绞痛不同。

3. 肋间神经痛和肋软骨炎 前者疼痛常累及 1 ～ 2 个肋间，但并不一定局限在前胸，为刺痛或灼痛，多为持续性而非发作性，咳嗽、用力呼吸和身体转动可使疼痛加剧，沿神经行径处有压痛，手臂上举活动时局部有牵拉疼痛，与心绞痛不同。后者可见肋软骨隆起并有压痛。

4. 心脏神经症 胸痛持续时间多短暂（几秒钟），为刺痛，部位在左胸乳房下心尖部附近，或经常变动，有深吸一大口气或做叹息性呼吸动作。胸痛多在疲劳之后出现，而不在疲劳的当时，做轻度活动反觉舒适，有时可耐受较重的体力活动而不发生胸痛或胸闷。含用硝酸甘油无效或在 10 多分钟后才"见效"，常伴有心悸、疲乏、头痛、头晕、注意力不集中、失眠等神经症表现。

【治疗】

心绞痛的治疗原则是减低心肌耗氧量，增加心肌血液供应，防止血小板凝集，促使冠脉侧支循环的形成，同时积极防治动脉粥样硬化。

（一）发作时治疗

1. 休息 心绞痛发作时应立刻休息，一般在停止活动后症状即可消失。对初发、过度紧张或休息不佳者可用镇静剂，有条件时可吸氧。

2. 药物治疗 硝酸酯类药物为最有效的抗心绞痛药物，通过松弛血管平滑肌使全身小静脉及小动脉扩张，减轻心脏的前、后负荷，使心肌耗氧量显著减少，心绞痛症状得到迅速缓解。

（1）硝酸甘油 为治疗心绞痛急性发作的首选药物，一般给药后 1 ～ 3 分钟内使疼痛缓解，维持约 30 分钟。0.3 ～ 0.6mg，舌下含服，无效时可每隔 3 分钟重复 1 次，如连续 3 次无效则不宜继续使用。可有头痛、面部皮肤潮红、眼内压升高等不良反应，大剂量可出现直立性低血压及晕厥，应酌情减量。

（2）硝酸异山梨酯（消心痛） 其作用机制与硝酸甘油相似，但作用较弱、起效较慢，作用维持时间较长。5 ～ 10mg，舌下含服，5 ～ 10 分钟起作用，维持 2 ～ 3 小时。

（二）缓解期治疗

1. 一般治疗 见本节概述部分。

2. 药物治疗 可选用下列药物。

（1）硝酸酯制剂 ①硝酸异山梨酯 5 ～ 20mg，口服，每日 3 次，给药后半小时起作用，维持 3 ～ 5 小时；缓释制剂 20mg，口服，每日 2 次，维持 12 小时。②单硝酸异山梨酯 20 ～ 40mg，口服，每日 2 次，维持 12 小时。效果优于同剂量硝酸异山梨酯缓释制剂。③长效硝酸甘油制剂：硝酸甘油缓释胶囊 2.5mg，口服，早晚各 1 次，维持 8 ～ 12 小时；2% 硝酸甘油软膏或硝酸甘油经皮贴剂（含 5 ～ 10mg）涂或贴在胸前或上臂皮肤，贴用后需保持 24 小时以上，以取得持续的硝酸甘油浓度。适用于预防夜间心绞痛发作。

（2）β 受体阻滞剂　通过降低心肌耗氧量和改善心肌缺血缓解心绞痛发作，特别适用于发作时有心率增快、血压升高和伴有交感神经功能亢进者。停用 β 受体阻滞剂时应逐渐减量，如突然停用可导致心绞痛加剧或诱发心肌梗死。对心功能不全、支气管哮喘及心动过缓者不宜使用。可选用：①阿替洛尔 12.5 ～ 25mg，口服，每日 2 次。②美托洛尔 25 ～ 50mg，口服，每日 2 次。③卡维地洛 25mg，口服，每日 2 次。药物要从小剂量开始，可逐步增加剂量。

（3）钙通道阻滞剂　通过阻止钙离子进入细胞内，抑制心肌及血管平滑肌收缩，减少心肌氧耗，解除冠状动脉痉挛，降低动脉压，改善心内膜下心肌的血供。该类药物还具有降低血液黏稠度、抗血小板聚集、改善心肌的微循环的作用。可选用：①地尔硫䓬 30 ～ 60mg，口服，每日 3 次。②维拉帕米 40 ～ 80mg，口服，每日 3 次。本药特别适用于自发性心绞痛（如变异型心绞痛）的治疗。停药时，宜逐渐减量，以免发生冠状动脉痉挛。

（4）降脂药　见本节概述部分。

（5）抗凝药　见本节概述部分。

（三）介入疗法和外科手术

见本节概述部分。

【预后及预防】

稳定型心绞痛经积极预防和治疗可长时间维持。不稳定型心绞痛的急性期一般在 2 个月左右，在此期间发生急性心肌梗死或死亡的风险最高。因此，出院后要坚持长期用药，包括应用双联抗血小板药物至少 12 个月，其他药物有 β 受体阻滞剂、他汀类药物和 ACEI/ARB。

二级预防（ABCDE 方案）：A：抗血小板及抗心绞痛治疗 +ACEI 制剂；B：β 受体阻滞剂 + 控制血压；C：控制血脂 + 戒烟；D：控制饮食 + 糖尿病治疗；E：健康教育 + 运动锻炼。

三、心肌梗死

急性心肌梗死（AMI）是在冠状动脉粥样硬化的基础上，冠状动脉供血突然减少或中断，心肌急剧缺血缺氧引起的心肌坏死。临床上主要表现为胸骨后剧烈疼痛、血清心肌坏死标记物增高及特异性的心电图进行性改变等，可发生心律失常、心力衰竭和心源性休克等严重表现。

【发病机制】

在冠状动脉粥样硬化的基础上，狭窄部血管斑块增大、破裂出血、血栓形成或出现血管持续痉挛，使管腔完全闭塞，心肌严重而持久缺血达 20～30 分钟，即可发生心肌梗死。管腔狭窄超过管腔横截面积的 75% 以上时，易发生心肌梗死。

【病理】

根据梗死的范围和深度可将心肌梗死分为透壁性（有 Q 波）梗死和心内膜下梗死（无 Q 波）。梗死累及心室壁 2/3 以上或全层为透壁性梗死，临床最常见；梗死累及心室壁的内层（心室壁 1/3 以下）为心内膜下梗死。目前强调以 ST 段是否抬高进行分类，ST 段抬高的心肌梗死大多数进展为有 Q 波心肌梗死，非 ST 段抬高的心肌梗死表现为 ST 段下移及（或）T 波倒置等，如处置不当也可进展为 ST 段抬高的心肌梗死或透壁性心肌梗死。透壁性心肌梗死还可并发乳头肌功能失调、心脏破裂、室壁瘤、急性心包炎等病理改变。冠状动脉突然闭塞后 1～2 小时绝大部分心肌出现坏死（为凝固性坏死），心肌间质充血、水肿、炎细胞浸润。继之，心肌纤维溶解，形成肌溶灶。坏死的心肌组织 1～2 周后开始吸收，并逐渐纤维化，6～8 周形成瘢痕愈合，称为陈旧性或愈合性心肌梗死。

心肌梗死发生后，常伴有不同程度的左心功能不全和血流动力学改变，主要包括心脏收缩力减弱、心排血量下降、动脉血压下降、心率减慢或增快等，外周血管阻力有不同程度的增加、动脉血氧含量降低，导致心律失常、心力衰竭和心源性休克的发生。

【临床表现】

急性心肌梗死的临床表现与心肌梗死面积的大小、部位及侧支循环形成情况等密切相关。

（一）症状

1. 先兆症状　心肌梗死多突然发病。起病前数日至数周可有乏力、胸部不适、心悸气急、心绞痛等先兆症状，其中最突出的为既往无心绞痛者新出现心绞痛，原有的稳定型心绞痛变为不稳定型，且发作频繁，程度较重，时间较长，硝酸甘油疗效较差，心电图呈现明显缺血性改变。及时处理先兆症状，可部分避免心肌梗死的发生。

2. 发作时的症状

（1）疼痛　为最早最突出的症状。其性质和部位与典型心绞痛相似，但程度更剧烈，常呈难以忍受的压榨、窒息性闷痛，伴有大汗、烦躁不安、恐惧及濒死感，持续时间长达 1～2 小时，服硝酸甘油无效。疼痛可向上腹部、下颌、颈部或背部放射，因而被误诊。

少数心肌梗死（特别是老年人）可无疼痛。

（2）全身症状 发热（一般38℃左右）、心慌、恶心、呕吐和上腹胀痛等。

（二）体征

1. 血压降低 除心肌梗死早期血压可增高外，绝大多数血压降低。

2. 心脏体征 心脏浊音界可正常或轻至中度增大，心率可增快也可减慢，心律失常，心尖部第一心音减弱，可闻及第四心音，可闻及心包摩擦音（反应性纤维性心包炎所致，起病2～3天出现）。

（三）严重表现

1. 心律失常 主要为严重室性心律失常与房室传导阻滞。频发的或成对出现的室性早搏、短暂的室性心动过速、多源性早搏或室性早搏R-On-T现象常为心室颤动的先兆。下壁梗死易发生三度房室传导阻滞。严重室性心律失常多发生在起病1周内；尤以24小时内最多见。

2. 心力衰竭 主要为急性左心功能不全，可在起病最初几天内发生，亦可在梗死演变期出现。表现为呼吸困难、紫绀、烦躁等，严重时出现肺水肿。心力衰竭的原因为梗死后心肌收缩力显著减弱或不协调所致。根据有无心力衰竭及其相应的血流动力学改变严重程度，急性心肌梗死引起的心力衰竭按Killip分级法分为：Ⅰ级：尚无明显心力衰竭；Ⅱ级：有左心衰竭，肺部湿啰音 < 50%肺野；Ⅲ级：有急性肺水肿，全肺大、小干、湿啰音；Ⅳ级：有心源性休克等不同程度或阶段的血流动力学变化。

3. 心源性休克 主要因心肌广泛坏死后心排血量急剧下降所致，多在起病后数小时或数日内发生。表现为皮肤苍白、四肢湿冷、血压下降、脉压减小、发绀，少尿或无尿，严重时可出现昏迷。

【并发症】

1. 乳头肌功能失调或断裂 发生率可高达50%。二尖瓣乳头肌因缺血、坏死等使收缩功能发生障碍，造成不同程度的二尖瓣脱垂并关闭不全，表现为心尖区出现收缩中晚期喀喇音和吹风样收缩期杂音，第一心音不减弱或增强，可突然出现心功能不全、急性肺水肿或心源性休克等临床表现，严重者可在数日内死亡。

2. 心脏破裂 少见，常在起病1周内出现，多为左室游离壁破裂（心包积血引起急性心包压塞而导致猝死），部分为心室间隔破裂。表现为胸骨左缘第3～4肋间出现响亮的收缩期杂音，常伴震颤，可因心力衰竭和休克在数日内死亡。心脏破裂也可为亚急性，可存活数月。

3. 栓塞 发生率1%～6%，发生在起病后1～2周。若为左心室附壁血栓脱落所致，可引起脑、肾、脾或四肢等动脉栓塞；若由下肢静脉血栓形成部分脱落所致，则产生肺动脉栓塞。

4. 心壁瘤　发生率 5% ~ 20%，主要发生在左心室。可表现为左侧心界扩大，心脏搏动较广泛，闻及收缩期杂音。心电图 ST 段持续抬高。超声心动图、放射性核素心脏血池显像及左心室造影可见局部心缘突出，有反常搏动。室壁瘤可导致心功能不全、栓塞和室性心律失常。

5. 心肌梗死后综合征　发生率约 10%，于心肌梗死后数周至数月内出现，目前认为是机体对坏死物质产生的过敏反应所致，可反复发生。可有心包炎、胸膜炎或肺炎，表现为发热、胸痛、肺部啰音、心包摩擦音、胸膜摩擦音等。

【实验室及其他检查】

1. 心电图检查　怀疑急性心肌梗死应首选心电图检查。透壁性心肌梗死的心电图常有典型的改变及演变过程。急性期心电图特征性改变为：① ST 段呈弓背向上明显抬高，在面向坏死区周围心肌损伤区的导联出现。②深而宽的异常 Q 波（病理性 Q 波），在面向透壁心肌坏死区的导联出现。③ T 波倒置，在面向损伤区周围心肌缺血区的导联上出现（图 2-14）。其心电图演变过程为抬高的 ST 段在数日至 2 周内逐渐回到基线水平；T 波倒置加深，此后逐渐变浅、平坦，部分可恢复直立；梗死 Q 波可永久存在。一小部分出现非 ST 段抬高的心肌梗死心电图，无病理性 Q 波，仅有低电压和 ST 段抬高，或仅有 T 波倒置，临床上要注意分辨。ST 段抬高性心肌梗死的定位和范围可根据出现特征性改变的导联来判断，见表 2-6。

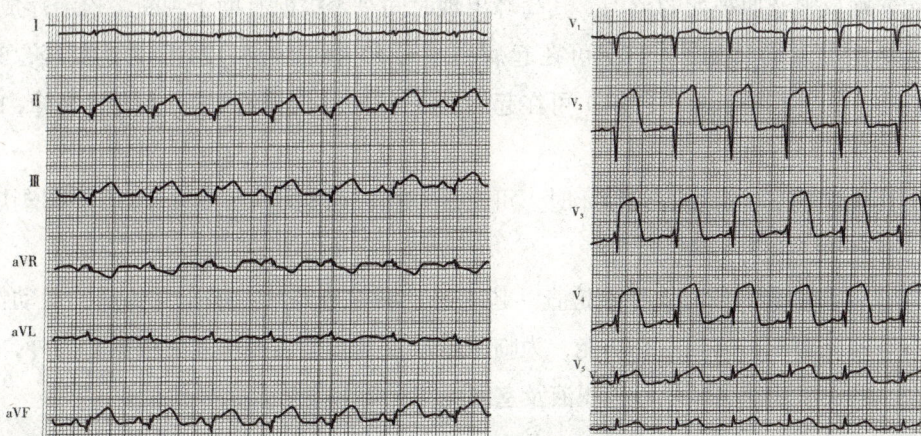

图 2-14　急性心肌梗死（广泛前壁）

表 2-6 心肌梗死的心电图定位诊断

	V_1	V_2	V_3	V_4	V_5	V_6	V_7	V_8	V_9	I	II	III	aVL	aVF
前间壁	+	+	+											
前壁			+	+	±									
前侧壁				±	+	+								
高侧壁										+			+	
广泛前壁	+	+	+	+	+	+				±			±	
下壁											+	+		+
后壁							+	+	+					

注:"+"表示该导联出现坏死型图形,"-"表示该导联可能出现坏死型图形。

2. 实验室检查

（1）心肌坏死标记物检查

1）心肌蛋白：心肌结构蛋白含量增高是诊断心肌梗死的敏感指标：①肌红蛋白起病后 2 小时内升高，12 小时达高峰，24 ～ 28 小时内恢复正常。②肌钙蛋白 I（cTnI）或肌钙蛋白 T（cTnT），起病 3 ～ 4 小时后升高，cTnI 于 11 ～ 24 小时达高峰，7 ～ 10 天降至正常；cTnT 于 24 ～ 48 小时达高峰，10 ～ 14 天降至正常。

2）心肌酶：①肌酸激酶（CK）与肌酸激酶同工酶 CK-MB 升高：以 CK-MB 意义最大，该酶可在起病后 4 小时以内升高，16 ～ 24 小时达高峰，3 ～ 4 天恢复正常，其增高的程度能准确反映心肌梗死的范围。其高峰出现时间是否提前有助于判断溶栓治疗成功与否。②天冬酸氨基转移酶（AST）可在起病后 6 ～ 10 小时升高，24 小时达高峰，3 ～ 6 天恢复正常。③乳酸脱氢酶（LDH）可在起病后 6 ～ 10 小时升高，3 ～ 4 天达高峰，1 ～ 2 周内恢复正常。

（2）其他实验室检查　心肌梗死时，可出现中性粒细胞增多、红细胞沉降率增快和 C 反应蛋白增高等，但无特异性。

3. 其他辅助检查　放射性核素检查、超声心动图检查等可了解心室各壁的运动情况，评估左心室梗死面积，测量左心功能，为临床治疗及判断预后提供重要依据。另外，对诊断室壁瘤、乳头肌功能失调、心包积液及室间隔穿孔等并发症有重要价值。

【诊断与鉴别诊断】

（一）诊断

1. 诊断要点　急性心肌梗死诊断要点是：①典型临床表现，特别是胸痛的特点。②特征性心电图改变，ST 段呈弓背向上明显抬高、深而宽的异常 Q 波、T 波倒置及演变过程。

③心肌坏死标记物的出现，特别是肌钙蛋白和CK-MB升高。

临床上，凡年龄在40岁以上，发生原因不明的胸痛、胸闷伴恶心、呕吐、出汗、心功能不全、心律失常或原有高血压突然显著下降者，都应怀疑有心肌梗死的可能，应立即进行心电图检查、心肌坏死标记物检查等，尽快明确诊断。

2.定位诊断 在做出急性心肌梗死诊断的同时，要结合心电图检查做出定位诊断，参考表2-6。

（二）鉴别诊断

1.心绞痛 心绞痛与急性心肌梗死的鉴别要点见表2-7。

表2-7 心绞痛与心肌梗死的鉴别要点

鉴别诊断项目	心绞痛	急性心肌梗死
胸痛特点		
部位	胸骨上、中段之后	相同，但可在较低位置或上腹部
性质	压榨性或窒息性	相似，但更剧烈
诱因	劳力、激动、受寒、饱食等	不常有
时限	短，1～5分钟或30分钟以内	长，数小时或1～2天
发作频率	频繁	不频繁
硝酸甘油疗效	显著缓解	作用较差
血压	高或无显著改变	常降低
心包摩擦音	无	可有
发热	无	常有
血清心肌坏死标记物	无	有
心电图变化	无变化或暂时性ST段、T波变化	有特征性和动态性变化

2.主动脉夹层 胸痛一开始即达高峰，且多放射至背部、腹部、腰部和下肢。疼痛持续不缓解，虽可有"休克"症状，但病程中常出现高血压。主动脉夹层可产生动脉压迫症，两侧上肢的血压和脉搏常不一致（此为重要体征），少数可出现主动脉瓣关闭不全的体征。无心肌梗死心电图的特征性改变及心肌坏死标记物出现，X线检查、超声心动图检查及胸主动脉CT血管造影（CTA）或磁共振血管造影（MRA）检查有助于诊断。

3.急性肺动脉栓塞 急性肺动脉大块栓塞常可引起胸痛、呼吸困难、休克等表现。其特点是：①常有急性肺源性心脏病改变，如右心室增大、肺动脉瓣听诊区第二心音亢进和右心衰竭体征。②心电图显示电轴右偏、肺性P波、右室扩大及典型肺动脉栓塞图形（Ⅰ导联S波加深，Ⅲ导联Q波显著且T波倒置）等改变。③血清乳酸脱氢酶增高，其他各项心肌酶学及血清心肌坏死标记物均在正常范围。④常有低氧血症，肺动脉CTA可检出肺动脉大分支血管的栓塞。

4.急腹症 是指以急性腹痛为突出表现的腹部疾病的总称，具有起病急、变化快、病情重、死亡率高等特点，常见疾病有急性阑尾炎、急性腹膜炎、急性胆囊炎、胆石症、急性坏死性胰腺炎、溃疡病合并穿孔等。常有上腹疼痛及休克的表现，可与放射至上腹部的梗死性疼痛相混淆。但急腹症多有腹部压痛、反跳痛、腹肌紧张等典型体征，心电图检查正常及无心肌坏死标记物出现。

5. 急性心包炎　急性心包炎，特别是急性非特异性心包炎，亦可有严重胸痛及 ST 段抬高，但病前或病初常有上呼吸道感染，伴发热、白细胞增加，且疼痛于咳嗽及深吸气时加重，听诊可闻及心包摩擦音，心电图改变为普遍导联 ST 段弓背向下抬高，无心肌梗死心电图的演变过程，血清心肌坏死标记物不升高。

【治疗】

急性心肌梗死强调尽早发现、加强院前急救处理并住院治疗。治疗原则是：①保护和维持心脏功能。②尽快恢复心肌的血液灌注，挽救濒死的心肌，避免梗死扩大，缩小心肌缺血范围。③及时处理严重心律失常、泵衰竭和各种并发症，防止猝死。

（一）前驱症状处理与院前急救

1. 前驱症状处理　对于有前驱症状者（如稳定型心绞痛变为不稳定型心绞痛）要及时发现，立即收入院，并按照治疗急性心肌梗死的措施进行处理，可使部分病人避免心肌梗死的发生或减小梗死范围。

2. 院前急救　急性心肌梗死发病后 1～2 小时内容易发生严重的心律失常甚至导致死亡，要给予及时而恰当的处理，以降低病死率。急救措施包括：①止痛：可肌内注射哌替啶 50mg 或罂粟碱 30mg，疼痛剧烈时可用吗啡 3～5mg 稀释后静注。②抗心律失常：如心率 < 50 次 / 分，可静注阿托品 0.5mg；如有快速型心律失常（室性期前收缩或室性心动过速）可静滴利多卡因 50～100mg，必要时 5～10 分钟后再给 1 次。③人工呼吸和心脏按压：出现心搏骤停，应立即进行有效的胸外按压心脏及人工呼吸。④吸氧：建立和保持静脉给药通道。进行上述处理后，如条件允许，可待病情稳定后再护送入院治疗。

（二）住院治疗

1. 一般治疗和监护　对明确或怀疑急性心肌梗死诊断的病人应立即收入冠心病监护病房。

（1）休息　保持环境安静，卧床休息。急性期 12 小时卧床休息，若无并发症，24 小时内鼓励病人在床上作四肢活动。若无低血压，第 3 天就可在病房内走动，梗死后第 4～5 天，逐步增加活动。病重者卧床时间宜适当延长。

（2）饮食　进食不宜过饱，可少量多餐，要保持大便通畅，排便时避免用力，如便秘可给缓泻剂。

（3）吸氧　间断或持续鼻导管或面罩吸氧。

（4）监测　在冠心病监护室进行心电图、血压和呼吸的监测，必要时还需监测肺毛细血管楔压和中心静脉压。密切观察心律、心率、血压和心功能的变化。

（5）其他　减少刺激，解除焦虑情绪，必要时给予镇静剂。建立静脉通路，保持给药途径畅通。

2. 解除疼痛　①哌替啶 50～100mg，肌内注射或吗啡 5～10mg，皮下注射，必要时 1～2 小时后可再给予一次，以后每 4～6 小时可重复应用。②罂粟碱 30～60mg，口服或肌内注射（适用于疼痛较轻者）。③硝酸甘油 0.6mg 或硝酸异山梨酯 5～10mg 舌下含服或静注。③ β 受体阻滞剂能减少心肌氧耗、改善缺血、缩小梗死面积，减少复发性心肌缺血、再梗死、室颤及其他恶性心律失常，应在发病 24 小时内尽早常规应用。

3. 控制严重心律失常

（1）室性期前收缩或室性心动过速　利多卡因 50～100mg 静注，每 5～10 分重复 1 次，至期前收缩消失或总量已达 300mg，继以 1～3mg/min 的速度静滴维持 . 如室性心律失常反复发作可用胺碘酮治疗。

（2）持续多形性室速或心室颤动　立即采用非同步直流电除颤，室性心动过速药物疗效不满意时也应及早用同步直流电复律。

（3）室上性快速心律失常　选用维拉帕米、地尔硫䓬、美托洛尔、洋地黄制剂或胺碘酮等药物治疗，如上述药物不能控制时，可考虑同步直流电复律。

（4）缓慢型心律失常　阿托品 0.5～1mg，肌内或静注。

（5）二度Ⅱ型或三度房室传导阻滞：人工心脏起搏器做临时的经静脉心内膜右心室起搏治疗。

4. 控制低血压和休克

（1）补充血容量　估计有血容量不足或中心静脉压和肺毛细血管楔压低者，用低分子右旋糖酐或 5%～10% 葡萄糖液静滴。右心室梗死时的低血压状态可通过扩容得以纠正。

（2）应用升压药　补充血容量后血压仍不升，而肺毛细血管楔压和心排出量正常时，提示周围血管张力不足，5% 葡萄糖液 100mL 中加入多巴胺 20～40mg、间羟胺 10～40mg 静滴。亦可选用多巴酚丁胺，起始量为 3～10μg/（kg·min）静滴。

（3）应用血管扩张剂　经上述处理血压仍不升，肺毛细血管楔压增高而心排血量低，提示周围血管显著收缩，患者四肢厥冷并有发绀，可试用硝普钠和硝酸甘油等血管扩张剂。硝普钠 15μg/min 开始，每 5 分钟逐渐增至中心静脉压下降（15～18mmHg）；硝酸甘油 10～20μg/min 开始，每 5～10 分钟增加 5～10μg/min，直至左室充盈压下降。

（4）其他　治疗休克的其他措施包括纠正酸中毒、避免脑缺血、保护肾功能，必要时应用糖皮质激素和洋地黄制剂等。

5. 控制心力衰竭　急性左心衰竭，以应用吗啡（或哌替啶）和利尿剂为主，亦可选用血管扩张剂减轻左心室的后负荷，或用多巴酚丁胺静滴，亦可用短效 ACEI（从小剂量开始）等治疗。由于洋地黄类药物可能引起室性心律失常，梗死 24 小时内宜尽量避免使用。

6. 再灌注心肌治疗 起病 3～6 小时内（最多不超过 12 小时）要及时应用心肌再灌注疗法。早期开通梗死相关的冠状动脉，可使心肌及时得到再灌注，能挽救濒临坏死的心肌，缩小坏死范围，有效保护左室功能，降低死亡率，改善远期预后。

（1）溶栓治疗 一般在到达医院后 30 分钟内开始进行。

适应证：①两个或两个以上相邻导联 ST 段抬高（胸导联 ≥ 0.2mV，肢导联 ≥ 0.1mV），或病史提示急性心梗伴左束支传导阻滞，起病时间 < 12 小时，年龄 ≤ 75 岁。②ST 段显著抬高，年龄虽 > 75 岁，但一般情况好且无溶栓禁忌证者。③发病时间已达 12～24 小时，但仍有进行性缺血性胸痛、广泛 ST 段持续抬高者。

禁忌证：①既往发生过出血性卒中，6 个月内发生过缺血性脑卒中或脑血管事件。②中枢神经系统受损、颅内肿瘤或血管畸形。③近期（2～4 周）有活动性内脏出血。④疑有或确诊有主动脉夹层动脉瘤。⑤入院时有严重未控制的高血压（> 180/110mmHg）。⑥目前正在使用治疗剂量的抗凝药或已知有出血倾向。⑦近期（2～4 周）有创伤史，包括头部外伤、创伤性心肺复苏或较长时间（> 10 分钟）的心肺复苏。⑧妊娠或近期（< 3 周）外科大手术。⑨近期（< 2 周）曾有在不能压迫止血的大血管行穿刺术。

常用溶栓药物：①链激酶（SK），常用剂量为 150 万单位，30～40 分钟内静滴，有链激酶过敏者禁用。②尿激酶（UK），常用剂量为 150 万单位，30 分钟内静滴。③重组组织型纤溶酶原激活剂（t-PA），总剂量 100mg，首次 10～15mg 静脉推注，余量在 3 小时（3 小时给药法）或 90 分钟（90 分钟给药法）内静滴。

溶栓再通的判断标准：根据冠状动脉造影结果可直接判断，原来闭塞的血管恢复前向血流达 TIMI Ⅱ～Ⅲ级者表明血管再通。其他的判断标准有：①胸痛 2 小时内迅速缓解或消失。②2 小时内抬高的 ST 段迅速回降 > 50%。③血清 CK-MB 峰值提前至发病后 14 小时以内。④2 小时内出现再灌注心律失常（短暂的加速性室性自主节律、房室或束支传导阻滞突然消失，下壁心梗出现一过性窦性心动过缓、窦房传导阻滞或低血压状态）等。

（2）介入疗法 溶栓治疗虽然有效，但其开通率最高只达 80%，达到正常血流者仅为 55%，而且溶栓治疗后的残余狭窄问题未能解决，故溶栓成功后的缺血复发率和再闭塞率较高。具备实施介入治疗条件的医院，可视情况在 90 分钟内开始对急性心肌梗死患者实施介入治疗。其主要方法有：经皮冠状动脉腔内成形术（PTCA）、冠状动脉内支架植入术、补救性介入治疗和溶栓治疗再通者的介入治疗等。

直接 PTCA 能达到 95% 以上的开通率，恢复正常血流者高达 90%，是最常用的经皮冠状动脉介入治疗（PIC）方法。其在早期开通血管的同时也直接解决了残余狭窄，明显降低了缺血再发和再梗死率，无论即刻疗效和远期预后的改善都明显优于溶栓治疗。

7. 其他治疗

（1）极化液疗法　氯化钾 1.5g、胰岛素 10U 加入 10% 葡萄糖液 500mL 中，静滴，每日 1～2 次，7～14 天为一疗程。可促进心肌摄取和代谢葡萄糖，使钾离子进入细胞内，恢复细胞膜的极化状态，以利心脏的正常收缩，减少心律失常，并促使心电图上抬高的 ST 段回到等位线上。

（2）抗血小板治疗　各种类型的急性冠脉综合征均需要联合应用包括阿司匹林和 ADP 受体阻滞剂在内的口服抗血小板药物，负荷剂量后给予维持剂量。静脉应用 GP Ⅱ b/ Ⅲ a 受体拮抗剂主要用于接收直接 PCI 病人术中使用。

（3）抗凝治疗　肝素在急性心肌梗死中临床应用视下列情况而定：①辅助溶栓治疗，肝素 70IU/kg，静脉推注，然后以 15IU/（kg·h）静滴维持，每 4～6 小时测定 ATPP，使 ATPP 为对照组的 1.5～2 倍，一般在 48～72 小时后改为皮下注射 7500IU，每 12 小时 1 次，连续 2～3 天。②未行溶栓治疗，目前临床较多应用低分子肝素皮下注射。

（4）血管紧张素转化酶抑制剂（ACEI）或血管紧张素Ⅱ受体拮抗剂（ARB）　ACEI 有助于改善恢复期心肌重构，减少 AMI 的病死率和充血性心力衰竭的发生。除非有禁忌证，否则应全部选用。通常在初期 24 小时内开始给药，一般从小剂量口服开始，在 24～48 小时逐渐增加到目标剂量。不能耐受 ACEI 可给予 ARB，不推荐常规联合应用 ACEI 和 ARB。

（5）β 受体阻滞剂　β 受体阻滞剂可减少猝死和再梗死发生率。对于急性心肌梗死，只要无禁忌证，β 受体阻滞剂应用越早越好。早期应用的禁忌证为明显低血压、心动过缓、泵衰竭和支气管痉挛。

（6）钙通道阻滞剂　地尔硫䓬可减少心肌梗死后缺血事件复发、再梗死和降低死亡率，但对有心功能不全的心肌梗死者可能有害。

（7）调脂治疗　他汀类调脂药物的使用见本节概述部分。

8. 右室心肌梗死的处理

右室心肌梗死临床少见，治疗措施与左室梗死略有不同。右室心肌梗死引起右心衰竭伴低血压而无左心衰竭表现时，宜扩张血容量，在血流动力学检测下静脉输液，直到低血压得到纠正或肺毛细血管楔压（PCWP）达 15～18mmHg。如输液 1～2L 低血压仍未能纠正可用正性肌力药，以多巴酚丁胺为优。不宜用利尿剂。严重房室传导阻滞可予以临时起搏。

心肌梗死病情稳定后可考虑出院。出院前要做运动负荷心电图、放射核素和（或）超声检查，对显示心肌缺血或心功能较差者宜行冠状动脉造影检查，考虑进一步处理（介入治疗等）。提倡心肌梗死恢复后进行康复治疗，逐步适当的体育锻炼，有利于体力和工作能力的增进。经 2～4 个月的体力活动锻炼后，可酌情恢复部分或较轻工作，亦可恢复全天工作，但应避免过重体力劳动或精神过度紧张。

【预后及预防】

心肌梗死的预后与梗死范围的大小、侧支循环形成的情况及治疗是否及时有关。急性期住院病死率过去一般为 30% 左右，采用监护治疗后降至 15% 左右，采用溶栓等疗法后可进一步下降至 8% 以下，住院 90 分钟内施行介入治疗后进一步降至 4% 左右。死亡多发生在 1 周（尤其在数小时）内，死因主要为严重心律失常、心源性休克和急性左心衰竭。

在正常人群中预防动脉粥样硬化和冠心病属一级预防。已有冠心病心绞痛及心肌梗死病史者应进行二级预防（见不稳定型心绞痛的 ABCDE 方案），以预防再次心肌梗死和其他心血管事件的发生。普及有关心绞痛及心肌梗死的知识，可使病人和家属及早意识到本病从而能及早治疗。

附：冠状动脉疾病的其他表现形式

（1）X 综合征　X 综合征通常指具有心绞痛或类似于心绞痛的症状，运动平板试验出现 ST 段下移而冠脉造影无异常表现的一组临床综合征。血管内超声及多普勒血流测定显示可有冠脉内膜增厚、早期动脉粥样硬化斑块形成及冠脉血流储备降低。

本病以绝经期前女性多见。心电图可正常或有非特异性 ST-T 改变，近 20% 可有运动平板试验阳性。治疗上以应用 β 受体阻滞剂及钙通道阻滞剂为主，也可试用硝酸酯类药物改善症状。

（2）心肌桥　冠状动脉通常走行于心外膜下的结缔组织中，如果一段冠状动脉走行于心肌内，这束心肌纤维被称为心肌桥，走行于心肌桥下的冠状动脉被称为壁冠状动脉。由于壁冠状动脉在每一个心动周期的收缩期被挤压而导致远端心肌缺血，临床上可表现类似心绞痛症状，严重时可出现心律失常、MI 或猝死。

本病无特异性治疗，β 受体阻滞剂及钙通道阻滞剂等降低心肌收缩力的药物可缓解症状。一旦诊断此病，除非绝对需要，应避免使用硝酸酯类药物及多巴胺等正性肌力药物。

思考题

1. 简述冠心病的临床分型（依据冠状动脉病变的范围、部位、严重程度等）。
2. 简述典型心绞痛的胸痛特点。
3. 简述心肌梗死的临床表现及心电图特点。
4. 简述心肌梗死住院治疗的主要措施。

第五节 心脏瓣膜病

【学习目标】

　　1. 掌握二尖瓣狭窄、二尖瓣关闭不全、主动脉瓣狭窄、主动脉瓣关闭不全的概念、临床表现、诊断及鉴别诊断和治疗原则。

　　2. 熟悉二尖瓣狭窄、二尖瓣关闭不全、主动脉瓣狭窄、主动脉瓣关闭不全的病因病机、病理和病理生理特点、并发症。

　　3. 了解心脏瓣膜病的实验室及其他检查和预后。

　　心脏瓣膜病是由于炎症、黏液样变性、退行性改变、先天性畸形、缺血性坏死、创伤等原因引起的单个或多个瓣膜结构（包括瓣叶、瓣环、腱索或乳头肌）的功能或结构异常，导致瓣口狭窄及（或）关闭不全。严重病变常引起心脏血流动力学改变，并出现一系列临床症候群。心室和主、肺动脉根部严重扩张也可产生有关房室瓣和半月瓣的相对性关闭不全。病变最常累及二尖瓣，其次为主动脉瓣。病变可累及一个瓣膜，也可累及两个或两个以上瓣膜，后者称多瓣膜病。病变性质可为单纯狭窄、单纯关闭不全，也可狭窄与关闭不全并存。由风湿性炎症所致的瓣膜损害称为风湿性心瓣膜病（风心病），主要累及 40 岁以下人群，是我国最常见的心脏瓣膜病。

一、二尖瓣狭窄

【病因与发病机制】

　　1. 风湿热　二尖瓣狭窄的最常见病因为风湿热，多数可无急性风湿热病史，但多有反复链球菌感染引起的扁桃体炎或咽峡炎病史。风湿热是由 A 组 β 溶血性链球菌感染引起的一种反复发作的急性或慢性全身性结缔组织炎症，由于该细菌的荚膜、细胞壁、细胞膜等结构中与人体关节、滑膜、心肌、心瓣膜、心肌肌膜、丘脑下核、尾状核之间有共同抗原，链球菌感染后体内产生的抗链球菌抗体与这些共同抗原形成免疫复合物，沉积于人体关节滑膜、心肌、心瓣膜等处，产生炎性病变。临床表现以心脏炎和关节炎为主，急性发作时通常以关节炎较为明显，急性发作后常留有轻重不等的心脏损害，尤以瓣膜病变最为显著，形成慢性风湿性心脏病或风湿性瓣膜病。急性风湿热后，形成二尖瓣狭窄至少需要 2 年以上，多数无症状期可为 10 年以上。

2. 其他 先天性畸形、系统性红斑狼疮、老年性二尖瓣环或环下钙化、类癌瘤、病毒感染等亦可造成二尖瓣狭窄，但较少见。

【病理】

风湿热或其他原因导致二尖瓣不同部位的粘连融合，致使二尖瓣狭窄。二尖瓣狭窄依瓣膜病变可分为：①隔膜型：瓣叶间粘连，瓣膜轻至中度增厚，开放活动受限。②漏斗型：瓣叶明显增厚，失去活动性，瓣叶间严重粘连，瓣膜口缩小成鱼口状，腱索及乳头肌明显粘连缩短，常合并关闭不全。

二尖瓣狭窄时，舒张期左心房血流进入左心室受到障碍，左心房压力增高，出现左心房与左心室间的舒张期压力阶差，并引起左心房扩张和肥厚。随着左心房压力增高，可导致肺静脉和肺毛细血管压力升高、扩张和淤血，形成慢性肺阻性淤血。当肺循环的血容量长期超过其代偿量时，肺动脉压即逐渐上升，长期肺动脉高压可使肺小动脉反应性收缩，最终导致肺小动脉硬化，肺动脉压力升高，进而引起右心室肥厚和扩张。当右心室代偿功能失调时，则可出现右心衰竭。

【临床表现】

(一) 症状

一般在二尖瓣口面积 < 1.5cm² (中度狭窄) 时开始有明显症状。

1. 呼吸困难 为最常见的早期症状。体力活动、精神紧张、发热、阵发性心房颤动、贫血和妊娠等使心排血量增加，肺淤血加重，故临床最先表现为劳力性呼吸困难或仅在上述情况时诱发呼吸困难。随着狭窄加重，出现休息时呼吸困难、端坐呼吸和阵发性夜间呼吸困难，甚至反复发生急性肺水肿。

2. 咯血 可表现为：①突然咯出较大量鲜血，通常见于严重二尖瓣狭窄。②伴阵发性夜间呼吸困难，咳嗽时出现血性痰或带血丝痰。③急性肺水肿时咳出大量粉红色泡沫状痰。④肺梗死时咯暗红色血液。

3. 咳嗽 多为干咳或泡沫痰，并发感染时咳黏液样痰或脓痰。常在夜间睡眠或劳动后出现，可能与支气管黏膜淤血水肿或扩大的左心房压迫左主支气管有关。

4. 声嘶 为扩大的左房和肺动脉压迫喉返神经所致，较少见。

(二) 体征

1. 二尖瓣面容 口唇发绀，双颧暗红。常见于重度二尖瓣狭窄。

2. 心脏体征 ①心尖区第一心音亢进，可闻及开瓣音 (前叶钙化僵硬则第一心音减弱、开瓣音消失)。出现开瓣音表现二尖瓣前叶的弹性及活动良好，是实施二尖瓣分离术的适应证之一。②心尖区可闻及低调的隆隆样舒张中晚期杂音，常伴舒张期震颤，此为二尖瓣狭窄最重要体征（也有少数此杂音很轻或听不见，称为"哑型"二尖瓣狭窄，系因二尖瓣口极度狭窄所致）。③肺动脉瓣区第二心音亢进，有时可伴分裂，此为肺动脉高压所致。④胸骨左缘第2肋间可闻及舒张早期吹风样杂音（Graham Steell 杂音），见于肺动脉扩张时。⑤胸骨左缘第4、5肋间隙可闻及全收缩期吹风性杂音，于吸气时增强，见于右室扩大伴三尖瓣关闭不全时。

【并发症】

1. 心房颤动 房性期前收缩常为其前奏，开始为阵发性心房扑动和颤动，以后转为慢性心房颤动，导致呼吸困难的发生或加剧，甚至诱发急性肺水肿。因此，心房颤动的发生常是体力活动明显受限的开始。

2. 急性肺水肿 为重度二尖瓣狭窄的严重并发症。突然出现重度呼吸困难和发绀，不能平卧，咯粉红色泡沫样痰，双肺布满哮鸣音和湿啰音。未及时抢救往往导致死亡。

3. 血栓栓塞 心房颤动、左房直径 > 55mm、栓塞史或心排血量明显降低为发生体循环栓塞的危险因素。体循环栓塞中最多见的是脑动脉栓塞，其余依次为周围和内脏（脾、肾和肠系膜）动脉栓塞。偶尔左房的带蒂球状血栓或游离飘浮球状血栓可突然阻塞二尖瓣口导致猝死。心房颤动和右心衰竭时，可在右房形成血栓引起肺栓塞。

4. 右室衰竭 为晚期常见并发症，临床表现为右心衰竭的症状和体征。

5. 肺部感染 较常见，长期肺淤血容易引起肺部感染，并进一步诱发和加重心力衰竭。

6. 感染性心内膜炎 较少见，特别在瓣叶明显钙化或并发心房颤动时更少发生。

【实验室及其他检查】

1. X线检查 典型的心影改变为"梨形心"，为左心房增大、肺动脉段突出及右心室肥大造成。后前位胸片上左心缘变直，右心房边缘的后方有一密度增高影（双心房影）；左前斜位片左心房使左主支气管上抬；右前斜位可见增大的左心房压迫食管下段。其他征象有主动脉弓缩小、肺淤血、肺水肿。

2. 心电图检查 左心房扩大可见"二尖瓣型P波"（P波宽度 > 0.12秒，伴切迹）。右心室肥大可见电轴右偏和右心室肥厚征象。晚期可见心房颤动征象。

3. 超声心动图检查 是明确和量化诊断二尖瓣狭窄的可靠方法：①M型超声示二尖瓣城墙样改变（EF斜率降低、A峰消失），后叶前向移动和瓣叶增厚。②二维超声示舒张期前叶呈圆拱状，后叶活动度减小，交界处融合，瓣叶增厚和瓣口面积减小。③连续多普勒所测的二尖瓣血流速度可计算跨瓣压差和二尖瓣口面积。④超声心动图还提供房室大小、室壁厚度、室壁运动、心室功能、肺动脉压和其他瓣膜情况等信息。

一般认为，瓣口面积大于 1.5cm² 为轻度狭窄；瓣口面积在 1～1.5cm² 为中度狭窄；瓣口面积小于 1cm² 为重度狭窄。

4. 心导管检查 在考虑介入治疗或手术治疗时，如临床表现与超声心动图测定二尖瓣口面积不一致，在同步测定肺毛细血管压和左心室压时，应用心导管检查确定二尖瓣口面积和跨瓣压差。

【诊断与鉴别诊断】

（一）诊断

心尖区闻及舒张期隆隆样杂音，X线或心电图显示左心房增大，一般可确立二尖瓣狭窄诊断。超声心动图检查可进一步明确诊断。有风湿热病史有助于风湿性二尖瓣狭窄的诊断。

（二）鉴别诊断

心尖部舒张期隆隆样杂音还可见于以下情况，应注意鉴别。

1. Austin-Flint 杂音 严重的主动脉瓣关闭不全时，心尖部可闻及舒张中晚期柔和的、低调的隆隆样杂音，系相对性二尖瓣狭窄所致。

2. 左心房黏液瘤 ①心尖部舒张期隆隆样杂音随体位改变（出现系瘤体阻塞二尖瓣所致）。②超声心动图可见左心房团块状回声影。③可闻及肿瘤扑落音。

3. 二尖瓣口血流增加 严重二尖瓣反流、大量左向右分流的先天性心脏病（如室间隔缺损、动脉导管未闭）和高动力循环（如甲状腺功能亢进症、贫血）时，心尖区可有短促的舒张中期隆隆样杂音。

【治疗】

（一）一般治疗

注意休息，限盐饮食，避免重体力活动和可能诱发急性肺水肿的各种因素（如贫血、急性感染），定期（6～12个月）复查。

（二）对症治疗

1. 大咯血 应采取坐位，使用镇静剂，静注利尿剂以降低肺静脉压。

2. 急性肺水肿 处理原则与急性左室衰竭所致的肺水肿相似。不同点为：①避免用扩张小动脉为主的扩血管药。②正性肌力药物对二尖瓣狭窄的肺水肿无益，但当心房颤动伴快速心室率时可静注毛花苷C以降低心室率。

3. 心房颤动 治疗原则为控制心室率，争取恢复窦性心律，预防血栓栓塞。

急性发作伴快速心室率：①血流动力学稳定者，首先静注毛花苷C以降低心室率，如无效可静注β受体阻滞剂（普萘洛尔、艾司洛尔）、维拉帕米或地尔硫䓬。②心室率控制后未自动恢复窦性心律者，可行电复律术或用药物（普罗帕酮、索他洛尔、胺碘酮或奎尼丁）转复。③急性发作性肺水肿、休克、心绞痛或晕厥时，应立即电复律，如无效则静脉给药以减慢心室率。

慢性心房颤动：①如心房颤动病程＜1年、左房直径＜60mm、无高度或完全性房室传导阻滞和病态窦房结综合征，可考虑行选择性电复律术或药物转复，以后用药物维持窦性心律，注意于复律前3周和转复后4周服用抗凝剂（华法林）预防因转复所致栓塞。②不宜复律、复律失败或转复后不能维持窦性心律而心室率快者，应每日服用地高辛0.125～0.25mg，休息时控制心室率在70次／分左右，如疗效欠佳可加用地尔硫草、维拉帕米或阿替洛尔。③慢性心房颤动又无禁忌证者，应长期服用抗凝剂（华法林，一般2.5～5mg/d）或抗血小板聚集药（阿司匹林，一般100mg/d）预防血栓栓塞。

4. 右室衰竭 以限制钠盐摄入、应用利尿剂和地高辛为主。

（三）抗凝治疗

除上述适应证外，有栓塞史或超声检查见左房血栓者，无论有无心房颤动，只要无禁忌证就应长期抗凝治疗。用药期间，注意监测凝血酶原时间。可选用：①华法林，治疗量5～20mg/d，维持量2.5～7.5mg/d。②尿激酶50万～150万单位，溶于生理盐水100mL静滴。③肝素首剂5000单位，加入生理盐水或葡萄糖溶液100mL静脉点滴，每隔4～6小时可重复1次，总量每日可达25000单位。

（四）治疗与手术治疗

解除二尖瓣狭窄为治疗本病的根本措施。当二尖瓣口有效面积＜1.5cm²并伴有症状，特别当症状呈进行性加重时，应用介入治疗与手术治疗扩大狭窄瓣口面积，缓解梗阻。如肺动脉高压明显，即使症状轻也应及早选用介入治疗或手术治疗。

1. 经皮球囊二尖瓣成形术 这是解除二尖瓣梗阻的首选方法。将球囊导管从周围静脉经过房间隔（穿刺）进入二尖瓣区，通过充液扩张球囊分离交界处的融合而扩大瓣口。适应证为：前叶瓣体活动度好，无明显钙化，瓣下结构无明显增厚；经食管超声未探及左房血栓；如伴有二尖瓣关闭不全，仅限于轻度且无左室增大。年轻人瓣叶无明显增厚且活动度好者手术效果好。因其他疾病不宜手术、拒绝手术、妊娠伴严重呼吸困难和外科分离术后再狭窄者、高龄者亦可选用。

2. 直视分离术 适于瓣叶严重钙化、病变波及腱索和乳头肌、左房内血栓及术后再狭窄者。在体外循环下，直视分离融合的交界处、腱索和乳头肌，去除瓣叶的钙化斑，清除左房内血栓。较闭式分离术解除瓣膜梗阻程度大，因而血流动力学改善较好。

3. 人工瓣膜置换术 适应证：①严重瓣叶和瓣下结构钙化、畸形，不宜休息分离术者。②二尖瓣狭窄合并严重二尖瓣关闭不全者。严重肺动脉高压会增加手术危险，但并非手术禁忌，术后症状多有缓解。人工瓣膜置换术手术死亡率和术后并发症较分离术高，但术后存活者心功能恢复较好。

【预后及预防】

二尖瓣狭窄的死亡原因主要为心力衰竭、血栓栓塞和感染性心内膜炎。抗凝治疗减少了栓塞的发生，手术治疗提高了患者的生活质量和存活率。

主要是预防风湿热，防止风湿活动。苄星青霉素 G120 万 U，每 4 周肌内注射 1 次，长期甚至终身应用。

二、二尖瓣关闭不全

【病因与发病机制】

1. 慢性二尖瓣关闭不全 ①风湿热：是我国最常见病因，常伴二尖瓣狭窄和（或）主动脉瓣损害。②二尖瓣脱垂：为原发性黏液变性或先天性结缔组织发育不全造成，是西方国家常见病因。③冠心病：由于左室乳头肌或其基底的左室心肌慢性缺血或梗死后纤维化致使乳头肌功能失常所致。④腱索断裂：多数原因不明（特发性），偶可继发于二尖瓣脱垂。⑤二尖瓣环和环下部钙化：为退行性改变，多见于老年女性。⑥感染性心内膜炎：赘生物破坏瓣叶边缘、瓣叶穿孔或炎症愈合后瓣叶挛缩畸形。⑦左室显著扩大：瓣环扩张和乳头肌侧移引起继发性二尖瓣轻至中度关闭不全。⑧其他少见原因：先天性畸形、系统性红斑狼疮、类风湿关节炎、肥厚型梗阻性心肌病和左房黏液瘤等。

2. 急性二尖瓣关闭不全 ①心肌梗死致乳头肌急性缺血、梗死或破裂。②感染性心内膜炎损害瓣叶或致腱索断裂。③创伤使二尖瓣叶破损。

【病理】

风湿性二尖瓣关闭不全的主要病理改变为瓣叶增厚、乳头肌和腱索缩短及彼此粘连，瓣叶不能正常关闭。由于左心室收缩时二尖瓣不能完全关闭，部分血液返回到左心房，左心房除接受肺静脉来的血液之外，还接受由左心室反流的血液，因而左心房的充盈度和压力均增加，而左心室的排血量却降低。在舒张期，由左心房流入左心室的血量较正常增多，导致左心房和左心室扩张与肥厚，甚至引起左心衰竭。左心衰竭可致肺淤血和肺动脉压增高，最后引起右心室肥大和右心衰竭。

【临床表现】

（一）症状

1. 慢性二尖瓣关闭不全 轻度二尖瓣关闭不全可终身无症状，而风心病从首次风湿热后无症状期也远较二尖瓣狭窄者长，常超过 20 年，一旦出现明显症状时，多已有不可逆的心功能损害。严重反流以心排血量减少所致软弱乏力为首发突出表现,严重二尖瓣关闭不全晚期可出现左室衰竭,表现为呼吸困难等肺淤血的症状。

2. 急性二尖瓣关闭不全 轻度二尖瓣反流仅有轻微劳力性呼吸困难。严重反流(如乳头肌破裂)很快出现急性左心衰竭,甚至发生急性肺水肿或心源性休克。

(二)体征

心尖搏动因左室增大向左下移位,心尖搏动增强(心力衰竭后减弱),可呈抬举样。心尖区可听到响亮、粗糙、Ⅲ级以上的全收缩期吹风样杂音,向左腋下及肩胛下区传导,呼气时稍增强。该杂音是二尖瓣关闭不全的特征性体征。第一心音常减弱,肺动脉瓣区第二心音常亢进和分裂。严重反流时,舒张期左心房流入左心室血增多,常产生第三心音。二尖瓣脱垂者有收缩中期高调的喀喇音。冠心病乳头肌功能失常导致收缩早、中、晚或全收缩期杂音。腱索断裂伴连枷样瓣叶时,杂音似海鸥鸣样或呈乐音样。二尖瓣反流严重者,心尖区可闻及紧随第三心音后的短促舒张期隆隆样杂音。

【并发症】

常见的并发症有心房颤动、感染性心内膜炎、体循环栓塞、心力衰竭等。

【实验室及其他检查】

1. X线检查 急性二尖瓣关闭不全心影可正常,或左房轻度增大伴明显肺淤血,甚至出现肺水肿征。慢性重度反流常见左房和左室增大,左室衰竭时可见肺淤血和间质性肺水肿征。二尖瓣环钙化时左侧位或右前斜位可见致密而粗的 C 形阴影。

2. 心电图检查 急性二尖瓣关闭不全心电图多正常,慢性者早期可无变化,病变严重时可出现左心室肥大,晚期可伴心肌劳损。

3. 超声心动图检查 M 型和二维超声心动图不能确定二尖瓣关闭不全。脉冲波多普勒和彩色多普勒血流显像可于左房内探及收缩期高速射流,诊断二尖瓣关闭不全的敏感性几乎可达 100%,且可半定量反流程度。

【诊断与鉴别诊断】

(一)诊断

心尖区闻及Ⅲ级以上全收缩期杂音,伴有左心房、左心室增大征象,即可确立二尖瓣关闭不全的诊断。根据风湿热病史等确定慢性二尖瓣关闭不全的病因,根据突然发生的呼吸困难、心尖区出现收缩期杂音、X 线心影不大而肺淤血明显等确定急性二尖瓣关闭不全的诊断,并积极寻找病因。有风湿热病史有助于风湿性主动脉瓣关闭不全的诊断。

(二)鉴别诊断

1. 三尖瓣关闭不全 胸骨左缘第 4、5 肋间可闻及全收缩期杂音,可向心尖传导,但不向左腋下传导，可伴收缩期颈静脉搏动和肝搏动。

2. 室间隔缺损 胸骨左缘第 3、4 肋间可闻及全收缩期杂音，伴收缩期震颤。彩色多普勒血流显像可发现血流通过室间隔缺损处。

3. 其他 主动脉瓣狭窄、肺动脉瓣狭窄和梗阻性肥厚型心肌病亦可在胸骨左缘闻及收缩期杂音，其鉴别有赖于超声心动图检查。

【治疗】

（一）慢性二尖瓣关闭不全

1. 一般治疗 基本同二尖瓣狭窄。

2. 对症治疗 基本同二尖瓣狭窄。

3. 手术治疗 是恢复瓣膜关闭完整性的根本措施，但应在发生不可逆的左室功能不全之前施行，否则手术预后不佳。常用手术方法有 2 种。

（1）人工瓣膜置换术 为主要手术方法。目前趋向于较早期考虑手术。严重左室功能不全或左室重度扩张已不宜换瓣。

（2）二尖瓣整复术 适应证为非风湿性、非感染性和非缺血性所致者，如二尖瓣脱垂、腱索断裂和瓣环扩张等。较早和较晚期二尖瓣关闭不全均可考虑手术。

（二）急性二尖瓣关闭不全

1. 内科治疗 一般为术前过渡措施，应尽可能在床旁球囊漂浮导管血流动力学监测下进行。静滴硝普钠扩张小静脉和小动脉以降低心脏前、后负荷，使左室充盈压降低、肺淤血减轻、前向排血量增加和反流量减少。其他血管扩张药和正性肌力药可酌情使用。静注利尿剂可降低前负荷，纠正心力衰竭。部分经药物治疗后症状能完全控制，进入慢性代偿期。

2. 手术治疗 为治疗二尖瓣关闭不全的根本措施，可视病因、病变性质，反流程度和对药物治疗的反应，采取紧急、择期或选择性手术（人工瓣膜置换术或整复术）。

【预后及预防】

急性反流严重伴血流动力学不稳定者，如不及时手术，死亡率高。单纯二尖瓣脱垂，无明显反流者，预后较好。年龄超过 50 岁，有明显收缩期杂音和反流，左心房和左心室增大者，预后差。

主要是预防风湿热，防止风湿活动。苄星青霉素 G 120 万 U，每 4 周肌内注射 1 次，长期甚至终身应用。

三、主动脉瓣狭窄

【病因与发病机制】

1. 风湿热 临床很少见到单纯的风湿性主动脉瓣狭窄，多合并主动脉瓣关闭不全和二尖瓣损害。

2. 先天性畸形 如先天性二叶瓣钙化性主动脉瓣狭窄和先天性主动脉瓣狭窄等。

3. 退行性老年钙化性主动脉瓣狭窄 为 65 岁以上老年人单纯性主动脉瓣狭窄常见原因，常伴二尖瓣环钙化。

4. 其他 大的赘生物阻塞瓣口（如真菌感染性心内膜炎和系统性红斑狼疮）、类风湿关节炎伴瓣叶结节样增厚等。

【病理】

反复发作的风湿性瓣膜炎症使主动脉瓣叶交界处粘连和融合、瓣膜钙化增厚，形成主动脉瓣狭窄。

主动脉瓣狭窄使左心室射血阻力增大（即后负荷增加），导致左心室肥厚，心肌耗氧量增大，左心室每搏量减少，主动脉瓣冠状动脉供血不足。

【临床表现】

（一）症状

轻度狭窄可无症状。中、重度狭窄常见主动脉瓣狭窄的三联征，即呼吸困难、心绞痛和晕厥。

1. 呼吸困难 劳力性呼吸困难为晚期肺淤血引起的常见首发症状，随病情发展可表现为端坐呼吸、阵发性夜间呼吸困难和急性肺水肿。

2. 心绞痛 常为运动诱发，休息后则缓解。多因冠状动脉血流减少、心肌缺血所致，极少由瓣膜的钙质栓塞冠脉引起。部分合并冠心病，可进一步加重心绞痛。

3. 晕厥 常发生于直立、运动中或运动后，少数在休息时发生，多由于脑缺血引起。晕厥的原因为运动时周围血管扩张、心肌缺血加重、突然的体循环静脉回流减少及心律失常（心室颤动、心房颤动或房室传导阻滞）导致心排血量骤减，引起脑供血不足。

（二）体征

颈动脉搏动显著。心尖搏动向左下移位，心尖搏动增强，可呈抬举样。心浊音界向左下扩大。主动脉瓣区第二心音减弱，可在呼气末闻及第二心音逆分裂，心尖区闻及明显的第四心音。胸骨右缘第 2 肋间闻及 3/6 级以上收缩期粗糙喷射性杂音，呈递增递减型，向颈部传导，这是主动脉瓣狭窄特征性体征。

【并发症】

1. 心律失常 可发生心房颤动、房室传导阻滞、室性心律失常等。

2. 心脏性猝死 一般发生于以前曾有症状者，无症状者发生猝死很少见。

3. 其他 左心衰竭、感染性心内膜炎、体循环栓塞等。

【实验室及其他检查】

1. X 线检查 心影正常或左室轻度增大，呈靴形心影，升主动脉根部常见狭窄后扩张，在侧位透视下可见主动脉瓣钙化。晚期可有肺淤血征。

2. 心电图检查 左心室肥大并劳损，左心房亦可增大，部分可有电轴左偏及室内传导阻滞。

3. 超声心动图检查 此项检查为定性和定量诊断主动脉瓣狭窄的重要方法。二维超声心动图探测主动脉瓣异常较为敏感，有助于确定瓣膜狭窄情况和病因；经食管超声较经胸超声更为准确且可测量瓣口面积；连续多普勒测定通过主动脉瓣的最大血流速度，可计算出平均和峰值跨瓣压差及瓣口面积。

一般认为：瓣口面积 > $1cm^2$ 为轻度狭窄；$0.75 \sim 1cm^2$ 为中度狭窄；< $0.75cm^2$ 为重度狭窄（以压差判断，平均压差 > 50mmHg 为重度狭窄）。

【诊断与鉴别诊断】

（一）诊断
胸骨右缘第 2 肋间闻及 3/6 级以上收缩期粗糙喷射性杂音，呈递增递减型，向颈部传导，可初步诊断为主动脉瓣狭窄，超声心动图检查可确诊。有风湿热病史有助于风湿性主动脉瓣狭窄的诊断。

（二）鉴别诊断

1. 梗阻性肥厚型心肌病 胸骨左缘第 4 肋间可闻及中期或晚期射流性收缩期杂音，但不向颈部传导。超声心动图显示左心室不对称肥厚，室间隔肥厚明显，与左心室后壁之比 ≥ 1.3。

2. 其他 先天性主动脉瓣上狭窄、先天性主动脉瓣下狭窄均可在胸骨右缘第 2 肋间附近闻及有喷射性收缩期杂音，鉴别有赖于超声心动图。

【治疗】

（一）一般治疗
基本同二尖瓣狭窄。

（二）对症治疗

①心绞痛可试用硝酸酯类药物。②频发房性期前收缩，须应用抗心律失常药物以预防心房颤动。一旦出现心房颤动，应及时转复为窦性心律。③出现心力衰竭，应限制钠盐、使用强心苷制剂和小量应用利尿剂。过度利尿可因低血容量致左室舒张末压降低和心排血量减少，注意发生直立性低血压。避免使用作用于小动脉的血管扩张剂，以防血压过低。

（三）手术治疗

人工瓣膜置换术为治疗成人主动脉瓣狭窄的主要方法。手术适应证：①重度狭窄伴心绞痛、晕厥或心力衰竭症状。②无症状的重度狭窄。③伴进行性心脏增大和（或）明显左室功能不全。

儿童、青少年的非钙化性先天性主动脉瓣严重狭窄，即使无症状者也可在直视下行交界处分离术。

（四）介入治疗

经皮球囊主动脉瓣成形术可碎裂钙化结节和分离融合的病变，从而缓解阻塞，改善临床症状。可用于高龄病人或某些特殊情况（如换瓣危险性大、紧急需要、拒绝换瓣、妊娠等），但此术有较高的并发症和再狭窄率。

【预后及预防】

主动脉瓣狭窄可长期无症状，一旦症状出现，瓣膜狭窄进行性加重，预后差，出现症状后的平均寿命3年左右。死亡原因主要为左心衰竭、心脏性猝死、感染性心内膜炎。手术治疗后病人的生存率和生活质量明显优于非手术患者。

主要是预防风湿热，防止风湿活动。苄星青霉素G120万U，每4周肌内注射1次，长期甚至终身应用。

四、主动脉瓣关闭不全

【病因与发病机制】

（一）慢性主动脉瓣关闭不全

1. 主动脉瓣疾病 ①风湿热：是主动脉瓣关闭不全最常见的原因，多合并二尖瓣损害。②感染性心内膜炎：为单纯性主动脉瓣关闭不全的常见病因。③其他：先天性畸形、主动脉瓣黏液样变性、强直性脊柱炎等。

2. 主动脉根部扩张 ①梅毒性主动脉炎：30%发生主动脉瓣关闭不全。②其他：马凡（Marfan）综合征、强直性脊柱炎（升主动脉可呈弥漫性扩张）、特发性升主动脉扩张、严重高血压或动脉粥样硬化等。

（二）急性主动脉瓣关闭不全

感染性心内膜炎、创伤、主动脉夹层等。

【病理】

主动脉瓣叶挛缩、破裂，主动脉根部和瓣环扩张，致使瓣膜关闭不全。

主动脉瓣关闭不全，舒张期左心室既接受从左心房正常流入的血液，又要接受从主动脉反流回的血液，左心室舒张期负荷量过重，随之产生代偿性扩张和肥厚，最终导致左心衰竭和右心衰竭。舒张期主动脉压低，冠状循环灌注减少，引起冠状动脉供血不足。

【临床表现】

（一）症状

1.慢性主动脉瓣关闭不全：早期可有心悸、心前区不适、头部强烈搏动感、体位性头晕等。晚期出现心绞痛和左室衰竭表现。

2.急性主动脉瓣关闭不全　轻者可无症状，重者出现急性左心衰竭和低血压。可产生各种心律失常而感觉心悸，甚至出现猝死。

（二）体征

心尖搏动向左下移位，呈抬举样搏动，常弥散而有力。主动脉瓣区第二心音减弱或缺如。主动脉瓣第二听诊区可闻及叹气样、递减型舒张期杂音，向胸骨左下方和心尖区传导，前倾位最清楚，这是主动脉瓣关闭不全的特征性心脏体征。重度主动脉瓣关闭不全反流，反流血液冲击二尖瓣前叶造成相对性二尖瓣狭窄，在心尖区可闻及舒张中和（或）晚期隆隆样杂音（Austin Flint 杂音）。周围血管征是主动脉瓣关闭不全的另一重要体征，包括颈动脉明显搏动及随心搏出现的点头运动、水冲脉、股动脉枪击音和 Duroziez 双重杂音、毛细血管搏动征。

【并发症】

感染性心内膜炎、室性心律失常、心力衰竭等。

【实验室及其他检查】

1.X 线检查

（1）慢性主动脉瓣关闭不全　左室增大，可伴左房增大。升主动脉继发性扩张，可累及整个主动脉弓。左心衰竭时见肺淤血征。

（2）急性主动脉瓣关闭不全　心脏大小正常。除原有主动脉根部扩大或由主动脉夹层所致之外，无主动脉扩大。常有肺淤血和肺水肿征。

2.心电图检查　可显示左心室肥大和劳损，有时伴左束支或心室内传导阻滞。

3. **超声心动图检查** M 型超声见舒张期二尖瓣前叶或室间隔纤细扑动，急性者可见二尖瓣提前关闭，主动脉瓣舒张期纤细扑动，为瓣叶破裂的特征。二维超声提供瓣膜和主动脉根部的形态改变有助于确定病因，经食管超声有利于主动脉夹层、先天性畸形和感染性心内膜炎的诊断。脉冲波多普勒和彩色多普勒血流显像于主动脉瓣瓣下可探及全舒张期高速射流，为最敏感的确定主动脉瓣反流方法，并可半定量其严重程度。

【诊断与鉴别诊断】

（一）**诊断**

主动脉瓣第二听诊区闻及叹气样、递减型舒张期杂音，向胸骨左下方和心尖区传导，前倾位最清楚，伴周围血管征，可诊断为主动脉关闭不全。超声心动图检查可进一步明确诊断。有风湿热病史有助于风湿性主动脉瓣关闭不全的诊断。有梅毒病史有助于梅毒性主动脉瓣关闭不全的诊断。

（二）**鉴别诊断**

主动脉瓣损害严重时，杂音在胸骨左缘中下明显，应与相对性肺动脉瓣关闭不全杂音（Graham-Steel 杂音）鉴别，Austin Flint 杂音应与二尖瓣狭窄鉴别。鉴别主要依靠胸部 X 线检查和心脏超声检查。

【治疗】

（一）**慢性主动脉瓣关闭不全**

1. **一般治疗** 基本同二尖瓣狭窄。

2. **对症治疗** ①舒张压 > 90mmHg 应用降压药。②无症状的严重主动脉瓣反流伴左室功能正常需长期服用钙通道阻滞剂（硝苯地平等）或血管紧张素转化酶抑制剂（赖诺普利等）或 α 受体阻滞剂（哌唑嗪等）扩张动脉，以使左室容量和重量减少，增加射血分数，延长无症状和心功能正常时期，从而推迟手术的时间。③出现心力衰竭可应用强心苷制剂、利尿剂和血管扩张剂。④心绞痛可试用硝酸酯类药物。⑤有症状的心律失常应予及时治疗。

3. **手术治疗** 人工瓣膜置换术为严重主动脉瓣关闭不全的主要治疗方法。适应证有：①有症状和左室功能不全者。②无症状伴左室功能不全者，经一系列无创伤性检查（超声心动图、核素心室造影等）显示持续或进行性左室收缩末期容量增加或休息时射血分数降低者。③内科治疗效果不好、有症状而左室功能正常者。

（二）**急性主动脉瓣关闭不全**

1. **内科治疗** 一般为术前过渡措施，应尽可能在床旁球囊漂浮导管血流动力学监测下进行。静滴硝普钠扩张小静脉和小动脉以降低心脏前、后负荷，使左室充盈压降低、肺淤血减轻、前向排血量增加和反流量减少。其他血管扩张药和正性肌力药可酌情使用。静注利尿剂可降低前负荷，纠正心力衰竭。部分经药物治疗后症状能完全控制，进入慢性代偿期。

2. 手术治疗　为急性主动脉瓣关闭不全的根本措施。紧急手术适用于：血流动力学不稳定者（严重肺淤血、肺水肿和前向心排血量明显降低）、主动脉夹层反流、创伤性主动脉瓣关闭不全等。感染性心内膜炎所致急性主动脉瓣关闭不全，争取在完成 7～10 天强有力抗生素治疗后手术。药物完全控制病情、心功能代偿良好者，可择期手术。手术方式主要是人工瓣膜置换术和主动脉瓣整复术，可根据不同情况选择。

【预后及预防】

急性重度主动脉瓣关闭不全如不及时手术，常死于心力衰竭。慢性者无症状期长，病情恶化后，有心绞痛者 5 年内死亡率约 50%，出现严重左心衰竭者 2 年内死亡率约 50%。

主要是预防风湿热，防止风湿活动。苄星青霉素 G 120 万 U，每 4 周肌内注射 1 次，长期甚至终身应用。梅毒性主动脉瓣关闭不全的预防主要是使用青霉素杀梅毒螺旋体。

思考题

1. 简述二尖瓣狭窄的诊断要点。
2. 简述主动脉瓣关闭不全的诊断要点。
3. 试述常见瓣膜病的诊断和治疗。

第六节　心肌疾病

【学习目标】

1. 掌握病毒性心肌炎、扩张型心肌病的概念、临床表现、诊断及鉴别诊断和治疗原则。

2. 熟悉病毒性心肌炎、扩张型心肌病的病因、病机和病理特点。

3. 了解病毒性心肌炎、扩张型心肌病的发病情况、实验室及其他检查和预后。

心肌疾病是指除心脏瓣膜病、冠状动脉粥样硬化性心脏病、肺源性心脏病、先天性心血管疾病和甲状腺功能亢进性心脏病等以外的，以心肌病变为主要表现的一组疾病。主要包括心肌病与心肌炎。

心肌病是多种原因引起的心肌机械和心电功能障碍的一组心肌疾病。常表现为心肌肥厚和扩张，最终导致进行性心力衰竭和心脏性死亡。心肌病中原因已知的称为特异性心肌病，原因未明的称为原发性心肌病，但随着对病因学和发病机制认识程度的增加，使上述两者之间的差别变得不十分明显。1995年，世界卫生组织和国际心脏病学会将心肌病定义为伴有心肌功能障碍的心肌疾病，根据病理生理、病因和致病因素把心肌病分为4型：①扩张型心肌病：左心室或双心室扩张，有收缩功能障碍。②肥厚型心肌病：左心室或双心室肥厚，通常伴有非对称性室间隔肥厚。③限制型心肌病：收缩正常，心室壁不厚，单或双心室舒张功能低下及扩张容量减小。④致心律失常型心肌病：右心室进行性纤维脂肪变。以上各型中临床上最常见的是扩张型心肌病。

心肌炎是指心肌本身的局限性或弥漫性炎性病变，可累及心肌细胞及其组织间隙。心肌炎发病可呈急性、亚急性或慢性，按病因可分为感染性和非感染性。感染性心肌炎可由细菌、病毒、螺旋体、立克次体、真菌、原虫、蠕虫等所引起；非感染性心肌炎包括过敏或变态反应所引起的心肌炎（如风湿热或系统性红斑狼疮等）、理化因素或药物所致的心肌炎（如吐根素、阿霉素、铅、锑、汞、砷等）。临床上最常见的心肌炎是由病毒感染所致的病毒性心肌炎，它与扩张型心肌病的关系也日益受到重视。

本节重点介绍扩张型心肌病和病毒性心肌炎。

一、扩张型心肌病

扩张型心肌病的主要特征是单侧或双侧心腔扩大，心肌收缩功能减退，伴或不伴充血性心力衰竭和心律失常，可发生栓塞或猝死等并发症。本病多见于中年男性，死亡率较高。

【病因与发病机制】

本病病因尚不完全清楚，研究表明下列因素与其发生有关。

1. 感染　目前认为病毒感染是扩张型心肌病的主要原因，包括急性病毒感染和持续病毒感染及病毒介导的免疫性反应对心肌的损害。常见的病毒有柯萨奇病毒B组、埃可（ECHO）病毒、脊髓灰质炎病毒、流感病毒等。部分细菌、真菌、寄生虫等感染也可诱发扩张型心肌病。

2. 遗传　多为常染色体显性遗传，X染色体连锁的阴性遗传和线粒体遗传较少见。

3. 其他　系统性红斑狼疮、类风湿关节炎、酒精中毒、抗癌药物（阿霉素等）、硒缺乏等。

【病理】

扩张型心肌病病理改变以心腔扩张为主。肉眼可见心室扩张，室壁多变薄，心肌灰白而松弛，可见纤维瘢痕形成，常伴有附壁血栓。镜下可见非特异性心肌细胞肥大和变性，尤以程度不同的心肌纤维化明显。

【临床表现】

本病起病缓慢，早期可仅有心脏扩大而无症状，逐渐出现不断加重的呼吸困难。心脏体征主要有：心浊音界向两侧扩大，第一心音减弱，可闻及第三或第四心音，心率增快时可出现奔马律，常合并各种类型的心律失常。可于二、三尖瓣听诊区闻及收缩期杂音（心脏扩大引起的相对性瓣膜关闭不全所致），该杂音可由于心腔缩小、心功能改善而减弱或消失。最后，出现充血性心力衰竭的症状和体征。部分可发生栓塞和猝死，栓塞多见于晚期病人。

【实验室及其他检查】

1. 胸部 X 线检查　心影明显增大呈普大型，心胸比常大于 50%，可见肺淤血征。

2. 心电图检查　以心室肥大、心肌损伤和心律失常为主。可见室性期前收缩、心房颤动、传导阻滞等各种心律失常。有时可出现病理性 Q 波（与间隔纤维化有关），多见于间隔部，应与心肌梗死相鉴别。其他尚可见 ST–T 改变、低电压、R 波降低等。

3. 超声心动图检查　扩张型心肌病超声心动图的特点是：一"大"、二"薄"、三"弱"、四"小"。"大"为早期左心室内径增大，晚期心脏四腔均可扩大，以左心室扩大明显，左室流出道也扩大；"薄"为室间隔和左心室后壁变薄；"弱"为室间隔与左心室后壁运动减弱，提示心肌收缩力下降；"小"为二尖瓣口开放幅度相对变小，其原因为左心室充盈压升高引起二尖瓣前叶舒张期活动振幅降低。

4. 心导管和心血管造影检查　早期近乎正常，心力衰竭时心导管检查可见左心室舒张末期压、左心房压和肺毛细血管楔压均增高，心搏量、心脏指数减低；心室造影可见左心室明显扩大，室壁运动减弱，心室射血分数降低。冠状动脉造影多无异常。

5. 心肌活检　可见心肌细胞肥大、变性，间质纤维化等，虽因缺乏特异性不能单独据此作为诊断依据，但可作为评价病变程度及预后的参考，并有助于排除心肌炎。

6. 放射性核素检查　核素心肌显影表现为散在的、局灶性放射性减低；核素血池扫描可见收缩和舒张末期左心室容积增大、心搏量减低。

【诊断与鉴别诊断】

（一）诊断

本病缺乏特异性诊断指标。有心脏扩大、心律失常和充血性心力衰竭等临床表现提示，超声心动图出现"大""薄""弱""小"的特征性改变，可做出初步诊断。但应注意排查各种有明确病因的器质性心脏病，如急性中毒性心肌炎、风湿性心脏病及冠心病等。

（二）鉴别诊断

1. 冠状动脉粥样硬化性心脏病　缺血性心肌病型冠心病心脏扩大与扩张型心肌病相似。冠心病的特点是：①有高血压、高血脂、吸烟和糖尿病等易患因素，高龄者多见。②一般有心绞痛或心肌梗死病史。③超声心动图显示室壁活动呈节段性异常。④冠状动脉造影显示局部狭窄。

2. 风湿性心瓣膜病　扩张型心肌病在二、三尖瓣听诊区闻及收缩期杂音与风湿性心瓣膜病相似。风心病的特点是：①收缩期杂音粗糙，心力衰竭控制后杂音增强，多伴有舒张期杂音。②超声心动图显示二、三尖瓣有器质性改变。

3. 心包积液　大量心包积液时，心脏外形扩大与扩张型心肌病相似。心包积液的特点是：①心尖搏动常不明显或位于心浊音界左缘的内侧（与心浊音界外缘不符）。②心音遥远而无杂音。③心影多呈烧瓶状且随体位变化而改变。④超声心动图呈液性暗区改变。

4. 肥厚型心肌病　出现进行性呼吸困难、心力衰竭等与扩张型心肌病相似。肥厚型心肌病的特点是：①好发于青少年，多有阳性家族史（猝死、心肌肥厚等）。②超声心动图显示心室呈非对称性肥厚而无心腔扩大。

5. 限制型心肌病　该病因心内膜下形成纤维斑痕等使心室壁僵硬、舒张功能降低、充盈受限，导致心功能下降。出现进行性呼吸困难、心力衰竭等与扩张型心肌病相似。限制型心肌病的特点是：①心力衰竭以右心衰竭为主要表现。②超声心动图显示双侧心房扩大和心室肥厚。

【治疗】

因本病病因未明，目前尚无特殊的治疗方法。其治疗原则是减轻心脏负荷、预防和控制充血性心力衰竭、纠正各种心律失常和减少栓塞发生。

（一）一般治疗

限制体力活动，避免过度劳累，给予低盐、易消化的饮食，避免大便干燥和用力排便，必要时，给予果导片等软化大便。

（二）心力衰竭的治疗

与一般心力衰竭的治疗相同。目前主张应用利尿剂、血管紧张素转化酶抑制剂、β受体阻滞剂和强心苷制剂等。由于本病对强心苷敏感性增强易发生强心苷毒性反应，需慎重应用，多采用维持量给药方法，一般从小剂量开始。也可应用血管扩张药改善临床症状。具体用药及剂量参见本章第一节心力衰竭。

（三）抗心律失常治疗

由于大多数抗心律失常药物均具有负性肌力作用，可使心力衰竭加重，故应在加强治疗心力衰竭的基础上应用抗心律失常药物，具体用药及剂量参见本章第二节心律失常。

（四）抗凝治疗

为减少栓塞的发生，除有禁忌证外，应予抗凝治疗。可应用华法林、阿司匹林等常规治疗。

（五）改善心肌代谢

①1,6-二磷酸果糖5g，每日1次，静滴，7～10天为一疗程。②辅酶Q_{10}10mg，每日1次，肌内注射，或20～30mg，每日3次，口服。③其他改善心肌代谢的药物有维生素C、ATP、极化液、肌苷、复方丹参片等。

（六）起搏治疗

心率明显降低或发生其他严重心律失常时，在应用血管紧张素转化酶抑制剂、强心剂、利尿剂的基础上，可植入双腔或三腔起搏器，选用适当的起搏方式和起搏参数，有助于改善血流动力学。

（七）心脏移植

长期严重心力衰竭、内科治疗无效时，可考虑进行心脏移植。心脏移植可明显改善预后，我国已开展此项目，手术病例的存活率正在逐年提高。

【预后】

本病预后差，多因心力衰竭和严重心律失常而死亡，部分可发生猝死。一般出现症状后5年存活率50%，10年存活率25%。

二、病毒性心肌炎

病毒性心肌炎是指病毒感染引起的急、慢性心肌炎症。近年来本病发病率显著增高，多见于青少年，一般以20～30岁最多见，男性多于女性。本病临床表现轻重不一，重者可猝死，也可长期留有心肌病变。

【病因与发病机制】

各种病毒都可以引起心肌炎，其中以肠道和呼吸道病毒感染较常见，临床上大多数病毒性心肌炎由柯萨奇病毒、埃可病毒（ECHO）、脊髓灰质炎病毒及流感病毒引起，尤以柯萨奇B组病毒最常见。

病毒性心肌炎的发病机制包括两方面：一是病毒的直接作用，病毒直接侵犯心肌及微血管，造成对心肌的直接损害；二是病毒感染引起细胞介导的免疫损伤作用，T细胞及多种细胞因子和一氧化氮等介导造成心肌损害和微血管损伤。目前认为病毒性心肌炎早期以病毒直接侵犯心肌为主，同时存在免疫反应因素。在慢性阶段，免疫反应可能是发病的主要机制。

【病理】

病毒性心肌炎时可引起心肌实质性病变，也可引起间质性病变，典型损害为心肌间质增生、水肿、充血，大量炎性细胞浸润等，呈弥漫性或局灶性。病情不同，心肌损害程度也不同。

【临床表现】

（一）症状

病毒性心肌炎临床表现差异很大，轻者可无明显症状，重者可并发严重心律失常、心力衰竭，甚至猝死。约半数在发现心肌炎前1～3周常有病毒感染前驱症状，表现为发热、全身酸痛、咽痛、腹泻等呼吸道与消化道症状，然后出现胸闷、心前区隐痛、心悸、气短、乏力、头晕等，严重者可有咳嗽、呼吸困难、发绀，甚至急性肺水肿。

（二）体征

体格检查可有心脏扩大、心率增速与体温不相称、心尖部第一心音减弱并出现第三心音，重者可出现奔马律或心包摩擦音，各种心律失常均可出现，甚至发生心源性休克。

【实验室及其他检查】

1. **实验室检查**　血清肌钙蛋白（T或I）、心肌肌酸激酶（CK-MB）可增高，血沉增快，C反应蛋白增加。从咽部、粪便、血等标本中可分离出病毒，血清中抗心肌抗体滴度可增高。

2. **心电图检查**　多有ST-T改变及各种心律失常，如合并心包炎可有ST段抬高，严重心肌损害时可出现病理性Q波，须与心肌梗死鉴别。

3. **超声心动图检查**　可显示正常，也可有左心室舒张功能减退的表现。

4. **X线检查**　病情严重者可有心脏扩大。

5. **心内膜心肌活检**　为有创检查手段，一般不作为常规检查，但有助于本病的诊断、病情和预后判断。心肌活检时，从中分离出病毒可确诊本病。

【诊断与鉴别诊断】

(一)诊断

诊断要点：①发病前 1～3 周有呼吸道或消化道病毒感染史（出现发热、乏力、头痛、鼻塞、流涕、咳嗽、咽痛或发热、乏力、腹痛、恶心、呕吐、腹泻等表现）。②继之出现胸痛、心悸、气促、呼吸困难、水肿、心脏扩大、心律失常、心力衰竭、心源性休克等心肌损害表现。③血清检查心肌酶和肌钙蛋白增高，心电图检查呈非特异性改变，心肌活检呈阳性结果。④除外引起心肌炎的其他原因及 β 受体功能亢进症。

(二)鉴别诊断

1.细菌性心肌炎　有高热、皮肤黏膜瘀点或瘀斑等症状；血象检查白细胞总数明显升高，中性粒细胞比例明显升高，可有核左移现象；瘀斑或血液中可查找到脑膜炎奈瑟菌等细菌。

2.β 受体功能亢进症　本病心电图有 ST-T 改变可与病毒性心肌炎相混淆。β 受体功能亢进症的特点是：①多见于年轻女性或更年期女性。②多有心悸、头晕、失眠、健忘、记忆力减退等自主神经功能失调的症状，但缺乏相应的阳性体征。③无器质性心脏病的证据。④普萘洛尔（心得安）试验阳性。

【治疗】

(一)一般治疗

急性期应卧床休息，进食易消化、富含维生素和蛋白质的食物。

(二)增加血液供应，改善心肌代谢

可给予极化液、复方丹参注射液、1,6- 二磷酸果糖、辅酶 Q10、三磷酸腺苷、辅酶 A、维生素 C、细胞色素 C 等药物。

(三)对症治疗

出现心力衰竭应给予抗心衰治疗；合并严重房室传导阻滞者，应及时使用肾上腺皮质激素或临时心脏起搏；出现其他心律失常应给予抗心律失常药物。

(四)抗病毒治疗

可选用利巴韦林、干扰素或利巴韦林合并干扰素。某些中草药如板蓝根、连翘、大青叶等能具有抗病毒作用，亦可选用。

【预后及预防】

多数患者经过适当治疗后可痊愈，但心律失常可持续存在。急性期可因严重心律失常、急性心力衰竭、心源性休克而死亡；部分可留有一定程度的心脏扩大、心功能减退及心电图异常等，形成慢性心肌炎。

在病毒流行期间采取适当隔离措施，病毒预防接种（如麻疹、脊髓灰质炎、腮腺炎、流感等）对预防病毒性心肌炎有较好的效果。若已有病毒感染尤其是柯萨奇病毒、埃可病毒等病毒感染时，应充分休息，及时治疗，以减低病毒性心肌炎的发生。

思考题

1. 简述扩张型心肌病超声心动图的特征性改变。
2. 简述病毒性心肌炎的诊断要点。

第三章

消化系统疾病

第一节　慢性胃炎

【学习目标】

1. 掌握慢性胃炎的概念、临床表现、诊断、鉴别诊断和治疗。
2. 熟悉慢性胃炎的类型、病因、发病机制、病理特点。
3. 了解慢性胃炎的实验室及其他检查和预后。

慢性胃炎是由多种原因引起的胃黏膜的慢性炎症。按新悉尼系统分类法，根据其病变特点、部位及病因不同，将慢性胃炎分为非萎缩性（浅表性）、萎缩性和特殊性 3 类。患者的主要临床表现为上腹疼痛或不适、嗳气、饱胀等。

【病因与发病机制】

（一）幽门螺杆菌（Hp）感染

研究表明，Hp 感染是慢性胃炎的主要病因。依据如下：①绝大多数慢性活动性胃炎患者的胃黏膜中可检出 Hp。②Hp 在胃黏膜的分布与胃黏膜炎症的分布一致。③根除 Hp 可消除胃黏膜炎症。④在志愿者和动物模型中可复制 Hp 感染引起的慢性胃炎。

知 识 链 接

幽门螺杆菌首先由澳大利亚科学家巴里·马歇尔（Barry J.Marshall）和罗宾·沃伦（J.Robin Warren）二人发现。二人因此获得 2005 年的诺贝尔生理学或医学奖。

Hp 是一种单极，多鞭毛，微嗜氧，触酶阳性，具有尿素酶活性的革兰阴性螺旋菌。能在胃内穿过黏液感染胃黏膜，通过产氨、分泌空泡毒素 A 等物质，引起黏膜细胞损害和强烈的炎症反应；其菌体胞壁还可作为抗原诱导免疫反应。

（二）饮食因素

长期服用对胃黏膜有刺激的食物及药物，如浓茶、咖啡、烈酒、辛辣食品、非甾体抗炎药（NSAIDs），或经常进食过冷、过热、过酸、过于粗糙的食物，反复损伤胃黏膜，或急性胃炎未经治疗等均可引起慢性胃炎。流行病学显示，饮食中高盐和缺乏新鲜蔬菜、水果与胃黏膜萎缩、肠化生及胃癌的发生有密切关系。

（三）自身免疫因素

萎缩性胃炎患者的血液、胃液或萎缩的胃黏膜内可查到自身抗体，如壁细胞抗体（PCA）；伴恶性贫血者还可查到内因子抗体（IFA）。自身抗体攻击壁细胞，使壁细胞总数减少，导致胃酸分泌减少或丧失。内因子抗体与内因子结合，阻碍维生素 B_{12} 吸收，从而导致恶性贫血。

（四）其他因素

幽门括约肌功能不全、胃肠动力异常等，可使含胆汁和胰液的十二指肠液反流入胃，削弱胃黏膜屏障功能；口腔、咽部的慢性感染，长期吸烟，长期精神紧张、生活不规律等均可与 Hp 感染协同作用而引起或加重胃黏膜的慢性炎症；长期消化吸收不良、营养缺乏或老年人胃黏膜小血管变性、狭窄等均可使胃黏膜修复再生功能降低，导致慢性胃炎。

【病理】

（一）病理组织学分类

根据病理组织学改变，慢性胃炎可分为 3 类。

1. 慢性非萎缩性（浅表性）胃炎 黏膜层以淋巴细胞和浆细胞浸润为主，浸润局限于胃小凹和黏膜固有层的表层，腺体完整，胃黏膜无萎缩。

2. 慢性萎缩性胃炎 胃黏膜有明显萎缩。其又分为 2 类。

（1）自身免疫性胃炎 又称慢性胃体炎，多由自身免疫因素所致，病变主要在胃底和胃体部。

（2）多灶萎缩性胃炎 又称慢性胃窦炎，多由 Hp 感染、服用非甾体抗炎药、长期大量饮酒等因素所致，早期可为非萎缩性而后逐渐发展成萎缩性，病变以胃窦部为主。

3. 特殊类型慢性胃炎 如感染性胃炎、化学性胃炎、放射性胃炎等，临床较少见。

（二）病理组织学特征

不同病因引起胃黏膜损伤和修复过程中的慢性胃炎组织性特征有以下几方面。

1.炎症 黏膜层有淋巴细胞、浆细胞浸润（如中性粒细胞浸润，则提示有活动性炎症）。炎症在黏膜层的上 1/3，称为浅表性胃炎。炎症持续发展可波及黏膜全层。

2.萎缩 胃黏膜萎缩变薄、固有腺体减少。

3.肠腺化生 萎缩的腺体被含杯状细胞的肠腺所替代，称为肠腺化生。

4.异型增生（不典型增生） 胃小凹处上皮常可发生增生，形成不典型的上皮细胞，核增大失去极性，增生的细胞拥挤而有分层现象，黏膜结构紊乱，有丝分裂象增多。

在慢性胃炎进程中，化生、萎缩、异型增生被视为胃癌癌前病变。

【临床表现】

多数患者无明显症状。有症状者常表现为中上腹不适、饱胀、钝痛或烧灼痛、灼热感等。也可见食欲不振、早饱、嗳气、泛酸、恶心等消化不良症状，这些症状的轻重程度与内镜所见及组织病理学改变无明显的相关性。自身免疫性胃炎可伴有贫血及维生素 B_{12} 缺乏的其他临床表现。胃黏膜糜烂者可有上消化道出血。体征大多不明显，有时可见上腹部轻压痛。

【实验室及其他检查】

1.胃镜及活组织检查 胃镜检查并同时取活组织做病理组织学检查（其特征如前所述）是慢性胃炎最可靠的确诊方法。非萎缩性胃炎可见胃黏膜红白相间或花斑状，以红为主。黏液分泌增多，表面常有灰白色渗出物。萎缩性胃炎胃黏膜呈苍白或灰白色，可有红白相间，以白为主。皱襞变细而平坦，可透见黏膜下血管。萎缩性胃炎伴增生时，黏膜可呈颗粒状或结节状。内镜下可见胃黏膜糜烂（平坦或隆起）、出血、胆汁反流等。

2.幽门螺杆菌检测 幽门螺杆菌检测是诊断有无 Hp 感染的"金标准"。检测方法分为 2 种。

（1）侵入法 包括快速尿素酶法、组织学检查法、Hp 培养法。

（2）非侵入法 有 ^{13}C 或 ^{14}C 尿素呼气试验、血清学检测、聚合酶链反应等。其中快速尿素酶法操作简便、费用低，是侵入性检查的首选方法。尿素呼气试验不依赖内镜，患者易接受，敏感性及特异性较高，已被医院广泛应用。

应注意的是，如近期应用抗生素、质子泵抑制剂、铋剂等药物，可暂时抑制 Hp，会使上述检查（血清学检查除外）呈假阴性。

3.自身免疫性胃炎的相关检查 血清抗壁细胞抗体、内因子抗体测定有助于自身免疫性胃炎的诊断。维生素 B_{12} 水平测定及维生素 B_{12} 吸收试验有助于恶性贫血的诊断。

4. 血清胃泌素 G_{17}、胃蛋白酶原 I 和 II 测定　胃体萎缩者血清胃泌素 G_{17} 显著升高，胃蛋白酶原 I 和（或）胃蛋白酶原 I / II 比值下降；胃窦萎缩者血清胃泌素 G_{17} 下降，胃蛋白酶原 I 和胃蛋白酶原 I / II 比值正常；全胃萎缩者两项均降低。

【诊断与鉴别诊断】

（一）诊断

依据病史及临床表现可予以初步诊断，确诊必须依靠胃镜检查及胃黏膜活检，Hp 检测有助于病因诊断和指导治疗。怀疑自身免疫性胃炎时，应检测相关自身抗体及血清胃泌素。

（二）鉴别诊断

本病主要应与消化性溃疡、胃癌、功能性消化不良、肝炎、胆囊炎、胆石症、胰腺炎、早期阑尾炎、心绞痛、不典型心肌梗死等相鉴别，胃镜、腹部 B 超及心电图可鉴别。

【治疗】

（一）一般治疗

饮食以易消化无刺激的食物为主，多吃新鲜蔬菜、水果，避免过酸、过甜或过于辛辣、刺激的食物和饮料，戒烟酒，进食要细嚼慢咽，保持口腔清洁，养成良好生活习惯，保持乐观情绪。

（二）根除 Hp 治疗

根除 Hp 可改善 Hp 相关胃炎患者胃黏膜组织学病变，预防消化性溃疡和降低胃癌发生率，少部分患者的消化不良症状也可得到改善。常用方案有三联或四联疗法，前者为一种质子泵抑制剂（PPI）+ 两种抗生素，后者为一种质子泵抑制剂 + 两种抗生素 + 一种胶体铋剂（GBS）。常用药物见表 3-1。

表 3-1　根除 Hp 的常用药物

PPI 或 GBS	抗生素
奥美拉唑 40mg/d	克拉霉素 500～1000mg/d
埃索美拉唑 40mg/d	羟氨苄青霉素 1000～2000mg/d
三钾二枸橼酸铋 480mg/d	甲硝唑 800mg（或呋喃唑酮 200mg）/d
果胶铋 400mg/d	诺氟沙星 600～800mg/d

疗程为 1～2 周。因各地抗生素耐药情况的不同，抗生素及其疗程的选择应据当地耐药情况而定。一般而言，根除率可达 80%～90%。

（三）对症处理

1. 有反酸、嗳气、上腹疼痛等胃酸过多表现者，可给予质子泵抑制剂（奥美拉唑等）

或 H_2 受体拮抗剂（雷尼替丁等）。

2. 有消化不良者，可给予抑酸或抗酸药、促胃肠动力药（多潘立酮等）、胃黏膜保护药等。

3. 自身免疫性胃炎有恶性贫血者，需补充维生素 B_{12} 和叶酸。

4. 异型增生是胃的癌前病变，应予高度重视。轻度异型增生除给予上述积极治疗以外，要定期随访；近年研究提示，服用环氧化酶（COX）-2 抑制剂塞来昔布对胃黏膜重度炎症、化生、萎缩、异型增生有一定逆转作用；适当补充复合维生素和含硒食物也有一定益处；重度异型增生可行内镜下胃黏膜切除术；对药物不能逆转的重度异型增生且伴局部淋巴结肿大时，应考虑手术治疗。

【预后】

慢性非萎缩性胃炎预后良好；少数慢性非萎缩性胃炎可发展成慢性多灶性萎缩性胃炎；极少数慢性多灶性萎缩性胃炎经过长期演变可发展成胃癌。有胃癌家族史、常食熏蒸或腌制食品、食物营养单一的患者，应警惕肠上皮化生、萎缩及异型增生向胃癌进展。由 Hp 感染引起的胃炎 15%～20% 发展为消化性溃疡。

思考题

1. 简述慢性胃炎与幽门螺杆菌感染的关系。
2. 试述慢性萎缩性胃炎的诊断和治疗。

第二节　消化性溃疡

【学习目标】

1. 掌握消化性溃疡的概念及临床表现、诊断及鉴别诊断、并发症和治疗。
2. 熟悉消化性溃疡的病因、发病机制、病理特点。
3. 了解消化性溃疡的发病情况、实验室检查和预后。

消化性溃疡（peptic ulcer，PU）是指胃肠道黏膜被自身消化而形成的溃疡，可发生于食管、胃、十二指肠、胃－空肠吻合口附近及含有胃黏膜的 Meckel 憩室。胃、十二指肠球部溃疡最为常见。临床主要特点为慢性过程、周期性发作和节律性腹痛。溃疡的黏膜缺损超过黏膜肌层，不同于糜烂。

本病可发生于任何年龄，十二指肠溃疡（duodenal ulcer，DU）好发于青年，胃溃疡（gastric ulcer，GU）好发于中老年，临床上十二指肠溃疡多见，两者之比为（2～3）∶1，前者的发病高峰一般比后者早 10 年。不论是十二指肠球部溃疡还是胃溃疡，均好发于男性。

【病因与发病机制】

一般生理情况下，胃和十二指肠黏膜具有一系列的防御和修复机制，只有当以下因素损害了这一机制，发生黏膜侵袭因素和防御因素失衡（即"天平学说"及"漏屋顶"学说），才能导致溃疡的形成。

1. 幽门螺杆菌（Hp） 幽门螺杆菌（Hp）是消化性溃疡的主要病因，在患者中的检出率中十二指肠球部溃疡为 90%～100%，胃溃疡占 80%～90%。大量的研究证实，应用常规的抑酸治疗后溃疡的复发率为 50%～70%，而根除 Hp 后溃疡复发率降至 5% 以下。十二指肠球部酸负荷的增加是 Hp 感染的重要环节，而胃溃疡的发生与 Hp 感染引起的胃黏膜炎症削弱了胃黏膜的屏障作用有关。

2. 药物 长期服用非甾体抗炎药（NSAIDs）、糖皮质激素、氯吡格雷、西罗莫司等药物的患者可以发生溃疡。NSAIDs 是导致胃黏膜损伤最常被使用的药物，如阿司匹林和对乙酰氨基酚等非特异性环氧化酶（COX）抑制剂。COX 是花生四烯酸的限速酶，有两种异构体，结构型 COX-1 在组织细胞中的恒量表达有助于上皮细胞的修复，诱生型 COX-2 受炎症诱导表达，促进炎症介质产生。NSAIDs 主要通过抑制 COX-2 的生成而减轻炎症反应，但药物的特异性差，因而同时抑制 COX-1，导致维持黏膜正常再生的前列腺素 E 生成不足，黏膜糜烂、出血，修复障碍。

3. 遗传易感性 部分消化性溃疡患者有该病的家族史，提示可能的遗传易感性。正常人的胃黏膜内，大约有 10 亿壁细胞，平均每小时分泌盐酸 22mmol，而十二指肠球部溃疡患者的壁细胞总数平均 19 亿，每小时分泌盐酸约 42mmol，比正常人高出 1 倍左右。但上述统计在个体间也有很大差异，在十二指肠球部溃疡患者和正常人之间存在显著的重叠现象。

4. 胃排空障碍 十二指肠-胃反流可导致胃黏膜损伤；胃排空延迟及食糜停留过久可持续刺激胃窦 G 细胞，使之不断分泌促胃液素，增加胃黏膜侵袭因素。

5. 其他 应激、吸烟、长期精神紧张、进食无规律等是消化性溃疡发生的常见诱因。

尽管胃溃疡和十二指肠球部溃疡同属于消化性溃疡，但胃溃疡在发病机制上以黏膜屏障功能降低为主要机制，十二指肠球部溃疡则以高胃酸分泌起主导作用。

【病理】

典型的胃溃疡多发生在胃角和胃小弯，十二指肠溃疡多发生在球部。溃疡可为单个或多个，呈圆形或椭圆形。溃疡边缘光整，底部洁净，上面覆盖灰白色或灰黄色纤维渗出物，周围常有炎性水肿。溃疡一般累及黏膜肌层，深者可累及固有肌层，甚至浆膜层，累及血管可引起出血，累及浆膜层引起穿孔。溃疡愈合时周围炎症、水肿消退，边缘上皮细胞增生覆盖溃疡面，底部的肉芽组织纤维化，形成瘢痕。

【临床表现】

消化性溃疡以上腹痛为主要特征，但也有部分患者可无症状或症状轻微，而以出血和穿孔为首发症状。

（一）症状

1. 上腹痛

（1）典型的疼痛具有以下特点　①慢性：溃疡多反复发作，呈慢性过程，病史可达数年至数十年。②周期性：发作与缓解交替，常有季节性，多在秋冬或冬春发生，可因精神紧张或过度劳累诱发。③节律性：发作性的上腹痛呈节律性，十二指肠球部溃疡患者多在餐后 3～4 个小时或午夜出现，进食后缓解，为饥饿痛；胃溃疡患者常在进食后 1 个小时出现，下次餐前消失，即餐后痛。

（2）疼痛部位　胃溃疡患者疼痛多位于上腹中部稍偏左，十二指肠球部溃疡多位于上腹中部稍偏右。突然发生疼痛或疼痛持续加重，并向全腹蔓延，应警惕溃疡穿孔。

（3）疼痛性质　腹痛可为钝痛、灼痛、胀痛、剧痛或饥饿样不适等，多为胃酸刺激胃壁神经引起。

2. 其他　部分患者无典型上腹痛，可出现反酸、嗳气、上腹胀、食欲减退等表现。

（二）体征

溃疡缓解期多无明显体征，发作期可有上腹部局限性轻压痛，穿孔时有腹膜炎体征。

（三）特殊类型溃疡表现

1. 复合溃疡　是指胃和十二指肠均有活动性的溃疡，易发生幽门梗阻。

2. 幽门管溃疡　位于胃远端的幽门管，与十二指肠交界，长约 2cm。幽门管溃疡的上腹痛节律性不明显，对药物反应性差，易发生幽门梗阻、出血、穿孔等并发症。

3. 球后溃疡　发生在十二指肠球部远段的溃疡称为球后溃疡，多在十二指肠乳头附近，溃疡多在后内侧壁，可穿透胰腺，多向背部放射，具有十二指肠溃疡的表现。易出血，严重时可导致胆总管引流障碍，出现梗阻性黄疸或引起急性胰腺炎。

4. 巨大溃疡　指直径＞2cm 的溃疡。十二指肠的巨大溃疡疼痛剧烈，多在后壁，易发生穿透性，向背部放射；胃的巨大溃疡应与恶性溃疡鉴别，但巨大溃疡并不都是恶

性的。

5. 无症状性溃疡 部分患者无腹痛、消化不良等症状，多以出血和穿孔为首发症状，服用 NSAIDs 者和老年人多见。

6. 老年人溃疡 临床表现多不典型，常无症状或症状不明显，疼痛多无规律，较易出现体重减轻和贫血。胃溃疡多位于胃体上部，常较大，易误认为胃癌。由于 NSAIDs 在老年人群中使用较广，故本型发病有上升趋势。

7. 儿童期溃疡 主要发生于学龄儿童，发生率低。患儿腹痛多在脐周，常出现呕吐，可能与幽门、十二指肠水肿和痉挛有关。

8. 难治性溃疡 指经正规抗溃疡治疗而溃疡仍未愈合者。可能与下列情况有关：①病因尚未去除，如仍有幽门螺杆菌感染等。②穿透性溃疡。③特殊病因，如克罗恩病等。④某些疾病或药物影响抗溃疡药物发挥作用。⑤误诊，如胃或十二指肠恶性肿瘤。⑥不良诱因持续存在，包括吸烟、酗酒及精神应激等。

【并发症】

1. 出血 溃疡侵蚀血管可引起出血，是上消化道出血最常见的原因，出血量多少不等，可表现为黑便和呕血。

2. 穿孔 溃疡向深部发展，可穿透浆膜层。如进入游离腹腔引起急性腹膜炎；穿孔与邻近器官发生粘连，胃肠内容物不流入腹腔，称为穿透性溃疡，疼痛顽固而持续，向背部放射；邻近后壁的穿孔，穿透空腔器官如胆总管、结肠，可形成瘘管。发生穿孔时，患者突发上腹部剧烈疼痛，并迅速向全腹蔓延，伴恶心、呕吐、发热，多数患者烦躁不安，腹部出现压痛、反跳痛，肝浊音界缩小或叩不出，肠鸣音减弱或消失。

3. 幽门梗阻 主要由十二指肠球部溃疡和幽门管溃疡引起：①暂时性梗阻：因炎症水肿和幽门平滑肌痉挛引起，可随炎症好转和溃疡愈合而缓解。②持续性梗阻：因瘢痕收缩和周围组织粘连引起，需手术治疗。幽门梗阻临床表现为：上腹胀痛，餐后加重，伴恶心、呕吐，呕吐物为宿食，呕吐后症状减轻。严重呕吐可致失水、低钾、低氯性碱中毒。可见胃型、蠕动波及振水音，胃镜检查和 X 线检查可确诊。

4. 癌变 约1%的胃溃疡可发生癌变，十二指肠至今无癌变报道。癌变多发生于溃疡的边缘。对于长期胃溃疡病史、年龄在 45 岁以上、溃疡顽固不愈者，应警惕癌变可能，可在胃镜下取多点活组织进行病理检查，并坚持复诊直至溃疡完全愈合，必要时定期复查。

【实验室及其他检查】

1. 胃镜及活组织检查 胃镜是确诊消化性溃疡的首选检查。可直接观察胃及十二指肠黏膜，并可摄像、取活组织做病理学检查及幽门螺杆菌检测。胃镜下溃疡分为活动期、愈合期和瘢痕期。

2. X线钡餐检查 X线钡餐检查适用于胃镜检查禁忌证和不愿接受胃镜检查者。溃疡的X线直接征象为龛影，间接征象为胃大弯侧痉挛性切迹、十二指肠球部激惹及球部畸形。

3. 幽门螺杆菌检测 幽门螺杆菌为消化性溃疡的常规检查项目。因幽门螺杆菌的检查结果决定治疗方案的选择，故对有消化性溃疡病史，无论是活动期还是瘢痕期，均应进行幽门螺杆菌检测。

4. 胃液分析和血清胃泌素测定 胃液分析对消化性溃疡的诊断价值不大，主要用于胃泌素瘤的鉴别诊断。

【诊断与鉴别诊断】

（一）诊断

慢性病史、周期性和节律性上腹疼痛可提示本病，胃镜及活组织检查可明确诊断。不能做胃镜检查的患者，X线钡餐检查发现龛影亦有确诊价值。

（二）鉴别诊断

1. 胃癌 胃溃疡需与恶性溃疡鉴别。胃癌性溃疡形态不规则，溃疡直径常 > 2cm，底部凹凸不平、苔污秽，边缘呈结节状隆起，胃壁僵硬、蠕动减弱，活组织检查可确诊。对中老年患者溃疡迁延不愈，应在正规治疗 6 ～ 8 周后复查。

2. Zollinger-Ellison 综合征 当溃疡多发或位于不典型部位、对正规抗溃疡药物疗效差、病理检查已除外胃癌时应考虑本征。此征由促胃液素瘤或促胃液素细胞增生导致，以高胃酸分泌，血促胃液素水平升高，多发、顽固及不典型部位消化性溃疡及腹泻为特征。胃泌素瘤是一种胃肠胰神经内分泌肿瘤，多位于胰腺和十二指肠，也可位于胃窦部、大网膜及腹腔其他部位，一般 < 1cm，生长缓慢。肿瘤病理性分泌大量胃泌素，刺激胃酸分泌增加，导致严重性、多发性、顽固性溃疡及腹泻，溃疡一般位于十二指肠球部、胃窦小弯侧及食管下段和空肠近端等非典型部位。临床可通过检测胃泌素水平和血清铬粒素A鉴别，增强CT有助于发现肿瘤。

3. 其他 消化性溃疡应与其他疾病引起的上腹疼痛鉴别，如肝、胆、胰腺、肠道疾病和慢性胃炎等，应结合病史、临床表现、超声、胃镜等确定诊断。

【治疗】

消化性溃疡的治疗目的：消除病因、缓解症状、促进愈合、预防复发和避免并发症。

（一）一般治疗

适当休息，生活、饮食要有规律，避免过度劳累和精神紧张，戒烟、酒、咖啡，停服不必要的 NSAIDs，如确有必要服用，可遵医嘱并加用抑酸剂和保护胃黏膜的药物。

（二）药物治疗

当前药物治疗消化性溃疡的目的主要包括抑制胃酸分泌、保护胃黏膜和根除幽门螺杆菌。

1. 抑制胃酸分泌

（1）H_2 受体拮抗剂（H_2RA） 是治疗消化性溃疡的主要药物，其作用机制为选择性地竞争结合壁细胞膜上的 H_2 受体，从而抑制胃酸分泌。常用药物及其常规治疗剂量见表3-2。现已证明，H_2 受体拮抗剂全日剂量睡前顿服的疗效与每日 2 次分服的疗效相仿。西咪替丁可通过血脑屏障，偶有精神异常不良反应；另外与雄性受体结合可影响性功能，影响华法林、苯妥英钠、茶碱等药物的肝内代谢。其他 H_2 受体拮抗剂上述不良反应少。

表3-2　治疗消化性溃疡的 H_2 受体拮抗剂

通用药名	规格（mg）	治疗剂量（mg）	维持剂量（mg）
Cimetidine 西咪替丁	400	400，每日 2 次	400，每晚 1 次
Famotidine 法莫替丁	20	20，每日 2 次	20，每晚 1 次
Nizatidine 尼扎替丁	150	150，每日 2 次	150，每晚 1 次
Ranitidine 雷尼替丁	150	150，每日 2 次	150，每晚 1 次

（2）质子泵抑制剂（PPI） 主要通过抑制壁细胞分泌胃酸终末步骤中的关键酶（H^+-K^+-ATP 酶），使 H^+-K^+-ATP 酶失去活性而发挥作用。PPI 抑制胃酸的作用较 H_2 受体拮抗剂强且持久，促进溃疡愈合的速度也较 H_2 受体拮抗剂快，溃疡愈合率较高。适用于难治性溃疡或 NSAID 溃疡，是根除 Hp 治疗方案中的基础药物，与抗生素协同作用优于 H_2 受体拮抗剂。常用药物及其常规治疗剂量见表3-3。

表3-3　质子泵抑制剂

通用药名	规格（mg）	治疗剂量（mg）	维持剂量（mg）
Esomeprazole 埃索美拉唑	20，40	40，每日 1 次	20，每日 1 次
Lansoprazole 兰索拉唑	30	30，每日 1 次	30，每日 1 次
Omeprazole 奥美拉唑	10，20	20，每日 2 次	20，每日 1 次
Pantoprazole 泮托拉唑	20	40，每日 1 次	20，每日 1 次
Rabeprazole 雷贝拉唑	10	20，每日 1 次	10，每日 1 次

PPI 在酸性胃液中不稳定，口服时不宜破坏药物外裹的保护膜。该类药物经小肠吸收后在肝内代谢，由尿中排出。采用不对称合成技术生产的埃索美拉唑是奥美拉唑的 S 异构体，使快、慢代谢基因型患者对该药的代谢差异缩小，减少靶组织内药物浓度的个体间差

异，提高不同人群药物起效速度和溃疡愈合率。

2. 根除幽门螺杆菌 根除幽门螺杆菌不但能促进溃疡的愈合，还能减少溃疡的复发。常用药物有克拉霉素、阿莫西林、甲硝唑、四环素、呋喃唑酮、左氧氟沙星等。另外，PPI 和铋剂能抑制幽门螺杆菌，可与上述药物协同杀菌。目前临床上没有一种药物可单独有效根除幽门螺杆菌，常用方案为：在 PPI 或铋剂基础加上两种抗生素的三联疗法及 PPI 和铋剂加上两种抗生素的四联疗法（详见本章第一节）。

3. 保护胃黏膜 硫糖铝、氢氧化铝凝胶等弱碱性抗酸药，能中和胃酸，缓解疼痛症状，但难以使溃疡愈合，因其能促进前列腺素合成，刺激胃黏膜分 HCO_3^-，可保护胃黏膜。胶体铋枸橼酸铋钾与溃疡底部的蛋白形成蛋白铋复合物，覆盖于溃疡表面，从而阻断胃酸和胃蛋白酶的自身消化。另外，枸橼酸铋钾还能杀灭幽门螺杆菌。

（三）治疗消化性溃疡的方案及疗程

抑酸药物的疗程一般为 4 ~ 6 周，部分患者需要 8 周。根除幽门螺杆菌所需的 1 ~ 2 周疗程可重叠在 4 ~ 8 周的抑酸药物疗程内，也可在抑酸疗程结束后进行。一般而言，溃疡愈合率可达 90% 以上。

（四）维持治疗

消化性溃疡愈合后，多数患者可以停药。但对反复发作的溃疡、幽门螺杆菌阴性及去除其他危险因素的患者，可给予维持治疗，即较长时间服用维持剂量（表 3-2、表 3-3）的 H_2RA 或 PPI，疗程短者 3 ~ 6 个月，长者 1 ~ 2 年，甚至更长时间。

（五）外科手术治疗

目前内科治疗溃疡取得了很好的疗效，外科手术主要用于以下情况：大量出血内科治疗无效、急性穿孔、瘢痕性幽门梗阻、胃溃疡疑有癌变、严格内科治疗无效的顽固性溃疡。手术不单只切除溃疡病灶，而且能彻底减少胃酸和胃蛋白酶的分泌能力。常用的手术方式为胃大部切除术和迷走神经切断术。胃大部切除术后消化道重建主要有 3 种术式：①Billroth-Ⅰ式吻合，即残胃直接与十二指肠吻合。②Billroth-Ⅱ式吻合，将残留胃与近端空肠吻合，十二指肠残端缝合。③胃空肠 Roux-en-Y 吻合术。

【预后】

本病经有效的药物治疗，其溃疡的愈合率可高达 95%，死亡率显著下降。本病的死亡原因主要为大出血和穿孔，病死率 < 1%。

思考题

1. 简述消化性溃疡的常见病因。

2. 简述消化性溃疡的临床表现。

3. 消化性溃疡的常见并发症有哪些？

4. 试述消化性溃疡的诊断与治疗。

第三节 胃 癌

【学习目标】

1. 掌握胃癌的概念、临床表现、并发症、诊断及鉴别诊断、治疗原则。

2. 熟悉胃癌的病因、发病机制、病理特点（好发部位、分期、组织分类、转移途径等）、实验室及其他检查。

3. 了解胃癌的发病情况、预防和预后。

胃癌是起源于胃黏膜上皮细胞的恶性肿瘤，主要是胃腺癌。虽然近年来胃癌发病率呈下降趋势，但仍是最常见的恶性肿瘤之一。每年新诊断的癌症患者中，胃癌在男性中位居第4位，在女性中位居第6位。在癌症病死率中，胃癌在男性中位居第2位，在女性中位居第6位。北美、澳大利亚、新西兰为低发区，而东亚、东欧、南美为高发区，尤以我国及其他东亚国家高发。全球约40%的胃癌发生在我国，发病率农村是城市的1.6倍，北方多于南方，40～60岁多见。

【病因与发病机制】

胃癌病因和发病机制尚未阐明，研究资料表明胃癌的发生是在不良环境、饮食及幽门螺杆菌等多因素综合作用下，COX-2及生长因子（表皮生长因子、转化生长因子-α）等介导发生持续慢性炎症，由慢性炎症—萎缩性胃炎—萎缩性胃炎伴肠化—异型增生而逐渐向胃癌演变。

（一）环境和饮食因素

第一代到美国的日本移民胃癌发病率下降约25%，第二代下降约50%，第三代发生胃癌的危险性与当地美国居民相当。说明环境因素在胃癌的发生中起重要作用。此外，火山岩地带、水土含硝酸盐过多、微量元素比例失调或化学污染等可直接或间接经饮食途径参与胃癌的发生。

多种不同结构的亚硝胺类化合物可引起实验动物患胃癌。在人类，胃液中亚硝胺前体亚硝酸盐的含量与胃癌的患病率明显相关。萎缩性胃炎胃酸过低或有细菌作用的情况下，硝酸盐容易还原为亚硝酸盐类物质，二者可在人胃内合成致癌的亚硝胺类化合物。

腌制食品中含有明显的硝酸盐、亚硝酸盐。高盐、低蛋白饮食，较少进食新鲜的蔬菜与水果则可能增加罹患胃癌的危险性。吸烟者胃癌的发病危险性提高 $1.5 \sim 3$ 倍，近端胃癌，特别是胃食管连接处的肿瘤可能与吸烟有关。

饮酒与胃癌之间无明显相关性。一些抗氧化的维生素，如维生素 A、C、E 和 β 胡萝卜素及绿茶中的茶多酚有一定的防癌作用。

（二）感染因素

1. 幽门螺杆菌（Hp）感染　Hp 感染，尤其是儿童期 Hp 感染与胃癌发病呈正相关，已被世界卫生组织（WHO）下属的国际癌肿研究机构（IRAC）列为 I 类（即肯定的）致癌物。Hp 感染的致癌机制复杂，多数学者认为：①Hp 感染主要作用于慢性活动性胃炎—慢性萎缩性胃炎—肠上皮化生的癌变起始阶段；其中白介素 -1β 在炎症反应中起到了重要作用。②Hp 感染导致胃内低酸状态，削弱其清除亚硝酸盐、氧自由基的作用。

2. EB 病毒感染　胃癌患者的癌细胞中，大约 10% 有 EB 病毒感染。有报道在美国和德国发生率最高，在中国最低。EB 病毒感染与未分化胃癌尤其是淋巴上皮样癌关系密切，淋巴结转移较少，在这些患者中，Hp 感染率较低。

（三）遗传因素

胃癌发病有家族聚集倾向，胃癌患者的一级亲属发病率升高 $2 \sim 4$ 倍。较多学者认为某些遗传因素使易感者在同样的环境条件下更易致癌。25% 常染色体显性遗传性弥漫型胃癌易感家族存在 CDH_1 基因突变，被称为遗传性弥漫型胃癌。此外，遗传性非息肉病性结直肠癌（Ⅱ型）容易伴发胃癌。

（四）癌前变化

癌前变化是指某些具有较强的恶变倾向的病变，包括癌前状态（癌前疾病）与癌前病变。前者系临床概念，指与胃癌相关的胃良性疾病，有发生胃癌的危险性；后者为病理组织学概念，主要指异型增生。

1. 胃的癌前状态

（1）慢性萎缩性胃炎　胃黏膜慢性炎症和固有腺体的萎缩伴随壁细胞萎缩，导致泌酸量减少，患者常有胃酸低下或缺乏，使胃内硝酸盐还原酶阳性菌的检出率较正常人高 2 倍，促进了胃内亚硝胺类化合物的合成。同时，患者的胃排空时间延长，增加了胃黏膜与致癌物质的接触时间。在此基础上可进一步发生肠上皮化生、上皮内瘤变而癌变。其病史长短、严重程度与胃癌的发生率有关。据报道，慢性萎缩性胃炎胃癌的发生率为 2% ～ 10%。

（2）胃息肉　主要分为增生性（或炎性）息肉和腺瘤性息肉。前者最常见，发生在胃黏膜慢性炎症基础上，约占胃良性息肉的80%，很少癌变。部分增生性息肉逐渐长大，可发生局部不典型增生（腺瘤性变）而恶变。腺瘤性息肉是真性肿瘤，癌变率为15%～40%，根据病理形态可分为腺瘤性、绒毛状腺瘤性和混合型腺瘤性；直径＞2cm时癌变率更高，以绒毛状腺瘤恶变率最高（癌变率可高达50%～70%）。恶变后多为肠型胃癌。

（3）手术后胃　消化性溃疡术后残胃可发生腺癌，多发生于手术后10～15年，发生率一般为1%左右，为消化性溃疡未行手术者发生癌变的3～4倍。胃溃疡术后癌变发生率高于十二指肠溃疡术后。癌变的机制尚未完全阐明，目前认为胃酸分泌减少致使亚硝胺等致癌物质产生增多；十二指肠内容物反流至残胃，胆酸浓度增高，是促发癌变的重要因素。

（4）巨大胃黏膜肥厚症　是一种罕见病，病理学表现为胃表面和小凹的黏液细胞弥漫增生，以致胃小凹明显伸长和迂曲，使胃黏膜皱襞粗大而隆起，呈脑回状。病变主要见于胃体部，也可累及胃窦。临床特征是低胃酸和低蛋白血症。据报道，其恶变率为10%～13%。

（5）肠化生　是指胃黏膜上出现类似肠腺上皮，有相对不成熟性及向肠和胃双向分化的特点。肠化生分为两型：小肠型（完全型）具有小肠黏膜的特征，分化较好；大肠型（不完全型）与大肠黏膜相似，其中Ⅱb型肠化生分化不成熟，与胃癌发生（尤其是肠型胃癌）有一定关系。

2. 胃的癌前病变　为不典型增生，又称上皮内瘤变，病理表现为胃固有腺或化生的肠上皮在不断衰亡和增殖过程中不正常分化和增殖，出现明显的细胞异型和结构异常，具有较高的癌变倾向，但无间质侵犯，是非浸润性肿瘤性上皮病变。国际上通行的做法是分为低、高两个级别，高级别不典型增生癌变率高。

（五）分子标志物

随着细胞分子生物学的发展，发现了一批与胃癌的早期预警和早期诊断相关的分子标志物。癌基因活化、抑癌基因失活、端粒丢失、错配修复基因异常、APC基因突变参与胃癌发生的病理途径。癌基因甲基化水平越低，其胃癌分化程度往往越差。

【病理】

（一）胃癌的发生部位

胃癌可发生于胃的任何部位，半数以上发生于胃窦部，胃大弯、胃小弯及前后壁均可受累，其次在贲门部，胃体部及累及全胃者相对较少。胃食管连接处腺癌占25%，与远端胃肿瘤不同，近几十年来的发病率一直升高，多发生在Barrett食管化生情况下，是食管腺癌的变型。

（二）分期

1. 早期胃癌 是指病灶局限且深度不超过黏膜下层的胃癌，不论有无淋巴结转移。

2. 中期胃癌 也称进展期胃癌，胃癌深度超过黏膜下层，已侵入肌层。

3. 晚期胃癌 侵及浆膜或浆膜外者，即称为晚期胃癌。

（三）病理组织学

胃癌 90%～95% 是腺癌，极少数是腺鳞癌、鳞癌、类癌等。按组织结构不同，腺癌包括管状腺癌、乳头状腺癌、黏液腺癌、印戒细胞癌等数种，根据其分化程度又可分为高分化、中分化与低分化 3 种。根据组织起源可分为肠型和弥散型。

（四）侵袭与转移

1. 直接蔓延 侵袭至相邻器官，胃底贲门癌常侵犯食管、肝及大网膜，胃体癌则多侵犯大网膜、肝及胰腺。

2. 淋巴结转移 一般先转移到局部淋巴结，再到远处淋巴结；也可有跳跃式淋巴结转移。胃下部癌肿常转移至幽门下、胃下及腹腔动脉旁等淋巴结，而上部癌肿常转移至胰旁、贲门旁、胃上等淋巴结。晚期癌可能转移至主动脉周围及膈上淋巴结。由于腹腔淋巴结与胸导管直接交通，故可转移至左锁骨上淋巴结。

3. 血行播散 晚期患者可占 60% 以上。最常转移到肝脏，其次是肺、腹膜及肾上腺，也可转移到肾、脑、骨髓等。

4. 种植转移 癌细胞侵袭浆膜层脱落入腹腔，种植于肠壁和盆腔，如种植于卵巢，称为 Krukenberg 瘤；也可在直肠周围形成结节状肿块。

（五）临床分期

胃癌参照美国癌症联合委员会（AJCC）和国际抗癌联盟（UICC）颁布的第 8 版 TNM 分期标准（2016 版）进行分期（表 3-4）。

表 3-4　第 8 版 UICC 及 AJCC 胃癌临床 TNM 分期（cTNM）

	N_0	N_1	N_2	N_3	任何 N、M_1
Tis	0				ⅣB
T_1	Ⅰ	ⅡA	ⅡA	ⅡA	ⅣB
T_2	Ⅰ	ⅡA	ⅡA	ⅡA	ⅣB
T_3	ⅡB	Ⅲ	Ⅲ	Ⅲ	ⅣB
T_4a	ⅡB	Ⅲ	Ⅲ	Ⅲ	ⅣB
T_4b	ⅣA	ⅣA	ⅣA	ⅣA	ⅣB
任何 T、M_1	ⅣB	ⅣB	ⅣB	ⅣB	ⅣB

【临床表现】

（一）症状

早期胃癌70%以上无症状，病情发展到一定程度才出现自觉症状，如有上腹饱胀、嗳气、反酸、恶心等非特异性消化不良症状。进展期胃癌常见症状如下。

1.上腹部疼痛　最常见。疼痛逐渐加重，与进食无明确关系或餐后加重，部分患者疼痛与消化性溃疡相似，进食或服抗酸药可有一定程度缓解。癌肿侵及胰腺或横结肠系膜时可呈持续性剧痛，向腰背部放射。极少数癌性溃疡穿孔时可出现腹膜刺激征。

2.食欲缺乏和消瘦　多见，往往进行性加重，晚期呈恶病质状态。

3.呕血和黑便　1/3的胃癌患者经常有少量出血，10%～15%患者表现为呕血，可伴有贫血。

4.胃癌位于贲门附近表现　剑突下不适、疼痛或胸骨后疼痛，伴进食梗阻感或吞咽困难；位于幽门附近可引起幽门梗阻。

5.癌肿扩散转移引起的症状　如腹水、黄疸及肝、肺、脑、卵巢、骨髓等转移引起的相应症状。

（二）体征

早期胃癌可无任何体征，中晚期胃癌的体征以上腹压痛最为常见。1/3患者可扪及上腹部肿块，常固定而不能推动，质坚而不规则。其他体征如肝脏肿大、黄疸、腹水、左锁骨上淋巴结肿大、直肠前隐窝肿块常提示远处转移。

（三）伴癌综合征

有些胃癌可以分泌某些特殊激素或具有某些生物活性的物质而引起某些特殊的临床表现，称为伴癌综合征。

1.皮肤综合征，如突然出现并迅速加重的脂溢性角化病、黑棘皮病、Leser-Trelat综合征等。

2.神经肌肉综合征，如多发性神经炎、小脑变性、癌性肌病等。

3.血栓－栓塞综合征。

4.血液病综合征，如血栓性静脉炎、微血管病性贫血等。

5.膜性肾病等。

【并发症】

胃癌可发生出血、梗阻、穿孔、胃肠瘘管、胃周围粘连及脓肿形成等。

【实验室及其他检查】

（一）内镜检查

1. 胃镜及活组织检查 胃镜检查并同时取活组织做病理组织学检查是目前最可靠的诊断手段：①早期胃癌：好发于胃窦部及胃体部，特别是小弯侧，可表现为小的息肉样隆起或凹陷；也可呈平坦样，但黏膜粗糙、触之易出血，斑片状充血及糜烂。因早期胃癌在胃镜下缺乏特征性，病灶小，易被忽略，需要仔细观察，对可疑病变多取活检。②进展期胃癌：胃镜下多可做出初步诊断，肿瘤表面常凹凸不平，糜烂，有污秽苔，活检时易出血。也可呈深大溃疡，底部覆有污秽灰白苔，溃疡边缘呈结节状隆起，无聚合皱襞，病变处无蠕动。当癌组织发生于黏膜之下，在胃壁内向四周弥漫浸润扩散，同时伴有纤维组织增生；当病变累及胃窦，可造成胃流出道狭窄；当其累及全胃，可使整个胃壁增厚、变硬，称为皮革胃。

2. 超声内镜检查（EUS） 提高对病变性质和累及深度的判断能力，有助于胃癌术前局部分期，是局部切除的必要检查。还能了解有无局部淋巴结转移，可作为 CT 检查的重要补充。

（二）影像学检查

1. X 线检查 X 线钡餐检查是诊断胃癌的另一重要方法，当患者有胃镜检查禁忌证时，可选择上述方法。上消化道气钡双重对比造影可提高诊断的准确性和敏感性，特别适用于高度怀疑而胃镜检查阴性的弥漫浸润型癌（皮革胃）。

2. CT 检查 多应用于胃癌患者术前临床分期。

（三）实验室检查

缺铁性贫血较常见，若伴有粪便隐血阳性，提示肿瘤有长期小量出血。

【诊断与鉴别诊断】

（一）诊断

胃镜和 X 线钡餐检查可对胃癌做出初步诊断，确诊有赖于组织病理学检查。凡有下列情况者，应高度警惕，并及时进行胃肠钡餐 X 线检查、胃镜和活组织病理检查，以明确诊断。

1. 40 岁以后出现中上腹不适或疼痛，无明显节律性并伴明显食欲缺乏和消瘦者。

2. 胃溃疡患者，经严格内科治疗而症状仍无好转者。

3. 慢性萎缩性胃炎伴有肠上皮化生及不典型增生，经内科治疗无效者。

4. X 线检查显示胃息肉 > 2cm 者。

5. 中年以上患者，出现不明原因贫血、消瘦和粪便隐血持续阳性者。

（二）鉴别诊断

胃癌需与胃溃疡、胃息肉、胃平滑肌瘤、胃巨大皱襞症、肥厚性胃窦炎、疣状胃炎、胃黏膜脱垂等良性病变相鉴别，还需与原发性恶性淋巴瘤、胃肉瘤等胃部其他恶性肿瘤相鉴别，与其他如胃类癌、胃底静脉瘤、假性淋巴瘤、异物肉芽肿等病变相鉴别。当上腹部摸到肿块时尚须与横结肠或胰腺肿块相鉴别，有肝转移者与原发性肝癌者相鉴别。

【治疗】

（一）治疗原则

1.早期治疗：早期发现、早期诊断、早期治疗是提高胃癌疗效的关键。

2.手术为主的综合治疗：以手术为中心，开展化疗、放疗、靶向治疗、中医药治疗等疗法，是改善胃癌预后的重要手段。

3.若已行手术切除肿瘤，应尽可能清除残胃的 Hp 感染。

（二）内镜治疗

早期胃癌，特别是黏膜内癌，可行内镜下黏膜切除术（EMR）或内镜黏膜下剥离术（ESD）。适用于高或中分化、无溃疡、直径小于 2cm 且无淋巴结转移者。若癌变组织病理学检查提示切缘有癌变或表浅型癌肿侵袭到黏膜下层，需追加手术治疗。

（三）手术治疗

手术切除是胃癌的主要治疗手段，也是目前能治愈胃癌的唯一方法。胃癌手术分为根治性手术和姑息性手术，应力争根治性切除。无法切除的肿瘤除非存在症状，否则不应行姑息性胃切除，可行胃空肠吻合术或胃造瘘术缓解症状。

（四）化学疗法

早期胃癌且不伴有任何转移灶者，术后一般不需要化疗。化疗主要用于 3 个方面。

1.术前 通过缩小原发灶、降低分期，增大根治性切除可能性。

2.术后 旨在根治性切除术后，清除隐匿性微转移灶，防止复发。

3.肿瘤播散者 可以控制症状，延长生存。

常用药物有 5-氟尿嘧啶（5-FU）、替加氟（FT-207）、丝裂霉素（MMC）、阿霉素（ADM）、顺铂（DDP）或卡铂（CBP）、亚硝脲类（CCNU、MeCCNU）、足叶乙苷（VP-16）等，可单用或 2～3 种联合。

（五）放射疗法

主要用于胃癌术后辅助治疗、不可手术的局部晚期胃癌的综合治疗，以及晚期胃癌的姑息治疗，可使用常规放疗技术。

（六）中医药治疗

可作为对晚期胃癌的一种辅助治疗。

【预防】

建立良好生活习惯，注意饮食卫生，避免或减少摄入可能的致癌物质，多进食含维生素 C 丰富的蔬菜、水果等。对癌前病变要密切随访，以便早期发现，及时治疗。对遗传性弥漫型胃癌家族史并携带 CDH_1 基因突变的年轻患者，推荐进行遗传咨询，可考虑实施预防性胃切除术。

【预后】

胃癌的预后取决于肿瘤的部位与范围、组织类型、浸润胃壁的深度、转移情况、宿主反应、手术方式等。女性较男性预后要好；远端胃癌较近端胃癌的预后好。5 年存活率 7%～34%。

思考题

1. 简述胃癌的临床表现。

2. 如何早期诊断胃癌？

3. 目前被视为胃癌的癌前病变有哪些？

第四节　肝硬化

【学习目标】

1. 掌握肝硬化的概念、临床表现、并发症、诊断及鉴别诊断、治疗。

2. 熟悉肝硬化的病因、发病机制、实验室及其他检查、病理特点和并发症的治疗。

3. 了解肝硬化的发病情况和预防、预后。

肝硬化是由不同病因引起，以肝细胞广泛变性坏死为基础，肝组织进行性弥漫性纤维化、假小叶和再生结节形成为特征，为各种慢性肝病发展的晚期阶段。临床上有多系统受累，以肝功能损害和门静脉高压为主要表现，晚期常出现上消化道出血、肝性脑病、继发感染等严重并发症。肝硬化是我国常见疾病和主要死亡原因之一，年发病率 17/10 万，主要累及 20～50 岁男性，发病高峰年龄在 35～50 岁，男女比例为（3.6～8）∶1，城市

50 ～ 60 岁男性患者病死率高达 112/10 万。

【病因与发病机制】

（一）病因

引起肝硬化的病因很多，在我国以病毒性肝炎引起的肝炎后肝硬化占 60% ～ 80%，在欧美国家酒精性肝硬化占 50% ～ 90%。

1. 病毒性肝炎 乙型肝炎病毒（HBV）感染为我国肝硬化最常见的病因，其次为丙型和丁型肝炎病毒感染。从病毒性肝炎发展为肝硬化，病程可短至数月，长达 20 ～ 30 年。病毒的持续存在、中到重度的肝脏坏死炎症及纤维化是演变为肝硬化的主要原因。乙型、丙型、丁型肝炎病毒重叠感染可加速发展至肝硬化。甲型和戊型病毒性肝炎一般不发展为肝硬化。急性或亚急性肝炎如有大量肝细胞坏死和肝纤维化可以直接演变为肝硬化。

2. 酒精 在欧美国家，酒精性肝硬化多见；我国近年来也有上升趋势。长期大量饮酒（一般为每日摄入乙醇 40g 达 5 年以上），由于乙醇及其中间代谢产物（乙醛）的毒性作用，导致肝细胞损害、脂肪沉积及肝脏纤维化，引起酒精性肝炎，继而发展为肝硬化。营养不良、合并乙型或丙型肝炎病毒感染、使用损伤肝脏药物等因素都可加速病情进展。饮酒的女性较男性更易发生酒精性肝病。

3. 非酒精性脂肪性肝炎 随着人们生活水平的提高，肥胖患者的逐年增多，非酒精性脂肪性肝炎的发病率也日渐升高，是导致肝硬化仅次于前两项的病因。据统计，70% 不明原因的肝硬化也可能是由非酒精性脂肪性肝炎引起。

4. 胆汁淤积 持续肝内淤胆或肝外胆管阻塞时，高浓度胆酸和胆红素对肝细胞的毒性作用可导致肝细胞变性坏死及纤维化，引起原发性或继发性胆汁性肝硬化。

5. 循环障碍 慢性心功能不全、缩窄性心包炎（心源性）和各种病因引起的肝静脉和（或）下腔静脉阻塞（布 – 加综合征）、肝窦阻塞综合征（肝小静脉闭塞症）可致肝脏长期淤血、缺氧，导致肝小叶中心区的肝细胞变性坏死及纤维化，最终演变为淤血性肝硬化。

6. 药物或化学毒物 长期服用对肝脏有损害的药物（如扑热息痛、利福平等）及长期反复接触工业毒物（如砷、磷、四氯化碳等），可引起药物性或中毒性肝炎而演变为肝硬化。

7. 免疫疾病 自身免疫紊乱所致的自身免疫性肝炎及累及肝脏的多种风湿免疫性疾病可发展为肝硬化。自身免疫性肝炎是机体对肝细胞产生自身抗体及自身反应性 T 细胞致肝脏炎症性病变。遗传易感性是自身免疫性肝炎的主要因素，在此基础上，病毒感染、药物和环境因素可能是促发因素。

8. 寄生虫感染 我国南方依然存在血吸虫感染，成熟虫卵沉积于门静脉分支中，被肝内巨噬细胞吞噬而引起纤维组织增生，导致窦前性门静脉高压，在此基础上发展为血吸虫性肝硬化。华支睾吸虫寄生在人的肝内、外胆管内，所致的胆道梗阻及炎症（肝吸虫病）可发展为肝硬化。

9. 遗传和代谢性疾病 由于遗传或先天性酶的缺陷，致使某些物质不能被正常代谢而沉积于肝脏，引起肝细胞坏死和结缔组织增生。常见有肝豆状核变性（我国最多见）、血色病、α_1-抗胰蛋白酶缺乏症、半乳糖血症、血友病、酪氨酸代谢紊乱症、肝糖原累积症、遗传性出血性毛细血管扩张症等。

10. 营养障碍 长期食物中营养不足或不均衡、多种慢性疾病导致消化吸收不良、肥胖或糖尿病等导致的脂肪肝都可发展为肝硬化。

11. 原因不明 未能查出病因的肝硬化即隐源性肝硬化，在临床占 5% ～ 10%。可能的病因有营养不良、感染、肉芽肿性肝损等。

（二）发病机制

肝硬化的演变发展过程包括以下 4 个方面：①广泛肝细胞变性坏死，肝小叶纤维支架塌陷。②残存肝细胞不沿原支架排列再生，形成不规则结节状肝细胞团（再生结节的形成）。③大量纤维结缔组织增生，包绕再生结节或将残留肝小叶重新分割，导致假小叶形成，这是肝硬化的典型形态改变。④受再生结节挤压，肝内血管扭曲、血循环紊乱，以致门静脉高压、侧支循环建立和开放。

【病理】

大体形态可见肝脏变形，早期肿大，晚期明显缩小，质地变硬，肝重量减轻，呈棕黄色或灰褐色，表面有弥漫性大小不等的结节和塌陷区，边缘薄锐，包膜增厚。

组织学病理特点是在肝细胞坏死基础上，肝小叶结构塌陷，弥漫性纤维化及肝脏结构、肝内血管解剖结构破坏，形成纤维组织包绕异常的假小叶。假小叶由再生肝细胞结节及残存肝小叶构成，内含两三个中央静脉或一个偏在边缘部的中央静脉。假小叶内肝细胞有不同程度浊肿变性、脂肪浸润，最终坏死。汇管区增宽，炎症细胞浸润，出现小胆管样结构（假胆管）。

根据结节形态，肝硬化可分为 3 类：①小结节性肝硬化：最为常见，结节大小相等，直径 < 3mm。②大结节性肝硬化：结节大小不等，直径 > 3mm，也可达 5cm 或更大。③大小结节混合性肝硬化：大结节与小结节比例相同。

【临床表现】

肝硬化通常起病隐匿，病程发展缓慢，可潜伏数年甚至数十年以上，少数因短期大面积肝细胞坏死，3 ～ 6 个月便可发展成肝硬化。临床上将肝硬化大致分为肝功能代偿期和肝功能失代偿期。

（一）肝功能代偿期

10% ～ 20% 代偿期肝硬化患者可无症状。大部分患者症状较轻，以乏力和食欲减退为早期突出表现，可伴有腹胀、恶心、上腹隐痛不适等，常因劳累后出现，休息后可缓解。患者营养状态一般，肝脏是否肿大取决于不同类型的肝硬化，脾脏因门静脉压力升高常有轻、中度肿大。肝功能检查正常或轻度异常。

（二）肝功能失代偿期

临床症状明显，主要有肝功能减退和门静脉高压两大临床表现。

1. 肝功能减退的临床表现

（1）消化道症状　食欲缺乏为常见症状，恶心、厌食、腹胀，餐后加重，进食油腻食物易腹泻。主要与门静脉高压时胃肠道淤血水肿、消化吸收障碍和肠道菌群失调有关。大量腹水时产生的腹胀成为患者最难忍受的症状。患者营养不良，消瘦乏力，甚至因衰弱而卧床不起。

（2）黄疸　半数以上患者有轻度黄疸，少数有中、重度黄疸，提示肝细胞有进行性或广泛性坏死。

（3）出血和贫血　出血常表现为鼻出血、牙龈出血、皮肤紫癜、胃肠道出血等，与肝合成凝血因子障碍、脾功能亢进和毛细血管脆性增加有关。贫血多因出血、营养不良、肠道吸收障碍和脾功能亢进等因素所致。

（4）内分泌失调　肝功能减退时，其灭活与合成功能都降低。对雌激素灭活能力降低，体内雌激素增多，出现蜘蛛痣与肝掌，男性患者常有性欲减退、睾丸萎缩、毛发脱落及乳房发育等，女性有月经失调、闭经、不孕等；皮肤暴露部位色素沉着，出现肝病面容，与雌激素增多，通过负反馈作用引起肾上腺皮质激素减少有关。对醛固酮灭活功能减退，引起继发性醛固酮和加压素增多，从而导致或加重水肿。由于肝功能障碍，使胆固醇合成减少引起低胆固醇血症；由于肝糖原合成减少可出现低血糖。

（5）不规则低热　肝脏对致热因子等灭活降低，也可由继发感染所致。

（6）低蛋白血症　因肝脏合成白蛋白能力减退所致，患者常有下肢水肿及腹水的表现。

2. 门静脉高压的临床表现

（1）脾功能亢进及脾大　脾脏因长期淤血而肿大，多为轻、中度大。由血吸虫病引起者，巨脾多见。脾大是肝硬化门静脉高压较早出现的体征。脾大常伴有脾功能亢进，导致外周血象红细胞、白细胞和血小板计数均减少。

（2）腹水　腹水的出现提示肝硬化进入失代偿期，也是肝硬化肝功能失代偿期最突出、最常见的表现。腹水形成的机制包括以下几方面。

1）门静脉压力增高：腹腔内静脉血流障碍而静水压升高，组织液回吸收减少而漏入腹腔，是腹水形成的决定性因素。正常肝窦压力很低，门静脉高压时，肝窦净水压升高，大量液体流入到 Disse 间隙，造成肝脏淋巴液生成过多。肝硬化患者常为正常人的 20 倍，当胸导管不能引流过多的淋巴液时，就从肝包膜直接漏入腹腔形成腹腔积液。肝窦压升高还可引起肝内压力受体激活，通过肝肾反射，减少肾对钠的排泄，加重了水钠潴留。

2）血浆胶体渗透压降低：肝硬化患者摄入减少、肝储备功能下降及肝脏合成白蛋白能力下降，导致低蛋白血症，引起血浆胶体渗透压下降，使毛细血管内液体漏入组织间隙，形成腹腔积液。

3）有效循环血容量不足：肝硬化时呈高心排出量、低外周阻力的高动力循环状态，此时内脏血管扩张，大量血液滞留于扩张的血管内，导致有效循环血容量不足，肾血流量减少，激活肾素－血管紧张素－醛固酮系统，使水钠潴留。

4）其他因素：①肝淋巴液增多：腹腔内脏血管床静水压增高，促使液体进入组织间隙；且门静脉高压时肝窦压增高，大多数液体进入 Disse 间隙，使肝淋巴液生成增多，超过胸导管引流能力时，淋巴液自肝包膜表面漏入腹腔，参与腹水形成。②肝脏对醛固酮和抗利尿激素的灭活能力减退：醛固酮作用于远端肾小管，使钠重吸收增加；抗利尿激素作用于集合管，使水的吸收增加，导致水钠潴留，尿量减少。③心房合成与释放心房钠尿肽减少及机体对其敏感性降低，使肾脏排钠、排水能力降低而导致水钠潴留。

（3）侧支循环的建立和开放　门静脉压力增高，正常消化器官和脾的回心血经肝脏受阻，导致门静脉系与腔静脉之间建立门－体侧支循环。临床上有 3 支重要的侧支循环：①食管胃底静脉曲张：门静脉系统的胃冠状静脉与腔静脉系的食管静脉、奇静脉和肋间静脉开放沟通，形成食管胃底静脉曲张；其破裂出血是肝硬化门静脉高压最常见的并发症，因曲张静脉管壁薄弱、缺乏弹性收缩，难以止血，死亡率高。②腹壁静脉曲张：出生后闭合的脐静脉与脐旁静脉重新开放，经腹壁静脉回流，表现为以肚脐为中心，呈放射状的血管走行。③痔静脉扩张：门静脉系统的直肠上静脉与下腔静脉系统的直肠中、下静脉沟通，有时扩张形成痔核，部分患者因痔疮出血而发现肝硬化。

【并发症】

1. 上消化道出血　是肝硬化最常见的并发症，多突然出现大量呕血或黑便，常引发出血性休克或诱发肝性脑病，病死率高。门脉高压导致的食管胃底静脉曲张破裂是出血的主要原因，诱因多见于进食粗糙食物、腹内压增高及剧烈咳嗽等；少数为并发急性胃黏膜糜烂或消化性溃疡所致。

2. 感染　肝硬化患者因抵抗力低下、脾功能亢进及门－体静脉间侧支循环的建立，使病原微生物易进入体内，常并发细菌感染，如自发性细菌性腹膜炎，胆管感染，肺部、肠道及尿路感染等，严重者可出现败血症。临床以自发性细菌性腹膜炎最常见，致病菌多为革兰阴性杆菌，起病缓慢者多有低热、腹胀或腹水持续不减；起病较急者表现为腹痛明显、腹水迅速增长，体检有全腹压痛和腹膜刺激征。腹水外观浑浊，腹水培养可查到致病菌。

3. 原发性肝癌 尤其是肝炎后肝硬化、酒精性肝硬化发生肝癌的危险性明显增高，应定期做甲胎蛋白和肝脏 B 超检查（见本章第五节）。

4. 肝肾综合征 主要见于伴有腹水的晚期肝硬化或急性肝功能衰竭患者。由于严重门脉高压，导致有效循环血容量不足及肾内血液重新分布而引起，其特征为少尿或无尿、氮质血症、稀释性低钠血症和低钠尿，但肾脏本身并无器质性损害，故也称为功能性肾衰竭。

5. 肝肺综合征 是指由严重肝病、肺内血管扩张和动脉血氧合功能障碍组成的三联征。临床上表现为肝硬化伴呼吸困难、发绀和杵状指（趾），预后较差。肝硬化时由于肺循环血管活性物质增加，肺内毛细血管扩张，肺动静脉分流，造成 V/Q 失调。终末期肝病患者中发生率为 13%～47%。

6. 肝性脑病 为最严重的并发症和最常见的死亡原因。

7. 门静脉血栓形成 门静脉血液淤滞，易致门静脉内血栓形成。若血栓形成缓慢，多无明显症状；若门静脉急性完全阻塞，多发生小肠梗死，可出现剧烈腹痛、腹胀、血便乃至休克，同时脾脏迅速增大、腹水迅速增加。

8. 肝硬化性心肌病 指没有其他已知的心脏疾病的肝硬化患者，在应激情况下，心脏收缩反应损害和（或）舒张功能不全及电生理异常，发生心功能不全甚至猝死。

9. 电解质和酸碱平衡紊乱 长期钠摄入不足、继发性醛固酮增多、大量放腹水、利尿和腹泻均是导致电解质紊乱的常见原因。低钾、低氯血症与代谢性碱中毒容易诱发肝性脑病。持续重度低钠血症，容易引起肝肾综合征，预后较差。

【实验室及其他检查】

（一）实验室检查

1. 血常规检查 代偿期多正常；失代偿期可有贫血，脾功能亢进时全血细胞减少。血小板下降是出现门脉高压的较早信号，随着病情进展，红细胞和白细胞也下降。

2. 尿常规检查 代偿期多正常；有黄疸时可出现尿胆红素阳性，肝细胞损伤时尿胆原亦增加。

3. 肝功能检查 代偿期大多正常或轻度异常；失代偿期出现全面损害。

（1）血清胆红素 有不同程度的增高，持续增高是预后不良的重要指标。

（2）蛋白质代谢 血清白蛋白（A）降低、球蛋白（G）增高，白蛋白与球蛋白比例（A/G）降低甚至倒置；血清蛋白电泳表现为白蛋白降低，γ 球蛋白显著增高。

（3）凝血酶原时间　晚期肝硬化及肝细胞损害时明显延长，注射维生素 K 仍不能纠正更说明有肝功能的肝细胞减少。

（4）血清酶学检查　转氨酶常有轻、中度增高，以丙氨酸氨基转移酶（ALT）增高较显著，肝细胞严重坏死时天冬氨酸氨基转氨酶（AST）活力高于 ALT。

（5）脂肪代谢　总胆固醇特别是胆固醇酯明显降低。

4. 免疫功能检查　细胞免疫检查半数以上患者 T 细胞数低于正常；体液免疫检查免疫球蛋白 IgG、IgA 均增高，以 IgG 最为显著；部分患者可检测出血清抗线粒体抗体阳性，提示原发性胆汁性肝硬化；抗平滑肌抗体、抗核抗体阳性，提示自身免疫性肝炎；病毒性肝炎所致肝硬化患者，乙型、丙型或乙型加丁型肝炎病毒标志物呈阳性。

5. 腹水检查　一般为漏出液；并发自发性腹膜炎时，腹水可呈典型渗出液或介于渗、漏出液之间，腹水透明度减低，密度增高，白细胞数增多，常在 0.5×10^9/L 以上，以中性粒细胞为主；并发结核性腹膜炎时，以淋巴细胞为主；若腹水呈血性应高度怀疑癌变。当疑诊为自发性腹膜炎时，需做腹水细菌培养及药物敏感试验。

6. 血清电解质及酸碱值检查　对判断患者有无电解质紊乱、酸碱平衡失调及治疗有重要意义。

（二）影像学检查

1. 超声检查　B 超显示肝表面不光滑或凹凸不平（肝叶比例失调、肝右叶萎缩、左叶及尾叶增大），肝实质回声不均匀增强等。此外，显示脾大、门静脉扩张和门脉侧支开放提示门静脉高压；部分患者还可探及腹水。B 超可检出原发性肝癌，是肝硬化是否合并原发性肝癌的重要初筛检查。

2. CT 和 MRI 检查　CT 对肝硬化的诊断价值与 B 超相似，可显示肝左、右叶比例失调，肝脏密度高低不均；还可见脾大、门静脉扩张和腹水等门脉高压症表现。当 B 超筛查疑为合并原发性肝癌时常需进一步做 CT 检查，诊断仍有疑问时，可配合 MRI 检查综合分析。

3. X 线检查　做食管吞钡 X 线检查，食管静脉曲张时可显示虫蚀状或蚯蚓状充盈缺损，纵行皱襞增宽；胃底静脉曲张时可显示菊花状充盈缺损。

（三）内镜检查

胃镜可直接观察并确定有无食管胃底静脉曲张，并了解其曲张程度、范围和出血部位，较 X 线检查更加准确；食管胃底静脉曲张是诊断门静脉高压的最可靠指标。腹腔镜可直接观察肝外形、表面、色泽、边缘和脾的改变，并能做活组织检查与其他肝病鉴别。

（四）肝穿刺活组织检查

对肝硬化特别是早期肝硬化确诊和明确病因有重要价值。

【诊断与鉴别诊断】

（一）诊断

失代偿期肝硬化的诊断要点有以下几点。

1. 有病毒性肝炎或长期饮酒等病史。

2. 有肝功能减退和门静脉高压的临床表现。

3. 肝功能试验有血清白蛋白下降、γ球蛋白显著增高、注射维生素 K 仍不能纠正凝血酶原时间延长。

4. B 超或 CT 提示肝硬化，以及内镜发现食管胃底静脉曲张。

5. 肝穿刺活组织检查见假小叶形成具有确诊价值。

（二）鉴别诊断

1. 与表现为肝脏肿大的疾病鉴别 主要有慢性肝炎、原发性肝癌、血吸虫病、某些累及肝的代谢性疾病和血液病等。

2. 与引起腹水及腹部肿大的疾病鉴别 如结核性腹膜炎、心包炎、慢性肾小球肾炎、腹腔内肿瘤和巨大卵巢囊肿等。

3. 与肝硬化并发症的鉴别 上消化道出血应与消化性溃疡、糜烂出血性胃炎、胃癌等鉴别；肝性脑病应与低血糖、尿毒症、酮症酸中毒等所致昏迷相鉴别；肝肾综合征应与慢性肾小球肾炎、急性肾小管坏死等鉴别。

【治疗】

现有的治疗方法尚不能逆转已发生的肝硬化。本病关键在于早期诊断，针对病因给予相应处理；对于代偿期患者，治疗旨在延缓肝硬化进一步发展，延长代偿期；对于失代偿期患者，则以改善肝功能、防治并发症，至终末期则只能依赖肝移植。

（一）一般治疗

1. 消除致病因素 积极治疗病因，阻止继续损害肝脏。

2. 休息 代偿期患者可参加轻工作；失代偿期患者应以卧床休息为主。

3. 饮食 以高热量、高蛋白和富含维生素且易消化的食物为宜，禁酒及避免进食粗糙、坚硬的食物；禁用损害肝脏的药物；肝功能显著损害或有肝性脑病先兆时，应限制或禁食蛋白质；有腹水时应限制水钠摄入。

（二）抗病毒治疗

1. 抗 HBV 治疗 复制活跃的 HBV 是肝硬化进展最重要的危险因素之一，对于 HBV 肝硬化失代偿，不论 ALT 水平如何，当 HBV DNA 阳性时，均应给以抗 HBV 治疗。乙型肝炎肝硬化患者抗病毒治疗首选核苷类似物，目前可供使用的有拉米夫定、阿德福韦、替比夫定、恩替卡韦和替诺福韦，需长期甚至终生服药，服药期间需随访。干扰素对肝硬化代偿期患者因有导致肝功能失代偿等并发症的可能，应十分慎重；对肝硬化失代偿期患者可导致肝衰竭，禁忌使用。肝硬化代偿期患者抗病毒治疗后可以延缓或降低肝功能失代偿和肝细胞癌的发生。肝硬化失代偿期患者抗病毒治疗只能延缓疾病进展，但本身不能改变终末期肝硬化的最终结局，治疗目标是通过抑制病毒复制，改善肝功能，以延缓或减少肝移植的需求。

2. 抗 HCV 治疗 适用于肝功能代偿的肝硬化患者，尽管对治疗的耐受性和效果有所降低，但为使病情稳定、延缓或阻止肝衰竭和 HCC 等并发症的发生，可在严密观察下，采用聚乙二醇干扰素 α 联合利巴韦林或普通干扰素联合利巴韦林等方案，对不能耐受利巴韦林不良反应者，可单用聚乙二醇干扰素 α 或普通干扰素 α。失代偿期丙肝肝硬化不宜使用干扰素。

（三）抗纤维化治疗

中医药治疗肝硬化有一定效果，多以活血化瘀药为主，有报道丹参、桃仁提取物、虫草菌丝及丹参、黄芪的复方制剂用于早期肝硬化治疗，有一定的抗纤维化作用。

（四）腹水的治疗

1. 限制钠、水摄入。限制钠盐饮食和卧床休息为腹水的基础治疗。腹水患者必须限钠，一般每日钠摄入量限制在 2g 以下，应用利尿剂时，可适当放宽钠摄入量；有稀释性低钠血症（血清钠 < 130mmol/L）时，应限制水的摄入（500mL/d 以内）。

2. 对上述基础治疗腹水仍不消退者应使用利尿剂。常联合保钾利尿剂和排钾利尿剂，即螺内酯联合呋塞米，既可起增强疗效，又可减少电解质紊乱等不良反应。开始用螺内酯 60 ~ 100mg/d，4 ~ 5 天后加用呋塞米 20 ~ 40mg/d，如效果不佳，再分别逐渐加大两药剂量，最大剂量为螺内酯 400mg/d，呋塞米 160mg/d。利尿治疗以每日体重减轻 500g（不伴下肢水肿）或 1000g（伴下肢水肿）为宜，剂量不宜过大，利尿速度不宜过快，以免诱发肝性脑病、肝肾综合征等；腹水渐消退者要将利尿剂逐渐减量。因此，在使用利尿剂期间应当严密监测体重及血液生化的变化。

3. 低蛋白血症患者，可每周定期少量输注白蛋白或血浆，改善肝功能，提高血浆胶体渗透压，促进腹水消退。

4. 对限盐患者使用大剂量利尿剂，腹水仍不能缓解，或在治疗性腹腔穿刺术后腹水又迅速增多，即为顽固性腹水。顽固性腹水的治疗如下。

（1）若每周或每月放腹水 3 次，每次 4 ~ 6L，同时按照每升腹水静脉输注白蛋白 8 ~ 10g，比应用大剂利尿剂效果好，可缩短疗程，且并发症少。

（2）经颈静脉肝内门体分流术能有效降低门静脉压力，创伤小，安全性高，但易诱发肝性脑病，故不宜作为治疗的首选。

（3）自身腹水浓缩回输是治疗顽固性腹水较好的方法。在无菌情况下，放腹水

5～10L，通过浓缩回收成 500mL，再静脉回输，可去除潴留的水分和钠，提高血浆胶体渗透压和有效血容量。但感染或癌性腹水不可浓缩回输。

（4）顽固性腹水患者极易并发肝肾综合征和自发性细菌性腹膜炎，由于腹水量大，生活质量差，故是肝移植的适应证。

（五）并发症的治疗

1.上消化道出血应采取急救措施，包括静卧、禁食、迅速补充有效血容量、采取有效止血措施、加强监护，以纠正失血性休克和预防肝性脑病的发生。

2.并发自发性腹膜炎或败血症时，应早期、足量、联合使用抗生素，一经诊断立即进行。选用肝毒性小、主要针对革兰阴性杆菌并兼顾革兰阳性球菌的抗生素，如氨苄西林、头孢哌酮或喹诺酮类等两三种抗生素联合应用，疗效不满意时，可根据细菌培养和药敏试验调整用药。开始剂量宜大，病情稳定后减量，用药时间不得少于 2 周。

3.肝肾综合征：在积极改善肝功能的前提下，可采取以下措施：①迅速控制上消化道大出血、感染等诱因。②严格控制液体摄入量，量出为入，纠正水、电解质和酸碱平衡紊乱。③输注右旋糖酐、白蛋白或腹水浓缩回输，在扩容的基础上应用利尿剂。④避免快速利尿、单纯大量放腹水及服用损害肾功能的药物。

4.肝肺综合征：经颈静脉肝内门体分流术可改善患者症状，为肝移植创造条件。

5.门静脉内血栓形成：早期可用低分子肝素抗凝治疗。

6.肝硬化性心肌病：治疗非特异性，主要针对左心衰，肝移植是唯一的治疗手段。

【预防】

明确病因和针对病因治疗是防治本病的关键。因此，我国防治乙肝是预防肝硬化的关键。应加强健康宣传教育，普及乙肝疫苗接种、补种，加强血液制品管理，严格筛选献血人员，禁止和打击贩毒、吸毒等。

【预后】

肝硬化的预后因病因、病变类型、肝功能代偿程度及有无并发症而有所不同。肝炎后肝硬化较其他原因的肝硬化预后差；肝硬化失代偿期合并各种并发症者预后差。

思考题

1.简述肝硬化常见病因。

2.试述肝硬化失代偿期的临床表现。

3.试述肝硬化常见并发症及其治疗。

4. 试述肝硬化腹水的形成机制和治疗要点。

第五节 原发性肝癌

原发性肝癌是指起源于肝细胞或肝内胆管上皮细胞的恶性肿瘤，是我国常见的恶性肿瘤之一，其死亡率在消化系统恶性肿瘤中列第 2 位。原发性肝癌可发生于任何年龄，多见于中年男性，男女之比为 5 : 1。我国是肝癌发病的重灾区，全球每年平均约有 25 万人死于肝癌，我国约占其中的 45%。

【病因与发病机制】

本病的病因和发病机制尚未完全明确，可能与下列因素的综合作用有关。

1. 病毒性肝炎　乙型肝炎病毒及丙型肝炎病毒与肝癌的发生有关。在亚洲（日本除外），乙型肝炎病毒感染是原发性肝癌最主要的病因。流行病学显示，肝癌高发区人群 HBsAg 阳性率高于低发区，肝癌患者血清乙型肝炎标志物的阳性率高达 90% 以上。在欧洲、北美及日本，丙型肝炎病毒感染是原发性肝癌的主要发病因素。

2. 肝硬化　我国主要在病毒性肝炎后肝硬化基础上发生。原发性肝癌合并肝硬化者占 50% ~ 90%，病理检查发现肝癌合并肝硬化多为乙型肝炎后的大结节型肝硬化。在西方国家，肝癌常发生在酒精性肝硬化的基础上。HBV 及 HCV 感染者经常饮酒，将加速肝硬化的形成和发展，促进肝癌的发生。

3. 黄曲霉毒素　流行病学调查发现，在粮油、食品受黄曲霉毒素污染严重的我国东南沿海，肝癌发病率较高。迄今为止，黄曲霉毒素被公认是已知最强的致癌物。

4. 遗传因素　肝癌的家族聚集现象既与遗传易感性有关，也与家族的饮食习惯及生活环境有关。种族不同，肝癌的发病率也不同。

5. 其他　研究提示，肥胖和非酒精性脂肪肝成为西方发达国家肝癌的重要发病因素。流行病学调查发现，饮池塘水的居民的肝癌发病率较高。研究认为，池塘中的蓝、绿藻产生的藻类毒素污染水源，可能与肝癌的发生有关。长期饮酒和抽烟可增加肝癌的危险性，特别是增加 HBsAg 阳性患者患肝癌的危险性。某些化学物质如亚硝胺类、偶氮芥类、有机氯农药等均是可疑的致癌物质。肝小胆管中的华支睾吸虫感染可刺激胆管上皮增生，为导致原发性胆管细胞癌的原因之一。

【病理】

（一）大体病理形态分型

1. 块状型 最多见。癌直径在 5 ～ 10cm，> 10cm 称为巨块型。多呈圆形、质硬，呈膨胀性生长，可见包膜，癌组织中心易坏死、液化及出血；肿瘤如位于肝包膜附近，则易破裂，导致腹腔内出血及直接播散。

2. 结节型 较多见。有单结节、多结节和融合结节，其大小和数目不等，癌结节最大直径不超过 5cm，此型常伴有肝硬化。单结节直径小于 3cm 或相邻的两个结节直径之和小于 3cm 者称为小肝癌。

3. 弥漫型 最少见。米粒至黄豆大小的癌结节弥漫分布于整个肝脏，肝脏体积缩小，肉眼易与肝硬化混淆，此型患者常因肝功能衰竭死亡。

（二）组织学分型

1. 肝细胞型 最多见，约占原发性肝癌的 90%。癌细胞由肝细胞发展而来，呈多边形，核大明显，胞质丰富。癌细胞排列呈巢状或索状，癌巢之间血窦丰富，类似肝小叶。肿瘤分化程度按 Edmondson 标准分为 4 级：Ⅰ级分化最好，癌细胞形态和正常肝细胞相似；Ⅳ级分化最差，癌细胞核大，形态变异大。肝细胞癌中以Ⅱ级、Ⅲ级为最多见，同一病例的癌组织可呈现不同的分化程度。

2. 胆管细胞型 较少见，癌细胞由胆管上皮细胞发展而来，呈柱状或立方状，胞质嗜碱性，无胆汁小滴，偶有黏液分泌；排列成腺样，血窦较少、纤维组织较多。

3. 混合细胞型 最少见，为上述两型并存或呈过渡形态。

（三）转移途径

肝癌是高转移潜能的恶性肿瘤，其转移途径包括肝内转移和肝外的远处转移。

1. 肝内转移 肝内血行转移发生最早，也最常见，是肝癌切除术后早期复发的主要原因。肝癌易侵犯门静脉及分支并形成癌栓，癌栓脱落在肝内形成多发性转移灶，并可阻塞门静脉主干引起门静脉高压和顽固性腹水。

2. 肝外转移

（1）血行转移 以肺部转移最常见，其次在骨，也可转移至肾上腺、肾、脑和皮肤等软组织，甚至可见肝静脉中癌栓延至下腔静脉及右心房。

（2）淋巴转移 常见肝门淋巴结转移，其次是胰、脾、主动脉旁及锁骨上淋巴结。

（3）种植转移 少见。从肝表面脱落的癌细胞可种植在腹腔形成腹腔肿块，种植于腹膜、横膈、盆腔等处引起血性腹水、胸水。

（4）直接浸润　可浸润膈、胃、十二指肠和结肠等邻近器官。

【临床表现】

本病起病隐匿，早期缺乏典型症状和体征，经甲胎蛋白检查发现者，称为亚临床肝癌。临床症状明显而自行就诊时，多已进入中晚期。肝癌症状取决于肝癌发生位置、进展速度、转移部位及并发症的发生。

（一）症状

1. 肝区疼痛　是肝癌最常见的症状，半数以上患者可出现，多因肿瘤增长迅速牵拉肝包膜出现持续性胀痛或钝痛。如肿瘤向上侵犯膈肌，可出现右肩背部放射痛；向右生长的肿瘤可致右腰疼痛；左叶肝癌可出现上腹疼痛，易误诊为胃炎、溃疡病等。当肝表面癌结节破裂则出现突然剧烈腹痛，从肝区迅速波及全腹，伴腹膜刺激征及血性腹水，出血量大者可致失血性休克。

2. 消化道症状　食欲减退、消化不良、恶心呕吐，因缺乏特异性而易被忽视。腹水或门静脉癌栓可导致腹胀、腹泻及上消化道出血。

3. 黄疸　一般出现在肝癌的晚期，多见于胆管细胞癌和弥漫型肝细胞癌，多因癌肿压迫或侵犯肝门附近的胆管或癌组织脱落引起胆管梗阻及肝细胞严重损害所致。

4. 全身性表现　进行性消瘦、乏力、营养不良和恶病质。部分患者有低热，少数可出现高热，易误诊为肝脓肿。

5. 转移灶症状　有时成为肝癌的首发症状。转移至肺部可出现咳嗽、咯血；转移至胸膜可出现胸痛和胸腔积液（右胸多见）；骨骼或脊柱转移可有局部压痛或神经受压症状，也可发生骨折、截瘫；颅内转移会出现神经定位症状，甚至诱发脑疝导致猝死。

6. 伴癌综合征　是指癌症患者由于癌肿本身代谢异常或癌组织对机体影响而引起内分泌或代谢异常的一组症候群。少数肝癌患者可有机体内分泌或代谢异常，以自发性低血糖症、红细胞增多症多见，高钙血症、高脂血症、类癌综合征等罕见。

（二）体征

1. 肝大　短期内肝脏呈进行性增大，为最常见的体征之一。肝脏质地坚硬，表面凹凸不平，有大小不等的结节，边缘钝而不齐，常有不同程度的压痛。肝癌突出于右肋弓下或剑突下时，上腹呈局部隆起或饱满；如肿瘤位于膈面则主要表现为横膈抬高而肝下缘不下移。

2. 肝硬化征象　伴有肝硬化门静脉高压时可有脾大、腹水、侧支循环建立和开放等肝硬化征象。

【并发症】

可由肝癌本身或并存的肝硬化引起，常见于病程的晚期，是肝癌的主要死因。

1. **肝性脑病**　是肝癌终末期最严重的并发症，约 1/3 的患者因此死亡。消化道出血、快速大量利尿、高蛋白饮食等是其常见的诱因。

2. **上消化道出血**　约占肝癌死亡原因的 15.1%。因肝硬化或静脉系癌栓所致门静脉高压，导致食管胃底静脉曲张破裂出血；晚期患者可因胃肠道黏膜糜烂、溃疡、凝血功能障碍导致广泛出血。大出血可致失血性休克，亦可诱发肝性脑病。

3. **肝癌结节破裂出血**　9% ～ 14% 的患者死于癌结节破裂出血。如局限于包膜下可有急骤疼痛，可致肝脏体积迅速增大；若破入腹腔可引起急性腹痛、腹膜刺激征及血性腹水，大量出血可导致休克甚至死亡。

4. **继发感染**　患者由于长期消耗或因化、放疗导致白细胞减少，机体抵抗力下降，容易并发各种感染，如肺炎、自发性细菌性腹膜炎、肠道感染和霉菌感染等，严重者可致败血症。

【实验室及其他检查】

（一）甲胎蛋白（AFP）

AFP 是特异性最强的肝细胞癌标志物，也是诊断本病的主要指标，阳性率约为 70%。由于 AFP 上升早于症状出现 6 ～ 12 个月，故也是目前最好的早期诊断方法。AFP 现已广泛用于肝癌的普查、诊断、疗效判断及预测复发，其浓度通常与肝癌大小成正相关。在排除活动性肝病、妊娠和生殖腺胚胎瘤的基础上，AFP 诊断肝细胞癌的标准为有以下几个方面。

1. AFP > 500μg/L 持续 4 周以上。

2. AFP 在 200μg/L 以上的中等水平持续 8 周以上。

3. AFP 由低浓度逐渐升高不降。

（二）影像学检查

1. **超声检查**　B 超检查可显示癌实质性暗区或光团，肝癌在 2cm 以上时（分辨率高的仪器可检出直径大于 1cm 的病灶），B 超可显示肿块的形态、大小、部位、病灶的血供状态及肿瘤的良恶性，对早期定位诊断及引导肝穿刺活检有较大价值。结合 AFP 检测可用于肝癌普查，为目前肝癌筛选的首选检查方法。

2. **CT 检查**　CT 平扫多为低密度占位，能测定病变范围、数目、大小及其与邻近器官和重要血管的关系等，为临床疑诊肝癌和确诊肝癌拟行手术治疗者的常规检查。若结合肝动脉造影，可检出 1cm 以下的肿瘤，阳性率可达 90% 以上，是目前诊断小肝癌和微小肝癌的最好方法。

（三）肝穿刺活体组织检查

B超或CT引导下细针肝穿刺行组织学检查是确诊肝癌的最可靠方法，但存在出血或针道种植转移的风险，需谨慎选用。

（四）其他

对难以确诊者可适当选择如MRI、选择性肝动脉造影、放射性核素肝显像、腹腔镜、剖腹探查等。

【诊断与鉴别诊断】

（一）诊断

1. 中晚期肝癌因症状、体征明显，诊断并不困难。

2. 早期诊断方法：早期诊断是延长患者生存期的关键，对下列情况应高度警惕：①对有肝病（尤其是乙型、丙型肝炎）病史的中年人，特别是男性，出现不明原因的肝区疼痛、进行性消瘦及肝大时，应做AFP和有关影像学检查，必要时行肝穿刺活检，可获诊断。②对高危人群（35岁以上、5年以上的肝炎史、乙型或丙型肝炎病毒标志物阳性）应采用AFP结合超声检查进行筛选，每年1～2次，这是发现早期肝癌的基本措施。③AFP持续低水平增高但转氨酶正常，应警惕亚临床肝癌。

3. 对原发性肝癌的临床诊断及对普查发现的亚临床肝癌的诊断可参考以下标准，这是国际上广泛使用的肝癌诊断标准。

（1）非侵入性诊断标准：①影像学标准：两种影像学（B超、增强CT、MRI或选择性肝动脉造影）表现均显示 > 2cm 的肝癌特征性占位性病变。②影像学结合AFP标准：一种影像学显示 > 2cm 的肝癌特征性占位性病变，同时伴有 AFP ≥ 400μg/L（排除妊娠、生殖腺胚胎瘤、活动性肝病及转移性肝癌）。

（2）对影像学尚不能确定诊断的 ≤ 2cm 的肝内结节，做肝穿刺活检为阳性。

（二）鉴别诊断

肝癌通常需与继发性肝癌、肝硬化及肝脓肿等疾病相鉴别。

1. **继发性肝癌**　临床以原发癌表现为主，多由呼吸系统、胃肠道、泌尿生殖系统、乳房等处的癌肿转移而来；继发性肝癌常呈多发性结节，多数无肝硬化背景，血清AFP检测多为阴性。

2. **肝硬化、慢性肝炎**　原发性肝癌常发生在肝硬化基础上，二者鉴别有困难。尤其肝硬化结节和小肝癌难以鉴别，但通过增强CT或MRI超声造影，多可鉴别。慢性肝炎活动时可引起AFP升高，但多伴有血清转氨酶升高，随着肝炎活动的恢复，转氨酶恢复正常，AFP可逐渐下降并恢复正常；而肝癌血清AFP则持续上升不降，往往超过400μg/L，而血清转氨酶不升高。肝穿刺活检可明确鉴别。

3.肝脓肿 临床以发热、肝区疼痛和压痛明显为主要表现，白细胞总数和中性粒细胞比例增高，超声检查可发现脓肿的液性暗区。必要时在超声引导下做诊断性肝穿刺或药物试验性治疗有助于确诊。

4.其他 肝脏其他良、恶性肿瘤或病变（如肝细胞腺瘤、炎性假瘤、肝海绵状血管瘤、局灶性结节样增生等），邻近肝脏部位的肿瘤（如胃癌、胆囊癌、结肠肝曲癌等）均需与肝癌相鉴别。鉴别主要依赖于超声、增强 CT 或 MRI，必要时需做肝穿刺活检或剖腹探查。

【治疗】

早发现、早诊断、早治疗是改善肝癌预后的最重要条件，规范化的治疗是获得最佳治疗效果的保证。治疗措施的选择应根据肿瘤大小、数量、位置、有无转移、肝功能及全身状况等综合而定。总体而言，肝癌的治疗可分为根治性治疗和姑息治疗。根治性治疗包括手术切除、局部射频消融和肝移植；姑息性治疗包括肝动脉化疗栓塞、系统性化疗和分子靶向治疗、放射治疗和中医药治疗等。肝癌治疗性切除术是目前治疗肝癌最有效的方法之一。

（一）手术治疗

手术切除是传统的根治性治疗方法，目前仍为肝癌的首选治疗，是根治原发性肝癌的最好手段，凡是有手术适应证者均应不失时机地争取手术切除。手术切除的适应证有以下几类。

1.诊断明确，病变局限于一叶或半肝，未侵及第一、第二肝门和下腔静脉者。

2.肝功能代偿良好，凝血酶原时间不低于正常的 50%。

3.无明显黄疸、腹水或远处转移者。

4.心、肺和肾功能良好，能耐受手术者。

5.术后复发，病变局限于肝的一侧者。

6.经肝动脉栓塞化疗或肝动脉结扎、插管化疗后，病变明显缩小，估计有可能手术切除者。

肝移植可将整个病肝切除，是治疗肝癌和肝硬化的有效方法，特别适合于合并严重肝硬化的早期肝癌。不少研究认为，肝功能失代偿的小肝癌行肝移植效果较理想。但是，由于肝癌容易发生转移，移植术后应用免疫抑制剂，如果适应证选择不严格，术后容易复发。因此，肝移植应该严格掌握适应证，一旦有肝外器官或淋巴组织等转移，则是肝移植的绝对禁忌证。同时，肝移植还受到肝的来源、治疗费用昂贵等诸多因素的影响。

（二）肝动脉栓塞化疗（TACE）

目前已成为原发性肝癌非手术治疗的首选方案，疗效好，可提高患者 3 年生存率。

TACE应反复多次治疗，一般每4～6周重复1次，经2～5次治疗，通过阻断肿瘤的供血，使其发生缺血坏死，使肝癌体积明显缩小，便于手术切除。肝癌根治性手术切除后，TACE还可进一步清除肝内可能残存的肝癌细胞，降低复发率。TACE最主要的并发症是肝功能衰竭，故应强调术中超声选择肿瘤血管，以利于肿瘤控制和肝功能保护。TACE的禁忌证为：严重凝血功能障碍、门静脉主干完全栓塞且侧支形成少、急性感染期等。

（三）全身化疗

常用的抗肿瘤药物有顺铂（DDP）、多柔比星、氟尿嘧啶（5-FU）、丝裂霉素等。一般认为单一药物疗效差，多联合用药。对肝癌较有效的药物以顺铂（CDDP）方案为首选。

（四）射频消融技术（RFA）

RFA包括射频、微波及经皮穿刺瘤内注射无水乙醇（PEI）疗法，在局部直接杀灭肿瘤。消融途径可经皮或在开腹和腹腔镜中应用。射频和微波的适应证为肿瘤直径≤5cm的单发肿瘤或直径≤3cm的3个以内多发结节，无血管、胆管侵犯或转移且巴塞罗那肝癌分期A～B级。单发肿瘤直径≤3cm可获得根治性消融。PEI可使癌细胞脱水、变性及凝固性坏死，目前被推荐为肿瘤直径小于3cm、结节数在3个以内伴肝硬化而不能手术治疗的主要治疗方法。严重并发症主要包括出血、周围脏器损伤和继发感染。禁忌证为位于肝表面肿瘤有1/3外裸、活动性感染、严重凝血功能障碍或血液病等。

（五）放射治疗

原发性肝癌对放疗效果不够满意。常用放射能源为钴60和直线加速器，采用局部或半肝移动条野照射，对某些病灶局限、肝功能较好的早期患者可显著提高疗效。近年来采用立体定向放射治疗可使局部的放射剂量得以增加，提高了疗效，不良反应小。

（六）其他

分子靶向治疗是新的研究热点，目前多靶点抑制剂索拉非尼是有充分循证医学证据而证实有效的系统治疗药物，是远期转移或合并门静脉癌栓患者的主要治疗方法。

生物和免疫治疗可巩固和增强手术切除、化疗或放疗的疗效。常用药有干扰素、白细胞介素-2、肿瘤坏死因子（TNF）等。目前单克隆抗体等药物已经应用于临床，基因治疗和肿瘤疫苗技术近年来也在研究之中。

中药治疗与化疗、放疗联合应用，以扶正、健脾、滋阴为主。

【预防】

积极预防乙型和丙型肝炎病毒感染是防治肝癌最有效的措施。乙肝疫苗的计划免疫将会显著降低乙肝病毒相关肝癌的发病率。预防丙型肝炎病毒感染的主要措施是切断传染途径，包括血源的管理、使用一次性注射器具、外科器械的彻底消毒等。注意饮食卫生，不食用霉变食品，改进饮用水质，避免或减少与有害物质的接触。

【预后】

由于肝癌大多合并有肝硬化，故肝癌患者的预后主要和肝癌的累及范围及肝硬化有关。如合并肝硬化或有肝外转移者、消化道出血者、癌肿破裂者、ALT 显著升高者预后差。下列情况预后较好：①瘤体直径小于 5cm 且能早期手术。②癌肿包膜完整，分化程度高，无癌栓形成。③机体免疫状态良好。

思考题

1. 简述肝癌的常见病因。

2. 试述肝癌的临床表现。

3. 如何早期诊断肝癌?

第六节 溃疡性结肠炎

【学习目标】

1. 掌握溃疡性结肠炎的概念及临床表现、诊断及鉴别诊断、并发症和治疗原则。

2. 熟悉溃疡性结肠炎的病因、病机、病理特点、实验室及其他检查。

3. 了解溃疡性结肠炎的发病情况、预防和预后。

溃疡性结肠炎（UC）是一种由多类病因引起的、异常免疫介导的肠道慢性非特异性炎症，临床特点为腹痛、腹泻、黏液脓血便及里急后重，病情轻重不等，多呈反复发作的慢性病程。我国 UC 发病率近年明显增加。本病可发生在任何年龄，以 20～40 岁多见，男女发病率无明显差异。

【病因与发病机制】

（一）病因

目前本病的病因尚未完全明确，主要由环境、遗传、感染和免疫因素等多因素相互作用所致，其中黏膜免疫异常在持续肠道炎症中起着重要作用。

1.环境因素 流行病学研究提出不少与 UC 相关的环境因素，如饮食、吸烟、卫生条件、生活方式等。

2.遗传因素 UC 的发病具有明显的种族差异，欧美国家明显高于亚洲国家；患者同一家族成员发病率也较高，一级亲属中发病率是普通人群的 30 ～ 100 倍；单卵双生可同患本病。目前认为 UC 不仅是多基因疾病，也是一种遗传异质性疾病，患者在一定环境因素作用下由于遗传易感性而发病。

3.感染因素 某些肠道感染可能是本病的非特异性诱发因素，特别是菌群的改变可能通过抗原刺激、肠上皮细胞受损、黏膜通透性增加引起肠黏膜持续性炎症。

4.免疫因素 持续的天然免疫反应、Th_1 细胞异常激活等，释放各类炎症介质、免疫调节因子等，参与了肠黏膜屏障的免疫损伤。

（二）发病机制

目前认为是环境因素作用于遗传易感者，在肠道菌群的参与下，启动了难以停止的、发作与缓解交替的肠道天然免疫及获得性免疫反应，最终因自身免疫反应而引起肠道非特异性炎症。

1.研究表明，细胞成分如中性粒细胞、肥大细胞、巨噬细胞、T 淋巴细胞和 B 淋巴细胞均参与了肠黏膜的免疫炎症反应，它们释放的抗体、炎症介质引起组织破坏和炎症性病变。

2.患者血清中可检出抗结肠上皮抗体，病变肠黏膜有大量浆细胞浸润和免疫复合物沉积。

3.在患者结肠黏膜的固有膜中可发现 IgG、补体和免疫复合物。

4.患者常伴有关节炎、自身免疫性溶血性贫血、系统性红斑狼疮等自身免疫性疾病。

【病理】

病变多自直肠开始，逆行向近端发展，可累及全结肠甚至末段回肠，呈连续性、非节段性分布；炎症常局限于肠黏膜和黏膜下层，较少深达肌层，故并发肠穿孔、瘘管形成或周围脓肿者少见。病变黏膜充血、水肿、出血、变脆，形成浅小不规则溃疡；继而溃疡增大，沿结肠纵轴发展，融合成广泛、不规则的大溃疡。可有炎症细胞浸润表现及肠腺隐窝脓肿形成。少数重症患者病变可累及结肠壁全层，发生中毒性巨结肠，可致急性穿孔。在反复发作的慢性炎症过程中，肠黏膜肉芽组织增生导致炎性息肉形成、肠壁增厚及肠腔狭窄。病程超过 20 年者发生结肠癌风险较正常人高 10 ～ 15 倍。

【临床表现】

本病病程呈慢性经过，发作期与缓解期交替出现，可因感染、饮食失调、精神刺激、过劳等诱发或加重。临床表现与病变范围、分型及病期等有关。

（一）症状

1. 消化系统表现

（1）腹泻和黏液脓血便　见于绝大多数患者。腹泻主要与炎症导致大肠黏膜对水钠吸收障碍及结肠运动功能失常有关。黏液脓血便是本病活动期的重要表现，因黏膜炎性渗出、糜烂及溃疡所致。大便次数和便血的程度与病情轻重有关，轻者每日排便 2～4 次，便血轻或无；重者每日 10 次以上，为脓血便，甚至大量便血；粪质与病情轻重有关，多数为糊状，重者为稀水便；常伴有里急后重。

（2）腹痛　轻者可无腹痛或仅诉腹部不适。多数患者有轻至中度腹部阵痛，多位于左下腹或下腹部，亦可累及全腹，以隐痛、胀痛为主，有疼痛—便意—便后缓解的规律；若并发中毒性巨结肠或炎症波及腹膜时有持续性剧烈腹痛。

（3）其他症状　可有腹胀，重者有恶心、呕吐、食欲不振等。

2. 全身反应　轻型不明显。中、重型患者可有低热（一般不超过 38℃），高热多见于急性暴发型或出现并发症的患者。重症或病情持续活动者可有消瘦、贫血、低蛋白血症、水与电解质平衡紊乱等营养不良的表现。本病可伴有多种肠外自身免疫性疾病的表现，包括外周关节炎、前葡萄膜炎、坏疽性脓皮病、口腔复发性溃疡、强直性脊柱炎、系统性红斑狼疮等。

（二）体征

轻、中型患者仅有左下腹轻压痛，有时可触及痉挛的乙状结肠或降结肠；重型和暴发型患者常有明显压痛甚至肠型。若有腹肌紧张、反跳痛、肠鸣音减弱等，应警惕中毒性巨结肠、肠穿孔等并发症。

（三）临床分型

按其病程、程度、范围及病期进行综合分型。

1. 根据发作特点分类　①初发型：指首次发作。②慢性复发型：临床上最多见，发作期与缓解期交替。③慢性持续型：指症状持续出现，间以症状加重的急性发作。④急性暴发型：少见，起病急，病情重，全身毒血症状明显，可伴中毒性巨结肠、肠穿孔、败血症等并发症。以上各型可相互转化。

2. 根据严重程度分类　①轻型：每日腹泻 < 4 次，便血轻或无，无发热，无或轻度贫血，血沉正常。②中型：介于轻型与重型之间。③重型：每日腹泻 > 6 次，有明显黏液脓血便，伴有发热（T > 37.5℃）、脉速（> 90 次 / 分）、血沉加快（> 30mm/h）、血红蛋白下降（< 100g/L）。

3. 根据病变范围分类　分为直肠炎、直肠乙状结肠炎、左半结肠炎、广泛性或全结肠炎。

4. 根据病情分类　分为活动期与缓解期。

【并发症】

1. 中毒性巨结肠及肠穿孔　多见于暴发性或重型患者。由于结肠病变广泛而严重，累及肌层与肠肌神经丛，肠壁张力减弱，肠蠕动减慢，肠内容物与气体大量积聚，导致急性结肠扩张，一般以横结肠最为严重。常因低钾、钡剂灌肠、使用阿片类制剂或抗胆碱能药物而诱发。临床表现为病情急剧恶化，毒血症明显，有高热、神志变化、脱水和电解质紊乱，可出现肠型、腹部压痛及肠鸣音消失。血白细胞计数显著升高。X线腹部平片示结肠扩张，结肠袋形消失。易引发急性肠穿孔，预后差。

2. 结肠狭窄和肠梗阻　因大量纤维组织形成瘢痕而引起，多见于小肠和结肠远端。

3. 结肠息肉和结肠癌变　反复肠道炎症刺激易形成息肉，一般不需要摘除。广泛性结肠炎、幼年起病而病程较长者，反复复发可癌变，成为UC相关性结肠癌，恶性程度较高，预后差。

4. 其他　可有肠出血、瘘管形成、肛周脓肿等。

【实验室及其他检查】

（一）实验室检查

1. 血液检查　轻型患者血常规多正常。中、重型患者可有血红蛋白下降，白细胞计数增高，血沉加快和C-反应蛋白增高，是活动期的标志。

2. 粪便检查　常规检查肉眼可见黏液脓血，镜检可见红细胞和脓细胞，急性发作期可见巨噬细胞。粪便病原学检查如粪培养可排除感染性结肠炎，是本病诊断的一个重要步骤。

3. 免疫学检查　中性粒细胞胞浆抗体（p-ANCA）与酿酒酵母抗体（ASCA）分别为溃疡性结肠炎和克罗恩病的相对特异性抗体，同时检测这两种抗体有助于溃疡性结肠炎和克罗恩病的诊断和鉴别诊断。

（二）影像学检查

1. X线钡剂灌肠检查　结肠镜检查比X线钡剂灌肠检查准确，有条件者宜做结肠镜检查，有困难时再辅以X线检查。重型或暴发型患者不宜做钡剂灌肠检查，以免加重病情或诱发中毒性巨结肠。UC的X线征主要有：①黏膜粗乱及颗粒样变。②多发性浅溃疡。③肠管缩短，结肠袋消失，肠壁变硬，可呈铅管状。

2. X线腹部平片　可见肠袢扩张和肠外块影，当横结肠肠腔直径 > 5cm，应考虑中毒性巨结肠。

3. CT和MRI检查　扫描速度快，可减少肠腔蠕动和呼吸运动的伪影，重建和后处理能力提高了对肠道病变的诊断能力，不仅可以显示肠腔黏膜病变，也可测量肠壁厚度，显示肠壁及肠腔外病变。

4. 超声检查 可见肠壁增厚 > 4mm，主要为黏膜层和黏膜下层增厚，肠壁内血流信号异常增多，肠壁层次则保持正常。

（三）结肠镜和活组织检查

结肠镜和活组织检查是本病诊断和鉴别诊断最重要的手段。做全结肠及末段回肠检查，直接观察黏膜的变化，确定病变范围，必要时取活检。镜下可见 UC 病变呈连续性、弥漫性分布，黏膜充血水肿，粗糙呈颗粒状，质脆，可有脓性分泌物，病变明显处可见糜烂或多发性浅溃疡；后期可有假息肉及桥状黏膜，结肠袋变浅、变钝或消失。

【诊断与鉴别诊断】

（一）诊断

本病的诊断要点有以下几点。

1. 具有持续或反复发作的腹痛、腹泻、黏液脓血便。

2. 伴或不伴不同程度的全身症状。

3. 常伴多种自身免疫性疾病，血中可检测到自身抗体。

4. 结肠镜及活组织检查、X 线钡剂灌肠发现溃疡病变。

5. 可排除结肠的感染性或其他非感染性疾病。

（二）鉴别诊断

1. 慢性细菌性痢疾 常有急性菌痢病史，粪便检查可分离出痢疾杆菌，抗菌药物治疗有效。

2. 慢性阿米巴痢疾 病变主要侵犯右侧结肠，溃疡口小而深，粪便检查或结肠镜取溃疡渗出物检查可找到溶组织阿米巴包囊或滋养体。血清检测抗阿米巴抗体阳性。抗阿米巴治疗有效。

3. 克罗恩病（Crohn 病） 可发生于食管至肛门的任何胃肠道，直肠受累少见。腹痛较重，常位于右下腹，便后腹痛不缓解，一般无黏液脓血便和里急后重，可有右下腹包块，易形成瘘管。结肠镜下见黏膜呈铺路石样变，纵行或匐行溃疡。组织病理改变为节段性全壁炎，有裂隙状溃疡、非干酪性肉芽肿。

4. 肠易激综合征 粪便可有黏液但无脓血，常规镜检正常，隐血试验阴性。结肠镜检查无器质性病变征象。

【治疗】

原则上应尽早控制疾病的症状，维持缓解，促进黏膜愈合，防止复发，防治并发症和掌握手术治疗时机。

（一）一般治疗

轻型患者可劳逸结合，给予流质或半流质饮食，限制乳制品。急性发作期或重症患者应卧床休息，消除紧张情绪，暂禁食，给予完全胃肠道外营养，及时纠正水、电解质紊乱。慎用抗胆碱能等解痉药和止泻药如地芬诺酯，以防诱发中毒性巨结肠。

（二）药物治疗

按医嘱服药及定期医疗随访，不能擅自停药。病情反复活动者，应有终生服药的心理准备。

1. 5-氨基水杨酸（5-ASA） 可通过抑制肠黏膜的前列腺素合成和炎症介质白三烯的形成，对肠道炎症有显著的抗炎作用。剂量为每日 4g，分 4 次口服。由于 5-ASA 在胃内易被胃酸分解失效，故常通过下述给药系统进入肠道，发挥其药理作用。

（1）柳氮磺吡啶（SASP） 是治疗本病的首选药物。该药口服后在结肠经肠菌分解为 5-氨基水杨酸（5-ASA）和磺胺吡啶。用法：1～1.5g，口服，每日 4 次，病情缓解后逐渐减量，最后以每日 2g 维持 3 年以上。不良反应主要为恶心呕吐、食欲下降、白细胞减少、皮疹等，故应饭后用药及定期复查血象，一旦出现此类不良反应，应改用其他药物。

（2）奥沙拉嗪 疗效与 SASP 相仿，但降低了不良反应率。缺点是价格昂贵，适用于对 SASP 不能耐受者。

（3）美沙拉嗪 由乙基纤维素包裹 5-ASA，其 pH 依赖释放的微丸颗粒通过幽门进入小肠，在肠道碱性环境下释放出 5-ASA。5-ASA 的灌肠剂适宜于病变局限在直肠及乙状结肠者，栓剂适用于病变局限在直肠者。

2. 糖皮质激素 是重型和暴发型患者的首选药物，对氨基水杨酸制剂疗效不佳的患者也适用。其作用机制为非特异性抗炎和抑制免疫反应。轻型患者一般予泼尼松 40mg/d，口服，重型患者可用氢化可的松 200～300mg 或地塞米松 10mg 静滴，每日 1 次，1～2 周后改为泼尼松 60mg/d，口服，病情缓解后逐渐减量，每 1～2 周减 5～10mg 直至停药，在减量过程中加用 SASP，防止复发。对病变局限在直肠或乙状结肠者，可用糖皮质激素保留灌肠。

3. 免疫抑制剂 对糖皮质激素治疗效果不佳或产生耐药者，可加用免疫抑制剂，常用硫唑嘌呤 1.5～2mg/（kg·d），分次口服，维持约 1 年。

4. 英夫利昔单抗（IFX） 是目前应用时间较长的生物制剂，能使大部分患者（包括儿童）得到长期缓解、组织愈合。主要适用于合并瘘管经传统治疗无效者、激素抵抗的顽固性重度 UC 患者。

5. 抗生素类 对重型、暴发型或有瘘管形成者，可加用甲硝唑、环丙沙星或广谱抗生素治疗。

（三）手术治疗

手术治疗主要适用于并发中毒性巨结肠经内科积极治疗无效且伴严重毒血症状、并发纤维瘢痕所致的完全性机械性肠梗阻、肠穿孔、大出血、瘘管形成及癌变等患者。外科切除结肠被认为是 UC 治愈性治疗。

【预防】

加强身体锻炼，养成良好的健康饮食习惯。多进食富含纤维的食物，注意保持排便通畅。病程长者注意结肠镜随访。

【预后】

本病经内科积极治疗后症状可缓解，但难以彻底治愈，易反复。轻度及长期缓解者预后较好；急性暴发型、出现并发症及年龄超过 60 岁者预后不良，但由于治疗水平的提高，近年来病死率已明显下降。长期慢性持续活动或反复频繁发作者，预后较差，但如能合理选择手术治疗，亦有望恢复。病程在 10 年以上者癌变危险性增加，应行监测性结肠镜检查，每两年 1 次。

思考题

1. 简述溃疡性结肠炎的临床表现。
2. 试述溃疡性结肠炎的诊断和治疗。

第 四 章

泌尿系统疾病

第一节 慢性肾小球肾炎

【学习目标】

    1. 掌握慢性肾小球肾炎的概念、临床表现、实验室检查、诊断及鉴别诊断、治疗原则。

    2. 熟悉慢性肾小球肾炎的病因、病机、病理特点。

    3. 了解慢性肾小球肾炎的发病情况和预后。

慢性肾小球肾炎属于原发性疾病的一种类型。目前国际上常用的肾小球疾病分类方法多根据病理改变进行分型。在我国，仍然暂时保留了原发性肾小球疾病的临床分型，按其临床表现可分为急进性肾小球肾炎、急性肾小球肾炎、慢性肾小球肾炎、肾病综合征、无症状性血尿或（和）蛋白尿。慢性肾小球肾炎临床较常见，并随时间的延长逐渐加重，最终发展为慢性肾衰竭。

【病因与发病机制】

绝大多数慢性肾炎病因不清，少数由链球菌感染后急性肾小球肾炎发展所致。其发病机制起始因素多为位于肾小球的免疫炎症损伤。此外，高血压、大量蛋白尿、高血脂等非免疫因素也参与其中。

【病理】

慢性肾炎病理表现多样，常见有系膜增生性肾小球肾炎、系膜毛细血管性肾炎、膜性肾病及局灶性节段性肾小球硬化等。随着疾病进展，各种病理类型肾炎均可出现不同程度的肾小球硬化，相应肾单位小管萎缩、间质纤维化，肾脏变小，皮质变薄，均进展成为硬化性肾小球肾炎。

【临床表现】

本病的临床表现多样，轻重不一，可发生于任何年龄，以中青年男性多见。大多数病例无急性肾炎病史和前驱感染，一开始就表现为慢性肾炎。少数病例由急性肾小球肾炎迁延不愈超过 1 年转为慢性，或急性肾炎临床痊愈多年以后又表现为慢性肾炎。以血尿、蛋白尿、水肿、高血压为基本症状。早期无特异性表现，可有乏力、疲倦、腰部酸痛、纳差，也可出现大量蛋白尿，表现为肾病综合征。

1. 血尿 常有镜下血尿，可有肉眼血尿，呈肾小球源性血尿。常有颗粒管型。肾小球源性血尿的主要原因是肾小球基底膜（GBM）断裂，红细胞通过断裂处进入尿中，此时红细胞受压力作用变形，加之在肾小管各段受不同渗透压作用，尿中异形红细胞比例 > 75%。

2. 蛋白尿 尿蛋白常在 1 ～ 3g/d。早期：肾小球毛细血管壁破裂，滤过膜孔径加大，通透性增强或电荷屏障受损，使血液中的小分子蛋白滤出，此为选择性蛋白尿；后期：滤过膜损伤严重时，大分子蛋白也开始滤过，称为非选择性蛋白尿。出现非选择性蛋白尿提示预后较差。

3. 水肿 水肿程度及持续时间不一，多为眼睑水肿和（或）轻度至中度下肢凹陷性水肿，水肿主要由低蛋白血症、球管失衡所致，晚期肾小球滤过率下降为主要原因，继发性醛固酮增多和心功能不全也为水肿加剧的因素。

4. 高血压 几乎所有的肾脏病发展到影响肾小球功能的时候都会出现高血压。高血压与肾功能减退互为因果，互相促进，形成恶性循环。严重时可以出现高血压脑病、高血压心脏病、眼底出血等。按照发病机制，肾性高血压可分为容量依赖型高血压和肾素依赖型高血压。

（1）容量依赖型高血压 肾实质受损后，肾脏处理水、钠的能力减弱。当钠的摄入量超过机体的排泄能力时，就会出现水钠潴留，血容量扩大，血压升高。同时水钠潴留也可使血管平滑肌细胞内钠离子增多，钠钙交换后继发细胞内钙离子增多，血管张力增高，血管壁增厚，血管阻力增高，血管对儿茶酚胺的反应性增强，这些也可使血压增高。

（2）肾素依赖型高血压 发病机制为肾动脉狭窄，肾内灌注压降低及分泌肾素的肿瘤，都能使肾素大量释放，引起血管紧张素Ⅱ活性增高，全身小动脉收缩，从而产生高血压。继发性的醛固酮增多又能导致水钠潴留，加重高血压。

容量依赖型和肾素依赖型高血压往往不能截然分开。

5. 肾功能异常　早期症状缺乏特异性。晚期血肌酐、血尿素氮增加，出现慢性肾衰竭各系统的症状（详见本章第四节）。

【实验室及其他检查】

1. 尿液检查　尿液检查可表现为不同程度的蛋白尿、血尿，可见红细胞管型。24 小时尿蛋白定量常在 1 ～ 3g 之间，也可有大量蛋白尿（> 3.5g/24h）。早期肾功能正常或轻度受损，可持续数十年，后期可有血清肌酐（Scr）明显升高、内生肌酐清除率（Ccr）明显下降、尿浓缩功能减退等。

2. 肾活组织检查　肾活检可表现为原发病的各种病理类型，对于指导治疗和评估预后具有重要价值。肾脏超声早期无明显异常，后期可见双肾对称性变小、皮质变薄、肾内回声增强。

【诊断与鉴别诊断】

（一）诊断

凡蛋白尿和（或）血尿达 3 个月以上，伴或不伴水肿、高血压、肾功能损害的 1 种或多种表现，均应想到此病的可能。在除外继发性和遗传性肾小球疾病后，可临床诊断为慢性肾炎。

（二）鉴别诊断

本病主要与下列疾病鉴别。

1. 其他原发性肾小球疾病

（1）链球菌感染后急性肾小球肾炎　常见于儿童；前驱感染以咽部和皮肤的链球菌感染最为常见；血清 C_3 在发病时降低，8 周内恢复正常；多呈自愈倾向。

（2）无症状性血尿和（或）蛋白尿　主要为尿液异常，无明显不适表现，一般无水肿、高血压和肾功能减退。

（3）急进性肾小球肾炎　起病急，症状重，肾功能损害进展迅速，急剧恶化，活检可见新月体形成。

（4）肾病综合征　有特征性的大量蛋白尿和低蛋白血症（详见本章第二节），容易鉴别。

2. 继发性肾小球疾病　糖尿病肾病、狼疮性肾炎、过敏性紫癜肾炎等，结合相应的系统表现和特异性实验室检查，一般容易鉴别。

3. Alport 综合征　具有代表性的遗传性肾小球疾病，多为 X 连锁显性遗传。常起病于青少年，患者常有眼（球型晶状体）、耳（神经性耳聋）、肾损害（血尿，轻、中度蛋白尿及进行性肾功能损害）。

4. 原发性高血压肾损害　肾脏疾病可引起血压升高，高血压可导致和加重肾损害，临床上常需对此鉴别。原发性高血压肾损害常有如下特点可帮助鉴别：肾损害前多有较长时间的血压升高病史；远曲小管功能损伤（尿浓缩功能减退、尿比密降低、夜尿增多等）在肾小球功能损伤之前；尿检改变轻微（尿蛋白 < 2g/24h，以中、小分子蛋白为主）；常同时有高血压其他靶器官（心、脑、视网膜）损害。

5. 慢性肾盂肾炎　患者多有反复发作的尿感病史，尿沉渣镜检常有白细胞，尿细菌学检查阳性，并有影像学异常，特别是双肾不对称缩小更有诊断价值。

【治疗】

本病的治疗目的为防止或延缓肾功能进行性恶化，改善缓解临床症状及防治心脑血管并发症。并不以消除血尿或蛋白尿为目标。

（一）饮食管理

若患者有肾功能不全，应限制蛋白 [低于 0.6 ～ 1g/（kg·d）] 及磷的入量，限制蛋白摄入量后应尽量选用优质蛋白（动物蛋白）。适当增加碳水化合物的摄入。注意控制钠盐的摄入。

（二）控制高血压和减少蛋白尿

高血压是促进肾功能恶化、加速肾小球硬化的重要因素，积极控制高血压是治疗的关键环节之一。血压理想控制目标：若尿蛋白低于 1g/d，降压目标为 130/80mmHg；若尿蛋白高于 1g/d，降压目标为 125/75mmHg。首选的降压药为 ACEI/ARB。但要注意 Scr > 264μmol/L 时慎用；肾功能受损时要注意发生高血钾。若患者有 ACEI 或 ARB 应用禁忌，或者血压控制不佳，钙通道阻滞剂也可考虑使用。

慢性肾炎时常有水钠潴留引起的容量依赖型高血压，可用利尿剂，但一般不长期使用，应用时注意体内电解质紊乱、高血脂、高血糖、高凝等情况。可选用噻嗪类利尿剂，无效换用袢利尿剂。其他药物如 β 受体阻滞剂、α 受体阻滞剂也可考虑使用，后者易出现体位性低血压，应注意预防。

（三）减少蛋白尿

蛋白尿是促进肾功能恶化、加速肾小球硬化的另一个重要因素，减少蛋白尿也是治疗的关键环节。尿蛋白的治疗目标为，争取减少至 1g/d 以下。

现使用减少蛋白尿的首选药物是 ACEI/ARB，这已经过长期研究证实。要达到减少蛋白尿的目的，应用剂量通常需高于常规的降压剂量。

（四）避免肾脏损害的加重因素

劳累和感染是加重肾脏损害的常见因素。此外，肾毒性药物（如含马兜铃酸的中药、氨基糖苷类抗生素等）及妊娠均可能损伤肾脏，致肾功能恶化，应予避免。

（五）糖皮质激素和细胞毒药物

鉴于慢性肾炎为一组临床综合征，其病因、病理类型及程度、临床表现和肾功能等不尽相同，故是否需要应用此类药物需区别对待。一般不主张积极使用。如果患者蛋白尿较多，无禁忌证，肾功能尚可，有肾脏病理支持（如轻度系膜增生性肾炎、早期膜性肾病），可尝试使用。

【预后】

慢性肾炎病情迁延，整体缓慢进展，肾脏病理类型及治疗是否恰当都会影响病情进展，最终进展为慢性肾衰竭。

思考题

1. 简述慢性肾小球肾炎的临床表现。
2. 试述慢性肾小球肾炎的治疗要点。

第二节　肾病综合征

【学习目标】

　　1. 掌握肾病综合征的概念、临床表现、实验室检查、诊断及鉴别诊断、并发症和治疗。

　　2. 熟悉肾病综合征的病因、病理生理、原发性肾病综合征的病理类型及其临床特征。

　　3. 了解肾病综合征的发病情况和预后。

肾病综合征（NS）是一组以大量蛋白尿（> 3.5g/d）和低蛋白血症（血浆白蛋白 < 30g/L）为主要特征的临床综合征，常伴有有水肿和高脂血症。

【病因】

肾病综合征分为原发性及继发性两大类，有多种不同病理类型，在不同年龄段常有所不同。

1. 原发性 NS　儿童以微小病变肾病多见，青少年以系膜增生性肾小球肾炎、微小病变型肾病、局灶节段性肾小球硬化、系膜毛细血管性肾小球肾炎多见，中老年以膜性肾病多见。

2. 继发性 NS 儿童和青少年以过敏性紫癜肾炎、乙肝病毒相关性肾炎、系统性红斑狼疮性肾炎常见，中老年以糖尿病肾病、肾淀粉样变性、骨髓瘤性肾病、淋巴瘤或实体肿瘤性肾病多见。

本节主要讨论原发性 NS。

【病理生理】

（一）大量蛋白尿

大量蛋白尿是 NS 最主要的诊断依据。正常情况下，肾小球滤过膜具有分子屏障和电荷屏障作用，屏障受损致原尿中蛋白含量增多，超过近曲小管重吸收量，形成蛋白尿。在此基础上，凡增加肾小球内压力及导致高灌注、高滤过的因素（高血压、高蛋白饮食、大量输注血浆蛋白），都可加重尿蛋白。

（二）低蛋白血症

低蛋白血症的原因有：胃肠道黏膜水肿，致食欲减退，蛋白质摄入不足、吸收不良或丢失；大量的白蛋白从尿中丢失；肝脏白蛋白合成增加不足以克服丢失和肾小管分解。长期低蛋白血症会导致营养不良。另外，由于低蛋白血症，药物和白蛋白的结合会减少，血中游离药物水平升高，故此时即使常规剂量也容易产生药物毒性或不良反应。

除血浆白蛋白减少外，血浆的某些免疫球蛋白和补体成分、金属结合蛋白、抗凝及纤溶因子、内分泌激素结合蛋白也可减少，患者易出现感染、高凝、微量元素缺乏、内分泌紊乱和免疫功能低下等并发症。

（三）水肿

水肿是 NS 最常见的症状。由于低蛋白血症，使血管内渗透压下降，水进入组织间隙，血容量下降后，激活肾素–血管紧张素–醛固酮系统（RAAS）、交感神经、血管加压素系统，共同作用，导致肾小管重吸收增加，水钠潴留，形成水肿。但 NS 患者血容量不一定都减少，大多数患者血容量正常或者增多，提示 NS 水肿的机制不能仅以一个机制来解释。此时血浆肾素水平正常或处于低水平，提示水肿是由于肾脏调节钠平衡的障碍，而与低血容量激活 RAAS 无关。

水肿严重程度虽与病变严重性无相关，但会出现大量胸腔、心包积液或肺间质水肿，引起心肺功能不全的症状。若患者长期低钠饮食或大量使用利尿剂，尚可有低血容量性低血压、高凝，甚至休克。

（四）高脂血症

高脂血症的产生是由于脂质产生增多而代谢减少所致，血清中低密度脂白、极低密度脂蛋白、脂蛋白 a 升高，而高密度脂蛋白降低或无改变。胆固醇合成的限速酶 3- 羟基 -3- 甲基戊二酰辅酶 A（HMG-CoA）还原酶升高而降解胆固醇的限速酶 7α- 羟化酶降低是导致脂质代谢紊乱的重要起因。脂质代谢异常使得 NS 患者发生动脉粥样硬化、血栓形成、心肌梗死的风险均增加，同时也加重肾损伤。

（五）血中其他蛋白浓度改变

如血清蛋白电泳中 α_2 和 β 球蛋白升高，而 α_1 球蛋白可降低，IgG 水平可显著下降，而 IgA、IgM、IgE 多正常或升高，免疫球蛋白的变化与原发病有关。补体激活旁路 B 因子的缺乏可损害机体对细菌的作用，为患者易感染的原因之一。

纤维蛋白原和凝血因子 V、Ⅶ、Ⅹ 可升高；血小板也可轻度升高；抗凝血酶Ⅲ可从尿中丢失而显著减少；C 蛋白和 S 蛋白浓度多正常或升高，但其活性下降；血小板凝集力增加和 β- 血栓球蛋白升高。这些都可能是自发性血栓形成的原因。

【病理类型】

原发性 NS 的病理类型见表 4-1。

表 4-1　原发性 NS 的病理类型

	微小病变型肾病	系膜增生性肾小球肾炎	膜性肾病	膜增生性肾小球肾炎	局灶节段性肾小球硬化
光镜	肾小球基本正常，肾小管脂质沉积	系膜细胞和系膜基质增生	弥漫性 GBM 增厚，钉突形成	系膜增生，插入，基膜增厚，双轨状	局灶性节段性玻璃样变和硬化，肾小管萎缩，间质纤维化
免疫病理	阴性	IgA 肾病主要是 IgA 和 C_3 沉积；非 IgA 系膜增生性肾小球肾炎以 IgG、IgM、C_3 沉积	基膜颗粒状 IgG 和 C_3，弥漫性	Ⅰ 型 IgG+C_3，C1q+C_4 沉积；Ⅱ 型 C_3 沉积，无 IgG、C1q、C_4	局灶性，IgM 和 C_3
电镜	上皮细胞足突消失，无沉积物	系膜区沉积物	上皮下沉积物，GBM 增厚	Ⅰ 型内皮下沉积物；Ⅱ 型基膜致密层有带状高密度电子沉积物	上皮细胞足突消失，上皮细胞剥脱，系膜基质增多，电子致密物沉积

【临床特点】

（一）微小病变型肾病（MCD）

MCD 好发于儿童，在儿童原发性肾病综合征中占 80%～90%，成人原发性肾病综合征中占 10%～20%。男性多于女性，60 岁后发病率又呈现小高峰。约 15% 患者伴有镜下血尿。

90% 患者，特别是儿童对糖皮质激素治疗敏感，尿蛋白可在数周内转阴，血浆白蛋白逐渐恢复正常，但易复发。成人的治疗缓解率较儿童低。

本型复发率高达 60%，若长期大量蛋白尿未得到控制或反复发作，本型可能转变为系膜增生性肾小球肾炎或局灶节段性肾小球硬化。

（二）系膜增生性肾小球肾炎（MsPGN）

在我国发病率高，约占原发性肾病综合征的 30%，男性多于女性，好发于青少年。约 50% 的患者有前驱感染史，可表现为急性肾炎综合征，部分患者为隐匿起病。本组疾病中，IgA 肾病患者几乎都有血尿，约 15% 的患者表现为 NS；非 IgA 系膜增生性肾小球肾炎患者 50% 左右表现为 NS，70% 左右的患者伴有血尿。随着肾脏病变程度由轻至重，肾功能不全及高血压发生率逐渐增加。

本组疾病表现为 NS 者，应用糖皮质激素及细胞毒药物治疗，其病理改变轻者疗效好，重者疗效差。

（三）局灶节段性肾小球硬化（FSGS）

FSGS 占我国原发性肾病综合征的 5% ～ 10%，好发于青少年男性，多隐匿起病，部分可由 MCD 转变而来。约 3/4 的患者伴有血尿。多数患者确诊时常伴有血压升高和肾功能减退。

FSGS 患者总体预后相对较差。影响预后的因素有：蛋白尿的程度；发病时肾功能状态，血肌酐低者预后好；NS 症状是否能得到缓解，能缓解者预后好；病理类型顶端型预后好，门周型和非特殊型次之，细胞型和塌陷型预后最差；另外，不足 5% 的患者可自发缓解。本病起效较慢，平均缓解期为 4 个月，约半数患者在 10 年内进展为终末期肾病。

（四）膜性肾病（MN）

MN 约占我国原发性肾病综合征的 20%，男性多于女性，好发于中老年。本型起病多隐匿，约 80% 的患者表现为 NS，约 30% 的患者可伴有镜下血尿。本型易发血栓栓塞，如肾静脉血栓发生率可达 40% ～ 50%。

20% ～ 35% 的患者临床表现可自发缓解。60% ～ 70% 早期患者（尚无钉突形成）经糖皮质激素和细胞毒药物规律治疗后，可达临床缓解。随着疾病逐渐进展，病理变化加重，疗效则较差。

本型多缓慢进展，常于发病 5 ～ 10 年后逐渐出现肾功能损害。我国 10 年肾脏存活率为 80% ～ 90%，预后明显较西方国家好。

（五）膜增生性肾小球肾炎（MPGN）

MPGN 也称系膜毛细血管性肾小球肾炎（MCGN），占我国原发性肾病综合征的 10% ～ 20%，男性多于女性，好发于青壮年。1/4 ～ 1/3 的患者常在上呼吸道感染后发病，

50% ～ 60% 的患者表现为 NS，几乎所有患者都伴有血尿。肾功能损害、贫血及高血压症状出现早。部分患者血清 C_3 持续降低，对诊断本型有重要的提示意义。

本型所致的 NS 治疗困难，糖皮质激素及细胞毒药物治疗可能仅对部分儿童病例有效，成人则疗效差。

本型病变进展较快，预后差，发病 10 年后约有 50% 的患者进展至慢性肾衰竭。

【并发症】

1. 感染 是常见且严重的并发症。主要原因有：①激素和免疫抑制剂的长期使用。②尿中丢失 IgG、补体成分、转铁蛋白等与免疫功能相关的蛋白。③低蛋白血症，营养不良，机体非特异性免疫减弱。常见感染部位顺序为呼吸道、泌尿道及皮肤等。一旦感染诊断成立，应立即予以相应治疗，并根据感染严重程度，减量或停用激素和免疫抑制剂。

2. 血栓形成、栓塞 原因有：①有效血容量减少及高脂血症造成血液黏稠度增加。②某些物质从肾丢失过多，以及肝代偿性合成某些蛋白增加，导致机体凝血、抗凝和纤溶系统失衡，特别是血浆白蛋白 < 20g/L 时，血栓更容易发生。③应用利尿剂和糖皮质激素等加重高凝状态。其中以肾静脉血栓最为常见，发生率 10% ～ 50%，肺血管、下肢静脉、下腔静脉、冠状血管和脑血管血栓也不少见。

3. 急性肾损伤 为 NS 最严重的并发症。急性肾损伤是指患者在 48 小时内血肌酐绝对值升高 26.5μmol/L，或较原先值升高 50% 以上；此外每小时尿量 < 0.5mL/kg，且持续 6 小时以上。常见病因有：①低蛋白血症、呕吐、腹泻、强力利尿、过度降压等，都可导致低血容量及肾灌注压下降，进而肾小球滤过率（GFR）下降。②低蛋白血症引起的肾间质水肿压迫肾小管，导致鲍曼囊静水压升高，从而 GFR 下降。③药物引起的肾间质水肿。④双侧肾静脉血栓形成。⑤蛋白堵塞肾小管。⑥急进型肾炎。⑦老年患者易被诱发心衰，从而导致 GFR 下降。

4. 肾小管功能减退 以儿童多见。其机制可能是滤过的蛋白被肾小管大量重吸收，导致肾小管上皮损害；也可能为肾小球疾病导致肾小管血供减少所致。常表现为糖尿、氨基酸尿、高磷酸盐尿、肾小管性失钾、高氯性酸中毒，常提示预后不良。

5. 内分泌及代谢异常 NS 患者尿中丢失甲状腺结合球蛋白（TBG）。临床上甲状腺功能可正常，但血清 TBG、T_3 常下降，游离 T_3、T_4 和 TSH 水平正常。铜蓝蛋白、转铁蛋白、白蛋白的丢失常可使血清铜、铁、锌浓度下降。促红细胞生成素、钙、磷代谢紊乱，继发性甲状旁腺功能亢进等。

【诊断与鉴别诊断】

（一）诊断

NS 的诊断标准是：①大量蛋白尿（> 3.5g/d）。②低蛋白血症（血浆白蛋白 < 30g/

L）。③水肿。④高脂血症。其中前两项为诊断必须具备的条件。

本病的诊断包括3个方面：①是否为肾病综合征。②确认病因：必须除外继发性和遗传性疾病，才能诊断为原发性肾病综合征；最好能行肾活检做出病理诊断。③有无并发症。

（二）鉴别诊断

1. 系统性红斑狼疮性肾炎　好发于中青年女性，常有皮疹、关节痛、发热等多系统受损的表现和多种自身抗体阳性，肾活检免疫病理呈"满堂亮"。

2. 过敏性紫癜肾炎　好发于青少年，多有紫癜，可伴有关节痛、腹痛、黑便，可于皮肤紫癜1～4周后出现蛋白尿和（或）血尿。

3. 乙型肝炎病毒相关性肾炎　常见于儿童及青少年，以肾病综合征或蛋白尿为主要临床表现。诊断依据为：①血清乙肝病毒抗原阳性。②具有肾小球肾炎临床表现，并可除外狼疮性肾炎等其他继发性肾小球肾炎。③肾活检切片中找到乙肝病毒抗原。病理类型多为MN，其次为MCGN。

4. 糖尿病肾病　好发于病程10年以上的中老年糖尿病患者。随着病情进展，可表现为肾病综合征。糖尿病病史及特征性的眼底改变有助于鉴别诊断。

5. 肾淀粉样变性　好发于中老年。除肾受累以外，还可有心、肝、脾受累的临床表现。早期仅表现为蛋白尿，后期出现NS表现。肾活检可确诊。

【治疗】

（一）一般治疗

1. 休息　严重水肿者需卧床休息。当水肿消失、一般情况好转，可起床活动。

2. 饮食管理　NS患者要注意饮食管理：①要保证充分热量，不应低于126～147kJ/（kg·d）的热量供给。②尽管患者存在大量蛋白丢失，但由于高蛋白饮食会增加肾小球高滤过，加重蛋白尿，促进肾脏病变进展，故目前一般主张给予正常量即0.8～1g/（kg·d）的优质蛋白饮食。③水肿时应低盐（＜3g/d）饮食。④因患者多有高脂血症，故应主要食用富含多聚不饱和脂肪酸（如植物油、鱼油）及富含可溶性纤维（如燕麦）的饮食，少食用富含饱和脂肪酸（动物油脂）的饮食。

（二）对症治疗

1. 利尿消肿　一般患者在使用激素并限制水、钠摄入后可达到利尿消肿的目的。对水肿明显者，可适当使用利尿剂。但不宜过快过猛，避免血容量不足、血栓形成、急性肾损伤等并发症。

（1）噻嗪类利尿剂　主要作用于髓袢升支后段和远曲小管前段，通过抑制钠和氯的重吸收，增加钾的排泄而利尿。常用氢氯噻嗪25mg，每日3次，口服。长期服用应防止低钾、低钠血症。

（2）潴钾利尿剂　主要作用于远曲小管后段，排钠、排氯、潴钾，适用于低钾血症患者。单独使用时利尿作用不明显，可与噻嗪类利尿剂合用。如螺内酯 20mg，每日 3 次。长期服用注意高钾血症的发生。

（3）袢利尿剂　主要作用于髓袢升支，抑制钠、氯和钾的重吸收。常用药物如呋塞米（速尿）20 ～ 120mg/d，或布美他尼 1 ～ 5mg/d，分次口服或静注。应用时需注意低钠、低钾、低氯血症性碱中毒发生。

（4）渗透性利尿剂　可一过性提高血浆胶体渗透压，使组织中水分回吸收入血。此外，它们经过肾小球滤过，使肾小管内液处于高渗状态，减少水、钠的重吸收而利尿。常用低分子右旋糖酐或淀粉代血浆，250 ～ 500mL 静滴，隔日 1 次。使用后随即加用袢利尿剂能增强利尿效果。少尿（尿量 < 400mL/d）患者慎用此类药物，避免导致急性肾损伤。因为此药物易与 Tamm-Horsfall 蛋白和白蛋白在肾小管腔内形成管型而堵塞肾小管。

（5）提高血浆胶体渗透压　白蛋白或血浆等静脉输注可提高血浆胶体渗透压，促进组织中水分回吸收并利尿，如随后立即使用呋塞米，有时能获得良好的利尿效果。由于输入的蛋白均将于 24 ～ 48 小时内由尿液排出，可引起肾小球高滤过、肾小管高代谢，导致肾小球脏层及肾小管上皮细胞损伤，促进肾间质的纤维化，可能影响糖皮质激素疗效，延迟疾病缓解，甚至损害肾功能。因此，要严格掌握适应证，仅在严重低蛋白血症、高度水肿而又少尿的患者，在必须利尿的情况下才可考虑适量使用，避免过频过多。心衰患者慎用。

2. 减少蛋白尿　持续的大量蛋白尿可导致肾小球高滤过、促进肾小球硬化、加重肾小管 - 间质损伤，是影响肾小球疾病预后的重要因素。减少尿蛋白可有效延缓肾功能恶化。ACEI/ARB 除有效控制高血压和降低肾小球内压外，还可直接降低肾小球基底膜的通透性，具有不依赖于降压而减少尿蛋白的作用。在使用时，所用剂量一般比常规降压剂量大，方能获得良好疗效。

3. 降脂治疗　可延缓肾小球病变的进展，降低心、脑血管疾病的发生率。NS 患者存在高脂血症，有高血压或冠心病家族史者，均需积极的降脂治疗。常用药物 HMG-CoA 还原酶抑制剂，如阿托伐他汀、瑞舒伐他汀；纤维酸类药物，如非诺贝特等。

4. 抗凝治疗　当血浆白蛋白 < 20g/L 时，应常规使用抗凝药物，可使用普通肝素或低分子肝素，维持凝血酶原时间国际标准化比值（INR）在正常值的 2 倍。也可使用法华林。此外，抗血小板药物阿司匹林、双嘧达莫也能使用。至于 NS 患者是否需要长期抗凝尚需更多证据证实。对于已经发生血栓形成或栓塞者应尽快溶栓（6 小时内最佳，3 天内仍可能有效），可给予尿激酶或链激酶静滴，同时辅以抗凝治疗持续半年以上。治疗期间注意观察患者的出、凝血状况，避免出血。血栓过大，保守治疗无效者，可考虑手术

摘除。

5. 急性肾损伤 如处理不当可危及生命。可采取的措施有以下几种。

（1）袢利尿剂 对袢利尿剂仍有效的患者应予以较大剂量利尿，以冲刷阻塞的肾小管管型。

（2）血液透析 若利尿剂效果不佳或无效，并已达到透析指征者，予以血液透析以维持生命，并在补充血浆制品后可适当脱水，以减轻肾间质水肿。

（3）原发病治疗 发生急性肾损伤的病理类型多为微小病变型肾病，此类型多预后较好，应予以积极治疗。

（4）碱化尿液 口服碳酸氢钠能碱化尿液，减少管型形成。

6. 感染 无须预防性地使用抗生素。但一旦发现感染，应明确感染灶并尽快去除，及时选用强效、对致病菌敏感且无肾毒性的抗生素积极治疗。严重感染难以控制时是否考虑减少或停用激素需视患者具体情况而定。

（三）免疫抑制治疗

糖皮质激素和细胞毒药物仍是治疗 NS 的主要药物，原则上应结合肾活检的病理结果来选择药物及疗程。

1. 糖皮质激素（以下简称激素） 激素通过抑制免疫炎症反应，抑制醛固酮和抗利尿激素的分泌，影响肾小球基底膜通透性等综合作用而发挥其利尿、消除尿蛋白的疗效。使用原则和方案是：①起始足量：常用药物为泼尼松 1mg/（kg·d），每日总量不超过 60mg，口服 8 周，必要时可延长至 12 周。②缓慢减药：足量治疗后每 2～3 周减量 1 次，减去的剂量为原用量的 10%，当减至 20mg/d 时病情易复发，减量更应缓慢。③长期维持：最后以最小有效剂量（10mg/d）再维持半年至 1 年。

激素可采取全日量顿服，维持用药期间可两日量隔日 1 次顿服，以减轻激素的副作用。当不宜使用泼尼松，如有肝功能损害、泼尼松疗效不佳时，可更换为等剂量甲泼尼龙口服或静滴。

NS 患者的激素使用量大且时间长，患者可出现感染、骨质疏松、药物性糖尿病等副作用，个别患者还可能发生股骨头无菌性缺血性坏死，需加强监测，以便及时处理。

依据患者对糖皮质激素治疗的反应，可分为"激素敏感型"（用约 8～12 周内肾病综合征缓解）、"激素依赖型"（激素减量到一定程度即复发）和"激素抵抗型"（激素治疗无效），每种类型的进一步治疗有所区别。

2. 细胞毒药物 该类药物可用于"激素依赖型"和"激素抵抗型"患者，协同激素治疗，一般不单独治疗用药。若无激素禁忌，一般也不作为首选用药。

国内外最常用的细胞毒药物是环磷酰胺（CTX），它在体内被肝细胞微粒体羟化后的代谢产物具有较强的免疫抑制作用。常用剂量为 2mg/（kg·d），分 1～2 次口服；或用

200mg隔日静注。累积量达6～8g后停药。主要副作用为骨髓抑制、中毒性肝损害，还可出现性腺抑制（尤其是男性）、胃肠道反应、脱发及出血性膀胱炎。

盐酸氮芥疗效较佳，但副作用较多，如注射部位血管炎或组织坏死、严重胃肠道反应，临床上已较少应用。丁酸氮芥、硫唑嘌呤、长春新碱疗效欠佳，也少用。

3. 钙调神经蛋白抑制剂 常用药物有环孢素A（CsA）和他克莫司（FK506）。此类药物能选择性抑制T辅助细胞及T细胞毒效应细胞，在NS的使用中日渐广泛。CsA常用量为3～5mg/（kg·d），分两次空腹口服。服药期间需监测血药浓度，维持其血浓度谷值为100～200ng/mL。用药2～3个月后开始缓慢减量，疗程至少1年。其副作用有肝肾毒性、高尿酸血症、高血压、多毛及牙龈增生等。他克莫司肾毒性副作用小于CsA。成人起始治疗量为0.05mg/（kg·d），其血药浓度需保持在5～8ng/mL，疗程为半年至1年。

4. 麦考酚吗乙酯〔MMF〕 MMF对难治性NS的应用已受到重视。MMF在体内代谢为霉酚酸，能抑制鸟嘌呤核苷酸的经典合成途径，故而选择性抑制T、B淋巴细胞增殖及抗体形成，达到治疗目的。常用量为1.5～2g/d，分2次口服，共用3～6个月，减量维持半年。其确切疗效及副作用还需要更多临床资料证实。

（四）各种病理类型原发性NS的治疗

1. MCD 大多数对激素反应较好，儿童缓解率90%，成人缓解率80%，但易复发。

（1）糖皮质激素 常用泼尼松1mg/（kg·d），连用8周，然后缓慢减量0.4～0.5mg/kg时，改为隔日顿服，连用6个月后继续减量至维持量连用12个月。激素依赖或大剂量激素治疗12周仍不缓解者，应加用细胞毒药物。

（2）细胞毒药物 用于激素依赖或抵抗者。CTX 2mg/（kg·d），总量6～8g。或者CsA 3～5mg/（kg·d），连用6个月。

2. MsPGN

（1）病理改变轻者，可按MCD的激素治疗方案，但疗程适当延长。

（2）病理改变重，系膜增生显著、激素依赖或抵抗者，需加用细胞毒药物。

3. FSGS

（1）糖皮质激素 起效较慢。一般剂量用泼尼松1mg/（kg·d），连用3～4个月，然后缓慢减量0.5mg/kg时，改为隔日顿服，连用6～12个月。需6个月以上才能确定疗效。激素治疗效果好者，预后好。

（2）细胞毒药物 单用激素仅20%缓解，加用CTX可再增加20%缓解率。激素和CTX交替使用6个月以上，疗效尚可。疗效欠佳者可试用CsA。

4. MN 不宜单用激素，建议激素与细胞毒药物联用，或使用CsA。注意血栓栓塞并发症，可用双嘧达莫、阿司匹林、华法林等。

5. MCGN 无症状、无大量蛋白尿、无肾功能损害者无须治疗。密切随访尿蛋白及肾功能。儿童患者可试用激素 6 ~ 12 个月，无效则停用。成人患者激素无效，推荐使用双嘧达莫、阿司匹林或两者合用，疗程 12 个月，无效则停用。

【预后】

NS 预后个体差异很大。决定预后的主要因素包括：①病理类型：一般 MCD 和轻度 MsPGN 的预后好。早期 MN 有较高的治疗缓解率，晚期则难以达到治疗缓解，但病情多进展缓慢，发生肾衰竭较晚。MCGN 及重度 MsPGN 疗效不佳，预后差，进入慢性肾衰竭亦较快。FSGS 预后主要与尿蛋白程度和对治疗的反应相关，表现为 NS 的患者 10 年肾存活率为 50%；其中激素能使之缓解者 10 年肾存活率达 90% 以上，激素治疗无效者 10 年存活率仅为 40%。②临床因素：大量蛋白尿、高血压和高血脂均可促进肾小球硬化，这些因素如长期不能较好控制，则将成为预后不良的重要因素。③反复感染、有血栓栓塞并发症者常常影响预后。

思考题

1. 肾病综合征的诊断标准是什么？
2. 原发性肾病综合征的鉴别诊断有哪些？
3. 试述各种不同类型肾病综合征的病理变化、临床特点及治疗。

第三节　尿路感染

【学习目标】

1. 掌握尿路感染的概念、临床表现、实验室检查、诊断及鉴别诊断、并发症和治疗。
2. 熟悉尿路感染的病因、发病机制。
3. 了解尿路感染的流行病学和预防。

尿路感染（UTI）简称尿感，是指各种病原微生物在尿路中生长、繁殖而引起的炎症性疾病。多见于育龄期女性、老年人、免疫力低下及尿路畸形者。病原微生物包括细菌、真菌、结核分枝杆菌、病毒等。本节主要叙述由细菌引起的尿路感染。

除老年人和婴儿外，女性尿路感染发病率明显高于男性，比例约 8：1。未婚女性发病率 1%～3%。已婚女性因性生活、妊娠、月经、应用杀精子避孕药物等因素，发病率增高，约为 5%。60 岁以上女性尿路感染发生率进一步升高，达 10%～12%，但多为无症状性细菌尿。成年男性很少发生尿路感染，除非存在易感因素，50 岁后男性因前列腺肥大发生率增高，尿路感染发生率也相应增高，可达 7%。

尿路感染根据感染发生部位可分为上尿路感染（肾盂肾炎）和下尿路感染（膀胱炎、尿道炎）。根据有无尿路结构或功能的异常，可分为复杂性和非复杂性尿路感染，前者指伴有尿路引流不畅、结石、畸形、膀胱输尿管反流等结构或功能的异常，或在慢性肾实质性疾病基础上发生的尿路感染；不伴有上述情况者称为非复杂性尿路感染。

【病因与发病机制】

（一）病因

尿路感染最常见的致病菌是革兰阴性杆菌，其中最为常见的是大肠埃希菌，约占全部尿路感染的 85%，其次为肺炎克雷伯杆菌、变形杆菌等。5%～10% 的尿路感染由革兰阳性菌引起，主要是肠球菌和凝固酶阴性的葡萄球菌。结核杆菌、衣原体、真菌也可导致尿感。95% 以上的尿感为单一细菌感染，偶可见多种病原体混合感染，仅见于长期放置导尿管、尿道异物（结石或肿瘤）、尿潴留伴反复器械检查及尿道 - 阴道（肠道）瘘等患者。

（二）发病机制

1. 感染途径

（1）上行感染　指病原菌经由尿道上行至膀胱，甚至输尿管、肾盂所引起的感染。此种感染途径最为多见，约占尿路感染的 95%。正常情况下，尿道口和前尿道周围存在少量细菌，如链球菌、乳酸菌和葡萄球菌等，但并不致病。在某些因素作用下，如性生活、医源性操作、尿路梗阻、生殖器感染等，可导致发生上行感染。

（2）血行感染　指病原菌通过循环到达肾脏和尿路引起感染。此种感染途径少见，占尿感的 3% 以下。主要是金黄色葡萄球菌、沙门菌属、绿脓杆菌。

（3）淋巴道感染　病原菌从淋巴道感染泌尿系统，盆腔和下腹部的器官感染时可能发生，但罕见。

（4）直接感染　泌尿系统周围器官、组织发生感染时的病原菌，偶可直接侵入泌尿系统，导致感染。

2. 易感因素

（1）尿路梗阻　结石、前列腺增生、尿道狭窄、肿瘤等均可形成尿路梗阻，妨碍尿液自由流出，导致尿液积聚，细菌不易被冲刷清除，从而在局部大量繁殖，引起感染。

（2）膀胱输尿管反流及其他尿路畸形和结构功能异常　正常情况下，输尿管瓣膜可阻止尿液上行入肾。若瓣膜功能障碍，则导致反流，引起感染。肾发育不良、多囊肾、马蹄肾等，局部组织对细菌的抵抗力均下降；神经源性膀胱导致尿潴留和细菌感染。

（3）器械使用　膀胱镜检查、泌尿道手术均可带入细菌，且损伤尿路。留置导尿管时间越长，感染率越高。

（4）女性尿路解剖特点　女性尿道短、直、宽，且尿道口与肛门接近。局部刺激（月经期）、妇科疾病（阴道炎、宫颈炎）、妊娠（输尿管蠕动减少）、性交（挤压）均可导致感染。

（5）机体抵抗力减弱　高龄、糖尿病、慢性肾脏疾病、长期使用肾上腺皮质激素等抵抗力均下降，尿感发生率升高。

【临床表现】

（一）急性单纯性膀胱炎

膀胱炎占尿路感染的 60% 以上，致病菌多为大肠埃希菌，可分为急性单纯性膀胱炎和反复发作性膀胱炎。前者常见于健康年轻女性，主要表现为尿路刺激征（尿频、尿急、尿痛和排尿困难）和耻骨上疼痛等，一般无明显的全身感染症状。

（二）反复发作性膀胱炎

主要源于重新感染，少数为复发。一般在停药 6 周或在细菌学检查和尿液检查持续正常 3 周后发生的再次感染，支持重新感染。复发是指治疗后细菌消失，但停药后 6 周内再次感染，致病菌与前次相同。

（三）急性肾盂肾炎

急性肾盂肾炎可出现明显的全身感染症状，如寒战、发热，可伴恶心、呕吐、体温多在 38～39℃，也可高达 40℃，伴或不伴腰痛、尿路刺激征。可以合并菌血症，但一般无革兰阴性杆菌脓毒症。体检可有肋脊角区或季肋点压痛和肾区叩击痛。

（四）慢性肾盂肾炎

病程隐蔽，平时多表现为无症状性菌尿和间歇出现尿路刺激征。急性发作时症状类似急性肾盂肾炎。一半以上患者有急性肾盂肾炎病史。可有间歇性低热。疾病后期，肾小管功能损害，可出现夜尿增多、低比重尿等。继续进展，可演变为慢性肾衰竭。

（五）尿道炎

尿道炎的发生多为女性，与膀胱炎类似，表现为尿痛、脓尿等。

（六）无症状性尿感

无症状性尿感指患者有真性菌尿，但无尿感的症状。多见于妊娠期和老年女性。

【并发症】

尿路感染若治疗及时，并发症很少，但复杂因素的肾盂肾炎和（或）伴有糖尿病未及时治疗或治疗不当，可出现肾乳头坏死和肾周围脓肿。前者表现为寒战、高热、剧烈腰痛或腹痛、血尿和急性肾衰竭等，静脉肾盂造影有助于诊断；后者常出现明显的单侧腰痛，向健侧弯腰时疼痛加剧，超声波、X线腹部平片、CT等检查有助于肾周围脓肿的诊断。治疗上宜加强抗感染治疗，部分肾周围脓肿需局部切开引流。

【实验室及其他检查】

（一）尿液检查

1. 尿常规检查　常混浊并有异味。常有白细胞尿，可有血尿、微量蛋白尿及尿亚硝酸盐阳性。白细胞尿指尿沉渣镜检白细胞 > 5/HP，对尿路感染诊断意义较大；部分患者有镜下血尿，尿沉渣镜检红细胞数多为 3 ～ 10/HP，为均一性红细胞尿，极少数的急性膀胱炎患者可出现肉眼血尿；蛋白尿多为微量或阴性。部分患者尿中可见白细胞管型。大肠埃希菌等革兰阴性菌含硝酸盐还原酶，可使尿中硝酸盐还原为亚硝酸盐，致尿亚硝酸盐阳性，但若为球菌感染，则可阴性。

2. 尿白细胞排泄率　留取 3 小时尿液，立即进行尿白细胞计数并按每小时折算，正常人 < $2×10^5$/h，白细胞计数 > $3×10^5$/h 为阳性，在（2 ～ 3）× 10^5/h 内为可疑。

（二）细菌学检查

1. 细菌定性检查　取清洁中段尿尿沉渣涂片，革兰染色后用油镜检查或不染色用高倍镜检查，计算 10 个视野的细菌数，取平均值，若每个视野下可见 1 个或更多细菌，提示尿路感染。本法设备简单且操作方便迅速，检出率达 80% ～ 90%，还可初步确定是杆菌还是球菌，是革兰阳性菌还是革兰阴性菌，对及时选择抗生素有重要参考价值。

2. 细菌定量检查　细菌培养标本可采用清洁中段尿、导尿及膀胱穿刺尿。其中以膀胱穿刺尿培养结果最可靠，但有一定损伤。临床多取清洁中段尿做细菌定量培养，若 ≥ 105/mL，称为真性菌尿；尿细菌定量培养 104 ～ 105/mL，为可疑阳性，需复查；如细菌数 < 104/mL，可能为污染。若取膀胱穿刺尿做培养，只要有细菌生长，即为真性菌尿。真性菌尿可确诊尿路感染。

临床上需注意，尿细菌培养可出现假阳性或假阴性的结果。中段尿收集不规范，标本受到污染；尿标本在室温下存放超过 1 小时才进行接种；检验技术失误等，都可导致假阳性。近 1 周内使用过抗生素，尿液在膀胱内停留时间不足 6 小时，饮水过多使尿液稀释，收集中段尿时消毒药混入尿标本内，感染灶排菌呈间歇性等，都可导致假阴性。

3. 定位诊断检查　尿酶 [乳酸脱氢酶、β－葡萄糖醛酸酶、N－乙酰－β－氨基葡萄糖苷酶（NAG）等] 测定、肾脏浓缩功能、膀胱冲洗后尿培养等，有助于上下尿感的定位诊断。

（三）影像学检查

常用影像学检查如 B 超、X 线腹平片、CT、静脉肾盂造影、逆行性肾盂造影、排尿期膀胱输尿管反流造影等，其目的是了解尿路情况，及时发现有无尿路结石、梗阻、畸形、反流等导致尿路感染反复发作的因素。

【诊断与鉴别诊断】

（一）尿感的诊断流程

典型尿路感染有尿路刺激征、伴或不伴感染中毒症状、腰部不适等，结合尿液改变及尿液细菌学检查，诊断并不困难。凡有真性菌尿者，均可诊断为尿路感染。无症状性菌尿的诊断要求 2 次细菌培养为同一菌种的真性菌尿。

有研究表明，对有典型症状的女性诊断尿路感染时，清洁中段尿培养菌落计数 $\geq 102/mL$，比 $\geq 105/mL$ 更具有敏感性和特异性，但在男性要求 $\geq 103/mL$。

1. 尿路感染的定位诊断

（1）根据临床表现定位　上尿路感染常有发热、寒战，甚至出现毒血症的症状，伴有明显腰痛；体征上有输尿管点和（或）肋脊点压痛、肾区叩击痛等。下尿路感染常以膀胱刺激征为突出表现，无明显全身表现等。

（2）根据实验室检查定位　出现下列情况提示上尿路感染：膀胱冲洗后尿培养阳性；尿沉渣镜检有白细胞管型，并已除外间质性肾炎、狼疮性肾炎等疾病；尿 NAG 升高、尿 β_2 微球蛋白（β_2-MG）升高；尿渗透压降低。

2. 确定病原菌　有赖于细菌性检查，同时做药敏试验，可指导治疗。

3. 明确潜在的致病因素　对于反复发作的尿感，应积极寻找是否存在泌尿系畸形、梗阻、糖尿病或其他导致机体抵抗力下降的因素。

4. 慢性肾盂肾炎的诊断　需结合病史、影像学及肾脏功能进行诊断：①肾脏外形凹凸不平，且双肾大小不等。②静脉肾盂造影见肾盂、肾盏变形、缩窄。③持续的肾小管功能损害。若具备上述第①、②项的任何一项，再加上第③项，可诊断慢性肾盂肾炎。

（二）鉴别诊断

1. 尿道综合征　常见于女性，患者有尿路刺激征，但反复多次检查无真性菌尿。分感染性和非感染性两种。前者多由于衣原体等非细菌性病原体感染所致；后者可能由于逼尿肌与膀胱括约肌功能不协调、妇科疾病、肛周疾病和焦虑等引起。

2. 肾结核　尿路刺激征更明显，尿培养找到抗酸杆菌，一般抗生素治疗无效，抗结核治疗有效。

3. 慢性肾小球肾炎　当慢性肾盂肾炎出现肾功能减退、高血压时应与慢性肾小球肾炎相鉴别。后者多为双肾对称性缩小，肾小球功能受损较肾小管功能受损更突出，常有较明确的蛋白尿、血尿和水肿病史；而前者尿细菌学检查阳性，且双肾缩小为非对称性。

【治疗】

（一）一般治疗

急性期注意休息，多饮水、勤排尿，发热者给予易消化、高热量饮食。尿路刺激征和血尿明显者可口服碳酸氢钠片 1g，每日 3 次，碱化尿液、缓解症状、抑制细菌生长和避免形成血凝块。使用碳酸氢钠还可增强磺胺类抗生素的抗菌活性并避免尿路结晶形成。反复发作的尿路感染应积极寻找病因及易感因素，及时去除。

（二）抗感染治疗

抗感染治疗是尿路感染的治疗核心，其目标是以最小副作用、最少细菌耐药、最廉价费用获得最佳治疗效果。用药原则为：①选用致病菌敏感的抗生素。在无病原学结果前，一般首选对革兰阴性杆菌有效的抗生素，治疗 3 天患者症状无改善，按药敏结果调整用药。②选用在尿和肾内的抗生素浓度高的药物。③选用肾毒性小、副作用少的抗生素。④单一药物治疗失败、混合感染、严重感染、耐药菌株出现时应联合用药。⑤不同类型的尿路感染给予不同的治疗时间。

1. 急性膀胱炎　常采用 3 天短程疗法。一般采用单药治疗，即口服氧氟沙星 0.2g，每日 2 次；或口服阿莫西林 0.5g，每日 3 次；或口服头孢拉啶 0.5g，每日 3 次。于疗程结束后 1 周进行尿细菌定量培养。如结果阴性表示急性膀胱炎已治愈；如仍有真性菌尿，应继续给予 1 ～ 2 周抗菌药物治疗。

2. 急性肾盂肾炎　尿标本采集后立即进行治疗，一般首选针对革兰阴性杆菌的抗生素，但应兼顾革兰阳性菌。72 小时无效者根据药敏试验结果调整用药。常用抗菌药有喹诺酮类、半合成青霉素类、头孢类。病情较轻者，可选择口服制剂，疗程 10 ～ 14 天，治愈率 90%；若伴有严重全身中毒症状，应静脉给药，如氨苄西林每天 4 ～ 6g，头孢哌酮每天 2 ～ 4g。必要时可使用碳青霉烯类抗生素或联合给药。热退后 3 天改为口服，完成 2 周疗程。慢性肾盂肾炎常为复杂性尿感，治疗的关键是找到并去除易感因素。

3. 再发性尿路感染　包括重新感染和复发。前者治疗方法与首次发作相同。对半年内发生 2 次以上者，可用长程低剂量抑菌治疗，即每晚临睡前排尿后服用小剂量抗生素 1 次，如复方磺胺甲噁唑 1 ～ 2 片或氧氟沙星 200mg 或呋喃妥因 50 ～ 100mg，每 2 ～ 4 周更换药物，连用半年。若为后者，需在去除易感因素（如结石、梗阻、尿路异常等）的基础上，应按药敏选择强有力的杀菌性抗生素，疗程不低于 6 周。反复发作者，应给予长程低剂量抑菌治疗。

4. 无症状性尿感　一般认为有下列情况者应予以治疗：①妊娠期，宜选用毒性较小的抗生素。②学龄前儿童。③曾出现有症状感染者。④肾移植。⑤尿路梗阻及其他尿路有复杂情况者。主张短疗程用药，据药敏结果选择有效抗生素。如治疗后复发，可用长程低剂量抑菌疗法。

【预防】

多饮水、勤排尿，是本病最有效的预防方法；注意会阴部清洁；尽量避免尿路器械的使用，必须使用时，严格无菌操作；如必须留置导尿管，前3天予以抗生素可延迟尿路感染的发生；与性生活有关的尿路感染，应于性交后立即排尿，并口服1次常用量抗生素；膀胱–输尿管反流者，每次排尿后数分钟再排尿1次。

思考题

1. 尿路感染的感染途径有哪些？
2. 简述如何预防尿感。

第四节 慢性肾衰竭

【学习目标】

1. 掌握慢性肾衰竭的概念、分期、临床表现、诊断及鉴别诊断、预防和治疗。
2. 熟悉慢性肾衰竭的病因、发病机制、实验室检查、病理特点。
3. 了解慢性肾衰竭的发病情况。

2000年美国肾脏病基金会K/DOQI专家组提出了慢性肾脏病（CKD）的定义和分期。CKD是指：各种原因引起的肾脏结构和功能障碍≥3个月，包括肾小球滤过率（GFR）正常和不正常的病理损伤、血液或尿液成分异常，以及影像学检查异常；或不明原因的GFR下降（＜60mL/min）超过3个月。随着CKD概念的不断应用，学者们逐渐认识到CKD同期患者之间预后差别很大。因此，KDIGO工作组在2009年建议将尿蛋白量也作为判断预后的指标，同时将CKD3期分为3a和3b（表4-2）。应当指出，单纯GFR轻度下降（60～89mL/min）而无肾损害其他表现者，不能认为是CKD；只有当GFR＜60mL/min时，才能按CKD3期对待。

表4-2 慢性肾脏病的分期及建议

分期	GFR（mL/min）	防治目标及措施
1	≥ 90	病因的诊断和治疗、治疗并发症、延缓疾病进展
2	60 ～ 89	估计疾病是否会进展和进展速度
3a	45 ～ 59	评价、预防和诊断并发症
3b	30 ～ 44	治疗并发症
4	15 ～ 29	准备肾脏替代治疗
5	< 15	肾脏替代治疗

CKD 进行性进展引起肾单位和肾功能不可逆的丧失，导致以代谢产物潴留，水、电解质及酸碱代谢和全身各系统症状为表现的一种临床综合征，称为慢性肾衰竭（CRF）。CRF 的终末期称为终末期肾病（ESRD），又称尿毒症。

CKD 是绝大多数的原发性或继发性肾脏疾病的统称，其临床表现多种多样，可从无症状到尿毒症，即 CKD1 ～ 5 期。CRF 的范畴则相对较小，一般指疾病过程中 GFR 下降至失代偿期及之后的那部分，主要为 CKD4 ～ 5 期。我国 CRF 的分期方法见表4-3。

表4-3 我国 CRF 的分期方法

分期	Ccr[mL/（min · 1.73m²）]	Scr（μmol/L）	临床表现
肾功能不全代偿期	50 ～ 80	133 ～ 177	肾单位受损不超过正常的50%，肾功能可代偿，无临床表现
肾功能不全失代偿期	20 ～ 50	186 ～ 442	肾单位受损超过正常的50%，出现乏力、轻度贫血、食欲减退等症状
肾功能衰竭期	10 ～ 20	442 ～ 707	出现贫血、代谢性酸中毒、钙磷代谢紊乱、水电解质紊乱尚不明显
肾功能衰竭终末期	< 10	≥ 707	健全肾单位不足10%，全身各系统症状严重

我国 CKD 的发病率为 9.4% ～ 12.1%，ESRD 患者 100 万～ 200 万。慢性肾脏病的防治已成为全世界所面临的重要公共卫生问题。

【病因与发病机制】

（一）病因

CKD 的病因在西方国家以继发性因素为主，目前公认糖尿病和高血压为两大首位因素。在我国仍以 IgA 肾病为主的原发性肾小球疾病最多，其次是糖尿病肾病、高血压肾病、狼疮性肾炎、梗阻性肾病及多囊肾等。此外，心血管疾病、吸烟、白蛋白尿、高脂血症、CKD 家族史等因素也导致了 CKD 进展的风险增加。

（二）发病机制

CKD 的起病可因不同的原发疾病而不太一样。但 CKD 进展和尿毒症症状的出现存在共同机制。

1. 慢性肾衰竭进展的机制

（1）肾小球高滤过　CRF 时残余肾单位的肾小球代偿性肥大，并存在高灌注（血流量增加）、高压力（毛细血管跨膜压增高）和高滤过（单个肾单位的肾小球滤过率）的状态。在"三高"的状态下，肾小球显著扩张，牵拉系膜细胞，刺激系膜细胞增殖、细胞外基质（ECM）增加并积聚，继而损伤内皮细胞，产生、释放血管活性物质、细胞因子和生长因子，从而加重肾单位肥大和"三高"，形成恶性循环，最终肾单位损失殆尽。

（2）肾小管高代谢　肾小管高代谢状态使肾小管氧消耗增加，氧自由基增多，小管内液 Fe^{2+} 的生成、代谢性酸中毒所引起补体旁路途径激活和膜攻击复合物的形成，都可造成肾小管 - 间质损伤，肾单位进一步丧失。

（3）高血压　尽管很难明确高血压是 CKD 的病因还是结果，但高血压与肾损伤及心血管疾病的进展之间存在密切相关性。

（4）蛋白尿　蛋白尿不仅造成肾小球的损伤，而且引起肾小管上皮的损伤，并与小管间质纤维化密切相关，是一个独立的导致肾脏病变进展的主要因素。

（5）脂质代谢紊乱　氧化脂蛋白刺激炎性因子和致纤维化因子表达和诱导细胞凋亡，引起巨噬细胞侵入，导致组织损伤。

（6）细胞因子、生长因子的作用　促进 CKD 进展的细胞因子大致可分为 4 类：①促炎症分子：如被局部免疫复合物激活的补体。②血管活性物质：如 RAAS 成员、内皮素等。③生长因子：如 $TGF-\beta_1$、PDGF、IGF-1 等。④ ECM 与蛋白酶。

2. 尿毒症症状的发生机制

虽然临床上常用血清尿素氮和肌酐水平来评价肾小球滤过功能，但是这两种分子本身与尿毒症症状及体征无关。导致尿毒症症状及体内各个器官系统损害的主要原因有：①肾脏代谢和排泄功能下降，使水、电解质和酸碱平衡失调，从而表现为水钠潴留，血压升高，代谢性酸中毒等。②尿毒症毒素的毒性作用。③肾脏内分泌功能障碍，如促红细胞生成素（EPO）的分泌减少可导致肾性贫血、骨化三醇产生不足可导致肾性骨病。此外，持续炎症状态、营养素的缺乏也都可引起或者加重尿毒症的症状。

所谓尿毒症毒素是指由于功能肾单位减少，不能充分排出体内代谢废物或降解某些激素、肽类等而在体内蓄积引起各种临床症状和体征的物质。根据分子量大小可将尿毒症毒素分为小分子物质（分子量 < 500 道尔顿）、中分子物质（分子量 500 ～ 5000 道尔顿）和大分子物质（分子量 ≥ 5000 道尔顿）。小分子物质以尿素氮最多，其他如胍类、胺类、酚类等均可在体内蓄积并引起临床症状。中分子物质蓄积与慢性肾衰竭远期并发症相关，最

常见的中分子物质是甲状旁腺激素（PTH），可导致肾性骨病、软组织钙化等。大分子物质如核糖核酸酶、维生素 A 等也具有某些毒性。此外，还有一些潜在的尿毒症毒素。

[临床表现]

慢性肾脏病 1～3 期患者可无任何症状，或有轻微的乏力、夜尿增多、食欲减退、腰酸等轻度不适。随着肾功能减退，患者临床表现逐渐明显且增多，如出现贫血表现。慢性肾衰竭大多相当于进入 CKD4 期，上述症状更趋明显。到 CKD5 期时，可能出现急性左心衰竭、消化道出血、严重高钾血症、中枢神经系统障碍等，甚至有生命危险。

（一）水、电解质及酸碱平衡紊乱

1. 水、钠代谢紊乱　主要表现为水钠潴留，出现不同程度的皮下水肿和（或）体腔积液，也易出现血压升高、左心衰竭和脑水肿。少数患者由于进食差、长期低钠饮食、呕吐等，也可出现低血容量性低血压和低钠血症。

2. 代谢性酸中毒　肾小管泌氢障碍、泌铵障碍、肾小管对 HCO_3^- 的重吸收能力下降，是引起代谢性酸中毒的主要原因。常表现为食欲不振、呕吐、乏力、呼吸深长等。代酸能加重肾性骨病、营养不良、心血管并发症。

3. 钾代谢紊乱　当 GFR 下降至 25mL/min 或更低时，肾脏排钾能力下降，容易出现高钾血症；若同时存在钾摄入过多、感染、酸中毒、创伤、溶血、出血、输血、应用保钾利尿剂或 ACEI/ARB 等情况，高钾血症更易出现。严重高钾血症（血清钾 > 6.5mmol/L）需及时治疗抢救。有时由于钾摄入不足、应用排钾利尿剂、胃肠道丢失过多等因素，也可出现低钾血症。

4. 钙、磷代谢紊乱　主要表现为低血钙和高血磷。钙缺乏主要与钙摄入不足、吸收欠佳、活性维生素 D 缺乏、高磷血症、酸中毒等因素有关，明显钙缺乏时可出现低钙血症。而伴随 GFR 的下降（< 20mL/min），尿磷排泄减少从而出现高磷血症。低钙和高磷可诱发继发性甲状旁腺功能亢进和肾性骨病。

（二）各系统表现

1. 胃肠道表现　为最早出现和最突出的症状，并随病情进展而加剧。主要表现为食欲不振、恶心、呕吐、腹胀、腹泻及口中有氨味。进食少、吐泻可致水电解质紊乱。口腔炎、消化道黏膜糜烂、溃疡、消化道出血均较常见。

2. 心血管系统　心血管系统并发症是 CRF 尤其是 ESRD 患者死亡最常见的原因。水钠潴留和 RAAS 激活可致血压升高，加重左心室负荷和心肌重构，加之贫血、酸中毒和电解质紊乱可诱发心衰；各种代谢废物潴留、贫血、缺氧、低蛋白血症等还可导致尿毒症性心肌病和心包炎；钙磷代谢紊乱还会导致血管转移性钙化；高血压、高同型半胱氨酸血症、脂质代谢异常促进动脉粥样硬化的发生。

3. 神经肌肉系统　表现为中枢神经功能紊乱（尿毒症脑病）和周围神经病变。可有疲乏、失眠、注意力不集中、记忆力减退、头痛、情绪低落、四肢发麻、肌痛、肌萎缩，后期构音困难、扑翼样震颤、肌痉挛、手足抽搐、意识模糊、昏迷。与尿毒症毒素、水电解质酸碱平衡紊乱、感染、药物、精神刺激有关。

4. 血液系统　主要为肾性贫血和出血倾向。肾性贫血与患者肾功能损害程度呈正相关。CKD 早期的贫血多为营养不良所致，后期主要是肾组织分泌促红细胞生成素（EPO）减少所致，称为肾性贫血，伴缺铁、出血，存在红细胞生长抑制因子等，均可加重贫血。晚期慢性肾衰竭患者因血小板功能障碍而有出血倾向。白细胞趋化性受损、活性受抑制，可致免疫功能受损，易受感染。

5. 骨骼病变　CKD 患者因钙、磷等矿物质代谢及内分泌功能紊乱 [如 PTH 升高、$1, 25-(OH)_2D_3$ 不足等]，导致矿物质异常、血管钙化、骨病等临床综合征，称为慢性肾脏病 – 矿物质和骨异常（CKD–MBD）。CKD 引起的骨骼病变称为肾性骨病或肾性骨营养不良，包括高转化性骨病、低转化性骨病（骨软化症和骨再生不良）和混合性骨病，以高转化性骨病多见。高转化性骨病的特点是 PTH 过高，破骨细胞过度活跃引起骨盐溶解，代之以纤维组织，故也称纤维囊性骨炎。骨软化症与活性维生素 D_3 不足和铝中毒引起的骨组织钙化障碍有关。骨再生不良主要是与不合理使用钙剂或活性维生素 D_3，导致血 PTH 被过度抑制、某些成骨因子不足从而不能维持骨的再生有关。

6. 呼吸系统　体液过多、酸中毒时均可出现气短、气促，出现肺水肿或胸腔积液。严重酸中毒可致呼吸深长。由尿毒症毒素所诱发的肺泡毛细血管渗透性增加、肺充血可引起"尿毒症肺水肿"，肺部 X 线检查可出现"蝴蝶翼"征。

7. 其他　糖（高血糖或低血糖）、蛋白质（负氮平衡）、脂类（高甘油三酯血症、高胆固醇血症）、维生素代谢紊乱（维生素 B_6 和叶酸缺乏）；血栓形成倾向（表现为透析患者动静脉瘘容易阻塞）；转移性钙化（钙磷乘积过高）；皮肤瘙痒；性腺功能减退等。

【 实验室及其他检查 】

1. 血液检查　肾性贫血者多为正细胞正色素贫血；白细胞数一般正常；血小板计数和凝血时间正常，出血时间延长，血小板聚集和黏附功能障碍。

2. 尿液和肾功能检查　晨尿比重 < 1.018，尿渗透压 < 450mmol/L；尿毒症晚期尿比重固定于 1.010，尿渗透压固定于 300mmol/L，称为等比重尿和等渗尿，提示尿液浓缩功能完全丧失；尿沉渣可见不同程度的红细胞、颗粒管型、蜡样管型、肾衰管型等。

GFR 和尿白蛋白是评价肾脏功能所必需。推荐采用 GFR 估计公式来根据血清肌酐计算 GFR；推荐采用尿白蛋白 / 肌酐比值（ACR）来评价白蛋白尿的程度。

3. 血生化分析　血尿素氮、血肌酐升高；可合并低蛋白血症；血气分析可显示代谢性酸中毒；常有低血钙、高血磷、PTH 升高；碱性磷酸酶升高常提示高转化骨病。

4. 影像学检查 超声可检测肾脏大小、对称性，有助于鉴别诊断。双肾对称性缩小支持 CKD 所致的 CRF 的诊断；双肾不对称提示慢性肾盂肾炎、慢性肾血管疾病、单侧肾或尿路发育异常。

5. 肾活检 对于肾脏大小接近正常的 CKD 患者应实施肾活检，对明确原发病、选择治疗方案具有重要意义。

【诊断与鉴别诊断】

（一）诊断

通常依据病史、肾功能检查及相关临床表现，慢性肾衰竭诊断并不困难。但其临床表现复杂，可能无突出的临床表现，各系统表现都可能成为首发症状。因此，临床医师应当十分熟悉慢性肾衰竭的病史特点，仔细询问病史和体格检查，下列情况特别要考虑慢性肾衰竭的可能：①中 / 重度贫血合并高血压、皮肤瘙痒、高钾血症或低钙血症中的 1 项或多项。②恶心、呕吐合并夜尿增多。重视肾功能的检查，尽早明确诊断，防止误诊。

明确诊断后要注意两个方面：有无引起慢性肾衰竭进展的可逆因素和有无并发症。常见的并发症有感染、心血管并发症、肾性贫血、CKD–MBD、尿毒症脑病、电解质紊乱等。

（二）鉴别诊断

慢性肾衰竭与肾前性氮质血症的鉴别并不困难，在补足有效血容量 48 ～ 72 小时后肾前性氮质血症患者肾功能即可恢复，而慢性肾衰竭患者的肾功能则难以恢复。

慢性肾衰竭与急性肾损伤的鉴别大多并不困难，往往根据病史即可做出鉴别。既往病史不明，或存在近期急性加重诱因的患者，可通过是否存在贫血、低钙血症、高磷血症、血 PTH 是否升高、肾脏影像学等帮助鉴别。如影像学上双肾明显缩小，或肾图提示慢性病变，则支持慢性肾衰竭诊断。

此外，慢性肾衰竭有时可发生急性加重，也可能伴发急性肾损伤。如慢性肾衰竭本身已较重，或其病程加重过程未能反映急性肾损伤演变特点，称之为"慢性肾衰急性加重"；如果慢性肾衰竭较轻，而急性肾损伤相对突出，且病程发展符合急性肾损伤演变过程，则可称为"慢性肾衰基础上急性肾损伤"，其处理原则可参考急性肾损伤。

【预防和治疗】

慢性肾衰竭的预防和治疗实际上是慢性肾脏病一体化治疗的体现。大致可分为 3 个阶段：早期预防，及时诊治；慢性肾衰竭的非替代治疗；肾功能恶化到终末期的替代治疗。

（一）早期预防，及时诊治

早诊断、有效治疗原发病和去除导致肾功能恶化的因素，是 CRF 防治的基础，也是保护肾功能和延缓 CKD 进展的关键。

首先要提高对 CKD 的认知和重视，临床上注重询问病史、查体和肾功能的检查，不要忽略肾损害的临床线索。其次，要有定期筛查。正常人群建议每年筛查 1 次，努力发现早期肾损害。已有的肾脏疾患或可能引起肾损害的疾病（如糖尿病、高血压病等）进行及时有效治疗，每年定期检查尿常规、肾功能等至少 2 次以上，必要时结合肾脏影像学检查，以早期发现慢性肾脏病。

对诊断为 CKD 的患者，要综合采取各种措施延缓、停止或逆转 CRF 的发生，防止进展至终末期肾病。基本对策是：①坚持病因治疗。②避免和消除可能使肾功能急剧恶化的危险因素。③抑制、阻断肾单位损害渐进性发展的各种途径，保护健存肾单位。

对患者多个指标都应当控制在"理想范围"：血压：CKD1 ～ 4 期，< 130/80mmHg，CKD5 期 < 140/90mmHg；糖尿病患者空腹血糖 5 ～ 7.2mmol/L，睡前血糖 6.1 ～ 8.3mmol/L，糖化血红蛋白 < 7%；蛋白尿 < 0.5g/d；GFR 每年下降速度 < 4mL/min，血肌酐每年升高速度 < 50μmol/L。

具体防治措施主要有以下几种。

1. 控制高血压　24 小时持续有效地控制血压，对保护靶器官有重要作用。但需注意降压治疗的个体化，避免过度降压带来的副作用。

2. ACEI 和 ARB　具有良好的降压作用，还有其独特的减少肾小球高滤过、减轻蛋白尿作用，同时也有抗氧化、减轻肾小球基底膜损害和系膜基质沉积等作用。此外，还能减少心肌重塑，降低心血管事件发生率。

3. 严格控制血糖　糖尿病患者严格控制血糖，可延缓慢性肾脏病的进展。

4. 控制蛋白尿　大量研究证实，将蛋白尿控制在 < 0.5g/d，或明显减轻微量白蛋白尿，都可延缓病程进展，提高生存率，改善疾病长期预后。

5. 其他　戒烟、积极纠正贫血、应用他汀类药物等，可能对肾功能有一定的保护作用。

（二）非替代治疗

一般情况下，未到晚期的慢性肾衰竭不需要替代治疗，而是使用非替代治疗。非替代治疗常常涵盖以下内容：营养治疗，避免劳累、感染等加重肾损害因素，控制好蛋白尿、血压、血糖、血脂、血尿酸等促使肾损害进展的因素，控制并发症，保持大便通畅，有定期复诊计划。

1. 营养治疗　在慢性肾衰竭治疗中占有重要地位，其中限制蛋白饮食是治疗的重要环节。低蛋白饮食能够减少含氮代谢产物的生成，减轻症状及相关并发症，甚至可能延缓病情进展。具体可参考 CKD 营养治疗。非糖尿病肾病患者推荐蛋白入量：CKD1 ～ 2 期0.8g/（kg·d），CKD3 期 0.6g/（kg·d）。糖尿病肾病患者推荐蛋白入量：从出现显性蛋白尿就应限制蛋白摄入，推荐蛋白入量 0.8g/（kg·d），一旦出现 GFR 下降，需降至 0.6g/（kg·d）以下。低蛋白饮食时，应主要进食高生物价蛋白（通常称之为优质蛋白），如蛋、牛奶、瘦肉、鱼等。如有条件，在低蛋白饮食 0.6g/（kg·d）基础上，建议补充适量的必需氨基酸和（或）α-酮酸。

要保证摄入足量热量，非糖尿病肾病患者一般为 125.6 ～ 146.5kJ/（kg·d），糖尿病肾病患者热量摄入需结合糖尿病饮食控制来计算。此外，还需注意补充维生素、叶酸等营养素。因慢性肾衰竭容易出现高钾、高磷，故饮食中应避免摄入过多的钾和磷。有水肿者还应控制水、钠摄入。

2. 避免加重肾损害因素　注意休息，避免劳累。平时应注意预防各种病原体（细菌、病毒、结核等）感染。若发生感染应积极治疗。细菌感染时抗生素的选择应用与一般感染相同，但是剂量需要根据 GFR 水平调整，应选用肾毒性最小的药物。

3. 控制促使肾功能损害进展的因素　蛋白尿控制可参考本章第一节。血压控制不仅是为了控制高血压的症状，更为重要的是为了保护心、肾、脑等靶器官。降压药物中以 ACEI/ARB、钙通道阻滞剂（CCB）应用较为广泛，袢利尿剂、β 受体阻滞剂、α 受体阻滞剂、血管扩张药等均可应用。无论使用何种降压药物，都应当详细把握其禁忌证。临床上需注意 ACEI/ARB 有使钾升高及一过性血肌酐升高的作用，使用过程中应注意观察血钾和肌酐水平的变化。若患者基础血肌酐水平 > 264μmol/L，应避免使用或谨慎使用，此时降压药物可选择以长效 CCB 为基石。部分慢性肾衰竭患者的血压相对原发性高血压患者更难控制，常需联合用药，甚至需要加大剂量。糖尿病肾衰竭患者随着 GFR 下降，胰岛素灭活减少，需调整胰岛素用量，既要严格控制血糖，又要避免发生低血糖。非替代治疗时高脂血症的治疗与一般高脂血症患者治疗原则相同。有研究显示，别嘌醇治疗高尿酸血症有助于延缓肾功能恶化，并减少心血管疾病发生的风险。

4. 控制并发症　CRF 患者常伴有并发症，需积极控制。

（1）纠正酸中毒和水、电解质紊乱　纠正代谢酸性中毒主要为口服碳酸氢钠，轻者 1.5 ～ 3g/d 即可；中、重度患者 3 ～ 15g/d，必要时静滴。有明显心衰的患者，碳酸氢钠输入速度宜慢，以免心脏负荷加重。为防止出现水钠潴留，需限制钠摄入量，一般氯化钠摄入不应超过 6 ～ 8g/d。有明显水肿、高血压者，氯化钠摄入量减少至 5 ～ 7g/d，个别严重患者可限制摄入（氯化钠 2.5 ～ 5g/d）。也可根据需要应用利尿剂，此时应选用袢利尿剂。对急性左心衰竭严重肺水肿者，常需血液净化，以免延误治疗时机。轻、中度低钠血症，一般不必积极处理，而应分析其不同原因，只对真性缺钠者谨慎补充钠盐。

（2）高血压　高血压可加重肾损害，肾性高血压又可加剧靶器官损害。其药物选择、控制目标如前所述。

（3）贫血的治疗　首先应明确是否为肾性贫血，部分患者可能存在失血、造血原料缺乏等因素，纠正这些因素后贫血多可改善。若为肾性贫血，血红蛋白（Hb）< 100g/L 时应考虑开始应用重组人促红细胞生成素（rHuEPO）治疗，一般开始用量为每周80 ～ 120U/kg，分 2 ～ 3 次皮下注射，并根据患者 Hb 水平、Hb 升高速率等调整剂量。Hb 上升至 110 ～ 120g/L 即可，不建议维持 Hb > 130g/L。其 rHuEPO 维持剂量需通过观察个体化制定。有患者对 rHuEPO 不敏感，但不应盲目加大剂量，而应当分析影响rHuEPO 疗效的原因，有针对性地调整方案。其中功能性缺铁是影响 rHuEPO 疗效的重要原因，机体是否缺铁可根据血清铁蛋白和转铁蛋白饱和度来判断。若缺铁存在，应用rHuEPO 时应同时重视补充铁剂，感染时不要补铁。除非存在需要快速纠正贫血的并发症，慢性肾衰竭贫血患者通常无须输注红细胞治疗。

（4）纠正钙、磷和处理甲状旁腺功能亢进　高磷血症和低钙血症是甲旁亢的始动环节。补钙可口服钙剂，明显低钙血症患者，可口服骨化三醇 0.25μg/d，连服 2 ～ 4 周。降磷除限制磷摄入之外，可应用磷结合剂口服。如碳酸钙（含钙40%）、醋酸钙（含钙25%）、碳酸镧、司维拉姆等。使用钙剂降磷应在餐中服用，效果最好。若血清钙浓度升高或明显高磷血症，则不应使用钙剂，以防止转移性钙化的加重。碳酸镧、司维拉姆为新型不含钙的磷结合剂，可有效降低血磷水平而不增加血钙水平。处理 CKD 继发甲状旁腺功能亢进应首先纠正钙、磷紊乱，然后可使用骨化三醇治疗。CKD3 期全段甲状旁腺激素（iPTH）应保持在 35 ～ 70pg/mL，CKD4 期 iPTH 应保持在 70 ～ 110pg/mL，CKD5 期iPTH 应保持在 150 ～ 300pg/mL。当 PTH 水平向高或向低变化时都应该启动或调整治疗，防止 PTH 水平超出这一区间范围。严重且顽固的继发性甲旁亢可通过手术切除甲状旁腺，加前臂甲状旁腺种植。

5. 促进肠道毒物排泄　胃肠道途径能排出一些尿毒症毒素。口服氧化淀粉、活性炭制剂或大黄制剂等，均是利用该机制。这些疗法主要应用在透析前患者中，对减轻氮质血症能起到一定辅助作用，但不能依赖这些疗法作为治疗的主要手段，同时需注意其带来的不良反应。

6. 定期复诊　即使没有明显的病情变化，也应定期复诊，评估病情进展。

（三）肾脏替代治疗

GFR 小于 10mL/min（糖尿病肾病患者适当提前至 GFR10 ～ 15mL/min）并有明显尿毒症表现，则应进行肾脏替代治疗。肾脏替代治疗包括血液透析、腹膜透析和肾脏移植。血液透析和腹膜透析疗效相近，各有优缺点，临床上互为补充。透析疗法仅可部分替代肾脏的排泄功能，不能代替其内分泌和代谢功能。肾移植是目前最佳的肾脏替代疗法，成功的肾移植可恢复正常的肾功能（包括内分泌和代谢功能），但肾源远远不能满足需求。

肾脏替代治疗明确的适应证为：①限制蛋白摄入不能缓解的尿毒症症状。②难以纠正的高钾血症。③难以控制的进展性代谢性酸中毒。④难以控制的水钠潴留，合并心衰或急性肺水肿。⑤尿毒症性心包炎。⑥尿毒症脑病等。

透析治疗时患者并发症等处理可参考非替代治疗，但部分细节有不同，如透析患者的蛋白摄入可放宽，但水摄入更加严格；高脂血症的标准宜放宽等。

【预后】

本病的预后受多种因素影响，个体差异较大。主要的影响因素有：①遗传背景。②原发肾脏病的控制情况。③低蛋白饮食是否长期坚持。④是否有效控制高血压。⑤贫血是否纠正。⑥营养状况。⑦心血管并发症的防治。⑧血液净化的充分性。⑨肾移植配型。⑩免疫抑制剂的使用。此外，患者的社会经济条件也影响预后。

思考题

1. 简述慢性肾脏病的定义和分期。
2. 试述慢性肾衰竭和慢性肾脏病的关系。
3. 试述慢性肾衰竭的治疗要点。

第 五 章

血液系统疾病

第一节 贫 血

一、贫血概述

【贫血定义】

贫血是指人体单位容积外周血液红细胞容量减少或血红蛋白浓度低于正常范围下限，使机体组织不能得到充足的氧供所致的综合征。临床上常以血红蛋白（Hb）浓度作为贫血最重要的诊断指标。在我国海平面地区，贫血的诊断标准为：成年男性 Hb < 120g/L，成年女性（非妊娠）Hb < 110g/L，孕妇 Hb < 100g/L。

需要注意的是，临床上贫血的判定易受到特殊状态的干扰。如生理情况下，婴幼儿和孕妇的血红蛋白浓度较普通正常成人低，而高原地区居民血红蛋白正常值较海平面居民为高。另外，在某些病理情况下，由于不同原因导致血浆容量增加，虽然红细胞容量是正常的，但因血液被稀释，血红蛋白浓度也会降低，临床上易被误诊为贫血，如充血性心力衰竭、低蛋白血症、脾大及巨球蛋白血症等。而在脱水或失血等循环血容量减少的情况下，血液浓缩致使血红蛋白浓度增高，即使存在贫血也因短期内难以发现而易被漏诊。

【贫血分类】

根据不同的临床特征，贫血有多种不同的分类方法。如按照病情进展速度分为急性贫血、慢性贫血；按红细胞形态可分为大细胞性贫血、正常细胞性贫血和小细胞低色素性贫血（表5-1）；按骨髓红系增生情况分为增生不良性贫血（如再生障碍性贫血）和增生性贫血（除再生障碍性贫血以外的贫血）等；按血红蛋白浓度分为轻度、中度、重度和极重度贫血（表5-2）。

表5-1 贫血的细胞学分类

贫血类型	MCV（fl）	MCHC（%）	常见疾病
大细胞性贫血	> 100	32～35	巨幼细胞贫血、伴网织红细胞大量增生的溶血性贫血、骨髓增生异常综合征、肝疾病
正常细胞性贫血	80～100	32～35	再生障碍性贫血、纯红细胞再生障碍性贫血、溶血性贫血、骨髓病性贫血、急性失血性贫血
小细胞低色素性贫血	< 80	< 32	缺铁性贫血、铁粒幼细胞性贫血、珠蛋白生成障碍性贫血

注：MCV为红细胞平均体积；MCHC为平均红细胞血红蛋白浓度。

表5-2 按贫血的严重程度划分标准

血红蛋白浓度	< 30g/L	30～59g/L	60～90g/L	> 90g/L
贫血严重程度	极重度	重度	中度	轻度

虽然以上诸种分类对辅助诊断和治疗有一定意义，但依据发病机制和病因的分类更能反映贫血的病理性质。按照病因和发病机制的不同，贫血又分为红细胞生成不足、破坏过多及失血3大类。

（一）红细胞生成减少性贫血

红细胞主要在人体的骨髓内生成。其生成主要取决于3大因素：造血细胞、造血调节、造血原料。造血细胞包括多能造血干细胞、髓系干祖细胞及各期红系细胞；造血调节包括细胞调节（如骨髓基质细胞、淋巴细胞的作用和造血细胞本身的凋亡）和因子调节（如干细胞因子、白细胞介素、粒系集落刺激因子、粒-单系集落刺激因子、红细胞生成素、血小板生成素、血小板生长因子、肿瘤坏死因子和干扰素等正向和负向调控因子）；造血原料是指造血过程中造血细胞增殖、分化、代谢及细胞构建必需的物质，包括脂类、蛋白质、维生素（如叶酸、维生素 B_{12}）、氨基酸、微量元素（如铁、铜、锌）等。造血过程中上述任一环节发生异常都有可能引起红细胞生成减少，进而导致贫血。

（二）红细胞破坏过多性贫血

红细胞破坏过多性贫血又称为溶血性贫血（HA）。是由于红细胞破坏速率增加（寿命缩短），超过骨髓造血的代偿能力而发生的贫血。正常骨髓有 6～8 倍的红系造血代偿潜力，如果红细胞破坏速率在骨髓的代偿范围内，则虽有溶血，但不出现贫血。

（三）失血性贫血

失血性贫血根据失血速度分急性和慢性，急性失血后贫血是快速大量出血引起的贫血；慢性失血后贫血是由于长期中度出血所致的贫血，其往往合并缺铁性贫血而表现为小细胞性贫血，如慢性胃肠道疾病（消化性溃疡等）、泌尿系或妇科的慢性出血。

【临床表现】

贫血的临床表现复杂多样，涉及全身各大系统。贫血的病因（包括引起贫血的相关疾病）、贫血时血容量下降的程度和贫血发生发展的速度，以及患病机体血液、循环、呼吸等系统的代偿和耐受能力均会影响贫血的临床表现。除了引起贫血的原发病因所致的并发症状以外，各类贫血常见的共同临床表现主要为皮肤黏膜苍白和各大系统的缺氧。

（一）皮肤黏膜表现

苍白是贫血时最突出的客观体征，多在甲床、手掌、口唇黏膜及睑结膜等处更为明显。这种苍白与贫血时机体通过神经体液调节引起有效血容量重新分布、保障重要脏器（如脑、心、肾、肝、肺等）供血的自我保护机制有关；同时，单位容积血液内红细胞和血红蛋白含量的减少也会引起皮肤、黏膜颜色变淡。另外，由于长期贫血，皮肤、黏膜血供和营养不足，加上贫血的原发病影响，除了色泽苍白以外，贫血时皮肤、黏膜粗糙，缺少光泽，甚至有溃疡形成。

（二）神经系统表现

神经系统对缺氧最为敏感，多表现为头痛、眩晕、萎靡、晕厥、失眠、多梦、耳鸣、眼花、记忆力减退、注意力不集中。这些症状部分是贫血使脑组织缺氧所致，部分由急性失血性贫血引起血容量不足或血压降低所致，有些是严重的溶血引起高胆红素血症或高游离血红蛋白症所致，还有些因病因或毒素引起中枢神经系统损害所致。婴幼儿贫血时可表现为哭闹不安、躁动，甚至智力发育受到影响。

（三）循环系统表现

主要表现为心悸。急性失血性贫血时，机体出现外周血管收缩、心率加快以代偿低血容量的影响，患者主观感觉为心悸等。非失血性贫血循环系统的主要表现为心脏对组织缺氧的反应：轻度贫血时，安静状态下可无明显表现，仅活动后有心悸、心率加快；中、重度贫血时，安静和活动状态均可出现心悸和心率加快，且症状随着心脏负荷的增大而明显；长期中重度贫血者常合并贫血性心脏病，可出现心律失常、心脏结构异常，甚至心功能不全。贫血后多次输血导致"血色病"，也会引起心功能不全和心率、心律的改变。某些引起贫血的原发病累及心脏和血管，也会出现相应的改变。

（四）呼吸系统表现

轻度贫血者由于机体的代偿和适应能力，平静时多无气促；剧烈活动后机体处于低氧和高二氧化碳状态，刺激呼吸中枢，可引起呼吸加快、加深。中重度贫血时，即使平静状态也有气促，甚至端坐呼吸。另外，贫血的并发症和引起贫血的原发病也可能影响呼吸系统，如AA（再生障碍性贫血）合并呼吸道感染、白血病性贫血引起呼吸系统浸润、红斑狼疮性贫血并发"狼疮肺"、长期贫血后多次输血导致"含铁血黄素肺"等，均可引起相应的肺部症状、体征和X线表现。

（五）消化系统表现

除了引起贫血的消化系统原发疾病症状以外，某些消化系统以外的疾病引起的贫血可同时累及消化系统，贫血本身也可影响消化系统，如消化腺分泌减少甚至腺体萎缩，导致消化功能减低、消化不良，出现食欲减低、恶心呕吐、腹部胀满、大便规律和性状的改变等。还有一些疾病的特异性表现，如缺铁性贫血可伴有吞咽异物感，钩虫病引起的缺铁性贫血可伴有异嗜症，巨幼细胞贫血或恶性贫血可引起舌炎、舌萎缩、牛肉舌、镜面舌等。

（六）泌尿和生殖系统表现

贫血患者因不同的病因可表现为尿的变化。如急性重度失血性贫血可因血容量不足而致肾血流量减少，引起少尿甚至无尿，持续时间过长可致肾功能不全。血管外溶血出现胆红素尿和高尿胆原尿；血管内溶血出现游离血红蛋白和含铁血黄素尿，重者甚至可发生游离血红蛋白堵塞肾小管，进而引起少尿、无尿、急性肾衰竭。长期贫血可影响机体性激素的分泌，减弱男性性特征，导致性功能减退；女性可导致月经不调。临床上常用雄激素治疗低增生性贫血，故这些贫血患者可出现男性特征亢进的表现，如毛发增多、声音增粗、男性性欲增强、女性男性化等。

（七）内分泌系统表现

长期贫血会影响甲状腺、性腺、肾上腺、胰腺的功能，改变红细胞生成素和胃肠激素的分泌。孕妇分娩时，因大出血贫血，可导致垂体缺血坏死而发生席汉综合征。

（八）免疫系统表现

免疫系统疾病所致贫血者，均有原发免疫系统疾病的临床表现。而贫血本身也会导致免疫系统的改变。贫血患者反复输血会由于影响T细胞亚群而降低机体免疫功能。

（九）血液系统表现

血液系统表现不仅有外周血血细胞数量减少，某些情况下还可合并血浆或血清成分的异常。有时还可合并白细胞或血小板量的异常（包括白细胞分类的异常）。血细胞形态的改变包括大、小、正细胞性贫血及异形红细胞和异形白细胞、血小板。造血器官的改变主要在骨髓，不同类型的贫血可出现不同的骨髓象改变，包括有核细胞的多寡、造血细胞在不同阶段的形态和比例改变等。

【诊断】

贫血的诊断主要依据实验室检查，病史资料的收集有利于寻找贫血的原因。

（一）病史

贫血患者的病史采集非常重要，常常能够直接提供诊断线索。应详细询问现病史和既往史、家族史、营养史、月经生育史及危险因素暴露史。从现病史了解贫血发生的时间、速度、发展、并发症、可能诱因、对干预治疗的反应等。既往史可提供贫血的原发病线索。家族史提供发生贫血的遗传背景。营养史和月经生育史对铁、叶酸或维生素 B_{12} 等造血原料缺乏和失血所致的贫血有辅助诊断价值。危险因素（射线、化学毒物或药物、病原微生物等）暴露史可协助诊断造血组织受损和感染相关性贫血。

（二）体格检查

贫血的表现涉及全身各系统，故对贫血患者应进行细致而全面的体格检查，通过全面体检有助于了解贫血对各系统的影响及其伴随表现，从而协助诊断和判断患者的病情，尤其应重点注意以下方面：皮肤、黏膜苍白程度，心率或心律改变，呼吸姿势或频度异常，溶血（如皮肤、黏膜、巩膜黄染，胆道炎症体征，肝大或脾大等），出血（如皮肤、黏膜出血，眼底、中枢神经系统、泌尿生殖道或消化道出血等），疾病浸润（如皮肤绿色瘤、皮下肿物、淋巴结肿大、肝大或脾大等），感染（如发热、局部感染灶体征等），营养不良（如皮肤、黏膜或毛发干燥，黏膜溃疡，舌乳头萎缩，匙状甲或神经系统体征等），自身免疫（如皮肤、黏膜损害，关节损害等）。

（三）实验室检查

实验室检查是贫血的主要诊断依据，主要有血常规、骨髓、贫血发病机制检查。

1.血常规检查　可以确定有无贫血、贫血的程度、贫血是否伴有白细胞或血小板数量的变化。红细胞参数（MCV、MCH 及 MCHC）反映红细胞大小及血红蛋白改变，为贫血的病理机制和病因诊断提供线索。临床一般根据血红蛋白浓度测定判断贫血的严重程度，同时进行网织红细胞计数。网织红细胞是尚未完全成熟的红细胞，其在周围血液中的计数可间接反映骨髓红细胞的生成功能。外周血涂片可观察红细胞、白细胞、血小板数量或形态改变，有否病原微生物和异常细胞等。

2.骨髓检查　为寻找贫血病因，应进行骨髓检查。常规为骨髓细胞涂片分类，必要时应行骨髓活检。涂片分类反映骨髓细胞的增生程度、细胞成分、比例和形态变化。骨髓活检反映骨髓造血组织的结构、增生程度、细胞成分和形态变化。骨髓检查可反映造血功能的高低及造血组织是否出现肿瘤性改变，是否有坏死、纤维化或髓外肿瘤浸润等。应注意的是，骨髓取样具有部位局限性和差异性，一个部位骨髓增生减低或与血常规结果矛盾时，应做多部位骨髓检查。

3. 贫血的发生机制检查 包括失血性贫血的相关原发病检查，缺铁性贫血的铁代谢及引起缺铁的原发病检查，血清叶酸和维生素 B_{12} 水平测定及导致此类造血原料缺乏的原发病检查，溶血性贫血的红细胞膜、酶、珠蛋白、血红素、自身抗体等检查，骨髓造血功能衰竭性贫血的相关检查，以及造血系统肿瘤性疾病和其他系统继发贫血的原发病检查。

通过上述采集病史、体格检查和实验室检查获得的有关贫血的临床资料，通常不难做出贫血的疾病诊断，同时还可以明确贫血的发病机制或病因。

【治疗】

贫血的治疗应从两方面进行，即对症治疗和病因治疗。消除病因是治疗贫血的首要措施，通过对症治疗保护和恢复患者的机体功能。

（一）对症治疗

对症治疗的目的是减轻重度血细胞减少对患者的致命影响，改善组织缺氧，为病因治疗发挥作用赢得时间。患者应注意休息，避免劳累，加强膳食营养，多食用高蛋白和富含维生素饮食，避免可能诱发溶血的药物或食物。同时应酌情给予以下治疗。

1. 输血：重度贫血患者、老年人或合并心肺功能不全的贫血患者应积极输注红细胞，纠正贫血，改善体内缺氧状态；急性大量失血患者及时输血或红细胞及血浆，以迅速恢复血容量并纠正贫血。

2. 合并出血者，应根据出血机制的不同采取不同的止血治疗，如止血药物的应用；重度血小板减少者输注血小板。

3. 合并感染者，酌情给予静脉或口服抗感染治疗。

4. 对合并其他脏器功能不全者，如肝、肾功能不全等，应酌情给予相应的护肝、护肾等支持和对症治疗。先天性溶血性贫血多次输血并发血色病者应给予去铁治疗。

（二）病因治疗

只有消除病因，才能彻底治愈贫血。在病因诊断未明确时，除非机体必须，应避免滥用补血药物，以免干扰病情而增加诊断上的困难。缺铁性贫血患者应积极并充分补铁及治疗导致缺铁的原发病；巨幼细胞贫血者应补充叶酸或维生素 B_{12}；溶血性贫血者可采用糖皮质激素或脾切除术；ACD 及肾性贫血者采用促红细胞生成素（EPO）；造血干细胞异常性贫血者可考虑干细胞移植；再生障碍性贫血者选择抗淋巴（胸腺）细胞球蛋白、环孢素及造血正调控因子（如雄激素、G-CSF、CM-CSF 或 EPO 等）；肿瘤性贫血采用化疗或放疗抗癌治疗手段；免疫相关性贫血采用免疫抑制剂；各类继发性贫血应积极治疗原发病。

二、缺铁性贫血

缺铁性贫血（IDA）是指机体对铁的需求与供给失衡，导致体内可用来制造血红蛋白的贮存铁耗尽（ID），继之红细胞内铁缺乏（IDE），使血红蛋白合成减少而引起的一种小细胞低色素性贫血。缺铁和铁利用障碍影响血红素合成，故有学者称该类贫血为血红素合成异常性贫血。

根据病因可将其分为铁摄入不足（食物缺铁）、供不应求（孕妇）、吸收不良（胃肠道疾病）、转运障碍（无转铁蛋白血症、肝病、慢性炎症）、丢失过多（各种失血）及利用障碍（铁粒幼细胞性贫血、铅中毒、慢性病性贫血）等类型。

IDA 是贫血中最常见的类型，世界各地普遍存在，其发病率在发展中国家、经济不发达地区、婴幼儿、育龄妇女明显增高。

【铁代谢】

1. 铁的分布　人体内铁分两部分：其一为功能状态铁，包括血红蛋白铁（占体内铁的67%）、肌红蛋白铁（占体内铁的15%）、转铁蛋白铁（0.12%）、乳铁蛋白、酶和辅因子结合的铁（0.2%）；其二为贮存铁（占体内铁的16%～21%），包括铁蛋白和含铁血黄素。铁总量在正常成年男性 50～55mg/kg，女性 35～40mg/kg。

2. 铁的吸收　机体每天造血需 20～25mg 铁，主要来自体内衰老破坏的红细胞释放的铁，少数是从食物中摄取的铁。正常人每天从食物摄铁 1～1.5mg，孕妇、哺乳期妇女2～4mg 即可维持体内铁平衡。动物食品铁吸收率高（可达 20%），植物食品铁吸收率低（1%～7%）。铁吸收部位主要在十二指肠及空肠上段。食物铁状态（三价铁、二价铁）、胃肠功能（酸碱度等）、体内铁贮量、骨髓造血状态及某些药物（如维生素 C）、食物（如咖啡、茶叶）均会影响铁吸收。

3. 铁的转运　吸收入血的二价铁经铜蓝蛋白氧化成三价铁，与转铁蛋白结合后转运到组织或通过幼红细胞膜转铁蛋白受体胞饮入细胞内，再与转铁蛋白分离并还原成二价铁，参与形成血红蛋白。能与血浆铁结合的转铁蛋白总量称为总铁结合力；正常情况下只有1/3 的转铁蛋白与铁结合，称为血清铁；2/3 未与铁结合但有潜在的结合力，成为未饱和的铁结合力；血清铁饱和度是指总铁结合力中血清铁所占的百分比。

4. 铁的贮存和排泄　多余的铁以铁蛋白和含铁血黄素的形式贮存于肝、脾、骨髓等器官的单核巨噬细胞系统，待机体需要增加时动用。人体每天排铁不超过 1mg，主要通过肠黏膜脱落细胞随粪便排出，少量通过尿、汗液排出，哺乳期妇女还通过乳汁排出。

在正常情况下，机体铁的吸收和排泄保持平衡。当机体对铁的需求与供给失衡，导致体内贮存铁耗尽（ID），继之红细胞内铁缺乏（IDE），最终引起 IDA。IDA 是铁缺乏症

（包括 ID、IDE 和 IDA）的最终阶段，表现为缺铁引起的小细胞低色素性贫血及其他异常。

【病因与发病机制】

（一）病因

1. **需铁量增加而铁摄入不足**　多见于婴幼儿、青少年、妊娠和哺乳期妇女。婴幼儿需铁量较大，若不补充高含铁饮食如蛋类、肉类等，易造成缺铁。青少年处于成长发育期，偏食可致缺铁。妊娠或哺乳期妇女及月经过多女性，需铁量增加，若不加强高铁饮食，易造成 IDA。

2. **铁吸收障碍**　多见于胃大部切除术后患者，由于胃酸分泌不足且食物快速进入空肠，绕过铁的主要吸收部位（十二指肠），铁吸收减少。此外，长期慢性腹泻、慢性肠炎、克罗恩病等多种原因可造成胃肠道功能紊乱，导致铁吸收障碍而致 IDA 发生。

3. **铁丢失过多**　多种慢性疾病可导致长期慢性铁丢失而造成 IDA，如慢性胃肠道失血（包括胃及十二指肠溃疡、痔疮、消化道息肉、胃肠道肿瘤、寄生虫感染、食管裂孔疝等）、月经过多，以及肺结核、支气管扩张症、肺癌等呼吸系统疾病引起的长期咯血。慢性失血是成人缺铁性贫血最重要的病因。

（二）发病机制

1. **铁代谢失衡**　缺铁时，当体内贮铁减少到不足以补偿功能状态的铁即出现铁代谢失衡，贮铁指标（铁蛋白、含铁血黄素）减低、血清铁和转铁蛋白饱和度减低、总铁结合力和未结合铁的转铁蛋白升高、组织缺铁、红细胞内缺铁。此外，作为体内铁蛋白运转所必需的转铁蛋白受体表达于红细胞膜表面，其表达量与红细胞内 Hb 合成所需的铁代谢密切对应，当细胞内铁缺乏时，转铁蛋白受体即脱落进入血液成为血清可溶性转铁蛋白受体（sTfR）。

2. **造血受抑**　红细胞内缺铁导致血红素合成障碍，大量不能与铁结合的原卟啉以游离原卟啉（FEP）的形式聚集在红细胞内或与锌原子结合成为锌原卟啉（ZPP）。此时，血红蛋白生成减少，红细胞胞质少、体积小，表现为小细胞低色素性贫血。

3. **组织缺铁**　机体缺铁时，组织细胞中的含铁酶和铁依赖酶活性降低，进而最终影响患者的精神、行为、体力、免疫功能，影响患儿的生长发育和智力。此外，缺铁还可引起黏膜组织病变，如上消化道迅速增殖的细胞对缺铁特别敏感，缺铁可导致舌、食管、胃肠黏膜萎缩，严重者咽喉黏膜萎缩可产生缺铁性吞咽困难。

【临床表现】

（一）贫血的共同表现

贫血症状主要表现为皮肤、黏膜苍白及各系统缺氧。缺铁性贫血起病缓慢，早期症状不明显，大部分患者常能较好地耐受。出现症状时多有乏力、易倦、头晕、头痛、眼花、耳鸣、心悸、气短、纳差等，有苍白、心率增快等。

（二）组织缺铁表现

儿童生长发育迟缓、智力低下；易感染；口腔炎、舌炎、舌乳头萎缩、吞咽困难；毛发干枯、脱落；皮肤干燥、皱缩；指（趾）甲缺乏光泽、脆薄易裂，重者指（趾）甲变平，甚至凹下呈勺状（匙状甲）。同时，缺铁还影响神经系统的氧化代谢和神经传导，可导致精神行为异常，如烦躁、易怒、注意力不集中、异食癖，并可致与行为有关的线粒体单胺氧化酶活性降低，出现体力、耐力下降。

（三）缺铁原发病表现

如消化性溃疡、肿瘤或痔疮导致的黑便、血便或腹部不适，肠道寄生虫感染导致的腹痛或大便性状改变，妇女月经过多，肿瘤性疾病的消瘦等。

【实验室及其他检查】

1. 血象　呈小细胞低色素性贫血：平均红细胞体积（MCV）< 80fl，平均红细胞血红蛋白量（MCH）< 27pg，平均红细胞血红蛋白浓度（MCHC）< 32%。血涂片可见红细胞体积普遍较小、中央淡染区扩大。网织红细胞计数多正常或轻度增高。白细胞和血小板计数大多数正常，部分患者血小板计数可增高。

2. 骨髓象　骨髓红系增生明显活跃，粒红比例降低，中、晚幼红细胞比例增多，其体积小、核染色质致密、胞质少、边缘不整齐，有血红蛋白形成不良的表现，即所谓的"核老浆幼"现象；粒系、巨核系数量及形态均正常。

3. 铁代谢　血清铁低于 $8.95\mu mol/L$，总铁结合力升高，大于 $64.44\mu mol/L$；转铁蛋白饱和度降低，小于 15%，sTfR 浓度超过 8mg/L。

血清铁蛋白低于 $12\mu g/L$。缺铁时首先减少的是贮存铁，故血清铁蛋白是诊断缺铁性贫血最敏感的指标。

骨髓涂片用亚铁氰化钾（普鲁士蓝反应）染色后，在骨髓小粒中无深蓝色的含铁血黄素颗粒；在幼红细胞内铁小粒减少或消失，铁粒幼细胞少于 15%。

4. 红细胞内卟啉代谢　FEP > $0.9\mu mol/L$（全血），ZPP > $0.96\mu mol/L$（全血）。

5. 血清转铁蛋白受体测定　血清可溶性转铁蛋白受体（sTfR）测定是迄今反映缺铁性红细胞生成的最佳指标，一般浓度 > 26.5nmol/L（2.25μg/mL）可诊断为缺铁。

【诊断与鉴别诊断】

（一）诊断

1. ID　①血清铁蛋白 < $12\mu g/L$。②骨髓铁染色显示骨髓小粒可染铁消失，铁粒幼细

胞少于15%。③血红蛋白及血清铁等指标尚正常。

2. IDE ① ID 的① + ②。②转铁蛋白饱和度 < 15%。③ FEP/Hb > 45μg/gHb。④血红蛋白尚正常。

3. IDA ① IDE 的① + ② + ③。②小细胞低色素性贫血：男性 Hb < 120g/L，女性 Hb < 110g/L，孕妇 Hb < 100g/L；MCV < 80fl，MCH < 27pg，MCHC < 32%。

4. 病因诊断 病因治疗是彻底治愈贫血的关键；有时缺铁的原发病因比贫血本身更为严重。例如，胃肠道恶性肿瘤慢性失血所致的 IDA，应多次检查大便潜血，必要时做消化道内镜检查；月经过多的妇女应检查有无妇科疾病。

（二）鉴别诊断

1. 慢性病性贫血 为慢性炎症、感染或肿瘤等引起的铁代谢异常性贫血，贫血为小细胞性，血清铁、血清铁饱和度降低。但总铁结合力不增高反而减低，贮铁（血清铁蛋白和骨髓小粒含铁血黄素）增多。

2. 海洋性贫血 系珠蛋白生成障碍所致的贫血，为不同程度的小细胞低色素性贫血。该病有家族史，有慢性溶血表现。血片中可见多量靶形红细胞，并有珠蛋白肽链合成数量异常的证据。血清铁蛋白、骨髓可染铁、血清铁和铁饱和度不低反而明显增高。

3. 铁粒幼细胞性贫血 为一组铁利用障碍性疾病，铁利用不良，血红素合成障碍和红细胞无效生成是其发病的主要环节。虽然也表现为小细胞性贫血，但无缺铁表现，血清铁蛋白浓度增高、骨髓小粒含铁血黄素颗粒增多、铁粒幼细胞增多，并出现环形铁粒幼细胞。血清铁和铁饱和度增高，总铁结合力不低。

4. 转铁蛋白缺乏症 系常染色体隐性遗传所致的一种罕见的遗传性疾病，也可因严重肝病、肿瘤继发。由于骨髓中几乎没有可利用铁以合成血红蛋白而产生低色素贫血。血清铁、总铁结合力、血清铁蛋白及骨髓含铁血黄素均明显降低。先天性者幼儿时发病，伴发育不良和多脏器功能受累（含铁血黄素沉着和纤维组织增生）；获得性者有原发病的表现。

【治疗】

缺铁性贫血的治疗原则：根除病因，补足贮铁。

（一）病因治疗

积极寻找并去除导致 IDA 的病因，是纠正 IDA、防止复发的关键。如消化性溃疡患者应抑酸治疗；对于婴幼儿、青少年和妊娠妇女营养不足引起的 IDA，应调整和优化饮食结构；月经过多所致 IDA 应进行妇科治疗；恶性肿瘤者应进行手术、放化疗等抗癌治疗；寄生虫感染者应驱虫治疗。

（二）补铁治疗

1. 铁剂类型 治疗性铁剂有无机铁和有机铁两类。无机铁以硫酸亚铁为代表，有机铁则包括右旋糖酐铁、葡萄糖酸亚铁、山梨醇铁、富马酸亚铁、琥珀酸亚铁和多糖铁复合物等。无机铁剂的不良反应较有机铁剂明显。根据用药方式有口服剂型和注射剂型两种，前者为首选，注射铁剂不良反应较多。

2. 口服铁剂 常用药硫酸亚铁 0.3g，每日 3 次；或右旋糖酐铁 50mg，每日 2 ~ 3 次。餐后服用胃肠道反应小且易耐受。应注意，进食谷类、乳类和茶等会抑制铁剂的吸收，鱼类、肉类、维生素 C 可加强铁剂的吸收。

口服铁剂有效的表现先是外周血网织红细胞增多，高峰在开始服药后 5 ~ 10 天，2 周后血红蛋白浓度上升，一般 2 个月左右恢复正常。铁剂治疗应在血红蛋白恢复正常后持续 4 ~ 6 个月，待铁蛋白正常后停药。

3. 注射铁剂 若口服铁剂不能耐受或胃肠道正常解剖部位发生改变而影响铁的吸收，可用铁剂肌内注射。右旋糖酐铁是最常用的注射铁剂，首次给药须用 0.5mL 作为试验剂量，1 小时后无过敏反应可给足量治疗。

注射用铁的总需量按公式计算：（需达到的血红蛋白浓度 − 患者的血红蛋白浓度）× 0.33× 患者体重（kg）。

【预防】

大多数缺铁性贫血能够被预防，应在易患人群中开展健康宣教，加强婴幼儿、青少年和妇女的营养保健和健康指导；对青少年应纠正偏食，定期查、治寄生虫感染；对孕妇、哺乳期妇女可补充铁剂；对月经期妇女应防治月经过多；做好肿瘤性疾病的筛查和慢性出血性疾病的早期防治。

【预后】

单纯营养不足所致缺铁性贫血者，进行饮食调整后易恢复正常；继发于其他疾病者，取决于原发病的治疗效果。

三、再生障碍性贫血

再生障碍性贫血（aplastic anemia，AA）简称再障，是一种可能由不同病因和机制引起的骨髓造血功能衰竭症。主要表现为骨髓造血功能低下、全血细胞减少和贫血、出血、感染综合征，免疫抑制治疗有效。

再障的年发病率在欧美为 4.7 ~ 13.7/100 万，日本为 14.7 ~ 24/100 万，我国为 7.4/100 万；可发生于各年龄段，老年人发病率较高；男、女发病率无明显差别。

根据患者的病情、血象、骨髓象及预后，通常将该病分为重型（SAA）和非重型（NSAA）。从病因上再障可分为先天性（遗传性）和后天性（获得性）。获得性再障根据是否有明确诱因分为继发性和原发性，原发性再障即无明确诱因者。

【病因与发病机制】

（一）病因

本病发病原因不明确，可能为以下因素。

1. 生物因素　如病毒感染，特别是肝炎病毒、微小病毒 B_{19} 等。

2. 化学因素　特别是氯霉素类抗生素、磺胺类药物、抗肿瘤化疗药物及苯等。抗肿瘤药与苯对骨髓的抑制与剂量相关，但抗生素、磺胺类药物及杀虫剂引起的再障与剂量关系不大，而与个体敏感有关。

3. 物理因素　骨髓是对射线最敏感的组织，长期接触 X 射线、镭及放射性核素等可影响 DNA 的复制，抑制细胞有丝分裂，干扰骨髓细胞生成，使造血干细胞数量减少。

（二）发病机制

传统学说认为，在一定遗传背景下，再障作为一组后天暴露于某些致病因子后获得的异质性"综合征"，可能通过 3 种机制发病，即原发和继发性造血干祖细胞（"种子"）缺陷、造血微环境（"土壤"）及免疫（"虫子"）异常。

1. 造血干祖细胞缺陷（种子学说）　包括量和质的异常。造血干细胞通过不断的自我增殖更新和多能分化形成大量成熟血细胞，故骨髓产生血细胞取决于足够数量且功能正常的造血干细胞。再障患者骨髓 $CD34^+$ 细胞较正常人明显减少，减少程度与病情相关；其 $CD34^+$ 细胞中具有自我更新及长期培养启动能力的"类原始细胞"明显减少。同时有研究显示，再障患者造血干祖细胞集落形成能力显著降低，体外对造血生长因子（HGFs）反应差，免疫抑制治疗后恢复造血不完整。

2. 造血微环境异常（土壤学说）　多能干细胞在特定的微环境条件下才能增殖更新。再障患者骨髓活检除发现造血细胞减少外，还有骨髓"脂肪化"、静脉窦壁水肿及出血、毛细血管坏死；部分再障骨髓基质细胞体外培养生长情况差，其分泌的各类造血调控因子明显不同于正常人；骨髓基质细胞受损的再障做造血干细胞移植不易成功。

3. 免疫异常（虫子学说）　再障患者外周血及骨髓淋巴细胞比例增高，T 细胞亚群失衡，T 细胞分泌的造血负调控因子（IL-2、IFN-γ、TNF）明显增多，导致髓系细胞凋亡亢进，造血干细胞增殖和分化受损，骨髓造血功能衰竭。临床经验已验证，多数患者用免疫抑制治疗有效。

近年来，多数学者认为，免疫功能异常，T 细胞功能异常亢进通过细胞毒性 T 细胞直接杀伤或（和）淋巴因子介导的造血干细胞过度凋亡引起的骨髓衰竭，是获得性再障的主要发病机制。

【临床表现】

再障的主要临床表现包括进行性贫血、出血及感染，其轻重程度与血细胞减少的程度和发展速度有关。

（一）重型再障（SAA）

SAA 起病急，进展快，病情重，少数可由 NSAA 进展而来。

1.贫血 为最常见且最早的临床表现，部分患者初期症状较轻微，但呈进行性加重，苍白、乏力、头昏、心悸和气短等症状明显。

2.感染 多数患者有发热，体温在 39℃ 以上，个别患者自发病到死亡均处于难以控制的高热之中。以呼吸道感染最常见，其次为皮肤感染、肛周感染及泌尿生殖道感染，感染菌种以革兰阴性杆菌、金黄色葡萄球菌和真菌为主，常合并败血症，重者可致死亡。

3.出血 几乎所有患者均有不同程度的皮肤、黏膜及内脏出血。表现为皮肤出血点或大片瘀斑、口腔黏膜血泡、鼻出血、牙龈出血、眼结膜出血等。深部脏器出血时可见呕血、咯血、便血、血尿、阴道出血、眼底出血和颅内出血，后者常危及患者的生命。

（二）非重型再障

NSAA 大多数起病和进展相对缓慢，病情较 SAA 轻。

1.贫血 慢性过程，常见苍白、乏力、头昏、心悸、活动后气短等。

2.感染 易感染，常发热，但高热较 SAA 少见，以上呼吸道感染多见，其次为牙龈炎、支气管炎、扁桃体炎等，肺炎、败血症等重症感染少见，感染相对易控制，很少持续 1 周以上。

3.出血 出血倾向相对轻微，以反复皮肤、黏膜出血为主，内脏出血少见，可表现为皮肤出血点、牙龈出血、女性患者有阴道出血。出血较易控制。

【实验室检查】

（一）血象

本病以全血细胞减少为最主要的特点。

SAA 呈重度全血细胞减少：重度正细胞正色素性贫血，网织红细胞百分数多在 0.005 以下，且绝对值 < 15×10^9/L；白细胞计数多 < 2×10^9/L，中性粒细胞 < 0.5×10^9/L，淋巴细胞比例明显增高，血小板计数 < 20×10^9/L。

NSAA 也呈全血细胞减少，但达不到 SAA 的程度。

（二）骨髓象

骨髓检查是确诊再障的重要依据。

SAA 多部位骨髓增生重度减低，粒系、红系及巨核细胞明显减少且形态大致正常，淋巴细胞及非造血细胞比例明显增高，骨髓小粒皆空虚。

NSAA 多部位骨髓增生减低，可见较多脂肪滴，红系、粒系减少可不明显，巨核细胞减少或缺如。淋巴细胞及网状细胞、浆细胞比例增高，多数骨髓小粒空虚。骨髓活检显示造血组织均匀减少。

（三）发病机制检查

免疫检查可见 T 细胞亚群异常，造血负调控因子如血清 IL-2、IFN-γ、TNF 水平增高；骨髓细胞染色体核型正常，骨髓铁染色示贮铁增多，中性粒细胞碱性磷酸酶染色强阳性；溶血检查均阴性。

【诊断与鉴别诊断】

（一）诊断

1. 再障诊断标准 ①全血细胞减少：网织红细胞百分数 < 0.01，淋巴细胞比例增高。②一般无肝、脾、淋巴结肿大。③骨髓多部位增生减低（小于正常 50%）或重度减低（小于正常 25%），造血细胞减少，非造血细胞比例增高，骨髓小粒空虚（有条件者做骨髓活检可见造血组织均匀减少）。④除外引起全血细胞减少的其他疾病。

2. 再障分型诊断标准

（1）重型再障-I（SAA-I）又称 AAA，发病急，贫血进行性加重，常伴严重感染或（和）出血。血象具备下述 3 项中的 2 项：①网织红细胞绝对值 < $15×10^9$/L。②中性粒细胞 < $0.5×10^9$/L，血小板 < $20×10^9$/L。骨髓增生广泛重度减低。如 SAA-I 的中性粒细胞 < $0.2×10^9$/L，则为极重型再障（VSAA）。

（2）非重型再障（NSAA）又称 CAA，指达不到 SAA-I 诊断标准的再障。如 NSAA 病情恶化，临床、血象及骨髓象达 SAA-I 诊断标准时，称 SAA-II 型。

（二）鉴别诊断

1. 阵发性睡眠性血红蛋白尿症（PNH） 本病是由于红细胞膜结构的变异，对补体特别敏感而引起的一种获得性慢性血管内溶血性疾病。典型患者有血红蛋白尿发作，易鉴别。不典型者无血红蛋白尿发作，全血细胞减少，骨髓可增生减低，易误诊为再障。PNH 患者溶血试验阳性，骨髓或外周血可发现 CD55⁻、CD59⁻ 的各系血细胞。

2. 骨髓增生异常综合征（MDS） 是一组病因不明的骨髓造血干细胞造血功能异常的血液病，其中的难治性贫血（RA）有全血细胞减少，网织红细胞有时不高甚至降低，骨髓也可低增生，这些易与再障混淆。但 RA 有病态造血现象，早期髓系细胞相关抗原（CD34）表达增多，可有染色体核型异常等。

3. 急性白血病（AL） 特别是白细胞减少和低增生性 AL，早期肝、脾、淋巴结不肿大，外周两系或三系血细胞减少，易与再障混淆。但白血病多有肝、脾、淋巴结肿大，胸骨压痛，血象及多部位骨髓原始粒、单或原（幼）淋巴细胞明显增多。若能发现白血病的融合基因，对鉴别诊断意义更大。

【治疗】

（一）支持治疗

1. 保护措施 预防感染（注意饮食及环境卫生、SAA 保护性隔离），避免出血（防止外伤及剧烈活动），避免接触各类危险因素（包括对骨髓有损伤作用和抑制血小板功能的药物），酌情预防性给予抗真菌治疗；必要的心理护理和干预。

2. 对症治疗

（1）纠正贫血 血红蛋白低于 60g/L 且患者对贫血耐受较差，或急性出血血红蛋白低于 70g/L 伴有症状时，可给予适量的成分输血，但应防止输血过多。

（2）控制出血 用促凝血药（止血药），如酚磺乙胺（止血敏）等。血小板 < $20×10^9$/L 时可输浓缩血小板，对血小板减少引起的严重出血有效。合并血浆纤溶酶活性增高者可用抗纤溶药，如氨基乙酸（泌尿生殖系统出血患者禁用）。女性子宫出血可肌内注射丙酸睾酮。凝血因子不足（如肝炎）时，应予纠正。

（3）控制感染 及时经验性使用足量的广谱抗生素治疗，同时取可疑感染部位的血液等做细菌培养和药敏试验，待细菌培养和药敏试验结果再换用敏感窄谱的抗生素。应积极预防肠道菌群失调，真菌感染可用两性霉素 B 等。

（4）护肝治疗 再障常合并肝功能损害，应酌情选用护肝药物。

（二）针对发病机制的治疗

1. 免疫抑制治疗 免疫抑制剂能抑制 T 淋巴细胞，使其产生的造血负调控因子减少，解除对造血细胞的抑制和破坏，从而改善造血功能。

（1）抗淋巴/胸腺细胞球蛋白（ALG/ATG） 主要用于 SAA。马 ALG10 ～ 15mg/（kg·d）连用 5 天，兔 ATG3 ～ 5mg/（kg·d）连用 5 天；用药前需做过敏试验；用药过程中用糖皮质激素防治过敏反应；应慢速静滴 ATG，每日剂量应维持点滴 12 ～ 16 小时；可与环孢素（CsA）组成强化免疫抑制方案。

（2）环孢素 适用于全部再障，3 ～ 5mg/（kg·d），疗程一般长于 1 年。使用时应个体化，应参照患者造血功能和 T 细胞免疫恢复情况、药物不良反应（如肝、肾功能损害及消化道反应）、血药浓度等调整用药剂量和疗程。

（3）其他 CD3 单克隆抗体、麦考酚吗乙酯（MMF）、环磷酰胺、甲泼尼龙等。

2. 促造血治疗

（1）雄激素 适用于全部再障，常用的有 4 种：①司坦唑醇（康力龙）2mg，每日 3 次。②十一酸睾酮（安雄）40 ～ 80mg，每日 3 次。③达那唑 0.2g，每日 3 次。④丙酸睾酮 100mg/d，肌内注射，每日 1 次。疗程及剂量应视药物的作用效果和不良反应（如男性化、肝功能损害等）调整。

（2）造血生长因子 适用于全部再障，特别是 SAA。一般在免疫抑制治疗 SAA 后使用，剂量可酌减，维持 3 个月以上为宜。常用粒 - 单系集落刺激因子（GM-CSF）或粒系集落刺激因子（G-CSF），剂量为 5μg/（kg·d）；红细胞生成素（EPO），常用剂量为 50 ~ 100U/（kg·d）。

3. 造血干细胞移植 是治疗干细胞缺陷所致再障的最佳方法。对 40 岁以下、无感染及其他并发症、有合适供体的 SAA 患者，可考虑造血干细胞移植（相关介绍见本章第二节）。

【疗效标准】

1. 基本治愈 贫血和出血症状消失，血红蛋白男性达 120g/L、女性达 110g/L，白细胞达 $4×10^9$/L，血小板达 $100×10^9$/L，随访 1 年以上未复发。

2. 缓解 贫血和出血症状消失，血红蛋白男性达 120g/L、女性达 100g/L，白细胞达 $3.5×10^9$/L，血小板也有一定程度增加，随访 3 个月病情稳定或继续进步。

3. 明显进步 贫血和出血症状明显好转；不输血，血红蛋白较治疗前 1 个月内常见值增长 30g/L 以上；并能维持 3 个月。

判定以上三项疗效标准者，均应 3 个月内不输血。

4. 无效 经充分治疗后，症状、血常规未达明显进步。

【预防】

加强劳动和生活环境保护，严格执行劳动防护规范，严守劳动操作规程，避免暴露于各类射线；不过量接触有毒化学物质（如苯类化合物等）；慎用可能损伤骨髓的药物，及时采取防治措施。

【预后】

如治疗得当，NSAA 患者多数可缓解甚至治愈，仅少数进展为 SAA-Ⅱ型。SAA 发病急、病情重、以往病死率极高（> 90%）。近 10 年来，随着治疗方法的改进，预后明显改善，但仍有约 1/3 的患者死于感染和出血。

思考题

1. 缺铁性贫血的常见病因有哪些？
2. 简述缺铁性贫血的临床表现。

3. 试述缺铁性贫血的诊断和治疗。

4. 再生障碍性贫血的常见病因有哪些？

5. 简述再生障碍性贫血的诊断依据。

6. 简述再生障碍性贫血的治疗原则。

第二节 白血病

【学习目标】

1. 掌握急性白血病、慢性髓系白血病的概念、临床表现、实验室及其他检查、诊断及鉴别诊断、治疗原则和化疗方案的选择。

2. 熟悉急性白血病、慢性髓系白血病的病因、发病机制、分类/分期。

3. 了解急性白血病、慢性髓系白血病的发病情况和预后。

一、白血病概述

白血病是一类造血干细胞恶性克隆性疾病。克隆性白血病细胞因为增殖失控、分化障碍、凋亡受阻等机制在骨髓和其他造血组织中大量增殖累积，并浸润其他组织和器官，同时正常造血受抑制。临床可见不同程度的贫血、出血、感染发热及肝、脾、淋巴结肿大和骨骼疼痛。

我国白血病发病率与亚洲其他国家相近，低于欧美国家，为 3～4/10 万，占恶性肿瘤总发病率的 5%。男性发病率略高于女性（1.81：1）。在恶性肿瘤所致的死亡率中，白血病居第 6 位（男）和第 7 位（女）；在儿童及 35 岁以下成人中则居第 1 位。

【病因与发病机制】

人类白血病的病因尚不完全清楚。可能与下列因素有关。

（一）生物因素

主要是病毒感染和免疫功能异常。成人 T 细胞白血病/淋巴瘤（ATL）可由人类 T 淋巴细胞病毒 I 型（HTLV-I）所致。病毒感染机体后，作为内源性病毒整合并潜伏在宿主细胞内，在某些理化因素作用下可被激活表达而诱发白血病；或作为外源性病毒由外界以横向方式传播感染，直接致病。部分免疫功能异常者如某些自身免疫性疾病患者，白血病危险度会增加。

（二）物理因素

X射线、γ射线等电离辐射具有致白血病作用，其致病力与辐射剂量和照射部位有关，大面积和大剂量照射可使骨髓抑制和机体免疫力下降、DNA突变、断裂和重组，导致白血病的发生。日本广岛及长崎受原子弹袭击后，幸存者中白血病发病率比未受照射的人群高30倍和17倍。

（三）化学因素

已知很多化学物质有致白血病作用，如工业中广泛应用的苯、有机溶剂、杀虫剂，抗肿瘤药物中烷化剂和拓扑异构酶Ⅱ抑制剂等均有致白血病的作用，乙双吗啉是乙亚胺的衍生物，具有极强的致染色体畸变和致白血病作用。化学物质所致的白血病以急性髓系白血病（AML）为多。

（四）遗传因素

家族性白血病约占白血病的0.7%。单卵孪生子，如果一个人发生白血病，另一个人的发病率为1/5，比双卵孪生者高12倍。很多特殊遗传综合征患者的白血病发病率均较高，如Down综合征（唐氏综合征）有21号染色体三体改变，其白血病发病率达50/10万，比正常人群高20倍。以上均表明白血病与遗传因素有关。

（五）其他血液病

某些血液病最终可能发展为白血病，如骨髓增生异常综合征、淋巴瘤、多发性骨髓瘤、阵发性睡眠性血红蛋白尿症等。

白血病的发生机制比较复杂，至今尚未完全阐明，其发生可能是多步骤的，即"二次打击学说"。首先，多种因素导致造血细胞内一些基因的决定性突变，激活某种信号通路，导致克隆性异常造血细胞株的生成，此类细胞获得增殖和（或）生存优势，多有凋亡受阻；同时，一些遗传学改变（如形成PML/RARA等融合基因）可能会涉及某些转录因子，导致造血细胞分化阻滞或分化紊乱。机体免疫功能有缺陷时不能及时清除变异细胞，致白血病细胞不断克隆增殖而最终发病。

【分类】

1. 根据白血病细胞的分化成熟程度和自然病程分类　分为急性白血病和慢性白血病两大类。

急性白血病（AL）的细胞分化停滞在较早阶段，多为原始细胞及早期幼稚细胞，病情发展迅速，自然病程仅几个月。

慢性白血病（CL）的细胞分化停滞在较晚的阶段，多为较成熟幼稚细胞和成熟细胞，病情发展缓慢，自然病程为数年。

2. 根据主要受累的细胞系列分类　急性白血病分为急性淋巴细胞白血病（ALL）和急

性髓系白血病（AML）。慢性白血病则分为慢性髓系白血病（CML）、慢性淋巴细胞白血病（CLL）。

我国 AL 比 CL 多见，其中 AML 最多，成人 AL 中以 AML 多见，儿童以 ALL 多见。CML 随年龄增长而发病率逐渐升高。CLL 在 50 岁以后发病才明显增多。

在我国 CLL 不足白血病的 5%，而在欧美国家则占 25% ~ 30%。

二、急性白血病

急性白血病（AL）是造血干祖细胞的恶性克隆性疾病，发病时骨髓中异常的原始细胞及幼稚细胞（白血病细胞）大量增殖并抑制正常造血，可广泛浸润肝、脾、淋巴结等各种脏器。主要表现为贫血、出血、感染等症状和肝、脾、淋巴结肿大等组织浸润征象。

【分类】

对 AL，目前临床并行使用法英美（FAB）的急性白血病分类诊断标准分型和世界卫生组织（WHO）分型。

【临床表现】

（一）AML 的 FAB 分型

M_0（急性髓细胞白血病微分化型）：骨髓原始细胞 > 30%，无嗜天青颗粒及 Auer 小体，核仁明显，光镜下髓过氧化物酶（MPO）及苏丹黑 B 阳性细胞 < 3%；在电镜下，MPO 阳性；CD33 或 CD13 等髓系抗原可呈阳性，淋系抗原通常为阴性。血小板抗原阴性。

M_1（急性粒细胞白血病未分化型）：原粒细胞（Ⅰ型 + Ⅱ型，原粒细胞质中无颗粒为Ⅰ型，出现少数颗粒为Ⅱ型）占骨髓非红系有核细胞（NEC，指不包括浆细胞、淋巴细胞、组织嗜碱细胞、巨噬细胞及所有红系有核细胞的骨髓有核细胞计数）的 90% 以上，其中至少 3% 的细胞 MPO 阳性。

M_2（急性粒细胞白血病部分分化型）：原粒细胞占骨髓中非红系有核细胞的30% ~ 89%，其他粒细胞 ≥ 10%，单核细胞 < 20%。

M_3（急性早幼粒细胞白血病）：骨髓中以颗粒增多的早幼粒细胞为主，此类细胞在非红系有核细胞中 ≥ 30%。

M_4（急性粒–单核细胞白血病）：骨髓中原始细胞占非红系有核细胞的 30% 以上，各阶段粒细胞 ≥ 20%，各阶段单核细胞 ≥ 20%。

M_4Eo（AML with eosinophilia）：除上述 M_4 型各特点外，嗜酸性粒细胞在非红系有核细胞中 ≥ 5%。

M_5（急性单核细胞白血病）：骨髓非红系有核细胞中原单核、幼单核 $\geq$ 30%，且原单核、幼单核及单核细胞 $\geq$ 80%。如果原单核细胞 $\geq$ 80% 为 M_{5a}，< 80% 为 M_{5b}。

M_6（红白血病）：骨髓中幼红细胞 $\geq$ 50%，非红系有核细胞中原始细胞（Ⅰ型 + Ⅱ型）$\geq$ 30%。

M_7（急性巨核细胞白血病）：骨髓中原始巨核细胞 $\geq$ 30%。血小板抗原阳性，血小板过氧化酶阳性。

（二）ALL 的 FAB 分型

L_1：原始和幼淋巴细胞以小细胞（直径 $\leq$ 12μm）为主。

L_2：原始和幼淋巴细胞以大细胞（直径 > 12μm）为主。

L_3：原始和幼淋巴细胞以大细胞为主，大小较一致，细胞内有明显空泡，胞质嗜碱性，染色深。

【临床表现】

AL 起病急缓不一。急者常骤起寒战高热，类似"感冒"，也可以是严重的出血。少数患者起病相对缓慢，表现为进行性贫血，或因脸色苍白、皮肤紫癜、月经过多或拔牙后出血难止等出血倾向而就医时被发现。

（一）正常骨髓造血功能受抑表现

1. 发热　半数患者以发热为早期表现。可低热，亦可高达 39 ~ 40℃，常伴有畏寒、出汗等。发热可由白血病本身引起，但高热则往往提示有继发感染。感染可发生在各个部位，以口腔炎、牙龈炎、咽峡炎最常见，可发生溃疡或坏死；肺部感染、肛周炎、肛周脓肿亦常见，严重时可有血液感染，难以控制的重症感染是急性白血病最常见的死亡原因之一。最常见的致病菌为革兰阴性杆菌，如肺炎克雷伯杆菌、铜绿假单胞菌、大肠杆菌等；近年革兰阳性球菌的发病率也有所上升，如金黄色葡萄球菌、表皮葡萄球菌、肠球菌等。长期应用抗生素及粒细胞缺乏者，可出现真菌感染，如念珠菌、曲霉菌、隐球菌等；因患者伴有免疫功能缺陷，也可发生病毒感染，如单纯疱疹病毒、带状疱疹病毒、巨细胞病毒感染等，偶见卡氏肺孢子菌病。感染的原因主要是成熟粒细胞缺乏和机体免疫力降低。

2. 出血　临床上以出血为早期表现者近 40%。出血可发生在全身各部位，以皮肤瘀点、瘀斑、鼻出血、牙龈出血、月经过多常见。眼底出血可致视力障碍。严重者可有内脏出血。颅内出血时会发生头痛、呕吐、瞳孔大小不对称，甚至昏迷、死亡，是急性白血病的主要死亡原因。有资料表明，AL 死于出血者占 62.24%，其中 87% 为颅内出血。大量白血病细胞在血管中淤滞及浸润、血小板减少、凝血异常及感染是出血的主要原因。

3. 贫血　病程短者可无贫血。半数患者就诊时已有重度贫血。贫血的原因主要为红细胞生成障碍及出血。

（二）白血病细胞增殖浸润的表现

1. 淋巴结和肝脾肿大 淋巴结肿大以 ALL 较多见，多为全身淋巴结无痛性肿大，质地中等，不融合。纵隔淋巴结肿大常见于 T-ALL。肝脾肿大多为轻至中度，除 CML 急性变外，巨脾罕见。

2. 骨和关节 常有胸骨下段局部压痛。可出现关节、骨骼疼痛，尤以儿童多见。骨髓坏死时可有骨骼剧痛。

3. 眼部 部分 AML 累及扁骨骨膜可形成粒细胞肉瘤，或称绿色瘤（chloroma），以眼眶部位最常见，可引起眼球突出、复视或失明。

4. 口腔和皮肤 白血病细胞浸润可使牙龈增生、肿胀；皮肤可出现蓝灰色斑丘疹，局部皮肤隆起、变硬，呈紫蓝色结节。多见于 M_4 和 M_5 型。

5. 中枢神经系统 是白血病最常见的髓外浸润部位。由于多数化疗药物难以通过血脑屏障，不能有效杀灭隐藏在中枢神经系统的白血病细胞而引起。多表现为头痛、头晕，重者可有呕吐、颈项强直，甚至抽搐、昏迷。中枢神经系统白血病（CNSL）可发生在疾病各个时期，尤其是治疗后缓解期，以 ALL 最常见，儿童尤甚，其次是 M_4、M_5 和 M_2。CNSL 是白血病髓外复发的主要根源。

6. 睾丸 多表现为一侧睾丸无痛性肿大，但在活检时往往发现无肿大的另一侧也有白血病细胞浸润。睾丸白血病多见于 ALL 化疗缓解后的幼儿和青年，是仅次于 CNSL 的白血病髓外复发的部位。

此外，白血病可浸润其他组织器官，肺、心、消化道、泌尿生殖系统等均可受累。

【实验室检查】

1. 血象 大多数患者白细胞增多，大于 $10 \times 10^9/L$ 者称为白细胞增多性白血病，血涂片分类检查可见数量不等的原始和幼稚细胞。部分患者白细胞计数正常或减少至 $< 1 \times 10^9/L$，称为白细胞不增多性白血病，此类病例血片上很难找到原始细胞，须行骨髓穿刺检查方能确诊。白细胞过高或过低者提示预后较差。患者常有不同程度的正常细胞性贫血，约半数患者血小板低于 $60 \times 10^9/L$，晚期血小板往往极度减少。

2. 骨髓象 是诊断 AL 的主要依据和必做检查。FAB 分型将原始细胞≥骨髓有核细胞（ANC）的 30% 定义为 AL 的诊断标准，WHO 分型则将这一比例下降至≥ 20%，并提出原始细胞比例 < 20% 但伴有 t（15；17）、t（8；21）或 inv（16）/t（16；16）者亦应诊断为 AML。多数 AL 骨髓象有核细胞显著增生，以原始细胞为主，正常造血受抑制，骨髓中幼红细胞和巨核细胞减少；少数 AL 骨髓象增生低下，称为低增生性 AL。胞质中出现 Auer 小体（一种异常溶酶体），是急性髓细胞白血病的重要标记之一，而急性淋巴细胞白血病不见 Auer 小体。

3. 细胞化学检查 各系列的白血病原始细胞有时形态学难以区分，可借助骨髓细胞化学染色协助形态鉴别各类白血病。常见白血病的细胞化学反应见表5-3。

表5-3 常见急性白血病的细胞化学鉴别

	急淋白血病	急粒白血病	急单白血病
髓过氧化物酶（MPO）	（-）	分化差的原始细胞（-）～（+） 分化好的原始细胞（+）～（+++）	
糖原染色（PAS）	（+）成块或粗颗粒状	（-）或（+） 弥漫性淡红色或细颗粒状	（-）或（+）， 弥漫性淡红色或细颗粒状
非特异性酯酶（NSE）	（-）	（-）～（+） NaF抑制＜50%	（+），NaF抑制≥50%

4. 血液生化改变 血清尿酸浓度增高，特别在化疗期间。尿酸排泄量增加，甚至出现尿酸结晶。患者发生DIC时可出现凝血象异常。血清乳酸脱氢酶（LDH）可增高。

5. 脑脊液检查 出现中枢神经系统白血病（CNSL）时，脑脊液压力升高，脑脊液中白细胞数增加，蛋白质增多，而糖定量减少。脑脊液涂片中可找到白血病细胞。

6. 染色体和分子生物学 不同类型的白血病常伴有特异的染色体和基因改变，应用高分辨染色体分带技术，80%～85%的白血病可检查出染色体异常，有助于白血病的诊断分型和治疗监测。

7. 免疫学 各种单克隆抗体的问世，为白血病免疫学分型奠定了基础，提高了白血病诊断的准确性。根据白血病细胞表达的系列相关抗原，可确定其来源。如造血干/祖细胞表达CD34，APL细胞通常表达CD13、CD33和CD117，不表达HLA-DR和CD34，还可表达CD9。根据白血病细胞免疫学标志，不仅可区分急性淋巴细胞白血病与急性髓细胞白血病，而且还可将急性T淋巴细胞与急性B淋巴细胞白血病加以区别。

【诊断与鉴别诊断】

（一）诊断

急性白血病的诊断要点有以下几点。

1. 具有贫血、出血、感染及白血病细胞浸润的临床表现。

2. 骨髓象原始细胞≥20%（WHO分类）。

3. 具有血象、细胞化学或免疫性检查结果支持。

（二）鉴别诊断

根据临床表现、血象和骨髓象特点，大部分白血病易于确诊。但在临床上细胞类型、染色体改变、免疫表型和融合基因的不同，治疗方案和预后均不同。因此，对于初诊患者应尽可能获得全面的分型诊断，以便评价预后，指导治疗，并应注意与下述疾病相鉴别。

1. 骨髓增生异常综合征 该病的 RAEB 型除病态造血外，有全血细胞减少，外周血中可见原始和幼稚细胞，伴染色体异常，易与白细胞减少型白血病相混淆。但该病骨髓中原始细胞小于 20%。

2. 某些感染引起的白细胞异常 如传染性单核细胞增多症，血象中出现异形淋巴细胞；传染性淋巴细胞增多症、风疹等病毒感染时，血象中淋巴细胞均增多，但此类疾病无贫血和血小板减少，骨髓原幼细胞不增多，血液中可检测到相应的病毒抗体，病程良性，可资鉴别。

3. 急性粒细胞缺乏症恢复期 药物或某些感染引起的粒细胞缺乏症恢复期，骨髓中原、幼粒细胞增多酷似急性白血病。但该病多有明确病因，血小板正常，原、幼粒细胞中无 Auer 小体及染色体异常，短期内骨髓粒细胞成熟即恢复正常。

4. 类白血病反应 类白血病反应是某种因素（如细菌、病毒感染等）刺激机体的造血组织而引起的某种细胞增多或左移反应，血象改变类似白血病甚至达到白血病诊断标准。原发疾病去除后类白血病反应可消失。对此类情况需要细致进行形态学及细胞化学检查并积极寻找致病原因做出鉴别。

5. 巨幼细胞贫血 巨幼细胞贫血有时可与红白血病混淆。但前者骨髓中原始细胞不增多，幼红细胞 PAS 反应常为阴性，予以叶酸、维生素 B_{12} 治疗有效。

【治疗】

急性白血病治疗主要包括两个重要环节：一是采用综合治疗手段改善患者一般状况，防治并发症，为抗白血病治疗创造条件；二是应用化学疗法大量杀灭白血病细胞，促进正常造血功能的恢复，使患者长期存活，最终达到治愈目的。

应根据患者的疾病分型、临床特点，结合患者经济情况和个人意愿制定系统、规范、合理的综合治疗方案。治疗前建议进行深静脉穿刺留置导管以利于长期静脉输液治疗。适合行异基因造血干细胞移植（allo-HSCT）者应抽血做 HLA 配型。

（一）一般治疗

1. 紧急处理高白细胞血症 当循环血液中白细胞数 $> 200×10^9/L$，患者可产生白细胞淤滞，表现为呼吸困难、低氧血症、反应迟钝、言语不清、颅内出血等。病理学显示白血病血栓栓塞与出血并存。高白细胞不仅会增加患者早期死亡率，也增加髓外白血病的发病率和复发率。因此，当血中白细胞 $> 100×10^9/L$ 时，需要紧急处理，主要措施有：①使用血细胞分离机，单采清除过高的白细胞。②化疗前短期预处理：急性淋巴细胞白血病静注地塞米松 $10mg/m^2$；急性髓细胞白血病用羟基脲 1.5～2.5g/6h（总量 6～10g/d）约 36小时，然后进行联合化疗。③预防白血病细胞溶解诱发的高尿酸血症、酸中毒、电解质紊乱、凝血异常等并发症。

2. 防治感染 白血病患者常伴有粒细胞减少或缺乏，特别在化疗、放疗后粒细胞缺乏将持续相当长的时间，此时患者宜无菌住层流病房或消毒隔离病房。注意加强口咽、鼻腔、皮肤及肛门周围的清洁卫生；化疗前局灶性感染灶需要予以根除；防护医源性感染。G-CSF 可缩短粒细胞缺乏期，用于 ALL，老年、强化疗或伴感染的 AML。发热应做细菌培养和药敏试验，并迅速进行经验性抗生素治疗。

3. 成分输血支持 严重贫血时予以吸氧、输浓缩红细胞，维持 Hb > 80g/L，但白细胞淤滞时不宜马上输红细胞，以免进一步增加血黏度。血小板计数过低会引起出血，需输注单采血小板悬液，为预防严重出血，应维持血小板 ≥ $10×10^9$/L。输血时可采用白细胞滤器去除成分血中的白细胞，以防止异体免疫反应所致的无效输注和发热反应。为预防输血相关移植物抗宿主病（TA-GVHD），输血前应将含细胞成分的血液辐照 25 ～ 30Gy，以灭活其中的淋巴细胞。

4. 防治高尿酸血症肾病 白血病细胞大量破坏将导致血清和尿中尿酸浓度增高，积聚在肾小管，引起阻塞而发生高尿酸血症肾病，化疗期间风险更甚。因此，应鼓励患者多饮水。尽量 24 小时持续静脉补液，保持每小时尿量 > $150mL/m^2$，适当碱化尿液。在化疗同时给予别嘌醇口服抑制尿酸合成，每次 100mg，每日 3 次。当患者出现少尿、无尿、肾功能不全时，应按急性肾衰竭处理。

5. 营养支持治疗 白血病细胞大量克隆增生，抑制机体正常功能，系严重消耗性疾病，治疗过程中化疗、放疗易致消化道黏膜损害和功能紊乱。因此，应注意加强膳食营养，维持水、电解质平衡，注意高蛋白、高热量、易消化饮食，必要时予以静脉营养。

（二）抗白血病治疗

化疗是治疗白血病的重要手段。应用化疗药物尽快杀灭白血病细胞，使病情得到缓解。抗白血病治疗包括两个阶段：第一阶段是诱导缓解治疗，主要方法是联合化疗，目标是使患者迅速获得完全缓解（CR）。所谓 CR，即白血病的症状和体征消失，外周血中性粒细胞绝对值 ≥ $1.5×10^9$/L，血小板 ≥ $100×10^9$/L，白细胞分类中无白血病细胞；骨髓中原始粒Ⅰ型＋Ⅱ型（原单＋幼单或原淋＋幼淋）< 5%，M_3 型原粒＋早幼粒 ≤ 5%，无 Auer 小体，红细胞及巨核细胞系正常；无髓外白血病。理想的 CR 为初诊时免疫学、细胞遗传学和分子生物学异常标志均消失。

达到 CR 后进入抗白血病治疗的第二阶段，即缓解后治疗，主要方法为化疗和造血干细胞移植（HSCT）。诱导缓解达 CR 后，体内的白血病细胞由发病时的 10^{10} ～ 10^{12} 降至 10^8 ～ 10^9，这些残留的白血病细胞称为微小残留病灶（MRD）。缓解后治疗的目的是进一步消灭这些残留的白血病细胞，以防止复发，争取长期无病生存（DFS）甚至治愈。

知 识 链 接

　　造血干细胞移植（HSCT）是指对患者进行全身照射、化疗和免疫抑制预处理后，将正常供体或自体的造血细胞（HC）注入体内，使之重建正常的造血和免疫功能。HC包括造血干细胞（HSC）和祖细胞。HSC具有增殖、分化为各系成熟血细胞的功能和自我更新能力，维持终身持续造血。

　　HSCT按照供体来源分为异体HSCT和自体HSCT（auto-HSCT）。异体HSCT又分为异基因移植（allo-HSCT）和同基因移植。后者指遗传基因完全相同的同卵孪生者间的移植，移植成功率最高，但此种移植概率不足1%。按HSC取自骨髓、外周血或脐带血，又分为骨髓移植（BMT）、外周血干细胞移植（PBSCT）和脐血移植（CBT）。

　　auto-HSCT的供体是患者自己，应能承受大剂量化放疗，能动员采集到未被肿瘤细胞污染的足量造血干细胞。allo-HSCT的供体首选HLA相合同胞，次选HLA相合无血缘供体（MUD）、脐带血干细胞或HLA部分相合的亲缘供体。

　　造血干细胞的采集：allo-HSCT的供体应是健康人，需除外感染性、慢性系统性疾病等不适于捐献情况并签署知情同意书。造血干细胞捐献过程是安全的，不会降低供者的抵抗力，不影响供体健康，采集管道等医疗材料不重复使用，不会传播疾病。造血干细胞的采集分为：①骨髓：骨髓采集已是常规成熟的技术。多采用连续硬膜外麻醉或全身麻醉，以双侧髂后上棘区域为抽吸点。对自体BMT，采集的骨髓血需加入冷冻保护剂，液氮保存或-80℃深低温冰箱保存，待移植时复温后迅速回输。②外周血：在通常情况下，外周血液中的HC很少。采集前需用G-CSF动员，使血中CD34$^+$HC升高。auto-PBSCT患者采集前可予化疗（CTX、VP-16等）进一步清除病灶并促使干细胞增殖，当白细胞开始恢复时，按前述健康供体的方法动员采集造血干细胞。自体外周造血干细胞的保存方法同骨髓。③脐带血：脐带血干细胞由特定的脐血库负责采集和保存。采集前需确定新生儿无遗传性疾病。

　　HSCT已成为临床重要的有效治疗方法，移植患者无病生存最长者已超过30年。1990年，美国E.D.Thomas医生因在骨髓移植方面的卓越贡献而获得诺贝尔生理学或医学奖。

　　HSCT的并发症及其防治是关系移植成败的重要部分。并发症的发生与大剂量放化疗的毒副作用及移植后患者免疫功能抑制、紊乱有关。allo-HSCT的并发症发生概率和严重程度显著高于auto-HSCT。

　　移植物抗宿主病（GVHD）是allo-HSCT后特有的并发症，是移植治疗相关死亡主要原因之一，由供体T细胞攻击受者同种异型抗原所致。

1. ALL 治疗 经过化疗方案的不断优化，目前儿童 ALL 的长期 DFS 已经达到 80% 以上；青少年 ALL 宜采用儿童方案治疗。随着支持治疗的加强、多药联合和高剂量化疗方案及 HSCT 的应用，成人 ALL 的 CR 率可达 80%～90%，预后亦有很大改善。ALL 治疗方案的选择需要考虑患者年龄、ALL 亚型、治疗后的 MRD、是否有干细胞供体和靶向治疗药物等多重因素。

（1）诱导缓解治疗 长春新碱（VCR）和泼尼松（P）组成的 VP 方案是 ALL 诱导缓解的基础化疗方案，能使 50% 的成人 ALL 获 CR，CR 期 3～8 个月。VP 加蒽环类药物（如柔红霉素、DNR）组成 DVP 方案，CR 率可提高至 70% 以上。DVP 再加左旋门冬酰胺酶（L-ASP）组成 DVLP 方案，是目前 ALL 最常采用的诱导方案。在 DVLP 基础上加用其他药物，如环磷酰胺（CTX）或阿糖胞苷（Ara-C），可提高部分 ALL 的 CR 率和 DFS。VCR 主要毒副作用为末梢神经炎和便秘，L-ASP 主要副作用为肝功能损害、胰腺炎、凝血因子及清蛋白合成减少和过敏反应。此外，蒽环类药物具有心脏毒性，治疗过程中须加以关注和保护。

急性淋巴细胞白血病常用化疗方案与常见药物副作用见表 5-4。

表 5-4 急性淋巴细胞白血病常用化疗方案与常见药物副作用

化疗方案	药物剂量及用法	常见毒副作用
VP	长春新碱 1.5mg/m² 静滴，第 1、8、15、22 天 泼尼松 40～60mg/m² 口服，第 1～14 天，第 15 天开始减量直至 28 天停药	末梢神经炎、腹痛、脱发、恶心呕吐、库欣综合征、水钠潴留、消化性溃疡等
DVLP	柔红霉素 30～40mg/m² 静滴，第 1～3 天，第 15～17 天 长春新碱 1.5mg/m² 静滴，第 1、8、15、22 天 泼尼松 40～60mg/m² 口服，第 1～14 天 L-ASP 6000U/m² 静滴，第 19～28 天	除上述反应外，心脏损害、骨髓抑制、食欲减退、恶心呕吐
MVLD	甲氨蝶呤 50mg/m² 静滴，第 1 天 长春新碱 1.5mg/m² 静滴，第 1 天 L-ASP 20000U/m² 静滴，第 2 天 地塞米松 6.75mg 口服，第 1～10 天	末梢神经炎、腹痛、脱发、恶心呕吐、库欣综合征、水钠潴留、口腔及消化道黏膜溃疡、骨髓抑制、肝损害等

（2）缓解后治疗 缓解后的治疗一般分强化巩固和维持治疗两个阶段。强化巩固治疗主要有化疗和 HSCT 两种方式，目前化疗多数采用间歇重复原诱导方案，定期给予其他强化方案的治疗。强化治疗时化疗药物剂量宜大，不同种类要交替轮换使用以避免蓄积毒性。高剂量甲氨蝶呤（HD MTX）的主要副作用为黏膜炎，肝肾功能损害，故在治疗时需要充分水化、碱化和及时甲酰四氢叶酸钙解救。对于 ALL（除成熟 B-ALL 外），即使经过强烈诱导和巩固治疗，仍必须给予维持治疗。口服 6- 巯基嘌呤（6-MP）和甲氨蝶呤（MTX）的同时间断给予 VP 方案化疗是普遍采用的有效维持治疗方案。如未行异

基因 HSCT，ALL 在缓解后的巩固维持治疗一般需持续 2～3 年。成熟 B-ALL 采用含 HD CTX 和 HD MTX 的方案反复短程强化治疗，长期 DFS 率已由过去不足 10% 达现在的 50% 以上，且缓解期超过 1 年者复发率很低，故对其进行维持治疗的价值有限。

隐藏于中枢神经系统和睾丸的白血病细胞常成为白血病髓内外复发的根源，故"庇护所"白血病的预防是 AL 治疗必不可少的环节，对 ALL 尤为重要。CNSL 的预防要贯穿于 ALL 治疗的整个过程。CNSL 的防治措施包括颅脊椎照射、鞘内注射化疗药和（或）高剂量的全身化疗药（如 HDMTX、Ara-C）。现在多采用早期强化全身治疗和鞘注化疗预防 CNSL 发生，颅脊椎照射疗效确切，但其不良反应如认知障碍、继发肿瘤、内分泌受损和神经毒性（如白质脑病）限制了其应用，故颅脊椎照射仅作为 CNSL 发生时的挽救治疗。睾丸白血病患者需要进行双侧睾丸照射和全身化疗，而无论其是单侧受侵还是双侧受侵。

ALL 复发多于 CR 后两年内发生，髓内复发以骨髓复发最常见，此时可选择原诱导化疗方案或含 HDAra-C 的联合方案或者新药进行再诱导治疗。髓外复发以中枢神经系统白血病最常见。复发的 ALL 无论采取何种化疗方案均难以达到长期缓解，预后差。

2. AML 治疗 AML 的预后相对 ALL 较差，但近年来由于综合治疗的加强和 HSCT 的应用，60 岁以下 AML 患者的预后有很大改善，30%～50% 的患者可望长期生存。

（1）诱导缓解治疗 ① AML（非 APL）：采用蒽环类药物联合标准剂量 Ara-C（即 3+7 方案）化疗，最常用的是 IA 方案（I 为 IDA，即去甲氧柔红霉素）和 DA 方案，60 岁以下患者的总 CR 率为 50%～80%。在好的支持治疗下，IDA12mg/（m²·d）的 IA 方案与 DNR90mg/（m²·d）的 DA 方案均取得较高的 CR 率。我国学者率先以高三尖杉酯碱（HHT）替代 IDA 或 DNR 组成的 HA 方案诱导治疗 AML，CR 率为 60%～65%。HA 与 DNR、阿克拉霉素（Acla）等蒽环类药物联合组成 HAD、HAA 等方案，可进一步提高 CR 率。剂量增加的诱导化疗能提高 1 疗程 CR 率和缓解质量，但治疗相关毒性亦随之增加。中、大剂量 Ara-C 联合蒽环类的方案不能提高 CR 率，但可延长年轻患者的 DFS。1 疗程获 CR 者 DFS 长，2 个标准疗程仍未获 CR 者提示存在原发耐药，需换化疗方案或行 allo-HSCT。② APL：多采用全反式维 A 酸（ATRA）+蒽环类药物。ATRA 作用于 RARA 可诱导带有 t（15；17）（q22；q12）/PML-RARA 的 APL 细胞分化成熟，剂量为 20～45mg/（m²·d）。小剂量砷剂作用于 PML 能诱导 APL 细胞分化，大剂量能诱导其凋亡。ATRA+蒽环类的基础上加用砷剂（如三氧化二砷，ATO）能缩短达 CR 时间。不能耐受蒽环类药物者采用 ATRA+ATO 双诱导。治疗过程中需警惕出现分化综合征（differential syndrome），初诊时白细胞较高及治疗后迅速上升者易发生，其机制可能与细胞因子大量释放和黏附分子表达增加有关。临床表现为发热、肌肉骨骼疼痛、呼吸窘迫、肺间质浸润、胸腔积液、心包积液、体重增加、低血压、急性肾衰竭甚至死亡。一旦出现上述任一表现，应给予糖皮质激素治疗，并予吸氧、利尿，可暂停 ATRA。除分化综合征外，

ATRA 的其他不良反应有头痛、颅内压增高、肝功能损害等；ATO 的其他不良反应有肝功能损害、心电图 QT 间期延长等。APL 合并凝血功能障碍和出血者可输注血小板、新鲜冰冻血浆和冷沉淀。

（2）缓解后治疗　其特点如下：① AML 的 CNSL 发生率不到 3%，对初诊 WBC ≥ 100×10^9/L、伴髓外病变、M_4/M_5、伴 t（8；21）或 inv（16）的患者，应在 CR 后做脑脊液检查并鞘内预防性用药至少 1 次，以进行 CNSL 筛查。而 APL 患者 CR 后至少预防性鞘内用药 3 次。② AML（非 APL）比 ALL 治疗时间明显缩短。③ APL 在获得分子学缓解后可采用化疗、ATRA 及砷剂等药物交替维持治疗近 2 年。

年龄小于 60 岁的 AML 患者，根据表 5-5 的危险度分组选择相应的治疗方案。预后不良组首选 allo-HSCT；预后良好组（非 APL）首选大剂量 Ara-C 为基础的化疗，复发后再行 allo-HSCT；预后中等组，配型相合的 allo-HSCT 和大剂量 Ara-C 为主的化疗均可采用。无法行 allo-HSCT 的预后不良组、部分预后良好组以及预后中等组患者均可考虑行自体 HSCT。无法进行危险度分组者参照预后中等组治疗，若初诊时白细胞 ≥ 100×10^9/L，则按预后不良组治疗。因年龄、并发症等原因无法采用上述治疗者，也可用常规剂量的不同药物组成的化疗方案轮换巩固维持，但仅约 10% ～ 15% 患者能长期生存。

HD Ara-C 的最严重并发症是小脑共济失调，发生后必须停药。皮疹、发热、眼结膜炎也常见，可用糖皮质激素常规预防。

AML 常见的染色体和分子学异常的预后意义见表 5-5。

表 5-5　AML 常见的染色体和分子学异常的预后意义

预后	染色体	分子学异常
良好	t（15；17）（q22；q12） t（8；21）（q22；q22） inv（16）（p13q22）/t（16；16）（p13；q22）	正常核型伴有孤立的 NPM1 突变
中等	正常核型 孤立的 +8 孤立的 t（9；11）（p22；q23） 其他异常	t（8；21）或 inv（16）伴有 C-KIT 突变
不良	复杂核型（≥ 3 种异常） t（6；9）（p23；q34） 11q23 异常，除外 t（9；11） del（5q）、−5、del（7q）、−7 t（9；22）	正常核型伴有单独的 FLT3-ITD

（3）复发和难治 AML 的治疗　可选用：①无交叉耐药的新药组成联合化疗方案。②中、大剂量阿糖胞苷组成的联合方案。③ HSCT。④临床试验：如耐药逆转剂、新的靶向药物、生物治疗等。再诱导达 CR 后应尽快行 HSCT。复发的 APL 选用 ATO±ATRA 再诱

导，CR 后融合基因转阴者行自体 HSCT 或砷剂（不适合移植者）巩固治疗，融合基因仍阳性者考虑 allo-HSCT 或临床试验。

3. 老年 AL 的治疗 多数大于 60 岁的 AL 患者化疗需减量用药，以降低治疗相关死亡率。少数体质好、支持条件佳者可采用类似年轻患者的方案治疗，有 HLA 相合同胞供体者可行减低剂量预处理的 allo-HSCT。由 MDS 转化而来、继发于某些理化因素、耐药、重要器官功能不全、不良核型者，更应强调个体化治疗。

【预后】

AL 若不经特殊治疗，平均生存期仅 3 个月左右，短者甚至在诊断数天后即死亡。经过现代治疗，不少患者可长期存活。对于 ALL，1～9 岁且白细胞 < 50×10^9/L 并伴有超二倍体或 t（12；21）者预后最好，80% 以上患者能够获得长期 DFS 甚至治愈。APL 若能避免早期死亡则预后良好，多可治愈。老年、高白细胞的 AL 预后不良。染色体及一些分子标志能提供独立预后信息（表 5-5）。继发性 AL、复发、多药耐药、需多疗程化疗方能缓解及合并髓外白血病的 AL 预后较差。需要指出的是，某些指标的预后意义随治疗方法的改进而变化，如 L3 型 B-ALL 的预后经有效的强化治疗已大为改观，50%～60% 的成人患者可以长期存活，加用抗 CD20 单克隆抗体后生存率进一步提高。

三、慢性髓系白血病

慢性髓系白血病（CML），又称慢性粒细胞白血病（简称慢粒），是一种发生在多能造血干细胞的恶性增生性疾病（获得性造血干细胞恶性克隆性疾病），主要涉及髓系。本病病程发展缓慢，外周血粒细胞显著增多并且不成熟，在受累的细胞系中，可找到 Ph 染色体和（或）BCR-ABL 融合基因；大量白血病细胞浸润引起脾脏明显肿大。

CML 在我国年发病率为 0.39～0.99/10 万，在各年龄组均可发病，国内中位发病年龄 45～50 岁，男性多于女性。

【临床表现与实验室检查】

本病起病缓慢，早期常无自觉症状。患者可因健康检查或因其他疾病就医时才发现血象异常或脾大而被确诊。根据临床病程发展，CML 分为慢性期（CP）、加速期（AP）和最终急变期（BP/BC）。

（一）慢性期（CP）

1. 临床表现 CP 一般持续 1～4 年。患者有乏力、低热、多汗或盗汗、体重减轻等代谢亢进的症状；脾脏肿大为最显著体征，往往就医时已达脐或脐以下，质地坚实、平滑，无压痛，患者常自觉有左上腹坠胀感。如果发生脾梗死，则有脾区压痛并有摩擦音。

部分患者有胸骨中下段压痛。当白细胞显著增高时，可有眼底充血及出血。白细胞极度增高时，可发生"白细胞淤滞症"。

2. 实验室检查

（1）血象　白细胞数明显增高，常超过 $20×10^9/L$，可达 $100×10^9/L$ 以上，血片中粒细胞显著增多，中性中幼、晚幼和杆状核粒细胞占大多数；原始（Ⅰ＋Ⅱ）细胞＜10%；嗜碱性粒细胞增多有助于诊断。血小板多在正常水平，部分患者增多；晚期血小板渐减少，并出现贫血。

（2）中性粒细胞碱性磷酸酶（NAP）　活性显著减低或呈阴性反应。治疗有效时 NAP 活性可以恢复，疾病复发时又下降，合并细菌性感染时可略升高。

（3）骨髓　骨髓增生明显至极度活跃，以粒细胞为主，粒红比例明显增高，可达（10～50）：1。其中中性中幼、晚幼及杆状核粒细胞明显增多，原始细胞＜10%；嗜酸、嗜碱性粒细胞增多；红细胞相对减少；巨核细胞正常或增多，晚期减少。

（4）细胞遗传学及分子生物学改变　95% 以上的 CML 细胞中出现 Ph 染色体（小的 22 号染色体），显带分析为 t（9；22）（q34；q11）。9 号染色体长臂上 C-ABL 原癌基因易位至 22 号染色体长臂的断裂点簇集区（BCR），形成 BCR-ABL 融合基因。5% 的 CML 有 BCR-ABL 融合基因阳性而 Ph 染色体阴性。

（5）血液生化　血清及尿中尿酸浓度增高，血清乳酸脱氢酶增高。

（二）加速期（AP）

1. 临床表现　此期可持续几个月到数年。常有发热、虚弱、进行性体重下降、骨骼疼痛，逐渐出现贫血和出血。脾持续或进行性肿大。原来治疗有效的药物转为无效。

2. 实验室检查　外周血或骨髓原始细胞＞10%，外周血嗜碱性粒细胞＞20%，不明原因的血小板进行性减少或增加。除 Ph 染色体以外，又出现其他染色体异常，如 +8、双 Ph 染色体等。

（三）急变期（BC）

急变期为 CML 的终末期，预后极差，数月内死亡。

1. 临床表现　与 AL 类似。多数为急粒变，少数为急淋变或急单变，偶有其他类型的急性变。

2. 实验室检查　外周血中原粒＋早幼粒细胞＞30%，骨髓中原始细胞或原淋＋幼淋或原单＋幼单＞20%，原粒＋早幼粒细胞＞50%，出现髓外原始细胞浸润。

【诊断与鉴别诊断】

对不明原因的持续性白细胞数增高患者，根据典型的血象、骨髓象改变、脾大、Ph 染色体阳性或 BCR-ABL 融合基因阳性，即可做出本病诊断。不典型病例的诊断需要与下列疾病进行鉴别。

1. 其他原因引起的脾大 血吸虫病、慢性疟疾、黑热病、肝硬化、脾功能亢进等均有脾大，但均有各自原发病的临床特点，且血象及骨髓象无 CML 的典型改变，Ph 染色体及 BCR-ABL 融合基因阴性。

2. 类白血病反应 常并发于严重感染、恶性肿瘤等基础疾病，有相应原发病的临床表现。粒细胞胞质中常有中毒颗粒和空泡。嗜酸性粒细胞和嗜碱性粒细胞不增多。血小板和血红蛋白大多正常。NAP 反应强阳性。Ph 染色体及 BCR-ABL 融合基因阴性。原发病控制后类白血病反应即消失。

3. 骨髓纤维化 原发性骨髓纤维化有显著的脾大、血象中白细胞增多并出现幼粒细胞等，易与 CML 混淆。但骨髓纤维化外周血白细胞数多不超过 30×10^9/L，NAP 阳性。此外，幼红细胞持续出现于外周血中，红细胞形态异常，特别是泪滴状红细胞易见为其特点。Ph 染色体及 BCR-ABL 融合基因阴性；多次多部位骨髓穿刺出现"干抽"。骨髓活检网状纤维染色阳性。

【治疗】

CML 治疗应着重于慢性期早期，避免疾病转化，一旦进入加速期或急变期（统称进展期）则预后不良。

（一）细胞淤滞症的紧急处理

需并用羟基脲和别嘌醇。对于白细胞计数极高或有淤滞综合征表现的 CML CP 患者，可以进行治疗性白细胞单采，即采用血细胞分离机单采除去大量白细胞。明确诊断后，首选伊马替尼。

（二）分子靶向治疗

既往化疗虽可使大多数 CML 患者病情得到控制，但中数生存期仅 40 个月左右，分子靶向治疗的进步使 CML 患者中数生存期得到明显改善。第一代酪氨酸激酶抑制剂（TKI）甲磺酸伊马替尼（IM）能够特异性阻断 ATP 在 abl 激酶上的结合位置，使酪氨酸残基不能磷酸化，从而抑制 BCR-ABL 阳性细胞的增殖。8 年无事件生存率达 81%，总体生存率可达 85%；完全细胞遗传学缓解率 83%，且随治疗时间延长疗效提高。IM 需要终身服用，治疗剂量 400mg/d。治疗期间应定期检测血液学、细胞遗传学、分子生物学反应，据此调整治疗方案。不良反应包括血液学毒性如白细胞、血小板减少和贫血，以及水肿、恶心、腹泻、腹痛、肌痛、骨痛、皮疹、肝酶学升高等非血液学毒性。服药期间随意减药、停药易致继发性耐药。服药的依从性及严密监测对于获得最佳疗效非常关键。

（三）干扰素

干扰素（IFN-α）具有抗细胞增殖作用，是分子靶向药物出现之前的首选药物。目前用于不适合 TKI 和 allo-HSCT 的患者。常用剂量为 300 万～ 500 万 U/（m²·d），皮下或者肌内注射，每周 3 ～ 7 次，推荐和小剂量阿糖胞苷合用，每个月连用 10 天。有效者 10 年生存率可达 70%。主要不良反应包括乏力、发热、头痛、纳差、肌肉骨骼酸痛等流感样症状，体重下降，肝功能异常及轻到中度的血细胞减少等。预防性使用对乙酰氨基酚等能够减轻流感样症状。

（四）其他药物治疗

1. 羟基脲（HU）：细胞周期特异性化疗药，起效快，但持续时间较短，用药后两三天白细胞即下降，停药后又很快回升。常用剂量为 3g/d，分 2 次口服，待白细胞减至 20×10^9/L 左右时，剂量减半；降至 10×10^9/L 时，改为小剂量（0.5 ～ 1g/d）维持治疗。需经常检查血象，以便调节药物剂量。该药不良反应较少，耐受性好。单独应用该药的适应证为高龄、具有并发症、TKI 和 IFN-α 均不耐受的患者，以及用于高白细胞淤滞时的降白细胞处理。

2. 其他如阿糖胞苷（Ara-C）、高三尖杉酯碱（HHT）、砷剂、白消安等。

（五）异基因造血干细胞移植（allo-HSCT）

allo-HSCT 是目前唯一可治愈 CML 的方法。随着移植技术的进步，CML CP 患者全相合 allo-HSCT 术后 5 年总生存率可达 80%，其治疗相关死亡率已经下降到 10% 以下。但由于 allo-HSCT 相关毒性，自 IM 应用以来，仅限于有移植意愿的患者并具备以下条件方考虑选择 allo-HSCT：新诊断的儿童和青年；依据年龄、脾脏大小、血小板计数和原始细胞数等综合指标预测疾病进展风险可能性高者，并具有全相合供者的年轻患者（45 岁以下）；TKI 治疗失败或者不耐受的患者。

（六）CML 进展期的治疗

AP 和 BC 统称为 CML 的进展期。CML AP 患者，如果既往未使用过 TKI 治疗，可以采用加量的一代或二代 TKI（IM 600 ～ 800mg/d 或尼洛替尼 800mg/d 或达沙替尼 140mg/d）使患者回到 CP 后，立即行 allo-HSCT 治疗。CML BC 患者，明确急变类型后，可以在加量的 TKI 基础上，加以联合化疗方案使患者回到 CP 后，立即行 allo-HSCT 治疗。Allo-HSCT 干细胞来源不再受限于全相合供体，可以考虑行亲缘单倍体移植。移植后需辅以 TKI 治疗以减少复发，并可以行预防性供体淋巴细胞输注以增加疗效。移植后的复发可以通过供体淋巴细胞输注联合或不联合 TKI 治疗重新获得缓解。

除 allo-HSCT 外，CML 进展期还可采用单用 TKI、联合化疗、干扰素治疗或其他治疗，但疗效有限且不能持久。CML 进展期总体预后不佳。

【预后】

TKI 出现前 CML CP 患者中位生存期 39 ～ 47 个月，3 ～ 5 年内进入 BC 终末期，少数患者 CP 可延续 10～20 年。影响 CML 预后的因素包括：患者初诊时的风险评估；疾病治疗的方式；病情的演变。干扰素治疗的总生存期（OS）较化疗有所提高，对干扰素的反应对预后有预示作用。TKI 应用以来，生存期显著延长。随着移植技术的进步，allo-HSCT 治疗 CML CP 的患者生存率明显提高；治疗进展期患者疗效不如 CP 患者，但联合 TKI 后疗效提高。

思考题

1. 简述急性白血病的常见临床表现。
2. 慢性粒细胞白血病的最主要的治疗手段有哪些？

第三节　白细胞减少和粒细胞缺乏症

【学习目标】

1. 掌握白细胞减少和粒细胞缺乏症的概念、临床表现、实验室检查、诊断及鉴别诊断、治疗。
2. 熟悉白细胞减少和粒细胞缺乏症的病因、发病机制。
3. 了解白细胞减少和粒细胞缺乏症的预后。

白细胞减少指外周血白细胞绝对计数持续低于 4×10^9/L。中性粒细胞减少指外周血中性粒细胞绝对计数在成人低于 2×10^9/L（在儿童 ≥ 10 岁低于 1.8×10^9/L 或 < 10 岁低于 1.5×10^9/L）；严重者低于 0.5×10^9/L 时，称为粒细胞缺乏症。

【病因与发病机制】

从中性粒细胞发生的过程看，在骨髓中可为干细胞池（多能造血干细胞→粒系定向祖细胞）、分裂池（原始粒细胞→中幼粒细胞）、贮存池（晚幼粒细胞→成熟粒细胞）。中性粒细胞成熟后多贮存于骨髓，骨髓中的中性粒细胞是血液中的 8～10 倍，可随时被释放入血。中性粒细胞释放至血液后，约一半附于小血管壁，称为边缘池；另一半在血液循环中，称为循环池。中性粒细胞减少根据其致病因素和发病机制可大致分为 3 类：生成缺陷、破坏或消耗过多、分布异常（表 5-6）。

表 5-6　中性粒细胞减少的病因和发病机制

发病机制		病因
生成缺陷	1. 生成减少	（1）电离辐射、毒物、破坏、损伤或抑制造血干细胞/祖细胞及早期分裂细胞
		（2）影响造血干细胞的基本疾病，如再障等
		（3）某些恶性疾病浸润骨髓造血组织，影响正常造血细胞增生
		（4）异常免疫和感染，通过综合机制抑制造血细胞生成
	2. 成熟障碍	维生素 B_{12}、叶酸缺乏或代谢障碍，骨髓增生异常综合征等可引起造血细胞分化成熟障碍，粒细胞在骨髓原位或释放入血后不久被破坏，出现无效造血
破坏/消耗过多	1. 免疫性因素	（1）药物：与药物种类有关，与剂量无关
		（2）各种自身免疫性疾病及某些肝炎由于自身免疫机制导致中性粒细胞减少
	2. 非免疫性因素	病毒感染或败血症时，中性粒细胞在血液或炎症部位消耗增多；脾大导致脾功能亢进，中性粒细胞在脾内滞留、破坏增多
分布异常		（1）假性粒细胞减少：中性粒细胞转移至边缘池导致循环池粒细胞相对减少，但粒细胞总数不减少，多见于异体蛋白反应等
		（2）粒细胞滞留循环池其他部位，如血液透析初始（开始后 2～15 分钟）滞留于肺血管内，脾大者滞留于脾脏

注：可导致白细胞减少的常用药物包括：细胞毒类抗肿瘤药物（烷化剂、抗代谢药等），解热镇痛药（吲哚美辛、布洛芬等），抗生素（氯霉素、青霉素、磺胺类药物等），抗结核药（异烟肼、对氨基水杨酸、利福平、乙胺丁醇等），抗疟药（氯喹、伯氨喹等），抗甲状腺药（甲基/丙基硫氧嘧啶、甲巯咪唑等），降血糖药（甲苯磺丁脲、氯磺丙脲等），抗惊厥/癫痫药（苯妥英钠、苯巴比妥、卡马西平等），降压药（卡托普利、甲基多巴等），免疫调节药（硫唑嘌呤、左旋咪唑、吗替麦考酚酯等），抗精神病药（氯丙嗪、三环类抗抑郁药）等。

【临床表现】

根据中性粒细胞减少的程度可分为轻度 $\geq 1 \times 10^9$/L、中度（$0.5 \sim 1$）$\times 10^9$/L 和重度 $< 0.5 \times 10^9$/L。

临床上中性粒细胞轻度减少的患者除原发病症状以外，多无特殊症状。中度和重度减少者表现为易发生感染，同时可出现不同程度的疲乏、无力、头晕、食欲减退等非特异性症状。常见的感染部位是呼吸道、消化道及泌尿生殖道，可出现高热，重者发生黏膜坏死性溃疡及严重的败血症、脓毒血症，甚至感染性休克。粒细胞严重缺乏时，体温可正常或偏低，感染部位不能形成有效的炎症反应，常无典型的炎症表现，X 线检查可无炎症浸润阴影，脓肿穿刺可无脓液。

【实验室检查】

1. 常规检查　血常规检查可发现白细胞减少、中性粒细胞计数和比值减少、淋巴细胞百分比增加。骨髓涂片因粒细胞减少原因不同而表现各异。

2. 特殊检查

（1）中性粒细胞特异性抗体测定　包括白细胞聚集反应、免疫荧光粒细胞抗体测定法，可判断是否存在抗粒细胞自身抗体。

（2）肾上腺素试验　应用肾上腺素可促使中性粒细胞从边缘池进入循环池，使外周血中性粒细胞增高，从而鉴别真性和假性粒细胞减少。

【诊断与鉴别诊断】

根据血常规检查的结果即可做出明确诊断，但须除外实验室误差。

中性粒细胞减少的病因复杂，应进行相关疾病的检查以明确原发病因：①病史：如有药物、毒物或放射线的接触史或放化疗史者应考虑原发疾病诊断。有感染史，随访检查数周后白细胞恢复正常，骨髓检查无特殊发现者要考虑感染引起的反应性白细胞减少。有自身免疫性疾病者应考虑是否为原发病在血液系统的表现。②家族史：如有家族史怀疑周期性中性粒细胞减少，应定期检查血象，以明确中性粒细胞减少的发生速度、持续时间和周期性。③查体：伴有脾大者，如果骨髓见粒系增生则应考虑脾功能亢进的可能。淋巴结、肝、脾肿大，胸骨压痛或同时伴有全血细胞减少者要注意血液系统疾病，恶性肿瘤患者不明原因的持续或进行性加重的中性粒细胞减少应排除骨髓浸润的可能。④实验室检查：如伴有红细胞和血小板减少，应考虑各种全血细胞减少疾病的可能。肾上腺素试验阳性者提示有粒细胞分布异常的假性粒细胞减少的可能。如存在中性粒细胞特异性抗体，应考虑自身免疫性疾病等。

【治疗】

（一）病因治疗

对可疑的药物或其他接触性致病因素，应立即停止接触。继发性减少者应积极治疗原发病，原发病控制后，粒细胞多可恢复正常。

（二）防治感染

中、重度粒细胞减少者感染概率增加，应注意加强预防，如减少公共场所出入、保持个人卫生、根治慢性感染灶等。粒细胞缺乏者极易发生严重感染，应采取无菌隔离措施，并酌情给予预防性抗感染治疗。对于已感染者及早给予经验性广谱抗生素（覆盖革兰阴性菌和革兰阳性菌）治疗，同时积极行病原学检查，明确感染类型和部位后再根据病原学检查和药敏试验结果调整用药。若 3 ～ 5 天无效，可加用抗真菌药物治疗。病毒感染可加用抗病毒药物。重症感染可应用免疫球蛋白增强机体免疫力。

（三）促进粒细胞生成

中性粒细胞轻度减少者可口服 B 族维生素（维生素 B_4/B_6）、鲨肝醇、利血生等药物。中、重度减少者，应积极应用重组人粒细胞集落刺激因子（rhG-CSF）和重组人粒细胞－巨噬细胞集落刺激因子（rhGM-CSF）。此类药物疗效明确，起效快，可缩短粒细胞缺乏的病程，促进中性粒细胞增生和释放，并增强其吞噬杀菌及趋化功能。常用剂量为 $2 \sim 10\mu g/（kg \cdot d）$，皮下注射，常见不良反应有皮疹、发热、肌肉和骨骼酸痛等。此外，用药之前须排除未控制的髓性白血病。

（四）免疫抑制剂

自身免疫性粒细胞减少可用糖皮质激素等免疫抑制剂治疗。

【预后】

本病的预后与粒细胞减少的病因、程度、持续时间、感染的控制及治疗措施有关。轻、中度者经过积极治疗一般预后较好。粒细胞缺乏症者病死率较高。

思考题

何为白细胞减少和粒细胞缺乏症？与本病相关的主要死亡原因有哪些？

第四节 原发免疫性血小板减少症

【学习目标】
1. 掌握原发免疫性血小板减少症的概念、临床表现、诊断及鉴别诊断和治疗。
2. 熟悉原发免疫性血小板减少症的病因、发病机制、实验室检查。
3. 了解原发免疫性血小板减少症的发病情况。

原发免疫性血小板减少症，旧称特发性血小板减少性紫癜（idiopathic thrombocytopenic purpura，ITP），2007 年 ITP 国际工作组将病名变更为原发免疫性血小板减少症（immune thrombocytopenia，ITP）。原发免疫性血小板减少症是一种复杂的多种机制共同参与的以血小板过度破坏为主要表现的获得性自身免疫性疾病。其发生是由于患者对自身血小板抗原的免疫耐受，产生体液免疫和细胞免疫介导的血小板过度破坏和血小板生成受抑，出现血小板减少，伴或不伴皮肤黏膜出血的临床表现。

本病临床上分为急性型和慢性型，前者多见于儿童，后者好发于育龄期女性，男女之比为 1∶4。本节主要讲述成人 ITP。

【病因与发病机制】

ITP 的病因迄今未明，可能与感染、免疫、遗传及雌激素等多因素相关。

1. 体液免疫和细胞免疫介导的血小板过度破坏　将 ITP 患者血浆输给健康受试者可造成后者一过性血小板减少。50%～70% 的 ITP 患者血浆和血小板表面可检测到血小板膜糖蛋白特异性自身抗体。自身抗体致敏的血小板被单核－巨噬细胞系统过度破坏。另外，ITP 患者的细胞毒 T 细胞可直接破坏血小板。

2. 体液免疫和细胞免疫介导的巨核细胞量和质异常致血小板生成不足　血小板生成不足是 ITP 发病的另一重要机制。自身抗体不仅导致血小板过度破坏，还可损伤巨核细胞或抑制巨核细胞释放血小板，造成 ITP 患者血小板生成不足；另外，$CD8^+$ 细胞毒 T 细胞可通过抑制巨核细胞凋亡，使血小板生成障碍。

目前认为，各种致病因素导致机体产生自身抗体，致敏的血小板被单核－巨噬细胞系统过度吞噬破坏是 ITP 发病的主要机制。

【临床表现】

1. 起病　成人 ITP 多为慢性型，占 ITP 的 80%，主要见于 40 岁以下的女性。一般起病缓慢，症状隐匿。

2. 出血倾向　可表现为皮肤、黏膜出血，如瘀点、紫癜、瘀斑及外伤后止血不易等，鼻出血、牙龈出血亦很常见，多数较轻而局限，但易反复发生。严重内脏出血较少见，月经过多相对多见，在部分患者可为唯一的临床症状。患者病情可因感染等诱因而骤然加重，出现广泛、严重的皮肤黏膜及内脏出血。部分患者通过偶然的血常规检查发现血小板减少，无出血症状。

3. 乏力　乏力是 ITP 的临床症状之一，部分患者表现得更为明显。

4. 血栓形成倾向　ITP 不仅是一种出血性疾病，也是一种血栓前疾病。

5. 其他　长期反复出血者可出现贫血，病程长者可伴有轻度脾大。

急性型多见于儿童，80% 患儿起病前 1～3 周有上呼吸道感染史。起病急骤，进展快，常见严重而广泛的皮肤黏膜出血，包括鼻衄、牙龈出血、轻微外伤后出血不止等，血小板低于 $20 \times 10^9/L$ 时可有内脏出血，如呕血、黑便、咯血、血尿等，严重时可有颅内出血，常为本病致死的主要原因。部分患者可有畏寒发热等全身表现。

【实验室检查】

1. 血象

（1）血小板计数减少，急性型血小板多在 $20 \times 10^9/L$ 以下。

（2）血小板平均体积偏大。

（3）出血时间延长。

（4）血小板的功能一般正常。

长期慢性失血者或急性大量出血者可伴贫血。

2. 骨髓象

（1）骨髓巨核细胞数量正常或增加。

（2）巨核细胞发育成熟障碍，表现为巨核细胞体积变小，胞质内颗粒减少，幼稚巨核细胞增加。

（3）有血小板形成的巨核细胞显著减少（＜30%）。

（4）红系及粒、单核系正常。

3. 血小板动力学 超过 2/3 的患者动力学无明显加速。

4. 血浆血小板生成素（thrombopoietin，TPO）水平 与正常人无统计学差异。

5. 其他 出血时间延长，束臂试验阳性；可有程度不等的正常细胞或小细胞低色素性贫血。酶联免疫吸附试验血小板相关免疫球蛋白（PAIgG）阳性率可达 94% 以上。少数可发现自身免疫性溶血的证据（Evans 综合征）。

【诊断与鉴别诊断】

（一）诊断

1. 至少 2 次化验血小板计数减少，血细胞形态无异常。

2. 体检见皮肤黏膜出血灶，脾脏一般不增大。

3. 骨髓检查可见巨核细胞数正常或增多，伴成熟障碍。

4. 排除其他继发性血小板减少症。

（二）鉴别诊断

本病注意与过敏性紫癜相鉴别，后者血小板计数正常。确诊还需排除继发性血小板减少症，如再生障碍性贫血、脾功能亢进、骨髓增生异常综合征、白血病、系统性红斑狼疮、药物性免疫性血小板减少等。

（三）分型与分期

1. 新诊断的 ITP 指确诊后 3 个月以内的 ITP 患者。

2. 持续性 ITP 指确诊后 3 ～ 12 个月血小板持续减少的 ITP 患者。

3. 慢性 ITP 指血小板减少持续超过 12 个月的 ITP 患者。

4. 重症 ITP 指血小板 $< 10 \times 10^9/L$，且就诊时存在需要治疗的出血症状或常规治疗中发生了新的出血症状，需要用其他升高血小板药物治疗或增加现有治疗的药物剂量。

5. 难治性 ITP 指满足以下所有 3 个条件的患者：脾切除后无效或者复发；仍需要治疗以降低出血的危险；除外其他引起血小板减少症的原因，确诊为 ITP。

【治疗】

（一）一般治疗

出血严重者应注意休息。血小板低于 $20\times10^9/L$ 者应严格卧床，避免外伤。避免应用可引起血小板减少的药物；酌情应用全身和局部止血药。

（二）观察

急性型患者应密切观察病情，特别是大出血、休克、颅内出血等征象。

慢性 ITP 患者如无明显出血倾向，血小板计数高于 $30\times10^9/L$，无创伤和手术需要，发生出血的风险较小，可暂时进行临床观察而不进行药物治疗。

（三）首次诊断 ITP 的一线药物治疗

1. 糖皮质激素　一般情况下为首选治疗，近期有效率约为 80%。用药原则为早期、足量、短程。

（1）作用机制　①减少自身抗体生成及减轻抗原抗体反应。②抑制单核 – 巨噬细胞系统对血小板的破坏。③改善毛细血管通透性。④刺激骨髓造血及血小板向外周血的释放等。

（2）剂量与用法　常用泼尼松 1mg/（kg·d），分次或顿服，待血小板升至正常或接近正常后，1 个月内快速减至最小量 5 ～ 10mg/d 维持 3 ～ 6 个月，无效者 4 周后停药。也可口服大剂量地塞米松（HD–DXM），剂量 40mg/d，共 4 天，口服用药，无效者可在半个月后重复 1 次。用药时应注意监测血压、血糖的变化，预防感染，保护胃黏膜。

2. 静脉输注丙种球蛋白（IVIg）　大剂量丙种球蛋白可抑制自身抗体的产生，保护血小板。适用于：①并发严重出血的急性重症 ITP。②不能耐受糖皮质激素或者脾切除前准备。③合并妊娠或分娩前。常用剂量 400mg/（kg·d），共 5 天；或 1g/（kg·d），共 2 天。

（四）ITP 的二线治疗

1. 脾切除　脾切除是治疗 ITP 的有效疗法之一。近期有效率可达 70% ～ 90%，术后复发率 9.6% ～ 22.7%。长期有效率 40% ～ 50%。无效者对糖皮质激素的需要量亦可减少。

适应证：①正规糖皮质激素治疗无效，病程迁延 6 个月以上。②糖皮质激素维持量需 > 30mg/d。③有糖皮质激素使用禁忌证。

禁忌证：①年龄小于 2 岁。②妊娠期。③因其他疾病不能耐受手术。

2. 药物治疗

（1）抗 CD20 单克隆抗体　抗 CD20 的人鼠嵌合抗体，$375mg/m^2$ 静滴，每周 1 次，连用 4 周。可有效清除体内 B 淋巴细胞，减少自身抗体生成。

（2）血小板生成药物　如重组人血小板生成素（rhTPO）等，此类药物不良反应轻微，但其骨髓纤维化、血栓形成的风险等尚未得到临床评估。一般用于糖皮质激素治疗无效或难治性ITP患者。主要包括：重组人血小板生成素（rhTPO）、TPO拟肽罗米司亭（romiplostim）及非肽类TPO类似物艾曲波帕（eltrombopag）。

（3）免疫抑制剂　①长春新碱：每次1mg，每周1次，静注，4～6周为1个疗程。②环孢素A：主要用于难治性ITP的治疗。250～500mg/d口服，维持量50～100mg/d，可持续半年以上。

（4）其他　达那唑，为一种合成雄激素，可调节免疫，使抗体生成减少，血小板上升，与糖皮质激素有协同作用。

（五）急症的处理

对于血小板低于$20×10^9$/L者、出血严重而广泛、疑有或已发生颅内出血者，以及近期将实施手术或分娩者，可采取以下措施短期改善病情，减少风险。

1. 血小板输注　成人每次10～20单位，根据病情可重复使用（从200mL循环血中单采所得的血小板为1单位血小板）

2. 静脉输注丙种球蛋白　剂量及用法同上。作用机制与单核－巨噬细胞Fc受体封闭、抗体中和及免疫调节等有关。

3. 大剂量甲泼尼龙　起效较快，通过抑制单核－巨噬细胞系统而发挥治疗作用。1g/d，静注，联合用3～5天，根据血小板恢复情况逐渐减量。

【预后】

急性型病程短，有自愈趋势，80%患者可缓解，50%患者可在6周内恢复，其余的在半年内恢复，6%～20%可转为慢性，病死率为1%，主要原因为血小板极度减少所致的颅内出血，多在发病早期。慢性型10%～20%可自愈，多数病程较长，反复发作。

思考题

1. 原发免疫性血小板减少症的实验室检查有何特点？

2. 原发免疫性血小板减少症最常见的出血部位是哪里？最常见的死因是什么？

第 六 章

内分泌与代谢疾病

第一节　甲状腺功能亢进症

【学习目标】

　　1. 掌握甲状腺功能亢进症的概念、临床表现、诊断及鉴别诊断和治疗。

　　2. 熟悉甲状腺功能亢进症的病因和发病机制、特殊的临床表现和类型、实验室及其他检查。

　　3. 了解甲状腺功能亢进症的发病情况和病理特点。

　　甲状腺功能亢进症（简称甲亢）是指甲状腺腺体本身产生甲状腺激素过多而引起甲状腺毒症的一组临床综合征。弥漫性毒性甲状腺肿是最常见病因，其次是多结节性毒性甲状腺肿和甲状腺自主高功能腺瘤。甲状腺毒症是指血循环中甲状腺激素过多，引起以神经、循环、消化等系统兴奋性增高和代谢亢进为主要表现的一组临床综合征。根据甲状腺的功能状态，甲状腺毒症可分类为甲状腺功能亢进类型和非甲状腺功能亢进类型（表 6-1）。

表 6-1　甲状腺毒症的常见原因

甲状腺功能亢进类型	非甲状腺功能亢进类型
1. 弥漫性毒性甲状腺肿	1. 亚急性甲状腺炎
2. 多结节性毒性甲状腺肿	2. 无症状性甲状腺炎
3. 甲状腺自主高功能腺瘤	3. 桥本甲状腺炎
4. 碘致甲状腺功能亢进症	4. 产后甲状腺炎
5. 桥本甲状腺毒症	5. 外源甲状腺激素替代
6. 新生儿甲状腺功能亢进症	6. 异位甲状腺激素产生
7. 垂体 TSH 腺瘤	

本节主要讨论弥漫性毒性甲状腺肿。

弥漫性毒性甲状腺肿（Graves disease，简称 GD）是一种伴甲状腺激素分泌过多的自身免疫性疾病，由 Parry 于 1825 年首次报告。GD 占全部甲亢的 80% 以上，我国患病率为 1.2%，女性显著高发，男女比例是 1：4 ～ 6，高发年龄为 20 ～ 50 岁。主要临床表现为甲状腺毒症、弥漫性甲状腺肿、眼征及胫前黏液性水肿。

【病因与发病机制】

目前认为本病的发生与自身免疫有关，属于器官特异性自身免疫病。

（一）遗传

本病有显著的遗传倾向，目前发现它与 HLA、CTLA-4、PTPN22、CD40、IL-2R 等基因相关，是一个复杂的多基因疾病。

（二）自身免疫

GD 患者的血清中存在针对甲状腺细胞 TSH 受体的特异性自身抗体，称为 TSH 受体抗体（TRAb）。TRAb 有两种类型，即 TSH 受体刺激性抗体（TSAb）和 TSH 受体刺激阻断性抗体（TSBAb）。TSAb 与 TSH 受体结合，激活腺苷酸环化酶信号系统，导致甲状腺细胞增生和甲状腺激素合成、分泌增加。所以，TSAb 是 GD 的致病性抗体。95% 未经治疗的 GD 患者 TSAb 阳性，母体的 TSAb 也可通过胎盘，导致胎儿或新生儿发生甲亢。TSBAb 与 TSH 受体结合，占据了 TSH 的位置，使 TSH 无法与受体结合，故产生抑制效应，甲状腺细胞萎缩，甲状腺激素产生减少。患者可有两种抗体并存，其甲状腺功能的结果取决于何种抗体占优势。此外，50% ～ 90% 的 GD 患者也存在针对甲状腺的其他自身抗体，如甲状腺过氧化物酶抗体（TPOAb）、甲状腺球蛋白抗体（TGAb）等。

Graves 眼病（GO）即浸润性突眼，是本病的表现之一。其病理基础是眶后组织淋巴细胞浸润，大量黏多糖堆积和糖胺聚糖沉积，导致突眼和眼外肌损伤及纤维化。

（三）环境因素

环境因素可能参与了 GD 的发生，如细菌感染、性激素、应激等都对本病的发生和发展有影响。

【病理】

甲状腺呈不同程度的弥漫性肿大。甲状腺滤泡上皮细胞增生，呈高柱状或立方状，滤泡腔内的胶质减少或消失，间质可见不同程度的与淋巴组织生发中心相关的淋巴细胞浸润。这些淋巴细胞的构成特点是以 T 细胞为主，伴少数的 B 细胞和浆细胞。Graves 眼病的眼球后组织中脂肪增加，纤维组织增生，大量黏多糖和糖胺聚糖、透明质酸增多，淋巴细胞和浆细胞浸润，同时眼肌纤维增粗，纹理模糊，肌纤维透明变性、断裂和破坏。胫前黏液性水肿者局部可见黏蛋白样透明质酸沉积，肥大细胞、巨噬细胞和成纤维细胞浸润。骨骼肌萎缩变性，心肌细胞肥大变性，皮肤增厚并有淋巴细胞浸润，骨质疏松，骨吸收多于骨形成。

【临床表现】

（一）甲状腺毒症表现

1. 高代谢综合征 患者常有疲乏无力、怕热多汗、皮肤潮湿、多食善饥、体重显著下降等表现。是由甲状腺激素分泌增多导致交感神经兴奋性增高和新陈代谢加速所致。

2. 精神神经系统 表现为多言好动、紧张焦虑、焦躁易怒、失眠不安、注意力不集中、记忆力减退、手和眼睑震颤等。

3. 心血管系统 表现为心悸气短、心动过速、第一心音亢进；收缩压升高、舒张压降低，脉压增大。合并甲状腺毒症心脏病时，出现心律失常、心脏增大和心力衰竭。以心房颤动等房性心律失常多见，偶见房室传导阻滞。

4. 消化系统 表现为食欲增加，稀便、排便次数增加。重者可有肝大、肝功能异常，偶有黄疸。

5. 肌肉骨骼系统 主要是甲状腺毒症性周期性瘫痪（TPP），在 20～40 岁亚洲男性好发，发病诱因包括剧烈运动、高碳水化合物饮食、注射胰岛素等，病变主要累及下肢，有低钾血症。病程呈自限性，甲亢控制后可以自愈。

6. 造血系统 循环血淋巴细胞比例增加，单核细胞增加，但是白细胞总数减低。可伴发血小板减少性紫癜。

7. 生殖系统 女性月经减少或闭经；男性阳痿，偶有乳腺增生（男性乳腺发育）。

（二）甲状腺肿

大多数患者有程度不等的甲状腺肿大。甲状腺肿为弥漫性、对称性，质地不等，无压痛。甲状腺上下极可触及震颤，闻及血管杂音。

（三）眼征

GD 的眼部表现分为单纯性突眼和浸润性突眼。

1. 单纯性突眼 病因与甲状腺毒症所致的交感神经兴奋性增高有关，主要表现为：①轻度突眼。②Stellwag 征：瞬目减少，炯炯发亮。③上睑挛缩，睑裂增宽。④Von Graefe 征：双眼向下看时，由于上眼睑不能随眼球下落，显现白色巩膜。⑤Joffroy 征：眼球向上看时，前额皮肤不能皱起。⑥Mobius 征：双眼看近物时，眼球辐辏不良。

2. 浸润性突眼 病因与眶周组织的自身免疫炎症反应有关。表现为眼球明显突出（超过眼球突出度参考值上限 3mm），眼内异物感、胀痛，畏光，流泪，视力下降。查体见眼球突出、眼睑肿胀、结膜充血水肿、眼球运动受限、眼睑闭合不全、角膜溃疡甚至失明。

（四）胫前黏液性水肿

约 5% 的 GD 患者伴发胫前黏液性水肿，多发生在胫骨前下 1/3 部位，也见于足背、踝关节、肩部、手背或手术瘢痕处，偶见于面部，皮损大多为对称性。早期皮肤增厚、变粗，有广泛大小不等的棕红色或红褐色或暗紫色突起不平的斑块或结节，边界清楚，直径 5～30mm 不等，连片时更大，皮损周围的表皮稍发亮，薄而紧张，病变表面及周围可有毫毛增生、变粗，毛囊角化，可伴感觉过敏或减退，或伴痒感；后期皮肤粗厚，如橘皮或树皮样，皮损融合，有深沟，覆以灰色或黑色疣状物，下肢粗大似象皮腿。

【特殊的临床表现和类型】

（一）甲状腺危象

甲状腺危象也称甲亢危象，是甲状腺毒症急性加重的一个综合征，发生原因可能与循环内甲状腺激素水平增高有关。多发生于较重甲亢未予治疗或治疗不充分的患者。常见诱因有感染、手术、创伤、精神刺激等。临床表现有：高热（＞39℃）、大汗、心动过速（140 次/分以上）、烦躁不安、谵妄、恶心、呕吐、腹泻，严重患者可有心衰、休克及昏迷，甚至死亡。甲亢危象的诊断主要依靠临床表现综合判断。临床高度疑似本症及有危象前兆者应按甲亢危象处理。甲亢危象的病死率在 20% 以上。

（二）甲状腺毒症性心脏病

甲状腺毒症性心脏病为长时间的甲状腺激素过多所并发的心脏病。表现为心脏增大、心律失常（心房颤动为主）、心力衰竭等。在排除其他器质性心脏病变，并在甲亢控制后心脏病变有明显好转或消失，可诊断为本病。

甲状腺毒症性心脏病的心力衰竭分为两种类型：一类是心动过速和心脏排出量增加导致的心力衰竭，主要发生在年轻甲亢患者。此类心力衰竭非心脏泵衰竭所致，而是由于心脏高排出量后失代偿引起，称为"高排出量型心力衰竭"，常随着甲亢控制，心功能恢复。另一类是诱发和加重已有的或潜在的缺血性心脏病发生的心力衰竭，多发生在老年患者，此类心力衰竭是心脏泵衰竭。心房颤动也是影响心脏功能的因素之一，甲亢患者中 10%～15% 发生心房颤动。甲亢患者发生心力衰竭时，30%～50% 与心房颤动并存。

（三）淡漠型甲亢

淡漠型甲亢多见于老年患者。起病隐袭，高代谢综合征、眼征和甲状腺肿均不明显。主要表现为明显消瘦、心悸、乏力、震颤、头晕、昏厥、神经质或神志淡漠、腹泻、厌食，可伴有心房颤动和肌病等，70% 患者无甲状腺肿大。临床中患者常因明显消瘦而被误诊为恶性肿瘤，因心房颤动被误诊为冠心病，故老年人不明原因的突然消瘦、新发生的心房颤动应考虑本病。

（四）亚临床甲亢

患者常常不伴或伴有轻微的甲亢症状，血清 TSH 水平低于正常值下限，而 T_3、T_4 在正常范围，诊断主要依赖实验室检查结果。持续性亚临床甲亢的原因包括外源性甲状腺激素替代、甲状腺自主功能腺瘤、多结节性甲状腺肿、Graves 病等。我国学者报告的患病率是 3.2%。本病的可能不良结果是：①发展为临床甲亢。②对心血管系统影响：全身血管张力下降、心率加快、心输出量增加、心房颤动等。③骨质疏松：主要影响绝经期女性，加重骨质疏松，骨折发生频度增加。诊断本病需要排除引起 TSH 减低的非甲状腺因素，并且在 2～4 个月内复查，以确定 TSH 降低为持续性而非一过性。

（五）妊娠期甲状腺功能亢进症

妊娠期甲亢有其特殊性，需注意以下几个问题：①妊娠期甲状腺激素结合球蛋白（TBG）增高，引起血清 TT_4 和 TT_3 增高，故妊娠期甲亢的诊断应依赖血清 FT_4、FT_3 和 TSH。②妊娠一过性甲状腺毒症（GTT）：绒毛膜促性腺激素（HCG）在妊娠 3 个月达到高峰，它与 TSH 有相同的 α-亚单位、相似的 β-亚单位和受体亚单位，过量的 HCG 能够刺激 TSH 受体，产生 GTT。③新生儿甲状腺功能亢进症：母体的 TSAb 可以透过胎盘刺激胎儿的甲状腺引起胎儿或新生儿甲亢。④产后由于免疫抑制的解除，GD 易于发生，称为产后 GD。⑤如果患者甲亢未控制，建议不要怀孕；如果患者正在接受抗甲状腺药物（ATD）治疗，血清 TT_4、TT_3 达到正常范围，停 ATD 或者应用 ATD 的最小剂量，可以怀孕；如果患者为妊娠期间发现甲亢，选择继续妊娠，则选择合适剂量的 ATD 治疗和妊娠中期行甲状腺手术治疗。有效地控制甲亢可以明显改善妊娠的不良结果。

（六）Graves 眼病（GO）

Graves 眼病又称甲状腺相关性眼病（TAO）或浸润性突眼。本病男性多见，和甲亢的发生多为同时或在甲亢之后发生，尚有部分患者仅有明显突眼而无甲亢症状，TT_3、TT_4 在正常范围，称之为甲状腺功能正常的 GO。表现为单侧或双侧眼球突出，单眼受累的病例占 10%～20%，表现为浸润性突眼。诊断 GO 应行眶后 CT 或 MRI 检查，可见眼外肌肿胀增粗，同时排除球后占位性病变。本病发病后 66% 病例可以自发性减轻，20% 眼征无变化，14% 病例眼征继续恶化。大部分病例病情活动持续 6～12 个月，然后炎症症状逐渐缓解，进入稳定期。部分病例可以复发。

美国甲状腺学会等国际 4 个甲状腺学会联合提出了判断 GO 活动的评分方法（CAS），见表 6-2。

表6-2 Graves眼病临床活动状态评估（CAS）

序号	项目	本次就诊	与上次就诊比较	评分
1	球后疼痛超过4周	X		1
2	4周之内眼运动时疼痛	X		1
3	眼睑发红	X		1
4	结膜发红	X		1
5	眼睑肿胀	X		1
6	球结膜水肿	X		1
7	泪阜肿胀	X		1
8	突眼度增加2mm		X	1
9	任一方向眼球运动减少5°以上		X	1
10	视力下降≥1行		X	1

注：CAS≥3分即为GO活动。

【实验室及其他检查】

（一）血清甲状腺激素

1. 血清甲状腺素（TT_4）和血清总三碘甲腺原氨酸（TT_3） 测定的是结合于蛋白的激素，故血清蛋白的量和蛋白与激素结合力的变化都会影响测定的结果，如妊娠、雌激素、急性病毒性肝炎、先天因素等可引起TBG升高，导致TT_4和TT_3增高；雄激素、糖皮质激素、低蛋白血症、先天因素等可以引起TBG降低，导致TT_4和TT_3减低。如果排除上述因素，二者稳定、重复性好，仍然是诊断甲亢的主要指标。正常情况下，血清T_3与T_4的比值小于20。甲亢时TT_3增高，T_3与T_4的比值也增加；T_3型甲状腺毒症时仅有TT_3增高。

2. 血清游离甲状腺素（FT_4）和游离三碘甲腺原氨酸（FT_3） 游离甲状腺激素是实现该激素生物效应的主要部分。尽管FT_4仅占T_4的0.025%，FT_3仅占T_3的0.35%，但它们与甲状腺激素的生物效应密切相关，是诊断临床甲亢的首选指标。

（二）促甲状腺激素

血清促甲状腺激素（TSH）是反映甲状腺功能最敏感的指标。多采用敏感TSH（sTSH）（检测限0.01mU/L）和超敏TSH测定方法（检测限达到0.005mU/L）。sTSH成为筛查甲亢的第一线指标，甲亢时的TSH降低，通常小于0.1mU/L。sTSH也是诊断亚临床甲亢的主要指标。

（三）^{131}I 摄取率

^{131}I 摄取率是诊断甲亢的传统方法，目前已被 sTSH 测定技术所代替。^{131}I 摄取率正常值（盖革计数管测定）为 3 小时 5% ～ 25%，24 小时 20% ～ 45%，高峰在 24 小时出现。甲亢时 ^{131}I 摄取率表现为总摄取量增加，摄取高峰前移。本方法现在主要用于甲状腺毒症病因的鉴别：甲状腺功能亢进类型的甲状腺毒症 ^{131}I 摄取率增高；非甲状腺功能亢进类型的甲状腺毒症 ^{131}I 摄取率减低。此外，^{131}I 摄取率用于计算 ^{131}I 治疗甲亢时需要的活度。

（四）甲状腺自身抗体测定

TRAb、TSAb、TGAb、TPOAb、甲状腺微粒体抗体（TMAb）升高，其中 TSAb 是诊断 GD 的重要指标之一，85% ～ 100% 的 GD 新诊断患者 TSAb 阳性。

（五）其他检查

甲状腺超声检查可显示甲状腺肿大程度、是否为对称性、血流情况、有无结节等；眼部 CT 和 MRI 可以排除其他原因所致之突眼，评估眼外肌受累的情况；甲状腺放射性核素扫描对于诊断甲状腺自主高功能腺瘤有意义，肿瘤区浓聚大量核素，肿瘤区外甲状腺组织和对侧甲状腺无核素吸收。

【诊断与鉴别诊断】

本病诊断的程序是：①甲状腺毒症的诊断：测定血清 TSH 和甲状腺激素的水平。②确定甲状腺毒症是否来源于甲状腺的功能亢进。③确定引起甲状腺功能亢进的原因，如 GD、结节性毒性甲状腺肿、甲状腺自主高功能腺瘤等。

（一）甲亢的诊断

①高代谢症状和体征。②甲状腺肿大。③血清 TT_4、FT_4 增高，TSH 减低。具备以上 3 项诊断即可成立。应注意的是，淡漠型甲亢的高代谢症状不明显，仅表现为明显消瘦或心房颤动，尤其在老年患者；少数患者无甲状腺肿大；T_3 型甲亢仅有血清 T_3 增高。

（二）GD 的诊断

①甲亢诊断确立。②甲状腺弥漫性肿大（触诊和 B 超证实），少数病例可无甲状腺肿大。③眼球突出和其他浸润性眼征。④胫前黏液性水肿。⑤ TRAb、TSAb、TPOAb、TGAb 阳性。以上标准中，①、②项为诊断必备条件，③、④、⑤项为诊断辅助条件。TPOAb、TGAb 虽然不是本病致病性抗体，但是可以交叉存在，提示本病的自身免疫病因。

（三）鉴别诊断

GD 主要应与结节性毒性甲状腺肿、甲状腺自主高功能腺瘤进行鉴别。若患者伴浸润性眼征、TRAb 和（或）TSAb 阳性、胫前黏液性水肿等，均支持 GD 的诊断。鉴别可通过甲状腺放射性核素扫描和甲状腺超声检查，GD 的放射性核素扫描可见核素均质性地分布增强；多结节性毒性甲状腺肿者可见核素分布不均、增强和减弱区呈灶状分布；甲状腺自主高功能腺瘤则仅在肿瘤区有核素浓聚，其他区域的核素分布稀疏。甲状腺超声检查可以发现结节和肿瘤。

【治疗】

目前尚不能对 GD 进行病因治疗。主要治疗方法包括抗甲状腺药物（ATD）、^{131}I 和手术治疗。ATD 的作用是抑制甲状腺合成甲状腺激素，^{131}I 和手术则是通过破坏甲状腺组织、减少甲状腺激素的产生来达到治疗目的。我国首选抗甲状腺药物治疗。

（一）一般治疗

1. 适当休息，给予热量充足和营养丰富的饮食，避免精神刺激。

2. 碘剂：过量碘的摄入会加重和延长病程，增加复发的可能性。所以，甲亢患者应当食用无碘食盐，忌用含碘药物和含碘造影剂。

3. β 受体阻滞剂：患者心率增快、多汗等交感神经兴奋症状明显时给予 β 受体阻滞剂，阻断甲状腺激素对心脏的兴奋作用，同时又可阻断外周组织 T_4 向 T_3 的转化，主要在 ATD 初治期使用，可较快控制甲亢的临床症状。通常应用普萘洛尔每次 10 ~ 40mg，每日 3 ~ 4 次。对于有支气管哮喘或房室传导阻滞者，应用选择性 β 受体阻滞剂，如阿替洛尔、美托洛尔等。

（二）抗甲状腺药物治疗

抗甲状腺药物（ATD）治疗是甲亢的基础治疗，但是单纯 ATD 治疗的治愈率仅有 50% 左右，复发率高达 50% ~ 60%。ATD 也用于手术和 ^{131}I 治疗前的准备阶段。常用的 ATD 分为硫脲类和咪唑类两类：硫脲类包括丙硫氧嘧啶（PTU）和甲硫氧嘧啶等；咪唑类包括甲巯咪唑（MMI，他巴唑）和卡比马唑等。我国普遍使用 MMI 和 PTU。两药比较：MMI 半衰期长，血浆半衰期为 4 ~ 6 个小时，可以每天单次使用；PTU 血浆半衰期为 60 分钟，具有在外周组织抑制 T_4 转换为 T_3 的独特作用，故发挥作用较 MMI 迅速，控制甲亢症状快，但是必须保证 6 ~ 8 小时给药 1 次。国内优先选择 MMI，因 PTU 的肝毒性大于 MMI。有两种情况选择 PTU，即在妊娠伴发甲亢（妊娠 1 ~ 3 个月）时及甲状腺危象。

1. 适应证 ①病情轻、中度患者。②甲状腺轻、中度肿大。③孕妇、高龄或由于其他严重疾病不适宜手术者。④手术前和 ^{131}I 治疗前的准备。⑤手术后复发且不适宜 ^{131}I 治疗者。

2. 剂量与疗程 用药一般分为 3 个阶段，总疗程 1.5 ~ 2 年。

（1）初治期 PTU 50 ~ 150mg，每日 2 ~ 3 次，口服；MMI 10 ~ 20mg，每日 1 次，口服，持续 6 ~ 8 周。每 4 周复查血清甲状腺激素水平 1 次。由于 T_4 的血浆半衰期在 1 周左右，加之甲状腺内储存的甲状腺激素释放约需要 2 周时间，故 ATD 开始发挥作用多在 4 周以上。临床症状缓解后开始减药。临床症状的缓解可能要滞后于激素水平的改善。

（2）减量期 每2～4周减量1次，PTU每次减量50～100mg，MMI每次减量5～10mg，3～4个月减至维持量。

（3）维持期 PTU 50～100mg，每日2～3次，口服；MMI 5～10mg，每日1次，口服。维持治疗1～1.5年。每2个月复查1次血清甲状腺激素。

甲亢缓解的标准：停药1年，血清TSH和甲状腺激素正常。ATD治疗的复发率大约在50%，75%在停药后的3个月复发，复发可以选择 ^{131}I 或者手术治疗。

3. 不良反应

（1）粒细胞减少 主要发生在治疗开始后的2～3个月内，故在治疗前及治疗初始阶段每1～2周检查1次血常规，减量或维持期也要注意监测。此外，监测患者的发热、咽痛可能提前发现患者的粒细胞减少倾向。如外周白细胞＜4×10^9/L，但中性粒细胞＞1.5×10^9/L时，通常不用停药，减少ATD剂量，加用一般促进白细胞增生药如鲨肝醇、利血生等；如外周血白细胞低于3×10^9/L或中性粒细胞低于1.5×10^9/L时，应当停药。由于甲亢本身也可以引起白细胞减少，故要区分是甲亢所致还是ATD所致。

（2）皮疹 发生率约为5%。可先试用抗组胺药，皮疹严重时应及时停药，以免发生剥脱性皮炎，此时不能换用其他ATD，可选择 ^{131}I 或者手术治疗。

（3）中毒性肝病 PTU引起的药物性肝炎发生率为0.1%～0.2%，多在用药后3周发生，表现为变态反应性肝炎，30%可出现转氨酶升高，升高幅度可达正常上限的3倍，甚至可导致暴发性肝坏死，起病急、进展迅速，直至死亡，难以预测。MMI的肝毒性主要是胆汁淤积，主要发生在大剂量和老年患者。另外，甲亢本身也可引起转氨酶增高，需要与ATD引起的肝脏毒性副作用鉴别，故ATD治疗前后需监测肝功能，药物选择时优先使用MMI。

4. 停药指标
主要依据临床症状和体征。目前认为，ATD维持治疗18～24个月可以停药。下述指标预示甲亢可能治愈：①甲状腺肿明显缩小。②TSAb（或TRAb）转为阴性。

（三）^{131}I 治疗

1. 治疗机制
^{131}I被甲状腺摄取后，释放出β射线，破坏甲状腺组织细胞，使甲状腺激素合成减少。β射线在组织内的射程仅有2mm，不会累及毗邻组织。^{131}I是欧美国家治疗成人甲亢的首选疗法，我国由1958年开始应用至今。^{131}I治疗方法简单、费用低、治愈率高，尚无致畸、致癌副作用的报告。

2. 适应证
①成人Graves甲亢伴甲状腺肿大Ⅱ度以上。②ATD治疗失败或过敏。③甲亢手术后复发。④甲状腺毒症性心脏病或甲亢伴其他病因的心脏病。⑤甲亢合并白细胞和（或）血小板减少或全血细胞减少。⑥甲亢合并糖尿病、肝肾等脏器功能损害。⑦拒绝手术治疗或有手术禁忌证。⑧浸润性突眼。

3. 禁忌证 妊娠和哺乳期妇女。

4. 并发症 ①放射性甲状腺炎：常发生在 ^{131}I 治疗后的 7 ～ 10 天，严重者可给予阿司匹林或糖皮质激素治疗。②诱发甲状腺危象：主要发生在未控制的甲亢重症患者。③加重活动性 GO：对于活动性 GO 在治疗前 1 个月给予泼尼松 0.4 ～ 0.5mg/kg 治疗，治疗 3 ～ 4 个月逐渐减量。

5. 治疗效果 ^{131}I 治疗甲亢总有效率达 95%，临床治愈率 85% 以上，复发率小于 1%。但甲状腺功能减退是难以避免的结果，甲减的发生率每年增加 5% 左右，10 年达 40% ～ 70%。治疗后 2 ～ 4 周症状减轻，甲状腺缩小，6 ～ 12 周甲状腺功能恢复正常。^{131}I 治疗后要定期监测甲状腺功能，每 4 周 1 次，尽早发现甲减，及时给予甲状腺素替代治疗。第 1 次 ^{131}I 治疗后 3 ～ 6 个月，部分患者如病情需要可做第 2 次治疗。在用 ^{131}I 治疗前需要患者知情并签字同意。医生应同时告知患者 ^{131}I 治疗后有关辐射防护的注意事项。

6. 剂量 采用计算法，依照甲状腺质量和甲状腺 24 小时摄碘率计算得出所需 ^{131}I 的口服剂量（MBq）。也可采用估计剂量，国内单次给予时总剂量多选择 < 185MBq，口服。

（四）手术治疗

1. 适应证 ①中、重度甲亢，长期服药无效，或停药复发，或不能坚持服药者。②甲状腺肿大显著，有压迫症状。③胸骨后甲状腺肿。④细针穿刺细胞学检查怀疑恶变。⑤ ATD 治疗无效或者过敏的妊娠患者，手术需要在妊娠 4 ～ 6 个月进行。⑥结节性甲状腺肿伴甲亢。手术治疗的痊愈率 95% 左右，复发率约为 4%。

2. 禁忌证 ①伴严重 Graves 眼病。②合并较重心、肝、肾疾病，不能耐受手术。③妊娠期 1 ～ 3 个月和第 6 个月以后。

3. 手术方式 通常为甲状腺次全切除术，通常需切除腺体的 80% ～ 90%，并同时切除峡部，两侧各留下 2 ～ 3g 甲状腺组织。常见的并发症是永久性甲状旁腺功能减退症和喉返神经损伤。

（五）甲状腺危象的治疗

1. 针对诱因治疗。

2. 抑制甲状腺激素合成。首选 PTU500 ～ 1000mg 口服或经胃管注入，以后给予 250mg/4h，口服，待症状缓解后减至一般治疗剂量。

3. 抑制甲状腺激素释放。服 PTU 1 小时后再加用复方碘口服溶液 5 滴，每 6 小时 1 次，或碘化钠 1g 加入 10% 葡萄糖盐水溶液中静滴 24 小时，以后视病情逐渐减量，一般使用 3 ～ 7 天。如果对碘剂过敏，可改用碳酸锂 0.5 ～ 1.5g/d，分 3 次口服，连用数日。

4. 普萘洛尔，60 ～ 80mg，口服，每 4 小时 1 次，或 1mg 稀释后静脉缓慢注射，可阻断甲状腺激素对心脏的刺激作用和抑制外周组织 T_4 向 T_3 转换。

5.糖皮质激素。可用氢化可的松，首次 300mg 加入 5% 葡萄糖溶液静滴，以后每次 100mg，第 8 小时 1 次，可预防肾上腺皮质功能低下。

6.在上述常规治疗效果不满意时，可选用腹膜透析、血液透析或血浆置换等措施迅速降低血浆甲状腺激素浓度。

7.高热者予物理降温，避免用乙酰水杨酸类药物。

8.其他支持治疗。

（六）妊娠期甲亢的治疗

1. ATD 治疗　妊娠患者应使用小剂量的 ATD 治疗，因为 ATD 可以通过胎盘影响胎儿的甲状腺功能。妊娠 3 个月之内首选 PTU，PTU 初治剂量 300mg/d，维持剂量 50 ～ 150mg/d。妊娠 3 个月以后首选 MMI。服用 MMI 期间怀孕的患者要立即换用 PTU。应密切监测孕妇的甲状腺激素水平，每 2 周～ 1 个月检测 1 次血清 FT_4，使其维持在轻度高于非妊娠成人参考值上限的水平。此外，不主张 ATD 治疗同时合用 $L-T_4$，因为后者可能增加 ATD 的治疗剂量。在妊娠的后 6 个月，由于妊娠的免疫抑制作用，ATD 的剂量可以减少。

2. 产后 GD 的治疗　分娩以后，免疫抑制解除，GD 易复发，ATD 的剂量应增加。

3. 手术治疗　发生在妊娠初期的甲亢，经 PTU 治疗控制甲亢症状后，可选择在妊娠 4 ～ 6 个月时做甲状腺次全切除。

4. 哺乳期的 ATD 治疗　首选 MMI。

（七）甲状腺毒症性心脏病的治疗

1.ATD 治疗：立即给予足量抗甲状腺药物，控制甲状腺功能至正常。

2.^{131}I 治疗：经 ATD 控制甲状腺毒症症状后，尽早给予大剂量的 ^{131}I 破坏甲状腺组织。^{131}I 治疗后两周继续给予 ATD 治疗，等待 ^{131}I 发挥其完全破坏作用；^{131}I 治疗后 12 个月内，调整 ATD 的剂量，严格控制甲状腺功能在正常范围；为防止放射性损伤后引起的一过性高甲状腺激素血症加重心脏病变，给予 ^{131}I 的同时需要给予 β 受体阻滞剂保护心脏；如果发生 ^{131}I 治疗后甲减，应用尽量小剂量的 $L-T_4$ 控制血清 TSH 在正常范围，避免过量 $L-T_4$ 对心脏的副作用。

3.β 受体阻滞剂：普萘洛尔可以控制心动过速，也可用于由心动过速导致的心力衰竭。为了克服普萘洛尔引起的抑制心肌收缩的副作用，需要同时使用洋地黄制剂。

4.处理甲亢合并的充血性心力衰竭的措施与未合并甲亢者相同，但是纠正的难度加大，洋地黄的用量也要增加。

5.心房颤动可被普萘洛尔和（或）洋地黄控制，控制甲亢后可施行电转律。

【预后】

本病病程长，积极正规治疗大多预后良好，^{131}I 治疗和手术治疗导致的甲状腺功能减退者需要激素终身替代治疗。

思考题

1. 试述甲状腺功能亢进症的临床表现。

2. 简述 GD 的诊断标准。

3. 简述甲状腺功能亢进症的治疗方法。

第二节　亚急性甲状腺炎

【学习目标】

1. 熟悉亚急性甲状腺炎的概念、临床表现、诊断及鉴别诊断、治疗原则。

2. 了解亚急性甲状腺炎的病因、实验室及其他检查、病理特点。

亚急性甲状腺炎又称肉芽肿性甲状腺炎、巨细胞性甲状腺炎和 de Quervain 甲状腺炎，常继发于病毒性上呼吸道感染，是甲状腺疼痛的常见原因。本病呈自限性，一般不遗留甲状腺功能减退症。

【病因与发病机制】

本病约占甲状腺疾病的 5%，男女发生比例为 1∶3～6，以 40～50 岁女性最为多见。本病病因与病毒感染有关，如流感病毒、柯萨奇病毒、腺病毒和腮腺炎病毒等，可在患者甲状腺组织中发现这些病毒，或在患者血清中发现上述病毒抗体。10%～20% 的病例在疾病的亚急性期发现甲状腺自身抗体，疾病缓解后这些抗体消失，推测其可能继发于甲状腺组织破坏。

【病理】

甲状腺轻、中度肿大。甲状腺滤泡结构破坏，组织内存在许多巨噬细胞（包括巨细胞），并在病变滤泡周围出现巨细胞性肉芽肿是其特征，故又称巨细胞甲状腺炎。

【临床表现】

本病起病前 1～3 周常有病毒性咽炎、腮腺炎、麻疹或其他病毒感染的症状。甲状腺区发生突然肿胀、发硬，明显疼痛，可放射至耳部，吞咽时疼痛加重。可有全身不适、食欲减退、肌肉疼痛、发热、心动过速、多汗等。体格检查发现甲状腺轻至中度肿大，有时单侧肿大明显，甲状腺质地较硬，显著触痛，少数患者有颈部淋巴结肿大。

【实验室检查】

根据实验室检查结果，本病可以分为 3 期，即甲状腺毒症期、甲减期和恢复期。

1. 甲状腺毒症期 血清 T_3、T_4 升高，TSH 降低，^{131}I 摄取率减低（24 小时 < 2%）。这就是本病特征性的血清甲状腺激素水平和甲状腺摄碘能力的"分离现象"。出现的原因是甲状腺滤泡被炎症破坏，其内储存的甲状腺激素释放进入循环，形成"破坏性甲状腺毒症"；而炎症损伤引起甲状腺细胞摄碘功能减低。此期血沉加快，可 > 100mm/h。

2. 甲减期 血清 T_3、T_4 逐渐下降至正常水平以下，TSH 回升至高于正常值，^{131}I 摄取率逐渐恢复。这是因为储存的甲状腺激素释放殆尽，甲状腺细胞正在处于恢复之中。

3. 恢复期 血清 T_3、T_4、TSH 和 ^{131}I 摄取率恢复至正常。

【诊断】

亚急性甲状腺炎的诊断依据如下。

1. 急性炎症的全身症状。

2. 甲状腺轻、中度肿大，中等硬度，触痛显著。

3. 典型患者实验室检查呈现上述三期表现。

但是根据患者的就诊时间和病程的差异，其实验室检查结果各异。

【治疗】

本病为自限性病程，预后良好。轻型患者仅需应用非甾体抗炎药（NSAIDs），如阿司匹林、布洛芬、吲哚美辛等；中、重型患者可给予泼尼松 20～40mg/d，分 3 次口服，能明显缓解甲状腺疼痛，8～10 天后逐渐减量，维持 4 周。少数患者有复发，复发后泼尼松治疗仍然有效。针对甲状腺毒症表现可给予普萘洛尔；针对一过性甲减者，可适当给予左甲状腺素替代。发生永久性甲减者罕见。

思考题

简述亚急性甲状腺炎的临床表现。

第三节 糖尿病

糖尿病（DM）是一组因胰岛素分泌和（或）作用缺陷引起的以慢性血葡萄糖水平增高为特征的代谢性疾病，主要导致碳水化合物、蛋白质、脂肪及水、电解质代谢紊乱。临床上多表现为多尿、多饮、多食和消瘦，久病可引起多系统损害而出现心脏、肾、眼、血管、神经等组织的慢性进行性病变、功能减退或衰竭，病情严重或应激时可发生急性代谢紊乱。

糖尿病是常见病、多发病，是严重威胁人类健康的世界性公共卫生问题。其患病率正随着生活水平的不断提高、人口老龄化、生活方式的改变而迅速增加，在全球呈现快速增长的流行趋势。国际糖尿病联盟（IDF）统计：2011 年全世界糖尿病患者已达 3.66 亿，我国糖尿病患病率为 9.7%，而糖尿病前期的比例更高达 15.5%。糖尿病的防治任务十分艰巨，2007 年版《中国糖尿病防治指南》指导目前全国的糖尿病防治工作。

【糖尿病的分型】

目前国际上通用 WHO 糖尿病专家委员会 1999 年提出的分型标准（表 6-3）。

表 6-3 糖尿病分型

1. 1 型糖尿病（胰岛 β 细胞破坏导致胰岛素绝对缺乏）
（1）免疫介导性：急性型及缓发型
（2）特发性：无自身免疫证据
2. 2 型糖尿病（从以胰岛素抵抗为主伴胰岛素进行性分泌不足到以胰岛素进行性分泌不足为主伴胰岛素抵抗）
3. 其他特殊类型糖尿病（是在不同水平上病因学相对明确的一些高血糖状态）
（1）胰岛 β 细胞功能的基因缺陷
（2）胰岛素作用的基因缺陷

（3）胰腺外分泌疾病

（4）内分泌疾病

（5）药物或化学品所致的糖尿病

（6）感染

（7）免疫介导性糖尿病

（8）其他与糖尿病相关的遗传综合征

4. 妊娠期糖尿病（GDM）

（一）1 型糖尿病（T1DM）

T1DM 是胰岛 β 细胞被破坏或功能缺失，造成胰岛素绝对不足所引起。有免疫介导性和特发性两个亚型。主要发生于青少年，多数起病较急，症状较明显，有酮症酸中毒的倾向，需要胰岛素维持治疗。T1DM 占全部糖尿病的 5%。

（二）2 型糖尿病（T2DM）

T2DM 无胰岛 β 细胞的自身免疫损伤，是以胰岛素抵抗为主伴胰岛素进行性分泌不足到以胰岛素进行性分泌不足为主伴胰岛素抵抗。其发病的危险性随着年龄加大、肥胖、体力活动缺乏而增长。T2DM 多见于成年人，起病比较缓慢，患者体型较肥胖，症状较轻，较少出现自发性酮症酸中毒，多数患者不需胰岛素控制血糖。T2DM 占糖尿病总数的 90% 以上，是最常见的糖尿病类型。

（三）其他特殊类型的糖尿病

是目前病因已经明确的继发性糖尿病，分为 8 个亚型，临床上较为少见。

（四）妊娠期糖尿病（GDM）

GDM 指妊娠期间发现的不同程度的糖代谢异常，不论是否需用胰岛素，不论分娩后是否持续，均可认为是妊娠期糖尿病。GDM 不包括孕前已诊断或已患糖尿病患者，此类患者称为糖尿病合并妊娠。

本节主要介绍 1 型糖尿病和 2 型糖尿病。

【病因与发病机制】

本病的病因和发病机制较为复杂，至今尚未完全阐明。糖尿病不是一个单一的疾病，而是包括遗传因素与环境因素在内的多种因素共同作用而引起的综合征。胰岛素由胰岛 β 细胞合成和分泌，经血液循环到达体内各组织器官的靶细胞，与特异性受体结合并引发细胞内物质代谢效应，该过程任何一个环节发生异常均可导致糖尿病。

（一）1 型糖尿病

T1DM 存在遗传异质性，绝大多数属于自身免疫性疾病。

1. 病因

（1）遗传因素　T1DM 的遗传易感性涉及多个基因，包括 HLA 基因和非 HLA 基因，近年还发现许多与免疫耐受或调解有关的基因多态性与 T1DM 的易感性有关。

（2）环境因素　①某些病毒感染：如柯萨奇病毒、风疹病毒等。②化学毒物：如四氧嘧啶糖尿病动物模型和吡甲硝苯脲所致的人类糖尿病属于非自身免疫性胰岛 β 细胞破坏（急性损伤）或自身免疫性胰岛 β 细胞破坏（慢性损伤）。③饮食因素：母乳喂养时间短或者缺乏母乳喂养的儿童，1 型糖尿病的发病率增高，可能与肠道免疫失衡有关。

（3）自身免疫　①体液免疫：发现 90% 新诊断的 T1DM 患者血清中存在针对 β 细胞的单株抗体，如胰岛细胞抗体（ICA）、胰岛素抗体（IAA）、谷氨酸脱羧酶抗体（GADA）等。这些抗体的检测可预测 T1DM 的发病，即确定高危人群，并可协助糖尿病分型及指导治疗。②细胞免疫：一般认为发病经历 3 个阶段，免疫系统被激活、免疫细胞释放各种细胞因子及胰岛 β 细胞受攻击导致胰岛炎。

2. 发病机制

具遗传易感性患者，受各种环境因素影响，启动了针对胰岛 β 细胞的自身免疫反应，产生 ICA、IAA、GADA 等破坏胰岛 β 细胞，使其数量逐渐减少或消失，胰岛素分泌不足，出现糖耐量降低或临床糖尿病，患者需依赖外源胰岛素维持生命。

（二）2 型糖尿病

1. 病因

（1）遗传因素　参与发病的基因多，参与发病的程度不一，遗传因素主要影响 β 细胞功能。

（2）环境因素　包括体力活动不足、营养过剩、人口老龄化、子宫内环境及应激、化学毒物等。在遗传因素和上述环境因素共同作用下所引起的肥胖，与胰岛素抵抗和 T2DM 的发生密切相关。

2. 发病机制

胰岛素抵抗和 β 细胞分泌功能缺陷是 T2DM 发病的两个要素。

（1）胰岛素抵抗　胰岛素作用的靶器官对胰岛素敏感性降低，称为胰岛素抵抗（IR）。目前认为 IR 与脂质超载和炎症有关，二者通过抑制胰岛素信号转导而影响胰岛素的生物学效应。

（2）胰岛 β 细胞功能缺陷　随着血糖浓度持续升高，早期 β 细胞可代偿性增加胰岛素分泌，此时血糖尚在正常范围内，但当血糖进一步升高时，胰岛素的分泌逐渐降低，患者进展为糖调节受损（IGR）和糖尿病。IGR 和糖尿病早期不需用胰岛素治疗阶段较长，部分患者可通过生活方式干预使血糖得到控制，多数患者则需在此基础上使用口服降糖药控制血糖达到理想水平。随着 β 细胞分泌胰岛素的能力进行性下降，患者则需应用外源胰岛素控制血糖。

知 识 链 接

葡萄糖调节受损

葡萄糖调节受损（IGR）又称糖尿病前期，是介于正常人和糖尿病患者之间的过渡阶段，此时血糖浓度高于正常水平但低于糖尿病诊断阈值。IGR 包括空腹血糖调节受损（IFG）和糖耐量减低（IGT）。2011 年美国糖尿病协会（ADA）的诊断标准为：IFG 是空腹静脉血糖 ≥ 5.6mmol/L 且 < 7mmol/L，IGT 为负荷后 2 小时血糖 ≥ 7.8mmol/L 且 < 11.1mmol/L。IGR 是人体糖代谢紊乱的早期阶段，ADA 指出如不采取措施将会有多达 70% 的 IGR 者最终发展为糖尿病。所以，对该类人群进行早期干预可降低糖尿病发生的风险。

此外，目前认为胰岛 α 细胞功能异常和胰高血糖素样肽 –1（GLP–1）分泌缺陷可能在 T2DM 发病中起重要作用。GLP–1 由肠道 L 细胞分泌，主要生物学作用包括刺激 β 细胞葡萄糖介导的胰岛素合成和分泌、抑制胰高血糖素分泌。GLP–1 发挥生物学作用后在体内迅速被二肽基肽酶Ⅳ（DPP– Ⅳ）降解而失活。正常情况下，进餐后血糖升高刺激胰岛素分泌和 GLP–1 分泌，抑制胰岛 α 细胞分泌胰高血糖素，从而使肝糖输出减少，防止出现餐后高血糖。T2DM 患者由于胰岛 β 细胞数量明显减少，α/β 细胞比例失调，另外 α 细胞对葡萄糖敏感性下降，从而导致胰高血糖素水平升高，肝糖输出增加，继而血糖升高。

【病理生理】

糖尿病主要的病理生理改变是糖、脂肪、蛋白质代谢紊乱。胰岛素不足或出现胰岛素抵抗时，葡萄糖在肝、肌肉和脂肪组织的利用减少及肝糖输出增多，出现高血糖症和糖尿；脂肪合成减少，血清游离脂肪酸和甘油三酯升高；胰岛素极度缺乏时，脂肪大量分解，产生大量酮体，超过机体的处理能力，形成酮症和酮症酸中毒；蛋白代谢紊乱表现为蛋白质合成减少，分解增强，导致负氮平衡的发生。

【临床表现】

本病是一种慢性进行性疾病，除了 T1DM 发病可起病急、病情重、进展快以外，T2DM 绝大多数起病缓慢，病程漫长，早期轻症患者可无症状，常以糖尿病的并发症就医而获确诊，但重症和有并发症者症状明显。

1. 多尿　血糖增高导致肾小球滤出的糖不能完全被肾小管重吸收，发生渗透性利尿，出现多尿。排糖越多，尿量也越多。

2. 多饮　由于高血糖和多尿失水，血浆渗透压进一步增高，下丘脑口渴中枢受刺激而出现烦渴多饮，其程度与血糖浓度和尿量呈正比。

3. 多食　由于不能有效利用葡萄糖作为能量的来源，机体处于半饥饿的能量缺乏状态，为了维持机体活动，患者常出现易饥、多食。

4. 消瘦　外周组织对葡萄糖的利用障碍，促使脂肪和蛋白质的分解增多，发生负氮平衡而逐渐出现乏力、体重减轻，在儿童则生长发育受阻。

"三多一少"症状，是糖尿病的典型表现。T1DM"三多一少"症状多数较明显，但半数以上的T2DM往往无典型的"三多一少"症状，甚至无任何症状，不少患者因慢性并发症、伴发病或仅在健康体检时发现高血糖而诊断为糖尿病。此外，患者可有皮肤干燥、皮肤瘙痒，女性患者易发生外阴瘙痒；高血糖致眼房水、晶体渗透压改变而引起屈光改变，导致视力模糊；部分患者有四肢酸痛麻木、腰痛、性欲减退、阳痿、月经不调、便秘、体位性低血压等，可能与自主神经功能紊乱有关。

【并发症】

在糖尿病的病程中，并发症的发生率高达96%，有的患者甚至在糖尿病诊断之前先发现并发症，是糖尿病致残、致死的主要原因。80%的T2DM患者死于心、脑、肾的并发症。

1. 急性严重代谢紊乱

（1）糖尿病酮症酸中毒（DKA）　见后文。

（2）高渗高血糖综合征　主要见于老年T2DM患者，超过2/3患者发病前无糖尿病病史，甚至部分患者在病程早期因为误诊而输入大量葡萄糖液或因口渴多饮摄入大量含糖饮料而诱发本病或使病情恶化。诱因除急性感染、外伤、手术、急性脑血管疾病外，应用可升高血糖的药物（糖皮质激素、利尿剂）、血容量不足、透析治疗、静脉高营养疗法亦可诱发。以严重高血糖、高血浆渗透压、脱水为特点，无明显酮症，患者可有不同程度的意识障碍。本病起病缓慢，主要表现为多尿、多饮，多食不明显或食欲减退，以致被忽视，后逐渐出现严重脱水和神经精神症状（如反应迟钝、烦躁或淡漠、由轻至重的意识障碍、抽搐等）及休克。辅助检查血糖显著升高（一般为33.3～66.8mmol/L）、有效血浆渗透压明显升高（一般为320～430mOsm/L），血钠正常或增高，尿酮体阴性或弱阳性，一般无明显酸中毒。本征病死率高，注意及时诊断与治疗。

2. 感染性疾病　糖尿病患者容易并发各种感染，尤其是皮肤化脓性感染，有时可引起脓毒症或败血症；急性肾盂肾炎、膀胱炎多见于女性患者，容易反复发作。糖尿病合并肺结核的发生率显著增高，影像学表现多不典型，易致漏诊或误诊。

3. 慢性并发症

（1）大血管病变　表现为大、中动脉粥样硬化，常使主动脉、冠状动脉、脑动脉、肾动脉、肢体外周动脉等受累，引起冠心病、缺血性或出血性脑血管病、肾动脉硬化、下肢动脉硬化。其中冠心病、脑血管病是最严重的并发症，是 T2DM 主要的死亡原因。

（2）微血管病变　是本病的特异性并发症，主要表现于视网膜、肾、神经和心肌组织。①糖尿病肾病：是导致终末期肾衰竭的常见原因，常见于病史超过 10 年的患者，是 T1DM 死亡的主要原因。表现为尿蛋白逐渐增加，并伴有水肿和高血压，肾功能逐渐减退，最后进入尿毒症阶段。临床上将糖尿病肾病分为 5 期：Ⅰ期为糖尿病初期，肾小球超滤过是此期最突出的特征，肾体积增大，肾小球入球小动脉扩张，肾血浆流量增加，肾小球滤过率（GFR）明显升高；Ⅱ期则肾小球毛细血管基底膜轻度增宽，尿白蛋白排泄率（UAER）多数正常，GFR 轻度增高；Ⅲ期早期糖尿病肾病期，肾小球基底膜增厚及系膜基质增宽明显，小动脉壁出现玻璃样变，出现持续微量白蛋白尿，UAER 持续在 20 ～ 200μg/min（正常 < 10μg/min），GFR 仍高于正常或正常；Ⅳ期临床糖尿病肾病期，肾小球病变加重，部分肾小球硬化，灶状肾小管萎缩及间质纤维化，尿蛋白逐渐增多，UAER > 200μg/min，相当于尿蛋白总量 > 0.5g/24h，GFR 下降，可伴有水肿和高血压，肾功能逐渐减退；Ⅴ期尿毒症期，多数肾单位闭锁，UAER 降低，血肌酐升高，血压升高。糖尿病患者应每年检测 GFR，在诊断糖尿病肾病时，需排除其他肾脏疾病。②糖尿病性视网膜病变：病史超过 10 年的患者常合并程度不等的视网膜病变，是失明的主要原因之一。目前将糖尿病性视网膜病变分为两大类、6 期。Ⅰ期：微血管瘤、小出血点；Ⅱ期：出现硬性渗出；Ⅲ期：出现棉絮状软性渗出；Ⅳ期：新生血管形成、玻璃体出血；Ⅴ期：纤维血管增殖、玻璃体机化；Ⅵ期：牵拉性视网膜脱离、失明。Ⅰ～Ⅲ期为非增殖性视网膜病变，Ⅳ～Ⅵ期为增殖性视网膜病变。③糖尿病心肌病：可诱发心衰、心律失常、心源性休克和猝死。

（3）神经系统并发症　①以周围神经受累最常见，通常为远端、对称性多发性神经病变，下肢重于上肢，进展缓慢。开始呈手套或袜套样感觉异常伴麻木、刺痛或烧灼样痛，在夜间和寒冷季节加重，后期感觉丧失。可伴运动神经受累，表现为肌力减弱以至肌萎缩（多见于手、足和大腿肌）和瘫痪；腱反射早期亢进，后期减弱或消失。②自主神经病变多见而且出现早，如胃排空延迟（胃轻瘫）、瞳孔异常（不规则缩小、对光反射消失）、排汗异常（多汗、少汗或无汗）、饭后或夜间腹泻、便秘、休息时心动过速、直立性低血压、尿失禁或尿潴留、阳痿等。③中枢神经系统可有缺血性脑卒中、脑老化加速、老年性痴呆危险性增高等。

（4）糖尿病足　与下肢远端神经异常和不同程度周围血管病变相关的足部溃疡、感染和（或）深层组织破坏有关。表现为足部疼痛、皮肤发凉、深溃疡、肢端坏疽，是截肢、致残的主要原因。

（5）其他　牙周病是最常见的糖尿病口腔并发症，还可见视网膜黄斑病、白内障、青光眼等。

【实验室及其他检查】

1. 尿糖测定　尿糖阳性是诊断糖尿病的重要线索，但阴性不能排除糖尿病的可能。每日三餐前和晚上睡前的尿糖测定可作为调整降糖药物剂量和疗效判定的参考指标。但尿糖监测不能代替血糖的监测，因尿糖不能精确地反映血糖的动态变化，尤其是老年人。

2. 血糖测定　血糖升高是目前诊断糖尿病的主要依据，同时也是判断病情和控制情况的主要指标，包括检测空腹血糖和餐后 2 小时血糖。血糖值反映的是瞬间血糖状态。临床诊断糖尿病时推荐采用葡萄糖氧化酶法测定静脉血浆葡萄糖。便携式血糖仪（毛细血管全血测定）仅用于治疗中对血糖控制程度的观察。

3. 葡萄糖耐量试验（OGTT）　当血糖高于正常范围而又未达到诊断糖尿病标准时可行 OGTT。禁食至少 8 小时后于清晨空腹进行。成人取无水葡萄糖 75g 溶于 250 ～ 300mL 水中，5 ～ 10 分钟内饮完。空腹及开始饮葡萄糖水后 2 小时测静脉血浆葡萄糖。因急性疾病或应激状态、饮咖啡及茶、吸烟、剧烈运动会影响血糖值，行 OGTT 时应注意以上情况的影响。

4. 糖化血红蛋白 A1（GHbA1）测定　GHbA1 是葡萄糖或其他糖与血红蛋白的结合产物，其量与血糖浓度呈正相关。GHbA1 有 a、b、c 3 种，以 GHbA1c 最为主要。正常人 GHbA1 占血红蛋白总量的 3% ～ 6%。由于红细胞在血循环中的寿命约为 120 天，故 GHbA1c 能反映患者近 8 ～ 12 周血糖水平，是糖尿病控制情况的监测指标之一。

5. 血浆胰岛素和 C 肽测定　胰岛素和 C 肽等以分子肽类物形式从胰岛生成和释放，不受肝脏酶的灭能，仅受肾脏作用而排泄，能较准确地反映胰岛 β 细胞的储备功能。正常人空腹基础血浆胰岛素水平为 35 ～ 145pmol/L，C 肽不小于 400pmol/L。胰岛素检测易受血清中胰岛素抗体和外源性胰岛素干扰，而 C 肽则不受影响。

6. 其他检查　检测 ICA、IAA、GADA 进行病因学分析；根据情况选择肝功能、肾功能、血脂、酮体、电解质及酸碱指标检查，眼、心、脑、肝、肾及神经系统的各项辅助检查。

【诊断与鉴别诊断】

大多数糖尿病患者（尤其是 T2DM）在早期并无明显症状，往往出现并发症或伴发疾病时才做出诊断，从而延误了治疗时机。临床工作中应对糖尿病保持警惕，重视诊断线索，才能做到早诊断、早治疗。糖尿病的诊断是以血糖异常升高作为依据。诊断时应注意是否符合糖尿病诊断标准、分型，有无并发症和伴发病或加重糖尿病的因素存在。

（一）诊断线索

主要依据临床表现、并发症及糖尿病高危人群作为诊断糖尿病的线索。

1. 有"三多一少"症状。

2. 患者以糖尿病常见的并发症而首诊。

3. 高危人群：45 岁以上、肥胖、有巨大胎儿分娩史或有肥胖和糖尿病家族史、多囊卵巢综合征、空腹血糖受损（IFG）及糖耐量减低（IGT）、缺乏锻炼、长期使用激素或利尿剂等。

此外，凡 30 ～ 40 岁或以上人群在健康体检或因病住院时应常规检查血糖。

（二）诊断标准

目前国际上通用 WHO 糖尿病专家委员会 1999 年提出的诊断标准（表 6-4）。糖尿病临床诊断是基于空腹、任意时间或 OGTT 中 2 小时血糖（2h PG）值。糖尿病症状是指多尿、烦渴多饮和难于解释的体重减轻；空腹指至少 8 小时内无任何热量摄入；随机血糖指不考虑上次用餐时间，一天中任意时间的血糖。正常空腹血糖（FPG）为 3.9 ～ 6mmol/L，空腹血糖 6.1 ～ 6.9mmol/L 者为空腹血糖调节受损（IFG），≥ 7mmol/L 应考虑诊断为糖尿病；OGTT 时 2h PG ≤ 7.7mmol/L 为正常糖耐量，7.8 ～ 11.1mmol/L 为糖耐量减低（IGT），≥ 11.1mmol/L 应考虑诊断为糖尿病。

表 6-4　糖尿病诊断标准

1. 糖尿病症状 + 随机血浆葡萄糖水平 ≥ 11.1mmol/L
2. 或者空腹血浆葡萄糖（FPG）水平 ≥ 7mmol/L
3. 或者 OGTT 试验中，2h PG ≥ 11.1mmol/L

注：需再测一次证实，诊断才能成立。

特别强调的是，在无高血糖危象（糖尿病酮症酸中毒及高渗高血糖综合征）状态下仅有一次血糖值达到糖尿病诊断标准时，需另一天按三个标准之一复测核实才能确诊；对于复测未达标者，应定期随访复查。IFG 和 IGT 的诊断应根据 3 个月内的两次 OGTT 结果，用其平均值来判断。在急性感染、外伤、手术或其他应激情况下，可发生应激性高血糖，必须在应激情况去除后重复检查以明确其糖代谢状况。ADA 已经把 HbA1c ≥ 6.5% 作为糖尿病诊断标准，由于我国有关 HbA1c 诊断糖尿病切点的相关资料尚不足，故目前在我国尚不推荐采用 HbA1c 诊断糖尿病。

（三）糖尿病类型的诊断

糖尿病类型诊断最重要的是鉴定 T1DM 和 T2DM。目前主要从疾病的临床特征和发展过程来区别（表6-5），有些暂时不能归类的患者可以随访，以逐渐明确分型。

表6-5 1型糖尿病和2型糖尿病的主要区别要点

区别要点	T1DM	T2DM
主要病理生理特征	胰岛素绝对不足	胰岛素抵抗或不足
发病年龄	幼年和青少年多见	成年和老年多见
体型特点	较瘦	较胖
起病方式	起病急	起病缓
临床表现	"三多一少"明显，病情较重	"三多一少"多不明显，病情较轻
病情稳定性	不稳定	相对稳定
心血管并发症	少	多
酮症酸中毒	常见	少见
辅助检查	1. 胰岛素水平低下，甚至缺如 2. 自身抗体多为阳性	1. 胰岛素可偏低、可正常 2. 自身抗体多为阴性
胰岛素治疗	需要	大多数不需要

有些患者诊断初期可能同时具有T1DM和T2DM的特点，暂时很难明确归为T1DM或T2DM，这时可先做一个临时分型，用于指导治疗，然后依据对治疗的初始反应和β细胞功能的动态变化再重新评估和分型。

（四）鉴别诊断

注意与甲亢、胃空肠吻合术后及严重肝病时的尿糖阳性进行鉴别。甲亢、胃空肠吻合术后，因碳水化合物在肠道吸收快，可引起进食后0.5～1小时血糖过高，出现糖尿，但FPG和2h PG正常。严重肝病时肝糖原合成受阻，肝糖原贮存减少，进食后0.5～1小时血糖过高，出现糖尿，但FPG偏低，餐后2～3小时血糖正常或低于正常。

【治疗】

由于对糖尿病的病因和发病机制尚未完全明了，目前缺乏有效的病因治疗。治疗目的是纠正代谢紊乱、消除糖尿病症状、防止或延缓并发症的发生、保障儿童生长发育、维持良好的社会活动能力、提高生活质量、延长寿命、降低病死率。治疗原则是早期治疗、长期治疗、综合治疗、治疗措施个体化。国际糖尿病联盟（IDF）提出了现代糖尿病治疗的5个要点：糖尿病教育、医学营养治疗、运动疗法、血糖监测和药物治疗。

（一）糖尿病教育

健康教育是糖尿病重要的基础治疗之一。通过不同的方式使患者及家属了解糖尿病基本知识，认识其治疗的长期性和重要性，知晓糖尿病的治疗控制目标（表6-6）和努力的方向，学会简单的血糖测量（如使用便携式血糖仪）和尿糖测量方法及胰岛素注射技术，掌握饮食控制的具体方法和运动锻炼的基本要求，熟知治疗药物的副作用及预防、处理措施，重视生活中的注意事项等。通过良好而扎实的糖尿病健康教育，可以充分调动患者的主观能动性，促使患者积极配合治疗，从而取得最佳的控制效果。

表 6-6 糖尿病的控制目标

（2012 年中国 2 型糖尿病防治指南）

指标	目标值
血糖（mmol/L）	
空腹	3.9 ～ 7.2
非空腹	≤ 10
HbA1c（%）	< 7
血压（mmHg）	< 130/80
BMI（kg/m²）	< 24
TC（mmol/L）	< 4.5
HDL-C（mmol/L）	
男性	> 1.1
女性	> 1.3
TG（mmol/L）	< 1.7
LDL-C（mmol/L）	
未合并冠心病	< 2.6
合并冠心病	< 2.07

（二）医学营养治疗

医学营养治疗又称饮食治疗，可以减轻胰腺 β 细胞的负担，促进其功能的恢复，有利于降低血糖，减少降糖药物的剂量。饮食治疗是糖尿病最重要的基础治疗措施，必须严格执行和长期坚持。

1. 计算总热量 根据患者的理想体重（标准体重）和工作性质计算每日所需总热量。成人休息状态下每日每千克理想体重给予 105 ～ 125.5kJ（25 ～ 30kcal），轻体力劳动者 125.5 ～ 146kJ（30 ～ 35kcal），中度体力劳动者 146 ～ 167kJ（35 ～ 40kcal），重体力劳动者 167kJ（40kcal）以上。儿童、妊娠妇女、哺乳期妇女、营养不良者、消瘦者，以及伴有消耗性疾病者总热量应酌增，肥胖者酌减，使患者逐步恢复到理想体重。

2. 计算三大营养物质的量 碳水化合物占总热量的 50% ～ 60%，蛋白质不超过总热量的 15%，脂肪占总热量的 30%。儿童、妊娠妇女、哺乳期妇女、营养不良者或伴有消耗性疾病者适当增加蛋白，血尿素氮升高者适当减少蛋白。依据每克碳水化合物、蛋白质、脂肪分别产热 16.7kJ（4kcal）、16.7kJ（4kcal）、37.7kJ（9kcal）的比例将各自所占的热量转化为营养成分的重量。

3. 餐量分配　各营养素的量一般按每日三餐分配为 1/5、2/5、2/5 或者 1/3、1/3、1/3。

4. 制定食谱　根据生活习惯、病情和药物治疗情况合理安排并制定食谱。制定食谱时提倡用粗制米面和一定量杂粮，忌食葡萄糖、蔗糖、蜜糖及其制品；蛋白质至少 1/3 来自动物蛋白；每日胆固醇摄入量应在 300mg 以下，以植物油为主；纤维素食物每日不少于 40g，多食用绿叶蔬菜、豆类、块根类、粗谷物、低糖分水果；食盐摄入量每日不超过 6g；戒烟酒；增加微量元素和纤维素的摄入。

5. 随访调整　饮食控制的关键在于控制总热量。当患者需要变换食谱时，应在总热量保持不变的情况下，增加一种食物的同时撤减热量相当的另一种食物，以保证饮食平衡。当患者因饮食控制而出现饥饿感时，可以增加含糖较低的蔬菜，如大白菜、卷心菜、芹菜等。每周定时定状态测量体重，如肥胖患者在治疗适当的情况下体重无下降，应酌减总热量；当消瘦患者体重增加后也应适当调整，防止营养过剩。

（三）运动疗法

运动可以减轻体重、增强体质，还有利于降低血糖。运动疗法强调循序渐进和长期坚持的原则。运动时应注意：①T1DM 患者运动锻炼宜在餐后 1 小时进行，运动量不宜过大、持续时间不宜过长。②对 T2DM 患者尤其是肥胖患者，适当运动有利于减轻体重，且可提高胰岛素的敏感性，应鼓励其加强运动治疗。③运动方式以散步、慢跑、太极拳、骑自行车、做广播操等有氧运动为宜。④运动时间每次 15～30 分钟，每日 1～3 次。活动中的心率≈170-年龄。应逐渐增加活动量和时间，以不感到疲劳为度。

不宜进行体育锻炼者：①病情未稳定，血糖 > 14mmol/L。②明显的低血糖症或血糖波动较大。③糖尿病急性并发症患者。④严重心、脑、眼、肾等慢性并发症者。

（四）病情监测

病情监测包括血糖监测和并发症监测。血糖监测基本指标包括空腹血糖、餐后血糖和 HbA1c。建议应用便携式血糖仪进行自我血糖监测，以指导治疗。HbA1c 用于评价长期血糖控制情况，患者初诊时应常规检查，开始治疗时每 3 个月检测 1 次，血糖达标后每年至少监测 2 次。每年 1～2 次心、脑、肾、神经、眼底和血脂情况的复查，以便及时筛查、及早发现和治疗并发症。

（五）药物治疗

1. 口服降糖药治疗

（1）促胰岛素分泌剂

1）磺酰脲类：主要作用是促进胰岛 β 细胞分泌胰岛素，需要患者机体尚保存相当数量（30% 以上）有功能的 β 细胞。适用于 T2DM 经饮食治疗和运动疗法不能获得良好控制者。禁忌证：① T1DM。② T2DM 合并严重并发症或 β 细胞功能很差者。③大手术围术期、儿童糖尿病、妊娠或哺乳期妇女。④全胰腺切除术后。常用药物及使用方法（表 6-7）。

表 6-7　磺酰脲类常用药物及使用方法

药物名称	每片剂量（mg）	剂量范围（mg/d）	每日服药次数	作用时间（h）
格列本脲（优降糖）	5	2.5～15	1～2	16～24
格列吡嗪（美吡达）	5	2.5～30	1～2	8～12
格列齐特（达美康）	80	80～320	1～2	10～20
格列喹酮（糖适平）	30	30～180	1～2	8

从小剂量开始，早餐前半小时一次性口服，当剂量较大时安排为早餐和晚餐前两次服药，不宜同时使用两种磺酰脲类药物，也不宜与格列奈类合用。

磺酰脲类最常见而重要的不良反应为低血糖反应，常发生于老年人、肝肾功能不全、营养不良者，常以用药剂量过大、活动过度、进食不规则等为诱因。其他不良反应有皮肤过敏反应、消化道反应、肝功能损害、白细胞减少。

2）格列奈类：是一种快速作用的促胰岛素分泌剂，降糖作用快速而短暂。适用于 T2DM 早期餐后高血糖阶段和以餐后高血糖为主的老年患者。可单独或与二甲双胍、噻唑烷二酮类联合使用。于餐前或进餐时口服。瑞格列奈（诺和龙）每次 0.5～4mg，每日 3 次；那格列奈每次 60～120mg，每日 3 次。

（2）双胍类　主要作用是抑制肝葡萄糖的输出，改善外周组织对胰岛素的敏感性，促进组织细胞吸收和利用葡萄糖，并可改善血脂、增加纤溶系统活性、降低血小板聚集性等。适用于肥胖或超重及经饮食治疗和运动疗法不能获得良好控制的 T2DM 者，可单用或联合其他药物。禁忌证：T1DM 不宜单独使用，T2DM 合并急性严重代谢紊乱、严重感染、缺氧、外伤、大手术，妊娠妇女、哺乳期妇女，肝肾功能不全，对药物过敏或有严重不良反应者，儿童和老年人慎用。常见不良反应为消化道反应和皮肤过敏反应。常用药物为二甲双胍（甲福明）500～1500mg/d，分 2～3 次口服，从小剂量开始，进餐时服药。

（3）α-葡萄糖苷酶抑制剂　主要作用是抑制餐后肠道对葡萄糖的吸收。适用于 T2DM 尤其是餐后高血糖者，可单独使用也可与磺脲类药、双胍类药或胰岛素合用。忌用于胃肠功能障碍者、孕妇、哺乳期妇女和儿童。常见不良反应为消化道反应。常用药物为阿卡波糖（拜糖平）每次 50～100mg，每日 3 次，在进第一口饭时服药。

（4）噻唑烷二酮类　主要作用是增强靶组织对胰岛素的敏感性，被视为胰岛素增敏剂。适应证：单独或联合其他口服降糖药治疗 T2DM，尤其胰岛素抵抗明显者。不宜用于

T1DM、妊娠、哺乳期妇女和儿童。禁用于心力衰竭、活动性肝病、严重骨质疏松和骨折病史的患者。常见不良反应为体重增加和水肿，在与胰岛素合用时更为明显。常用药物有罗格列酮 4～8mg/d，分 1～2 次口服；吡格列酮 15～30mg/d，每日 1 次，口服。

目前 T2DM 药物治疗的新趋势是使用固定复方制剂。在药物联合方案的选择上推崇"作用机制互补、降糖疗效互增、不良反应相抵"的原则。如复方马来酸罗格列酮片，每粒中含罗格列酮 2mg 和二甲双胍 200mg，两种药物对于 T2DM 的发病机制作用互补，增强降糖效果，又能相互减轻不良反应，疗效持久。

2. 胰岛素治疗　可补充胰岛素的不足，能在短时间内有效控制急性代谢紊乱，降低死亡率，同时还可以长期较好地控制血糖，阻止或延缓并发症的发生。

（1）适应证　①T1DM。②各种严重的糖尿病急性或慢性并发症。③手术、妊娠和分娩。④新发病且与 T1DM 鉴别困难的消瘦糖尿病患者。⑤新诊断的 T2DM 伴有明显高血糖，或在糖尿病病程中无明显诱因出现体重显著下降者。⑥T2DM β 细胞功能明显减退者。⑦某些特殊类型糖尿病。

（2）常用制剂类型　见表 6-8。

表 6-8　胰岛素常用制剂类型

作用类别	常用制剂	皮下注射作用时间（h）			用药方法
		开始	高峰	持续	
短效	普通胰岛素（RI）	1/4～1	2～4	5～8	每日 3～4 次，餐前 0.5 小时
中效	中性鱼精蛋白锌胰岛素（NPH）	2.5～3	5～7	13～16	每日 2 次，早、晚餐前 1 小时
长效	精蛋白锌胰岛素注射液（PZI）	3～4	8～10	20	每日 1 次，早或晚餐前 1 小时
预混胰岛素	HI 30R	0.5	2～12	14～24	每日 2 次，早、晚餐前 0.5 小时
预混胰岛素	HI 50R	0.5	2～3	10～24	每日 2 次，早、晚餐前 0.5 小时

短效胰岛素起效快，作用时间短，主要控制一餐饭后高血糖；中效胰岛素主要控制两餐饭后高血糖，以第二餐饭为主；长效胰岛素无明显的作用高峰，主要是提供基础水平胰岛素。胰岛素不能冷冻保存，以 2～8℃冰箱冷藏室保存为宜，温度不宜 < 2℃或 >30℃，避免阳光照射和剧烈摇晃。国内常用制剂有两种瓶装规格：每毫升含 40U 和每毫升含 100U，在使用时应注意注射器抽吸容量与胰岛素剂量的匹配。

（3）使用方法　无论哪种糖尿病类型，胰岛素治疗都应在综合治疗基础上进行。胰岛素治疗的方案应尽量模拟正常胰岛素分泌曲线，即在胰岛素基础分泌的基础上，有三餐后的高分泌，从而使血糖得到最佳控制。胰岛素剂量强调个体化原则，一般从小剂量开始，根据患者的反应情况、血糖水平和治疗需要做适当调整。当糖尿病患者在急性应激时，均应按实际需要使用胰岛素以度过急性期，待病情缓解后再调整治疗方案。如需要静脉输注葡萄糖液时，应按每 2 ～ 4g 葡萄糖加入 1U 的短效胰岛素配制液体。皮下注射主要选择腹壁、上臂、大腿、臀部等。

1）1 型糖尿病：目前临床常用的强化胰岛素治疗方案是三餐前注射短效胰岛素加睡前注射中效或长效胰岛素。初次用药应谨慎确定剂量，一般初始剂量为 0.5 ～ 1U/（kg·d），胰岛素总量的 40% ～ 50% 用于维持基础分泌量，方法为睡前注射中效或长效胰岛素；剩余的胰岛素按需要分配于每餐前，方法为注射短效胰岛素。以后根据血糖及尿糖情况逐步调整，以期达到良好控制。在疾病早期或相对稳定阶段，胰岛素剂量常较小，若出现感染、病情加重、手术等其他情况应增加胰岛素剂量。

2）2 型糖尿病：胰岛素补充治疗主要用于合理的饮食治疗和口服降糖药治疗仍然未达到良好控制目标的患者。空腹血糖 > 7mmol/L 时，患者白天继续口服降糖药物，于睡前注射中效胰岛素（或每日注射 1 ～ 2 次长效胰岛素）以维持基础分泌量；空腹血糖 > 10mmol/L 时，应用胰岛素强化治疗。由于 T2DM 有较明显的胰岛素抵抗，初始剂量可偏大些，待血糖控制后再减少用量。胰岛素用量 < 0.3U/（kg·d）时，提示可改用口服降糖药。

（4）胰岛素治疗的其他方法　①胰岛素注射笔：匹配专用的胰岛素制剂，定量准确，携带和注射方便，临床已广泛使用。②胰岛素泵：在微型计算机的调节下能模拟人体胰腺分泌胰岛素模式，通过一条与人体相连的塑料软管向体内持续输注胰岛素，使胰岛素使用更符合生理情况，可在 24 小时内持续控制血糖和糖化血红蛋白在正常范围，是当今治疗糖尿病的最好方式，俗称"人工胰腺"。③胰岛素吸入剂：经过肺、口腔黏膜和鼻黏膜吸收的 3 种制剂已面市。④胰腺移植和胰岛细胞移植：治疗对象为 T1DM 患者。胰腺移植和胰岛细胞移植在我国已经取得成功，可以分泌足量的胰岛素，改善患者的生活质量。但需要在技术精良、经验丰富的医学中心进行，同时尚有许多问题有待解决。

（5）胰岛素的不良反应与处理

1）低血糖反应：最常见，多发生于 T1DM 患者，尤其是接受强化胰岛素治疗者，与胰岛素过量注射后未进食或进食太少及运动过度有关。临床表现为心慌、出汗、流涎、面色苍白、软弱无力、手足震颤等交感神经兴奋症状和精神不集中、头晕、迟钝、视物不清、步态不稳，甚至昏迷等神经低糖症状，血糖常低于 2.8mmol/L。处理措施：轻者进食糖水、果汁或糖果；重者静注 50% 葡萄糖溶液 60 ～ 100mL，可反复注射，直至患者清醒；密切观察病情，必要时继续静滴 5% ～ 10% 的葡萄糖溶液。

2）过敏反应：表现为注射部位瘙痒，继而荨麻疹样皮疹，出现全身性荨麻疹时，可伴恶心、呕吐、腹痛等症状。严重过敏反应（如过敏性休克）罕见。处理措施：可更换胰岛素制剂或批号，使用抗过敏药物和糖皮质激素及脱敏疗法。

3）胰岛素性水肿：多出现在胰岛素治疗初期，因钠潴留作用而发生轻度水肿，多可自行缓解。

4）屈光失常：少数患者注射胰岛素后视力模糊，因晶状体屈光改变所致，常于数周内自行恢复。

5）脂肪营养不良：注射部位皮下脂肪萎缩或增生，更换注射部位后可自然恢复，应经常更换注射部位以防止其发生。

6）胰岛素耐药性：指每日胰岛素需要量超过 100U 或 200U，极少见。改用单组分人胰岛素速效制剂，或用糖皮质激素及口服降糖药治疗。

3. GLP-1 受体激动剂和 DPP-IV 抑制剂 GLP-1 受体激动剂通过激动 GLP-1 受体而发挥降糖作用，适用于 T2DM，尤其是合并肥胖、胰岛素抵抗者，可单用或与其他降糖药合用。禁用于胰腺炎病史者、T1DM 或 DKA 者。常见不良反应有胃肠道反应，主要见于初始治疗。目前国内上市的有艾塞那肽和利拉鲁肽，艾塞那肽起始剂量为 5μg，每日 2 次，于早餐和晚餐前 60 分钟皮下注射；1 个月后可增加至 10μg，每日 2 次，皮下注射。

DPP-IV 抑制剂通过抑制 DPP-IV 活性而减少 GLP-1 的失活，提高内源性 GLP-1 水平。适用于 T2DM，单独使用或与二甲双胍联合。禁用于孕妇、儿童和对 DPP-IV 抑制剂有超敏反应的患者。对重度肝肾功能不全、T1DM 或 DKA 患者不推荐使用。常见不良反应有头痛、超敏反应、转氨酶上升等。常用药物如西格列汀 100mg，每日 1 次，口服。

【预后】

糖尿病目前不能根治，但早期发现并通过合理治疗可以使患者血糖长期稳定接近正常，生活质量可以同健康人。发生急性并发症和心、脑、肾等并发症则预后不良。

附：糖尿病酮症酸中毒

糖尿病酮症酸中毒（DKA）是糖尿病患者最常见的急性并发症，以高血糖、酮症和酸中毒为主要临床表现，是胰岛素不足和拮抗胰岛素激素过多共同作用所致的严重代谢紊乱综合征。目前 DKA 延误诊断和缺乏合理治疗而造成死亡的情况仍较常见。

【诱因】

T1DM 患者有自发 DKA 倾向，T2DM 患者在一定诱因作用下也可发生 DKA。常见诱因有感染、胰岛素治疗中断或不适当减量、饮食不当、胃肠道疾病，以及各种应激如创伤、手术、心肌梗死、妊娠和分娩等，有时无明显诱因。其中 20% ～ 30% 的患者无糖尿病病史，而以 DKA 为首发表现。

【发病机制】

酮体包括 β-羟丁酸、乙酰乙酸和丙酮。

糖尿病病情加重时，胰岛素绝对缺乏，生长激素、胰高血糖素和皮质醇等激素含量上升，导致糖利用障碍，血糖明显升高，同时因胰岛素缺乏不能抑制脂肪分解，机体代偿性脂肪动员增加，脂肪酸在肝脏氧化后产生大量乙酰辅酶 A，由于糖代谢紊乱，乙酰辅酶 A 不能被氧化供能从而缩合成大量的酮体，超过正常周围组织氧化能力而引起血酮体含量上升；同时由于蛋白合成减少，分解增加，使血糖、血酮进一步升高及水、电解质平衡紊乱。

DKA 分为几个阶段：①早期血酮升高称酮血症，尿酮排出增多称酮尿症，统称为酮症。②酮体中 β-羟丁酸和乙酰乙酸为酸性代谢产物，消耗体内储备碱，初期血 pH 值正常，属代偿性酮症酸中毒，晚期血 pH 值下降，为失代偿性酮症酸中毒。③病情进一步发展，出现神志障碍，称为糖尿病酮症酸中毒昏迷。

【病理生理】

1. 高血糖　DKA 患者的血糖多呈中等程度的升高，常为 16.7～33.3mmol/L。胰岛素分泌能力下降，机体对胰岛素反应性降低，升糖激素分泌增多，以及脱水、血液浓缩等因素，导致血糖升高。高血糖时血浆渗透压相应升高，细胞外液高渗引起细胞内液向细胞外移动，细胞脱水，而细胞脱水将导致相应器官的功能障碍；同时，高血糖引起渗透性利尿，带走水分和电解质，进一步导致水、电解质代谢紊乱。

2. 酮症和（或）酸中毒　β-羟丁酸、乙酰乙酸及蛋白质分解产生的有机酸增加，循环衰竭、肾脏排出酸性代谢产物减少导致酸中毒。酸中毒可使胰岛素敏感性降低；组织分解增加，K^+ 从细胞内逸出；抑制组织氧利用和能量代谢。严重酸中毒使微循环功能恶化，降低心肌收缩力，导致低体温和低血压。当血 pH 值降至 7.2 以下时，刺激呼吸中枢引起呼吸加深、加快；pH 值低至 7.1 以下时，可抑制中枢神经系统，诱发心律失常。

3. 严重失水　严重高血糖、高血酮和各种酸性代谢产物引起渗透压性利尿，大量酮体从肺排出又带走大量水分，厌食、呕吐使水分摄入减少，从而引起细胞外失水；血浆渗透压增加，水从细胞内向细胞外转移引起细胞内失水。脱水引起血容量不足、血压下降甚至循环衰竭等严重后果。

4. 电解质平衡紊乱　渗透性利尿使钠、钾、氯、磷酸根等大量丢失，厌食、呕吐使电解质摄入减少，细胞内外水分转移入血、血液浓缩等均可导致电解质紊乱。其中以血钾影响最为明显，由于胰岛素作用不足，K^+ 从细胞内逸出导致细胞内失钾，此时由于血液浓缩、肾功能减退时 K^+ 滞留及 K^+ 从细胞内转移到细胞外，故血钾浓度可正常甚或增高，掩盖体内严重缺钾。随着治疗过程中补充血容量（稀释作用），尿量增加、K^+ 排出增加，以及纠正酸中毒和应用胰岛素使 K^+ 转入细胞内，可发生严重低血钾，诱发心律失常，甚至心脏骤停。因此，DKA 患者只要肾功能无损害，治疗时均需补钾。

5.携带氧系统失常 红细胞向组织供氧的能力与血红蛋白和氧的亲和力有关，可通过血氧离解曲线来反映。DKA 时红细胞糖化血红蛋白（GHb）增加及 2,3-二磷酸甘油酸（2,3-DPG）减少，使血红蛋白与氧亲和力增高，血氧离解曲线左移。两者均导致氧释放减少，造成组织缺氧，引起脏器功能紊乱，尤以脑缺氧加重导致脑水肿最为重要。酸中毒时，血氧离解曲线右移，释放氧增加，起代偿作用。若纠正酸中毒过快，失去这一代偿作用，而血 GHb 仍高，2,3-DPG 仍低，可使组织缺氧加重。

6.周围循环衰竭和肾功能障碍 严重失水（或）血容量减少和微循环障碍未能及时纠正，可导致低血容量性休克。肾灌注量减少引起少尿或无尿，严重者可发生急性肾衰竭。

7.中枢神经功能障碍 严重酸中毒、失水、缺氧、体循环及微循环障碍可导致脑细胞失水或水肿、中枢神经功能障碍。此外，治疗不当如纠正酸中毒时给予碳酸氢钠不当导致反常性脑脊液酸中毒加重；血糖下降过快或输液过多过快、渗透压不平衡，可引起继发性脑水肿并加重中枢神经功能障碍。

【临床表现】

早期"三多一少"症状加重；酸中毒失代偿后，病情迅速恶化，出现疲乏、食欲减退、恶心呕吐、多尿、口干、头痛、嗜睡、呼吸深快、呼气中有烂苹果味（丙酮）；后期严重失水，尿量减少、眼眶下陷、皮肤黏膜干燥、血压下降、心率加快、四肢厥冷；晚期有不同程度的意识障碍。感染等诱因引起的临床表现可被 DKA 的表现所掩盖。少数患者表现为腹痛，酷似急腹症。

【实验室检查】

（一）尿液检查

尿糖强阳性、尿酮阳性，当肾功能严重损害而肾阈增高时尿糖和尿酮可减少或消失。可有蛋白尿和管型尿。

（二）血液检查

1.血糖 一般为 16.7～33.3mmol/L。

2.血酮体 正常 < 0.6mmol/L， > 1mmol/L 为高血酮， > 3mmol/L 提示酸中毒。

3.血气分析 血实际 HCO_3^- 和标准 HCO_3^- 降低，CO_2 结合力降低，酸中毒失代偿后血 pH 值下降；剩余碱负值增大，阴离子间隙增大，与 HCO_3^- 降低大致相等。

4.血清离子 血钾初期正常或偏低，尿量减少后可偏高，治疗后若补钾不足可严重降低。血钠、血氯降低。

5. 其他检查 血尿素氮和肌酐常偏高。部分患者即使无胰腺炎存在，也可出现血清淀粉酶和脂肪酶升高，治疗后数天内降至正常。即使无合并感染，也可出现白细胞数及中性粒细胞比例升高。

【诊断与鉴别诊断】

（一）诊断

早期诊断是决定治疗成败的关键，临床上对于原因不明的恶心呕吐、酸中毒、失水、休克、昏迷的患者，尤其是呼吸有烂苹果味、血压低而尿量多者，不论有无糖尿病病史，均应想到 DAK 的可能性。立即查末梢血糖、血酮、尿糖、尿酮，同时抽血查血糖、血酮、尿素氮、肌酐、电解质、血气分析等，以肯定或排除 DAK。

（二）鉴别诊断

1. 与其他类型糖尿病昏迷鉴别 注意与低血糖、高血糖高渗状态、乳酸性酸中毒所致昏迷鉴别，通过血糖、血清酮体、血浆渗透压及用药史等可鉴别。

2. 与其他疾病所致昏迷鉴别 注意与脑膜炎、尿毒症、脑血管意外等所致昏迷相鉴别。部分患者以 DKA 作为糖尿病的首发表现，某些病例因其他疾病或诱发因素为主诉，有些患者 DKA 与尿毒症或脑卒中共存等使病情更为复杂，应注意辨别。

【治疗】

治疗原则：尽快恢复血容量，纠正失水状态，降低血糖，纠正电解质及酸碱平衡失调，同时积极寻找和消除诱因，防治并发症，降低病死率。

对早期酮症患者，仅需给予足量短效胰岛素及口服补充液体，严密观察病情，定期查血糖、血酮，调整胰岛素剂量；对酮症酸中毒甚至昏迷患者应立即抢救，根据临床情况和末梢血糖、血酮、尿糖、尿酮测定做出初步诊断后即开始治疗，治疗前必须同时抽血送生化检验。

（一）补液

补液是抢救 DKA 首要的、关键的措施。一般使用生理盐水，补液总量可按原体重的 10% 计算，如无心力衰竭，开始补液速度应较快，前 2 小时内输入 1000～2000mL，以补充血容量，改善周围循环和肾功能。以后根据血压、心率、每小时尿量、末梢循环情况及必要时通过测量中心静脉压调整输液速度，一般每 4 小时输入 1000～2000mL。第 1 个 24 小时输入 4000～5000mL，严重失水者输入 6000～8000mL。开始治疗时不能给予葡萄糖液，当血糖下降至 13.9mmol/L 时改用 5% 葡萄糖液，并按每 2～4g 葡萄糖加入 1U 短效胰岛素。鼓励患者多喝水，减少静脉补液量。也可使用胃管灌注温 0.9% 氯化钠或温开水，但不宜用于有呕吐、胃肠胀气或上消化道出血者。如治疗前已有低血压或休克，快速输液不能有效升高血压，应输入胶体溶液并采用其他抗休克措施。对伴有心脏病、心力衰竭者，应在中心静脉压监护下调节输液速度和输液量。

（二）胰岛素治疗

目前主要采用小剂量短效胰岛素治疗方案，每小时每千克体重给予 0.1U 胰岛素，加入生理盐水中持续静滴。对有休克、严重酸中毒、昏迷的患者，应静注首次负荷量普通胰岛素 10 ～ 20U。血糖下降速度一般以每小时降低 3.9 ～ 6.1mmol/L 为宜。当血糖降至 13.9mmol/L 后，改输 5% 葡萄糖溶液，并按每 2 ～ 4g 葡萄糖加 1U 普通胰岛素配制静滴，并继续给予每 4 ～ 6 小时皮下注射胰岛素 4 ～ 6U，每 4 ～ 6 小时复查血糖以调节胰岛素的用量。当病情稳定后过渡到胰岛素常规皮下注射。

（三）纠正酸中毒

轻症患者经补液和使用胰岛素后，酸中毒可逐渐纠正，不必补碱。当血 pH 值 < 7.1 或 HCO_3^- < 5mmol/L 时，用 5% 碳酸氢钠溶液 84mL，以注射用水稀释至 300mL 后静滴。

（四）补钾

治疗前血钾低于正常，在开始胰岛素和补液治疗同时立即开始补钾；血钾正常、尿量 > 40mL/h，也立即开始补钾。每小时补氯化钾 1.5g，24 小时内补充氯化钾总量为 6 ～ 10g，可采用静脉输入与口服结合的方式补钾。血钾正常、尿量 < 30mL/h，暂缓补钾；血钾高于正常，暂缓补钾。补钾过程中，最好用心电图监护。病情恢复后仍须继续口服钾盐数天。

（五）加强病情监测

需每 2 小时测血糖 1 次，4 ～ 6 小时复查血酮体、肌酐、电解质和酸碱平衡指标等。注意监测肝肾功能、心电图等，以便及时调整治疗。

（六）其他处理

如控制感染、抗休克、防止和处理脑水肿、肾衰竭，加强护理等。

【预防】

DKA 是可以预防的，在治疗糖尿病时，应加强有关糖尿病知识的宣传教育，强调预防。尤其对 T1DM，应强调要严格胰岛素治疗制度，不能随意中断胰岛素治疗或减少胰岛素剂量，且对胰岛素必须注意妥善保存（2 ～ 8℃），尤其是夏季高温季节，以免失效。T2DM 患者应随时警惕，防止各种诱因的发生，尤其是感染和应激等。不论是 T1DM 还是 T2DM，即使在患病期间如发热、厌食、恶心、呕吐等，不能因进食少而停用或中断胰岛素治疗。糖尿病合并轻度感染在院外治疗时，应注意监测血糖、血酮或尿酮体；合并急性心肌梗死、外科急腹症手术及重度感染时，应及时给予胰岛素治疗。重度 T2DM 用口服降血糖药物失效者，应及时换用胰岛素治疗，以防酮症发生。总之，预防 DKA 较抢救已发病者更为有效而重要。

思考题

1. 简述糖尿病的临床分型。
2. 试述糖尿病的慢性并发症。
3. 简述糖尿病的诊断标准。
4. 试述糖尿病酮症酸中毒的治疗方法。

第四节　痛风及高尿酸血症

【学习目标】

1. 熟悉痛风及高尿酸血症的概念、临床表现、实验室检查、诊断及鉴别诊断、治疗原则。

2. 了解痛风及高尿酸血症的分类、流行病学、病因和发病机制、预防和预后。

高尿酸血症是嘌呤代谢障碍和（或）尿酸排泄减少引起的代谢性疾病，临床上分为原发性和继发性两大类。原发性高尿酸血症由遗传和环境因素共同致病，大多为尿酸排泄障碍，具有一定的家族易感性，除极少数是先天性嘌呤代谢酶缺陷外，绝大多数病因未明，常与肥胖、糖脂代谢紊乱、高血压、动脉硬化和冠心病等聚集发生。继发性高尿酸血症主要由肾脏疾病致尿酸排泄减少、骨髓增殖性疾病及放疗致尿酸生成增多、某些药物抑制尿酸排泄等多种因素所致。其中，少数高尿酸血症患者可以发展为痛风，出现急性关节炎、痛风石、慢性关节炎、关节畸形、慢性间质性肾炎和尿酸性尿路结石等临床表现。由于受地域、民族、饮食习惯的影响，痛风发病率差异较大，我国痛风的患病率为0.34%～2.84%。

【病因与发病机制】

（一）高尿酸血症的形成

尿酸是嘌呤代谢的终产物，主要由细胞代谢分解的核酸和其他嘌呤类化合物及食物中的嘌呤经酶的作用分解而来。人体中尿酸80%来源于内源性嘌呤代谢，而来源于富含嘌呤或核酸蛋白食物者仅占20%。正常人血清尿酸的波动范围较窄，且随年龄增加而增高，女性绝经期后尤甚。此外，种族、饮食习惯、区域及体表面积均是血尿酸水平的影响因素。在37℃，血尿酸 > 420μmol/L（7mg/dL）即为高尿酸血症。

1. 尿酸生成增多

（1）主要由酶的缺陷所致，主要有：①磷酸核糖焦磷酸（PRPP）合成酶活性增高，致 PRPP 的量增多。②磷酸核糖焦磷酸酰基转移酶（PRPPAT）的浓度或活性增高，对 PRPP 的亲和力增强，降低对嘌呤核苷酸负反馈作用的敏感性。③次黄嘌呤 – 鸟嘌呤磷酸核糖转移酶（HGPRT）部分缺乏，使鸟嘌呤转变为鸟嘌呤核苷酸及次黄嘌呤转变为次黄嘌呤核苷酸减少，以致对嘌呤代谢的负反馈作用减弱。④黄嘌呤氧化酶（XO）活性增加，加速次黄嘌呤转变为黄嘌呤，黄嘌呤转变为尿酸。

（2）进食高嘌呤食物，含嘌呤丰富的食物有动物内脏、鱼、虾、蛤、蟹、酒类等。

（3）细胞大量破坏或细胞异常增殖，如溶血、白血病、淋巴瘤等疾病因细胞大量破坏或异常增殖，大量核酸分解，尿酸生成增加。

2. 尿酸排泄减少　尿酸排泄障碍是引起高尿酸血症的重要因素，包括肾小球滤过减少、肾小管重吸收增多、肾小管分泌减少及尿酸盐（MSU）结晶沉积。80% ～ 90% 的高尿酸血症具有尿酸排泄障碍，且以肾小管分泌减少最为重要。

（二）痛风

临床上仅有 5% ～ 15% 高尿酸血症患者发展为痛风，血尿酸浓度过高和（或）在酸性环境下，尿酸可析出结晶，沉积在骨关节、肾脏和皮下等组织，导致痛风性关节炎、尿酸性肾结石和急性尿酸性肾病等，确切原因尚未阐明。

1. 急性痛风性关节炎　关节炎是由于尿酸盐结晶沉积引起的炎症反应，因尿酸盐结晶可趋化白细胞，故在关节滑囊内尿酸盐沉积处可见白细胞显著增加并吞噬尿酸盐，然后释放白三烯 B_4（LTB4）和糖蛋白等化学趋化因子；单核细胞受尿酸盐刺激后可释放白介素1（IL–1）。

2. 尿酸性肾结石　随着血尿酸浓度的增高、尿尿酸排出量的增加，尿酸性肾结石的发生率亦随之增加。由于尿酸在碱性环境的溶解度明显高于酸性环境，故在高尿酸血症的酸性环境下，尿酸盐的溶解度低，导致尿酸性肾结石易于形成。

3. 急性尿酸性肾病　由于尿酸晶体在肾集合管、肾盂肾盏及输尿管内沉积，可使尿流阻塞，发生少尿和急性肾衰竭，常见于骨髓增生性疾病化疗或放疗时尿酸盐大量产生的患者。

【病理】

急性痛风性关节炎时，可见尿酸盐沉积于关节组织内，并被白细胞吞噬，导致白细胞坏死，释放激肽等多种炎症因子，引起组织水肿、渗出。慢性关节炎时，尿酸盐呈细小针状结晶在关节组织沉积，围以上皮细胞、巨核细胞，刺激滑膜囊增厚、血管翳形成、软骨退行病变、骨质侵蚀、关节周围软组织纤维化、关节畸形。痛风性肾病是痛风特征性的病理变化之一，表现为肾髓质和锥体内有小的白色针状物沉积，周围有白细胞和巨噬细胞浸润。

【临床表现】

本病临床多见于 40 岁以上的男性，女性多在更年期后发病。近年发病有年轻化趋势，常有家族遗传史。

（一）无症状期

仅有波动性或持续性高尿酸血症，从血尿酸增高至症状出现的时间可长达数年至数十年，有些可终身不出现症状。但随着年龄增长，痛风的患病率增加，并与高尿酸血症的水平和持续时间有关。

（二）急性关节炎期

受寒、劳累、饮酒、高蛋白高嘌呤饮食及外伤、手术、感染等均为常见的发病诱因。

急性关节炎期常有以下特点：①多在午夜或清晨突然起病，多呈剧痛，数小时内出现受累关节的红、肿、热、痛和功能障碍，可有关节腔积液。单侧第 1 跖趾关节最常见，其余依次为踝、膝、腕、指、肘。②秋水仙碱治疗后，关节炎症状可以迅速缓解。③发热。④初次发作常呈自限性，数日内自行缓解，此时受累关节局部皮肤出现脱屑和瘙痒，为本病特有的表现。⑤可伴高尿酸血症，但部分患者急性发作时血尿酸水平正常。⑥关节腔液或皮下痛风石偏振光显微镜检查可见双折光的针形尿酸盐结晶，是确诊本病的依据。

（三）痛风石及慢性关节炎期

1. 痛风石　是痛风的特征性临床表现，常见于耳廓、跖趾、指间和掌指关节，常为多关节受累，且多见于关节远端，外观为隆起的大小不一的黄白色赘生物，皮肤发亮，表面菲薄，严重时患处破溃则有白色粉状或糊状物排出。形成瘘管时周围组织呈慢性肉芽肿，虽不易愈合但很少感染。

2. 慢性关节炎　慢性关节炎通常累及多关节，且多见于关节远端，关节滑膜囊肥厚，随痛风石增大、骨及软骨破坏，出现以骨质缺损为中心的关节肿胀、关节僵硬及畸形。疼痛发作频繁剧烈，甚至不完全缓解。

（四）肾脏病变

1. 痛风性肾病　起病隐匿，早期仅有间歇性蛋白尿，随着病情的发展而呈持续性，伴有肾浓缩功能受损时夜尿增多，晚期可发生肾功能不全，表现为水肿、高血压、血尿素氮和肌酐升高。少数患者表现为急性肾衰竭，出现少尿或无尿，尿中可见大量尿酸晶体。

2. 尿酸性肾石病　10% ～ 25% 的痛风患者肾有尿酸结石，呈泥沙样，常无症状，结石较大者可发生肾绞痛、血尿。当结石引起梗阻时导致肾积水、肾盂肾炎、肾积脓或肾周围炎，感染可加速结石的增长和肾实质的损害。

（五）眼部病变

肥胖痛风患者易出现睑缘炎，在眼睑皮下组织中出现痛风石，破溃后可向外排出白色尿酸盐。部分患者可出现结膜炎、角膜炎、巩膜炎、虹膜睫状体炎。眼底视盘轻度充血，累及视网膜而发生渗出、水肿或视网膜剥离。

【实验室及其他检查】

1. 血尿酸测定　采用血清尿酸酶法检测。正常男性为 $208 \sim 416\mu mol/L$；女性为 $149 \sim 358\mu mol/L$，绝经后接近男性。血尿酸波动性较大，应反复监测。

2. 尿尿酸测定　限制嘌呤饮食 5 天后，每日尿酸排出量超过 3.57mmol（600mg），可认为尿酸生成增多。

3. 滑囊液或痛风石内容物检查　偏振光显微镜下可见双折光的针形尿酸盐结晶。

4. X 线检查　急性关节炎期可见非特征性软组织肿胀；慢性期或反复发作后可见软骨缘破坏，关节面不规则，特征性改变为穿凿样、虫蚀样圆形或弧形的骨质透亮缺损。

5. CT 与 MRI 检查　CT 扫描受累部位可见不均匀的斑点状高密度痛风石影像，MRI 的 T1 和 T2 加权图像呈斑点状低信号。

【诊断与鉴别诊断】

（一）诊断

1. 高尿酸血症　男性和绝经后女性血尿酸 > $420\mu mol/L$（7mg/dL）、绝经前女性 > $358\mu mol/L$（5.8mg/dL）可诊断为高尿酸血症。

2. 痛风　中年以上男性或绝经后女性，突发跖趾、踝、膝等单关节红肿疼痛，查血尿酸增高应考虑痛风。如有慢性关节炎及痛风石、尿酸性尿路结石及肾功能不全，可协助诊断。确诊依赖滑囊液及痛风石穿刺活检找到尿酸盐结晶。

（二）鉴别诊断

1. 继发性高尿酸血症或痛风　具有以下特点：①儿童、青少年、女性和老年人更多见。②高尿酸血症程度较重。③40% 的患者 24 小时尿尿酸排出增多。④肾脏受累多见，痛风肾、尿酸结石发生率较高，甚至发生急性肾衰竭。⑤痛风性关节炎症状往往较轻或不典型。⑥有明确的相关用药史。

2. 类风湿关节炎　青、中年女性多见，四肢近端小关节常呈对称性梭形肿胀畸形，晨僵明显。血尿酸不高，类风湿因子阳性，X 线示关节面粗糙，间隙狭窄甚至关节面融合。

3. 风湿性关节炎　多见于年轻女性，累及大关节，呈游走性、对称性红肿热痛，无关节畸形，可伴全心炎、环形红斑等其他风湿活动表现；血尿酸正常，血沉增快、抗 O 增高。

4. 化脓性关节炎与创伤性关节炎 前者关节囊液可培养出细菌；后者有外伤史。两者血尿酸水平不高，关节囊液无尿酸盐结晶。

5. 非尿酸性尿路结石 需与其他成分的结石鉴别，如含钙结石（草酸钙、磷酸钙、碳酸钙结石），X 线显影易与痛风混合型尿路结石混淆，但后者有高尿酸血症与相应痛风的表现。此外，胱氨酸结石 X 线也不显影，但血尿酸不高。

【治疗】

防治目的：①控制高尿酸血症，预防尿酸盐沉积。②迅速终止急性关节炎的发作。③防止尿酸结石形成和肾功能损害。

（一）一般治疗

注意休息，避免受累关节负重。控制饮食总热量，限制饮酒和高嘌呤食物（如心、肝、肾等）的大量摄入，每天饮水 2000mL 以上以增加尿酸的排泄，慎用抑制尿酸排泄的药物如噻嗪类利尿剂等，避免诱发因素和积极治疗相关疾病等。在行放疗或化疗时严密监测血尿酸水平。

（二）高尿酸血症的治疗

1. 排尿酸药 促进尿酸排泄，抑制近端肾小管对尿酸盐的重吸收，从而增加尿酸的排泄，降低尿酸水平，适合肾功能良好者；当内生肌酐清除率 < 30mL/min 时无效；已有尿酸盐结石形成，或每日尿排出尿酸盐 > 3.57mmol 时不宜使用；用药期间应多饮水，并服碳酸氢钠 3 ～ 6g/d；剂量应从小剂量开始逐步递增。常用药物有：①苯溴马隆：25 ～ 100mg/d，该药的不良反应轻，一般不影响肝肾功能；少数有胃肠道反应，过敏性皮炎、发热少见。②丙磺舒（羧苯磺胺）：初始剂量为 0.25g，每日 2 次；两周后可逐渐增加剂量，最大剂量不超过 2g/d。约 5% 的患者可出现皮疹、发热、胃肠道刺激等不良反应。

2. 抑制尿酸生成药物 别嘌醇通过抑制黄嘌呤氧化酶，使尿酸的生成减少，适用于尿酸生成过多或不适合使用排尿酸药物者。每次 100mg，每日 2 ～ 4 次，最大剂量 600mg/d；待血尿酸降至 360μmol/L 以下，可减量至最小剂量或用别嘌醇缓释片 250mg/d，与排尿酸药合用效果更好。不良反应有胃肠道刺激、皮疹、发热、肝损害、骨髓抑制等，肾功能不全者剂量减半。

3. 碱性药物 碳酸氢钠可碱化尿液，使尿酸不易在尿中积聚形成结晶，成人 3 ～ 6g/d 口服，长期大量服用可致代谢性碱中毒，并且因钠负荷过高引起水肿。

（三）急性痛风性关节炎期的治疗

应及早、足量使用药物，见效后逐渐减停。急性发作期不进行降尿酸治疗，但已服用降尿酸药物者不需停用，以免引起血尿酸波动，导致发作时间延长或再次发作。

1. 秋水仙碱 治疗急性痛风性关节炎的特效药物，通过抑制中性粒细胞、单核细胞释放白三烯 B_4、糖蛋白化学趋化因子、白细胞介素 -1 等炎症因子，同时抑制炎症细胞的变形和趋化，从而缓解炎症。初始口服剂量为 1mg，随后 0.5mg/h 或 0.5mg/2h，直到症状缓解，最大剂量 6mg/d。90% 的患者口服秋水仙碱后 48 小时内疼痛缓解。症状缓解后0.5mg，每日 2～3 次，维持数天后停药。秋水仙碱不良反应较多，如恶心、呕吐、厌食、腹胀和水样腹泻、骨髓抑制、弥散性血管内凝血、肝坏死、癫痫样发作等，现已少用。

2. 非甾体抗炎药（NSAIDs） 为急性痛风性关节炎的一线药物。通过抑制花生四烯酸代谢中的环氧化酶活性，进而抑制前列腺素的合成而达到消炎镇痛的目的。活动性消化性溃疡、消化道出血为禁忌证。常用药物有：①吲哚美辛，每次 50mg，每 6～8 小时 1 次。②双氯芬酸，口服，每次 50mg，每日 2～3 次。③布洛芬，每次 0.3～0.6g，每日 2 次。症状缓解应减量，5～7 天后停用。常见的不良反应是胃肠道溃疡及出血。禁止同时服用两种或多种 NSAIDs，否则会加重不良反应。

3. 糖皮质激素 上述药物治疗无效或不能使用秋水仙碱和 NSAIDs 时，可考虑使用糖皮质激素短程治疗。如泼尼松，起始剂量为 0.5～1mg/（kg·d），3～7 天后迅速减量或停用，疗程不超过 2 周；促肾上腺皮质激素（ACTH）50U 溶于葡萄糖溶液中缓慢静滴。可同时口服秋水仙碱 1～2mg/d。该类药物的特点是起效快、缓解率高，但停药后容易出现症状"反跳"。

（四）发作间歇期和慢性期的治疗

治疗目的是维持血尿酸正常水平，治疗目标是使血尿酸 < 6mg/dL，以减少或清除体内沉积的单钠尿酸盐晶体。使用降尿酸药物指征是：急性痛风复发、多关节受累、出现痛风石、慢性痛风石性关节炎、受累关节出现影像学改变及并发尿酸性肾石病等。降尿酸药物应在急性发作缓解 2 周后小剂量开始，逐渐加量，根据血尿酸的目标水平调整至最小有效量并长期甚至终身维持。目前临床应用的降尿酸药主要有抑制尿酸生成药和促进尿酸排泄药两类，仅在单一药物疗效不好、血尿酸明显升高、痛风石大量形成时可合用两类降尿酸药物。在开始服用降尿酸药时，可服用 24 周的 NSAIDs，以预防急性关节炎复发。较大痛风石或经皮破溃者可手术剔除。

（五）其他

痛风常与代谢综合征伴发，应积极行降压、降脂、减重及改善胰岛素抵抗等综合治疗。

【预后】

痛风是一种终身性疾病，无肾功能损害及关节畸形者，经有效治疗可维持正常的生活和工作。急性关节炎和关节畸形会严重影响生活质量，若有肾功能损害则预后不良。

思考题

1. 简述痛风的临床表现。
2. 试述痛风的诊断标准。

第 七 章

风湿性疾病

第一节 类风湿关节炎

【学习目标】

1. 掌握类风湿关节炎的概念、临床表现、诊断、鉴别诊断和治疗。

2. 熟悉类风湿关节炎的病因、发病机制、病理特点和实验室检查。

3. 了解类风湿关节炎的发病情况和预后。

类风湿关节炎（rheumatoid arthritis，RA）是以侵蚀性关节炎为主要临床表现的自身免疫性疾病。具有慢性、进行性、侵蚀性、对称性、全身性等特征。以指间关节、掌指关节、腕关节等小关节损害为主，心、肺、肾、神经等系统也受累。受损关节迁延不愈，最终导致关节畸形、功能障碍，甚至致残。

全球类风湿关节炎患病率为 0.5%～1%，我国患病率较低，为 0.32%～0.36%。男女比为 1：3，本病好发于 35～50 岁。

【病因与发病机制】

RA 病因和发病机制尚不完全清楚。一般认为，本病是遗传易感因素、环境因素及免疫失调各因素综合作用的结果。

（一）环境因素

目前认为一些感染因素（如病毒、支原体、细菌等感染）通过 3 个途径影响 RA 的发病和病情进展：①活化 T 细胞和巨噬细胞并释放细胞因子。②活化 B 细胞产生 RA 抗体。

③感染因子的某些成分与人体自身抗原通过分子模拟而导致自身免疫性的产生。

（二）遗传易感性

流行病学调查显示，RA现症者一级亲属发病率11%，明显高于普通人群发病率；同卵双生子同患RA的概率为12%～30%，也明显高于异卵双生子（4%）。说明其发病与遗传因素密切相关。许多地区和国家进行研究发现，HLA-DR4单倍型与RA的发病相关。

（三）免疫紊乱

目前认为免疫紊乱是RA主要发病机制，是以活化的CD4阳性T淋巴细胞（CD4$^+$T细胞，T淋巴细胞的一大亚群，主要功能是辅助或诱导免疫反应，在抗原识别过程中受MHC-Ⅱ类抗原复合物分子限制）和组织相容性复合物（MHC）-Ⅱ类阳性的抗原递呈细胞（APC）浸润滑膜关节为特点。滑膜关节组织的某些特殊成分或体内产生的某些内源性物质也可以作为自身抗原被APC呈递活化CD4$^+$T细胞，启动特异性免疫应答，导致本病发生。

另外，B细胞激活分化为浆细胞，分泌大量免疫球蛋白，后者与类风湿因子（AF）、补体形成的免疫复合物也可以诱发炎症。RA患者中过量的Fas分子或Fas分子和Fas配体比值的失调都会影响滑膜组织细胞的正常凋亡，使RA滑膜炎免疫反应得以持续。

【病理】

滑膜炎、血管炎是RA的基本病理改变。滑膜炎是关节表现的基础，血管炎是关节外表现的基础。其中，血管炎是RA预后不良的因素之一。

滑膜炎早期镜下见滑膜充血、水肿、炎细胞浸润。病变发展至慢性期滑膜呈绒毛状增生使滑膜增厚，滑膜表面纤维蛋白沉积，滑膜内形成炎性肉芽组织并向关节软骨扩展形成血管翳，覆盖关节软骨使之糜烂坏死。继之，关节腔内纤维蛋白性渗出物逐渐机化导致关节腔变窄、关节面粘连，形成纤维性关节强直，如同时伴有骨组织增生则最终形成骨性关节强直，导致关节畸形。

血管炎可发生于关节及关节外的任何组织，动静脉均可受累，表现为血管内皮细胞增生，管壁纤维素沉着、淋巴细胞浸润，导致管腔狭窄、阻塞。类风湿结节是血管炎的一种表现。

【临床表现】

RA可发生于任何年龄，临床表现多样，从主要的关节症状到关节外多系统受累的表现，大多起病缓慢，在出现关节症状前数周常有发热（多为低热）、全身不适、乏力、消瘦、食欲减退等，可能与感染有关，以后逐渐出现关节症状。

（一）关节表现

关节表现是类风湿关节炎的最突出表现，主要表现为关节僵硬、肿痛、畸形及功能障碍。

1. 晨僵 见于95%以上的RA患者。表现为早晨起床后，病变关节呈对称性僵硬，活动后逐渐减轻，持续时间超过1小时以上意义较大，其持续时间与病变的严重程度成正比，可作为判定病情是否活动的指标之一。

2. 关节疼痛与压痛 关节痛往往是最早出现的症状。最常出现的部位是近端指间关节、掌指关节及腕关节，其次为趾、膝、踝、肘、肩等关节，多呈对称性分布，疼痛为持续性，但时轻时重；疼痛的关节往往伴有压痛，受累关节的皮肤出现褐色色素沉着。

3. 关节肿胀 多因关节腔内积液或关节周围软组织炎症引起，病程较长者可因滑膜慢性炎症后的肥厚而引起肿胀。受累关节均可出现肿胀，常表现为对称性梭形肿胀，但局部皮肤不发红；多因关节腔积液或周围软组织炎、滑膜肥厚所致。常见的部位为腕关节、掌指关节、近端指间关节、膝关节。

4. 关节畸形 多见于较晚期患者。最为常见的关节畸形是腕关节和肘关节强直、掌指关节的半脱位、向桡侧旋转、手指向尺侧移位，导致掌指关节尺侧偏移畸形，或近端指关节半脱位，手指过伸呈"天鹅颈"样畸形及"纽扣花样"表现。关节肿痛、畸形导致功能障碍，甚至致残，丧失劳动力。

5. 特殊关节受累表现 RA也会引起一些特殊关节受累，表现为：①颈椎的可动小关节及周围腱鞘受累出现颈痛、活动受限，有时甚至因颈椎半脱位而出现脊髓受压。②肩、髋关节：其周围有较多肌腱等软组织包围，由此很难发现肿胀。最常见的症状是局部痛和活动受限，髋关节往往表现为臀部及下腰部疼痛。③颞颌关节出现于1/4的RA患者，早期表现为讲话或咀嚼时疼痛加重，严重者有张口受限。

6. 关节功能障碍 关节肿痛和结构破坏都能引起关节的活动障碍，影响日常生活能力。美国风湿病学会将本病影响生活的程度分为4级：①Ⅰ级：能照常进行日常生活和各项工作。②Ⅱ级：可进行一般的日常生活和某种职业工作，但参与其他项目活动受限。③Ⅲ级：可进行一般的日常生活，但参与某种职业工作或其他项目活动受限。④Ⅳ级：日常生活的自理和参与工作的能力均受限。

（二）关节外表现

1. 类风湿结节 为较常见的关节外表现，20%～30%的患者出现，标志着疾病处于活动期。其大小不一，可自数毫米到数厘米，质地坚韧、无压痛，对称性分布。好发于关节隆突和关节伸侧受压部位的皮下组织，腕、尺骨鹰嘴、踝、跟腱等处。此外，几乎所有脏器如心、肺、眼等均可累及。

2. 类风湿血管炎 较少见，少数可因局部缺血引起指趾端坏疽、皮肤溃疡，眼受累多为巩膜炎，严重者因巩膜软化而影响视力。

3.肺 肺受累很常见，其中男性多于女性，有时可为首发症状。常出现肺间质病变、胸膜炎、Caplan 综合征、肺动脉高压及结节样病变。

4.心脏 最常累及心包形成心包炎，常见于 RF 阳性、有类风湿结节的患者，但多数患者无临床表现，超声心动图检查约 30% 出现小量心包积液。

5.肾脏 严重的血管炎可累及肾脏，引起尿异常，但很少见。临床上，本病出现尿的异常改变，多为抗风湿药对肾脏的损害所致。

6.神经系统 神经受压是 RA 患者出现神经系统病变的常见原因。最常受累的神经有正中神经、尺神经以及桡神经，神经系统的受累可以根据临床症状和神经定位来诊断，如正中神经在腕关节处受压而出现腕管综合征。病变累及颈椎关节时，出现上肢感觉异常、肌肉无力，甚至瘫痪。类风湿脑病可表现为脑出血、蛛网膜下腔出血、脑梗死等。

7.血液系统 有贫血（一般是正细胞正色素性贫血）、中性粒细胞减少及血小板减少。

8.干燥综合征 30%～40% 的患者出现，口干、眼干是该综合征的表现。

【 **实验室及其他检查** 】

1.血象 病程长、病情重者有轻度或中度贫血；白细胞数大多正常；血小板亦减少。

2.炎性标志物 疾病活动期血沉增快，C 反应蛋白增高，缓解后下降。

3.自身抗体 自身抗体检查有利于鉴别 RA 与其他炎症性关节炎。

（1）类风湿因子检查 可分为 IgM、IgG 和 IgA 型 RF，临床上主要检测 IgM 型 RF。约 75% 患者呈阳性，但特异性不高，很多疾病都可出现，故必须结合临床表现诊断本病。

（2）抗角蛋白抗体谱 有抗核周因子（APF）抗体、抗角蛋白抗体（AKA）、抗聚角蛋白微丝蛋白抗体（AFA）和抗 CCP 抗体。其中抗 CCP 抗体在此抗体谱中对 RA 的诊断敏感性和特异性高，已在临床中普遍使用。这些抗体有助于 RA 的早期诊断，尤其是血清 RF 阴性、临床症状不典型的患者。

4.免疫复合物和补体 70% 患者血清中出现各种免疫复合物，活动期血清补体升高。

5.关节影像学检查

（1）X 线平片 对类风湿关节炎的诊断、关节病变的分期、病变演变的监测均很重要。初诊应摄腕关节和手指关节的 X 线平片。分期的标准：Ⅰ期可见关节周围软组织肿胀影、关节端骨质疏松；Ⅱ期见关节间隙变窄；Ⅲ期关节面出现虫蚀样改变；Ⅳ期可见关节半脱位和关节破坏后的纤维性和骨性强直。诊断应有骨侵蚀或肯定的局限性或受累关节近旁明显脱钙。

（2）其他 包括关节 X 线数码成像、CT、MRI 及关节超声检查。它们对诊断早期 RA 有帮助。MRA 可以显示关节软组织早期病变，如滑膜水肿、骨破坏病变的前期表现骨髓水肿等，较 X 线更敏感。

6. 关节滑液检查 关节滑液量增多，呈淡黄色或稍混浊，白细胞数增多，以中性粒细胞为主。

7. 类风湿结节活检 出现典型的病理改变有助于本病的诊断。

【诊断与鉴别诊断】

（一）诊断

目前多采用美国风湿病学会 1987 年推荐的诊断标准：①晨僵每天至少 1 小时，至少持续 6 周。②近端指间关节、掌指关节、腕关节中，至少 1 个关节肿胀，至少 6 周。③3 个或 3 个以上关节肿胀，至少 6 周。④对称性关节炎至少 6 周。⑤出现类风湿结节。⑥类风湿因子阳性。⑦X 线表现至少有骨质疏松和关节间隙变窄。符合上述诊断标准中的 4 项，类风湿关节炎的诊断即可成立。

2010 年美国风湿病学会（ACR）和欧洲抗风湿联盟（EULAR）提出了新的 RA 分类标准和评分系统，纳入了炎症标志物 ESR 和 C 反应蛋白（CRP）、抗 CCP 抗体，提高了诊断的敏感性，为早期诊断和早期治疗提供重要依据。目前该诊断标准正在临床实践中验证推广。

（二）鉴别诊断

1. 骨性关节炎 50 岁以上多见。主要累及膝、髋、脊柱等负重关节，关节疼痛于活动后加重，可有关节肿、积液。手指骨关节炎可在远端指间关节出现赫伯登（heberden）结节和近端指关节出现布夏尔（Bouchard）结节。大多数患者血沉正常，RF 阴性或低滴度阳性。X 线示非对称性关节间隙狭窄、关节边缘呈唇样增生或骨疣形成。

2. 强直性脊柱炎 主要侵犯脊柱，当周围关节受累，特别是以膝、踝、髋关节为首发症状者，需与 RA 相鉴别。强直性脊柱炎多见于青壮年男性，外周关节受累以非对称性的下肢大关节炎为主，极少累及手关节，骶髂关节炎具典型的 X 线改变。可有家族史，90% 以上患者 HLA-B27 阳性。血清 RF 阴性。

3. 银屑病关节炎 本病多发生于皮肤银屑病后若干年，其中 30%～50% 的患者表现为对称性多关节炎，与 RA 极为相似。其不同点为本病累及远端指关节处更明显，且表现为该关节的附着端炎和手指炎。同时可有骶髂关节炎和脊柱炎。血清 RF 多阴性。

4. 系统性红斑狼疮 部分患者手指关节肿痛为首发症状，且部分患者 RF 阳性，而被误诊为 RA。然而本病的关节病变较 RA 为轻，一般为非侵蚀性，且关节外的系统性症状如蝶形红斑、脱发、蛋白尿等较突出。血清 ANA、抗双链 DNA（dsDNA）抗体等多种自身抗体阳性。

【治疗】

目前 RA 不能根治，治疗的主要目标是达到临床缓解或疾病低活动度，临床缓解是没有明显的炎症活动症状和体征。

治疗原则：早期、达标、个体化方案，密切监测病情，减少致残。

（一）一般治疗

急性期应注意休息，限制关节活动，严重者需卧床休息。急性期过后应加强关节功能锻炼，以尽快恢复关节功能。

（二）药物治疗

1. 非甾体抗炎药（NSAIDs） 其作用机制为抑制环氧化酶活性，使前列环素、前列腺素、血栓素生成减少，从而减轻或消除关节肿胀、疼痛等症状。其只能对症止痛治疗，不能减轻免疫反应和影响疾病的进程，故必须同时应用抗风湿药以控制病情。该类药物不宜联合应用，如服用一种药两周以上仍无明显效果，则应换用另一种药物。常用的药物有：布洛芬，每次 0.3～0.6g，口服，每日 3～4 次；塞来昔布，每日剂量 200～400mg，分 1～2 次服用，有磺胺过敏者禁用；阿司匹林，每次 0.6～1g，口服，每日 3～4 次；萘普生，每次 0.2～0.4g，每日 2～3 次；双氯酚酸，每次 25～50mg，口服，每日 3 次。

2. 改变病情的抗风湿药（DMARDs） 起效较缓慢，一般需 1～6 个月见效，有改善和延缓病情的作用。一般认为 RA 诊断明确都应使用 DMARDs，药物的选择和应用的方案要根据患者的病情活动性、严重性和进展而定。从临床研究疗效和费用等综合考虑，一般首选甲氨蝶呤（MTX），并将它作为联合治疗的基本药物。各个 DMARDs 有其不同的作用机制及不良反应，在应用时需谨慎监测。现将本类药物中常用者详述如下。

（1）甲氨蝶呤（MTX） 主要抑制二氢叶酸还原酶，从而抑制 DNA 合成，抑制细胞增殖。每周 7.5～20mg，口服或肌内注射，每周 1 次，至少 4 周起效，疗程最少半年。MTX 是目前国内治疗 RA 首选药物之一。不良反应有肝损害、胃肠道反应、骨髓受抑制和口角糜烂等，停药后多能恢复。

（2）来氟米特 抑制合成嘧啶的二氢乳清酸脱氢酶，新型抗代谢免疫抑制剂。50mg，口服，每日 1 次，3 天后 10～20mg，每日 1 次。

（3）柳氮磺吡啶 可抑制白细胞移动，降低蛋白溶解酶活性，并抑制多种细胞因子。用量为每次 1g，口服，每日 2～3 次。由小剂量开始，会减少不良反应，对磺胺过敏者禁用。

（4）羟氯喹和氯喹 羟氯喹每日 0.2～0.4g，分 2 次服。氯喹每日 0.25g，1 次服。

（5）其他 ①金制剂：适用于早期和轻症患者，常用的药物有硫代苹果酸金钠：开始剂量为 10mg，肌内注射，每周 1 次，逐渐增至每次 50mg，起效后减量或延长注射时间，病情稳定后给予 50mg，每月 1 次肌内注射，维持治疗。②青霉胺通过使 RF 中的二硫键解聚来抑制胶原纤维的交联，从而抑制免疫反应、阻止关节破坏，用法为：开始每次 125mg，口服，每日 2 次，2～4 周后如无不良反应则剂量加倍，直至每日 500～750mg。③硫唑嘌呤：通过干扰嘌呤代谢来抑制细胞的合成，同时抑制免疫反应。每次 50mg，口服，每日 2 次，病情缓解后改为每日 50mg 维持量。④环孢素：可抑制细胞免疫及细胞因子诱发的 B 细胞活化。剂量为 3～5mg/（kg·d），口服，每日 1 次。⑤雷公藤多苷：具有抑制免疫反应和抗炎的双重作用。每次 20mg，口服，每日 3 次，病情稳定后减量。

3. 糖皮质激素　本类药物抗炎作用强、见效快，但长期使用不良反应多，停药困难，应慎重使用。一般用于关节症状重、对非甾体抗炎药无效或慢作用抗风湿药未起作用时。常用泼尼松，每日剂量一般为 30～40mg，口服，分 3～4 次服用，症状控制后递减，以每日 5～10mg 维持，逐渐用 NSAIDs 替代；若全身症状已得到控制，有 1～2 个关节症状明显，可给予激素关节腔内注射，1 年内不能超过 3 次，注射局部及附近有软组织炎症者禁忌。常用药物有醋酸去炎松 -A 或乙酸倍他米松，前者每次 2.5～10mg，后者每次 1.5～6mg。

4. 生物制剂靶向治疗　该治疗是近年来风湿性疾病治疗的新进展。该类药物是利用抗体的靶向性，特异性阻断疾病发展中的某个重要环节而发生作用。目前生物制剂有 TNF-α 拮抗剂、IL-1 拮抗剂、IL-6 拮抗剂、CD20 单克隆抗体等。为增加疗效和减少不良反应，本类生物制剂宜与 MTX 联合应用。其主要的副作用包括注射部位局部的皮疹、感染（尤其是结核感染），长期使用淋巴系统肿瘤患病率增加，TNF-α 拮抗剂则可诱发短暂自身免疫性疾病，出现自身抗体。有关于它们的长期疗效、疗程、停药复发和副作用还有待进一步研究。

5. 植物药制剂　常用的有雷公藤多苷、青藤碱、白芍总苷等，对缓解关节肿痛有效，用药时应监测不良反应。

（三）外科治疗

对药物治疗效果不理想或伴关节畸形者，可行外科手术治疗。轻者行滑膜切除术，有关节畸形及功能障碍者须行关节置换术。

【预后】

随着人们对 RA 认识的加深及 TNF-α 拮抗剂为代表的生物制剂出现，RA 的预后明显改善，经积极、正确的治疗，80% 以上的 RA 患者病情缓解。仅有少数最终致残，死亡率较低，主要原因有感染、血管炎、肺间质纤维化。

思考题

1. 简述类风湿关节炎的临床表现。

2. 试述类风湿关节炎的诊断和治疗。

第二节　系统性红斑狼疮

【学习目标】

1. 掌握系统性红斑狼疮的概念、临床表现、诊断、鉴别诊断和治疗。

2. 熟悉系统性红斑狼疮的病因、发病机制、病理特点和实验室检查。

3. 了解系统性红斑狼疮的发病情况和预后。

系统性红斑狼疮（systemic lupus erythematosus，SLE）是一种多系统损害的慢性自身免疫性疾病，其血清具有以抗核抗体为代表的多种自身抗体。SLE 的患病率因人群而异，全球平均患病率为 12～39/10 万，北欧大约为 40/10 万，黑人中患病率约为 100/10 万。我国患病率为 30.13～70.41/10 万，以女性多见，尤其是 20～40 岁的育龄妇女。在全世界的种族中，汉族人发病率位居第二。通过早期诊断及综合治疗，本病的预后较前明显改善。

【病因与发病机制】

（一）病因

本病病因尚不清楚，可能与以下因素有关。

1. 遗传因素　研究已证明，SLE 是多基因相关疾病。有 HLA-Ⅲ类的 C2 或 C4 的缺损，HLA-Ⅱ类的 DR2、DR3 频率异常。SLE 患者的第一代亲属发病率 8 倍于无 SLE 家庭；单卵孪生发病率也 5～10 倍于异卵孪生。以上特点均提示本病具有遗传倾向性。

2. 环境因素

（1）阳光：紫外线使皮肤上皮细胞出现凋亡，新抗原暴露而成为自身抗原。

（2）药物、化学试剂、微生物病原体等也可诱发疾病。

3. 雌激素　SLE 好发于育龄期女性，少年儿童及绝经后的女性发病率明显降低；妊娠可诱发本病；更年期前，男女发病率之比为 1：9。

（二）发病机制

外来抗原（病原体、药物等）引起人体 B 细胞活化。具有遗传易感性的个体因机体正常的免疫耐受机制减弱，B细胞便通过交叉反应与模拟外来抗原的自身抗原结合，并将抗原呈递给T细胞使之活化，在T细胞活化刺激下，B细胞得以产生大量不同类型的自身抗体，造成广泛性组织损害：①产生致病性自身抗体，如DNA抗体可与肾组织直接结合导致损伤，抗血小板抗体及抗红细胞抗体导致血小板和红细胞破坏，出现血小板减少和溶血性贫血，抗SSA抗体经胎盘进入胎儿心脏引起新生儿心脏传导阻滞，抗磷脂抗体引起抗磷脂抗体综合征（血栓形成、血小板减少、习惯性自发性流产）。②形成致病性免疫复合物，沉积于各组织造成组织的损伤。③T细胞和NK细胞功能失调，不能产生抑制$CD4^+T$细胞的作用，在$CD4^+T$细胞的刺激下，B细胞持续活化产生自身抗体，而T细胞功能异常致使新抗原不断出现，使自身免疫反应持续存在。

【病理】

本病的基本病理改变是炎症反应和血管异常，它可以出现在身体任何器官。中小血管因IC沉积或抗体直接侵袭而出现管壁的炎症和坏死，继发的血栓使管腔变窄，导致局部组织缺血和功能障碍。受累器官的特征性改变是苏木紫小体、洋葱皮样病变。另外，在心脏瓣膜及腱索上也可见非细菌性疣状赘生物。几乎所有病例经免疫荧光病理和电子显微镜下检查肾脏都有病变，表现为肾小球毛细血管纤维蛋白样变性及坏死，毛细血管基底膜增厚，形成"铁丝圈"样损害。

【临床表现】

本病临床症状多样，早期症状往往不典型。

（一）全身症状

大多数（90%）患者在病程中出现发热，以低热和中度热为多见，常伴有头痛、食欲减退、倦怠、乏力、体重下降等。发热主要由感染引起，也可与免疫抑制剂治疗有关。

（二）皮肤与黏膜

约80%的患者出现皮肤、黏膜损害，常见于皮肤暴露部位，包括颊部和鼻梁呈蝶形分布的红斑、盘状红斑、掌部和甲周红斑、指端缺血、面部及躯干出现皮疹等。SLE皮疹多无明显瘙痒，其中最具特征性的是鼻梁及两侧面颊部的蝶形红斑，边界清楚或模糊不清，表面光滑。病情缓解时红斑消退，留有色素沉着。

此外，患者常有日光过敏、皮肤出现网状青斑，活动期患者还可出现毛发脱落、口鼻痛性溃疡。

（三）浆膜炎

半数以上患者在急性发作期出现多发性浆膜炎，包括双侧中小量胸腔积液，中小量心包积液。

（四）关节与肌肉

常出现多发性、对称性关节肿痛，常累及指、腕、踝、膝关节，但出现红肿者少见。X线检查无关节软骨、骨组织的破坏，很少形成畸形。约50%患者有肌痛和压痛，5%～10%可有肌炎。有小部分患者在病程中出现股骨头坏死，目前尚不能肯定是由于本病所致，或为糖皮质激素的不良反应之一。

（五）肾脏

27.9%～70%的患者都有肾脏的病理改变，并出现相应临床症状。表现为狼疮肾炎及肾病综合征，肾炎时出现蛋白尿、血尿、各种管型尿，随着病情的发展，出现氮质血症、水肿和高血压等，晚期可发展至尿毒症，为本病的主要死因。肾病综合征表现为大量蛋白尿、高度水肿、高脂血症和低蛋白血症。

（六）心血管

患者常有心血管损害，可有气促、心前区不适、心律失常，严重者可发生心力衰竭导致死亡。SLE可出现疣状心内膜炎，可以脱落引起栓塞，或并发感染性心内膜炎。SLE可以有冠状动脉受累，表现为心绞痛和心电图ST-T改变，甚至出现急性心肌梗死。长期使用糖皮质激素加速了动脉粥样硬化。

（七）肺及胸膜

35%患者出现纤维蛋白性胸膜炎或胸腔积液。少数患者发生狼疮性肺炎，表现为发热、干咳、气急，X线显示肺部片状浸润阴影，以两下肺野多见。

SLE所引起的肺间质性病变主要是急性和亚急性期的磨玻璃样改变和慢性期的纤维化，表现为活动后气促、干咳、低氧血症，肺功能检查常显示弥散功能下降。约2%患者合并弥漫性肺泡出血（DAH），病情凶险，病死率高达50%以上。10%～20% SLE存在肺动脉高压，其发病机制包括肺血管炎、雷诺现象、肺血栓栓塞和广泛肺间质病变。

（八）消化系统

常有腹痛、腹泻、食欲减退、恶心、呕吐、吞咽困难等表现。血转氨酶升高。消化系统症状与肠壁和肠系膜的血管炎有关。

（九）神经系统

往往在急性期或终末期出现神经系统表现，少数患者作为首发表现。以中枢神经系统损害多见，提示病情重、预后不良。主要表现为癫痫发作、精神障碍等。

（十）血液系统及其他

60%的患者有慢性贫血，大多数为正常形态正色素性贫血，约20%的患者有血小板减少，如减少明显可导致各系统出血。少数患者形成继发性干燥综合征及眼部损害。临床症状多样，早期症状往往不典型。

（十一）并发症

1. 感染 是常见的并发症，也是最常见的死因及病情恶化的主要因素。长期接受激素及免疫抑制剂治疗是主要易感因素，且加重感染的严重程度；尿毒症及疾病本身免疫功能低下也是原因之一。肺炎、肾盂肾炎及败血症最常见，致病菌可为金黄色葡萄球菌、奴卡菌、大肠埃希菌、变形杆菌、结核菌、隐球菌及病毒等。

2. 心血管疾病 长期使用糖皮质激素可导致 SLE 患者脂代谢异常、糖尿病、高血压、肥胖等代谢异常类疾病，加剧传统心血管疾病危险因素的产生。据文献报道，35～44 岁女性 SLE 患者心肌梗死发生率是同龄正常女性的 50 倍。

3. 股骨头无菌性坏死 由于患者长期大量使用糖皮质激素，易并发骨质疏松、骨折及缺血性骨坏死。因为股骨头是最负重的骨头，故最易受累。

4. 癌症 已有证据表明，SLE 患者的癌症发病率高于普通人群，尤其是血液系统恶性肿瘤。可能与使用免疫抑制剂或继发干燥综合征有关。

5. 过敏 本病易发生药物过敏，且表现较重，一旦过敏则不容易逆转或病情恶化。容易引起过敏的常见药物有：青霉素类、头孢菌素类、磺胺类、雌激素、普鲁卡因胺、苯妥英钠等，故狼疮患者禁用以上药物。部分患者对一些食品容易发生过敏，特别是对动物性肉食，如狗肉、马肉、羊肉等。

【实验室及其他检查】

（一）一般检查

1. 血常规检查 红细胞减少，呈正细胞正色素性贫血；白细胞减少，常为粒细胞或淋巴细胞减少；血小板常减少。

2. 血沉 活动期患者血沉增快。

3. 尿常规检查 伴有肾脏损害时，可出现蛋白尿、血尿、管型尿。

（二）自身抗体检查

抗核抗体（ANA）是目前 SLE 的最佳筛选试验。阳性率约 95%，特异性不高，其他风湿性疾病也可出现，故血清效价 ≥ 1：80 意义较大。抗双链 DNA（dsDNA）抗体对诊断 SLE 很有价值，阳性患者常伴肾损害，其效价随病情的缓解而降低。抗 Sm 抗体是本病的标记性抗体，但与 SLE 病情的活动性无关。抗 SSA 抗体、抗 SSB 抗体、抗磷脂抗体等在 SLE 患者均可出现，阳性率低、特异性差。其中抗 SSA 抗体在新生儿狼疮中阳性率高，几乎都能查到。也可见类风湿因子呈阳性。

（三）其他

活动期患者血清补体降低，其中以 C_3、C_4 减少明显。约 60% 患者皮肤狼疮带试验阳性。

（四）肾组织活检

对狼疮肾炎的诊断、预后估计有帮助。

（五）影像学检查

可发现脑部梗死或出血灶及肺间质病变。

【诊断与鉴别诊断】

（一）诊断标准

目前普遍采用美国风湿病学会1997年推荐的SLE分类标准（表7-1）。该分类标准的11项中，符合4项或4项以上者，在除外感染、肿瘤和其他结缔组织病后，可诊断为SLE。其敏感性和特异性分别为95%和85%。11条分类标准中，免疫学异常和高滴度抗核抗体更具有诊断意义。一旦患者免疫学异常，即使临床诊断不够条件，也应密切随访，以便尽早做出诊断和及时治疗。

表7-1 美国风湿病学会1997年推荐的SLE分类标准

项目名称	临床特征
1. 颊部红斑	固定红斑，扁平或高起，在两颧突出部位
2. 盘状红斑	片状高起于皮肤的红斑，黏附有角质脱屑和毛囊栓；陈旧病变可发生萎缩性瘢痕
3. 光过敏	对日光有明显的反应，引起皮疹，从病史中得知或医生观察到
4. 口腔溃疡	经医生观察到的口腔或鼻咽部溃疡，一般为无痛性
5. 关节炎	非侵蚀性关节炎，累及2个或更多的外周关节，有压痛、肿胀或积液
6. 浆膜炎	胸膜炎或心包炎
7. 肾脏病变	尿蛋白 > 0.5g／24h 或 +++，或管型（红细胞、血红蛋白、颗粒或混管型）
8. 神经病变	癫痫发作或精神病，除外药物或已知的代谢紊乱
9. 血液学疾病	溶血性贫血，或白细胞减少，或淋巴细胞减少，或血小板减少
10. 免疫学异常	抗dsDNA抗体阳性，或抗Sm抗体阳性，或抗磷脂抗体阳性（包括抗心磷脂抗体，或狼疮抗凝物，或至少持续6个月的梅毒血清试验假阳性三者中具备1项阳性）
11. 抗核抗体	抗核抗体滴度异常，指在任何时候和未用药物诱发"药物性狼疮"的情况下

（二）鉴别诊断

本病早期常缺乏典型表现，往往以其中某一器官损害最突出，易误诊为其他疾病。

早期主要注意与类风湿关节炎、急性肾炎、癫痫、精神病、血液系统疾病等鉴别。怀疑本病时应及早行自身抗体检查，尤其是抗核抗体、抗dsDNA抗体、抗Sm抗体阳性对本病早期诊断有帮助。

【治疗】

若能早期诊断、早期合理治疗，可以延缓病情发展，提高患者的存活率和生活质量。应根据病情的活动性和受累器官的不同制定相应方案。

治疗原则：治疗要个体化，活动期且病情重者，予强有力的药物控制；病情缓解后，则维持性治疗。

（一）一般治疗

急性活动期以卧床休息为主。慢性期和稳定期可适当活动及参加轻微工作，注意劳逸结合，避免使用能诱发和加重本病的药物及食物。户外活动时应注意防晒，避免皮肤暴露于强阳光下。缓解期才能做预防接种，但尽可能不用活疫苗。

（二）药物治疗

1. 糖皮质激素 是治疗 SLE 的基础药物。病情不严重者选用泼尼松 $0.5 \sim 1$mg/（kg·d）晨起顿服，待病情稳定后 2 周或疗程 8 周内，开始以每 $1 \sim 2$ 周减 10% 的速度减量，减至小于 0.5mg/（kg·d）后，减药速度按病情适当调慢，维持治疗量尽量小于 10mg/d；对急性暴发性危重患者（如急性肾衰竭、严重溶血性贫血、血小板显著减少、狼疮性脑病癫痫发作等）应采用激素冲击疗法。给予甲泼尼龙 $500 \sim 1000$mg，溶于 5% 葡萄糖 250mL，缓慢静滴，每日 1 次，连续用 3 天；如病情需要，1 周后可重复使用。病情控制后改为泼尼松口服，用法同上。

2. 免疫抑制剂 单独激素治疗或不能使用激素或严重患者，如狼疮性肾炎、严重心脏病、中枢神经系统损害应加用免疫抑制剂：①环磷酰胺：每次 $0.5 \sim 1$mg/m² 体表面积，溶于生理盐水 250mL 中缓慢静滴，除病情危急每 2 周 1 次以外，通常每 4 周 1 次，连续 8 次后，如病情明显好转，则改为 3 个月静滴 1 次，至疾病活动静止后 1 年为止。②硫唑嘌呤：$1 \sim 2$mg/（kg·d），适用于中等程度严重患者，脏器损害缓慢进展者。其主要不良反应是骨髓抑制、肝损害。③环孢素：5mg/（kg·d），分两次口服，连续服用 3 个月减量，每月减 1mg/kg，减至 3mg/（kg·d）维持治疗。④吗替麦考酚酯（MMF）：其活性代谢物为霉酚酸酯，剂量 $1 \sim 2$mg/（kg·d），分 2 次口服。对白细胞、肝肾功能影响小。⑤羟氯喹：目前认为羟氯喹应作为 SLE 的背景治疗，可在诱导缓解和维持治疗中长期应用。羟氯喹 200mg，每日 2 次。用药期间应定期查眼底。⑥雷公藤总苷：可用于狼疮肾炎的辅助治疗，剂量为 20mg，每日 3 次，口服。病情稳定后减量，1 个月为一疗程。

3. 其他 针对病情危重患者，还可选用免疫球蛋白、血浆置换、人造血干细胞移植、生物制剂等治疗。

（三）对症治疗

对发热、关节痛、高血压、血脂异常等，应给予相应的对症治疗。合并抗磷脂抗体综合征者，应给予抗凝治疗；反复血栓患者，需长期甚至终身抗凝。

【预后】

随着早期诊断的手段增多和治疗 SLE 水平的提高，SLE 预后已明显改善。目前 1 年存活率约为 96%，5 年存活率约为 85%，10 年存活率约为 75%，20 年存活率约为 68%。急性期患者的死亡原因主要是 SLE 的多脏器严重损害和感染，尤其是伴有严重神经精神性狼疮和急进性狼疮性肾炎者；慢性肾功能不全和药物（尤其是长期使用大剂量激素）的不良反应、冠状动脉粥样硬化性心脏病等，是 SLE 远期死亡的主要原因。

思考题

1. 简述系统性红斑狼疮的临床表现。
2. 试述系统性红斑狼疮的诊断和治疗。

第八章

神经系统疾病

第一节 急性脑血管疾病

【学习目标】

　　1. 掌握短暂脑缺血发作、脑梗死、脑出血、蛛网膜下腔出血的概念、临床表现、诊断、鉴别诊断和治疗。

　　2. 熟悉急性脑血管疾病的分类、病因与发病机制、病理和病理生理特点、实验室和其他检查。

　　3. 了解急性脑血管疾病的发病情况和预后。

　　急性脑血管疾病是指脑部血液循环障碍引起急性脑功能损伤的一组疾病。其临床特点为起病急骤，迅速出现神经功能缺失表现。依据神经功能缺失持续时间分为短暂性脑缺血发作（< 24 小时）和脑卒中（> 24 小时）。脑卒中又称中风，指急性起病，症状持续时间至少 24 小时者。脑卒中依据病理性质又分为缺血性卒中和出血性卒中。缺血性卒中又称脑梗死，包括脑血栓形成和脑栓塞；出血性卒中包括脑出血和蛛网膜下腔出血。

　　脑血管疾病是神经系统常见病、多发病，是严重危害中老年人身体健康和生命的主要疾病，目前已成为全球第一致残和第三致死的原因。流行病学结果显示，我国城市脑血管病患病率为 719/10 万，农村患病率为 394/10 万；城市平均死亡率为每年 116/10 万，农村平均死亡病率为每年 142/10 万。

一、短暂性脑缺血发作

短暂性脑缺血发作（transient ischemic attack，TIA）是指因脑血管病变引起的一过性或短暂性、局限性脑功能缺失或视网膜功能障碍。临床症状一般持续 10～15 分钟，多在 1 小时内缓解，最长不超过 24 小时，但可反复发作。不遗留神经功能缺损症状和体征，结构性影像学（CT、MRI）检查无责任病灶。

TIA 是缺血性卒中最重要的危险因素，频繁发作的 TIA 易进展为脑卒中。据统计，一次 TIA 发作后，1 个月内发生脑卒中的概率是 4%～8%，1 年内 12%～13%，5 年内高达 24%～29%。颈内动脉系统 TIA 和表现一过性黑蒙的椎－基底动脉系统 TIA 最易发生脑梗死。心房纤颤合并 TIA 易发生栓塞性脑梗死。

【病因与发病机制】

TIA 的发病与动脉粥样硬化、动脉狭窄、心脏疾患、血液成分异常及血流动力学改变等多种病因有关。

1.**微栓子学说** 来源于颈部和颅内大动脉，尤其是动脉分叉处的动脉粥样硬化斑块、附壁血栓或心脏的微栓子脱落，引起颅内供血小动脉闭塞而产生症状。但栓子很小，易于溶解，故闭塞很快消失，血管再通，临床症状缓解。

2.**脑血管狭窄和痉挛学说** 脑动脉粥样硬化导致血管腔狭窄，故可形成血流漩涡，或脑血管受各种刺激出现血管痉挛时，可引起脑缺血发作。

3.**血流动力学改变** 由各种原因如动脉硬化、动脉炎等，导致颈内动脉系统或椎－基底动脉系统的动脉严重狭窄，在此基础上出现低血压或血压波动时，导致原来靠侧支循环维持的脑区发生一过性缺血；当血压回升后，局部脑血流恢复正常，TIA 的症状消失。

4.**其他** 锁骨下动脉盗血综合征，颈椎病引起椎动脉受压，某些血液系统疾病，如真性红细胞增多症、血液高凝状态、血小板增多症、严重贫血等，均可引起 TIA。

【临床表现】

（一）一般特点

TIA 好发于 50～70 岁的中老年人，男性多于女性。患者多伴有高血压、糖尿病、动脉粥样硬化、高脂血症等脑血管病危险因素。TIA 发病突然，迅速出现局灶性脑或视网膜功能障碍的症状；持续时间短暂，约数分钟到数小时，多在 1 小时内恢复，最长不超过 24 小时；恢复完全，不遗留后遗症状；多有反复发作的病史，每次发作表现基本相似。TIA 的症状是多种多样的，主要取决于受累血管的分布，通常分为颈内动脉系统和椎－基底动脉系统 TIA 两大类。

（二）颈内动脉系统 TIA

最常见的症状是对侧发作性的肢体单瘫、偏瘫和（或）对侧面部轻瘫。特征性的症状有眼动脉交叉瘫（病变侧单眼一过性黑蒙或失明、对侧偏瘫及感觉障碍）、Horner 征交叉瘫（病变侧 Horner 征、对侧偏瘫）及优势半球受累出现的失语。其他症状还可能有对侧偏身麻木或感觉减退、对侧同向性偏盲等。

（三）椎 – 基底动脉系统 TIA

最常见的症状是眩晕、恶心和呕吐，大多不伴耳鸣，少数内听动脉缺血患者可伴耳鸣。可有单侧或双侧面部、口周麻木，单独出现或伴有对侧肢体瘫痪、感觉障碍，呈现典型或不典型脑干缺血综合征。此外，还可出现下列几种特殊临床表现。

1. 跌倒发作 表现为患者在转头或仰头时下肢突然失去张力而跌倒，但可随即自行站起，整个过程无意识丧失，多由脑干网状结构缺血所致。

2. 短暂性全面遗忘症 表现为发作性短时间记忆丧失，伴时间、地点定向障碍，但患者有自知力，无意识障碍，多由颞叶、海马等部位缺血所致。

3. 双眼视力障碍发作 双侧大脑后动脉距状支缺血累及枕叶视皮质，可引起暂时性皮质盲。

【实验室及其他检查】

头颅 CT 和 MRI 检查大多正常，其有助于排除与 TIA 类似表现的颅内病变。CTA（CT 血管造影）、MRA（磁共振血管造影）和 DSA（数字减影血管造影）可见血管狭窄、动脉粥样硬化斑。TCD（经颅多普勒超声）可发现颅内动脉狭窄，并可进行血液状况评估和微栓子监测。

【诊断与鉴别诊断】

（一）诊断

多数 TIA 患者就诊时临床症状已经消失，故主要依靠病史诊断。中老年患者突然出现局灶性脑功能损害症状，符合颈内动脉系统和椎 – 基底动脉系统缺血表现，并在短时间内完全恢复（多不超过 1 小时，最长不超过 24 小时），应高度怀疑为 TIA。头颅 CT 和 MRI 正常，在排除其他疾病后，可以诊断为 TIA。

（二）鉴别诊断

1. 癫痫 癫痫的部分性发作，局灶性症状一般表现为持续数秒至数分钟的肢体抽动，或肢体麻木感和针刺感，脑电图多有痫样放电。

2. 梅尼埃病 该病发作性眩晕、恶心、呕吐与椎 – 基底动脉系统的 TIA 相似，但每次发作时间往往超过 24 小时，多伴耳鸣及听力下降。除眼球震颤以外，无其他神经系统定位体征。

3. 其他 TIA 还应与阿-斯（Adams-Stokes）综合征、严重心律失常、偏头痛、颅内肿瘤、慢性硬膜下血肿、脑内寄生虫病等相鉴别。

【治疗】

TIA 的治疗目的是消除病因，减少及预防复发，保护脑功能。

（一）病因治疗

积极查找 TIA 的病因，针对可能存在的卒中危险因素，如动脉粥样硬化、高血压、心脏病、糖尿病、高脂血症等进行积极有效的治疗。同时应建立健康的生活方式，戒除烟酒，合理运动，适度降低体重。病因治疗是预防 TIA 复发的关键。

（二）药物治疗

1. 抗血小板聚集药 抗血小板聚集药能阻止血小板活化、黏附和聚集，防止血栓形成，减少 TIA 的复发。可以选用阿司匹林，推荐剂量 75～150mg/d，晚餐后服；阿司匹林通过抑制环氧化酶而抑制血小板聚集，其不良反应有消化不良、恶心、腹痛、腹泻、皮疹、消化性溃疡、胃炎、胃肠道出血等。也可选用噻氯匹定，推荐剂量 125～250mg，每日 1～2 次；噻氯匹定抑制二磷酸腺苷诱导的血小板聚集，与阿司匹林不同，疗效优于阿司匹林，其不良反应主要为粒细胞减少。氯吡格雷也可使用，75mg/d；氯吡格雷可通过结合血小板表面二磷酸腺苷受体而抑制血小板聚集，减少缺血性卒中发病率，疗效优于阿司匹林。

2. 抗凝治疗药物 抗凝治疗不作为常规治疗，但对伴发房颤、冠心病或经抗血小板治疗，症状仍频繁发作的 TIA 患者，推荐使用抗凝治疗。可使用低分子肝素 4000～5000IU，每日 2 次，腹壁皮下注射，连用 7～10 天，同时要监测活化部分凝血活酶时间（APTT），使其控制在正常范围的 1.5～2.5 倍；华法林 6～12mg，每日 1 次，口服，3～5 天后改为 2～6mg 维持，监测血浆凝血酶原时间（PT）、凝血酶原比值（PTR）和国际标准化比值（INR），维持 INR 值在 1.5～2。

3. 钙通道阻滞剂 钙通道阻滞剂能阻止细胞内钙超载，防止血管痉挛，增加脑血供，改善微循环。可选用盐酸氟桂利嗪 5mg/d，睡前口服。也可选用尼莫地平 20～40mg，每日 3 次。

4. 其他 可酌情选用血管扩张药及降纤酶等治疗。

（三）手术治疗

颈动脉狭窄程度超过 70%、单次或多次发生 TIA 的患者，可进行颈动脉内膜切除术。血管成形术和血管内支架植入术对 TIA 的疗效还需进一步评价。

【预后】

不同病因的 TIA 患者预后不同，但总体上说，未经治疗和治疗无效的病例约 1/3 发展为脑梗死，1/3 可继续发作，1/3 能自行缓解。

二、脑梗死

脑梗死（cerebral infarction，CI）又称缺血性卒中（cerebral ischemic stroke，CIS），是指各种原因引起的脑部血液供应障碍，使局部脑组织发生不可逆性损害，导致脑组织缺血、缺氧性坏死。常见临床类型包括脑血栓形成、脑栓塞和腔隙性脑梗死等。脑梗死是最常见的脑卒中类型，发病率为 110/10 万，占全部脑卒中的 60%～80%。

【病因与发病机制】

（一）脑血栓形成

脑血栓形成（cerebral thrombosis，CT）是脑梗死最常见的类型，是指脑动脉主干或皮质支动脉粥样硬化，导致血管增厚、管腔狭窄闭塞及血栓形成，使脑局部血流中断，脑组织出现缺血缺氧性坏死。最常见的病因是动脉粥样硬化，其次为高血压、糖尿病和血脂异常等。较少见的病因有脑动脉炎、高半胱氨酸血症、药物滥用（如可卡因等）、烟雾样血管病及偏头痛等。

脑组织对缺血、缺氧损害极其敏感。实验证明，神经细胞在完全缺血、缺氧后十几秒即出现电位变化，20～30 秒后大脑皮质的生物电活动消失，30～90 秒后小脑及延髓的生物电活动也消失。脑动脉血流中断持续 5 分钟，神经细胞就会发生不可逆性损害，出现脑梗死。上述变化是一个复杂的过程，称为缺血性级联反应。缺血性级联反应的很多机制尚未完全阐明，有待进一步研究。

急性脑梗死病灶是由缺血中心区和其周围的缺血半暗带组成。缺血中心区完全缺血，脑组织发生不可逆性损害。缺血半暗带存在侧支循环和部分血供，有大量可存活神经元，如果血流恢复，脑代谢改善，神经细胞仍可恢复功能，具有可逆性。因缺血半暗带内的脑组织损伤具有可逆性，故在治疗和恢复神经系统功能上半暗带有重要作用。但这些措施必须在一个限定的时间内进行，这个时间即为治疗时间窗。它包括再灌注时间窗和神经保护时间窗，前者是指血液供应在一定时间内恢复，脑功能可恢复正常；后者是指在时间窗内应用神经保护药物，可防止或减轻脑损伤，改善预后。一般认为，再灌注时间窗为发病后的 3～4 小时，不超过 6 小时；神经保护时间窗可延长至发病数小时后，甚至数天。

（二）脑栓塞

脑栓塞是指身体各种栓子随血流进入颅内动脉，使血管腔急性闭塞，引起相应供血区脑组织缺血坏死和脑功能障碍。引起脑栓塞的病因很多，可分为心源性和非心源性两大类。心源性最多见，占 60% ～ 70%，其中以心房颤动导致附壁血栓形成、栓子脱落最为常见，其他如心瓣膜病、感染性心内膜炎赘生物或附壁血栓脱落、心肌梗死、心肌病、心脏手术、先天性心脏病等也可引起。非心源性栓子可见于动脉粥样硬化斑块脱落、肺静脉血栓、骨折及手术时脂肪栓或气栓、血管内治疗时血栓脱落、败血症、肾病综合征的高凝状态等。

脑栓塞常见于颈内动脉系统。因栓子具有多发、易碎、移动性及可能带菌等特点，故栓塞性脑梗死常为多发性，可伴脑炎、脑脓肿、细菌性动脉炎等。

因栓子刺激，可引起脑血管痉挛，常使缺血范围扩大。约 30% 脑栓塞合并出血，主要是因栓子破碎或栓溶而移向远端动脉，原梗死区损伤的血管发生再灌注损伤而出血。

【病理】

脑梗死发生率在颈内动脉系统约占 4/5、在椎－基底动脉系统约占 1/5。闭塞好发的血管依次为颈内动脉、大脑中动脉、大脑后动脉、大脑前动脉、椎－基底动脉等。闭塞血管内可见动脉粥样硬化或血管炎性改变、血栓形成或栓子。脑栓塞时，栓子常停止于颅内血管的分叉处或其他管腔的自然狭窄部位，常见于颈内动脉系统，其中大脑中动脉尤为多见，特别是上部的分支最易受累，而椎－基底动脉系统少见。局部血液供应中断引起的脑梗死多为白色梗死，大面积脑梗死常可继发红色梗死（即出血性梗死）。

脑缺血性病变病理分期如下：①超早期（1 ～ 6 小时）：病变组织变化不明显，部分血管内皮细胞、神经细胞、星形胶质细胞肿胀，线粒体肿胀空化。②急性期（6 ～ 24 小时）：缺血脑组织苍白、轻度肿胀，神经细胞、胶质细胞、内皮细胞明显缺血改变。③坏死期（24 ～ 48 小时）：大量神经细胞消失，胶质细胞坏变，中性粒细胞、淋巴细胞和巨噬细胞浸润，脑组织水肿。④软化期（3 天～ 3 周）：病变区液化变软。⑤恢复期（3 周后）：坏死脑组织被格子细胞清除，脑组织萎缩，小病灶形成胶质瘢痕，大病灶形成中风囊，此期持续数月至两年。

【临床表现】

（一）一般特点

多数在静态下急性起病，动态起病者以心源性脑梗死多见，部分病例在发病前可有 TIA 发作。病情多在几小时或几天内达到高峰，部分患者症状可进行性加重或波动。临床表现决定于梗死灶的大小和部位，主要为局灶性神经功能缺损的症状和体征，如偏瘫、偏身感觉障碍、失语、共济失调等。患者一般意识清楚，当发生基底动脉血栓或大面积梗死时，可出现意识障碍，甚至危及生命。

（二）不同脑血管闭塞的表现

1. 颈内动脉闭塞的表现 30%～40% 的病例可无症状（取决于侧支循环）。症状性闭塞可见单眼一过性黑矇，偶见永久性失明（视网膜动脉缺血）或 Horner 征（颈上交感神经节后纤维受损）。远端大脑中动脉缺血，可出现对侧偏瘫、偏身感觉障碍、同向性偏盲等，优势半球受累可伴失语症，非优势半球受累可出现体象障碍。

2. 大脑中动脉闭塞的表现 主干闭塞可出现病灶对侧偏瘫、偏身感觉障碍和同向偏盲（三偏），优势半球受累可出现失语，非优势半球受累可出现体象障碍。皮质支闭塞引起的偏瘫及偏身感觉障碍以面部和上肢为重，下肢和足受累较轻，累及优势半球可有失语，但意识水平不受影响。深穿支闭塞更为常见，表现为对侧偏瘫，肢体、面和舌的受累程度均等，对侧偏身感觉障碍可有偏盲、失语等。

3. 大脑前动脉闭塞的表现 大脑前动脉在分出前交通动脉前闭塞，由于对侧代偿可全无症状。若在分出前交通动脉后闭塞，可出现对侧偏瘫，下肢重于上肢，有轻度感觉障碍，优势半球病变可有 Broca 失语，也可伴有尿潴留或尿急（旁中央小叶受损）及对侧强握反射等。双侧大脑前动脉闭塞时，可出现淡漠、反应迟钝、欣快等精神症状，双下肢瘫痪、尿潴留或尿失禁及强握等原始反射。

4. 大脑后动脉闭塞的表现 临床差异很大。主干闭塞表现为对侧同向性偏盲（上部视野受损较重）、偏瘫、偏身感觉障碍及丘脑综合征，优势半球受累可出现失读（伴或不伴失写）、命名性失语、失认等。双侧皮质支闭塞可导致完全型皮质盲，有时伴有不成形的视幻觉、记忆受损（累及颞叶）、不能识别熟悉面孔（面容失认症）等。大脑后动脉深穿支闭塞的表现：丘脑穿通动脉闭塞产生红核丘脑综合征，表现为病灶侧舞蹈样不自主运动、意向性震颤、小脑性共济失调和对侧偏身感觉障碍；丘脑膝状体动脉闭塞产生丘脑综合征（丘脑的感觉中继核团梗死），表现为对侧深感觉障碍、自发性疼痛、感觉过度、轻偏瘫、共济失调、手部痉挛和舞蹈手足徐动症等。

5. 椎－基底动脉闭塞的表现 血栓性闭塞多发生于基底动脉中部，栓塞性通常发生在基底动脉尖。双侧椎动脉或基底动脉闭塞是严重的危及生命的脑血管事件，可引起脑干梗死，表现为四肢瘫痪、眩晕、呕吐、共济失调、肺水肿、消化道出血、昏迷和高热等。脑桥病变出现针尖样瞳孔。下面介绍几种常见的临床综合征。

（1）延髓背外侧综合征 由小脑后下动脉或椎动脉供应延髓外侧的分支动脉闭塞所致，主要表现有眩晕、呕吐、眼球震颤（前庭神经核受损），交叉性感觉障碍（三叉神经脊束核和对侧交叉脊髓丘脑束受损），同侧 Horner 征（下行交感神经纤维受损），饮水呛咳，吞咽困难，声音嘶哑（疑核受损），同侧小脑性共济失调（绳状体和小脑受损）。

（2）脑桥腹外侧综合征 基底动脉短旋支闭塞，表现为同侧面神经、展神经麻痹和对侧偏瘫。

（3）基底动脉尖综合征 基底动脉尖端分出小脑上动脉和大脑后动脉，闭塞后导致眼球运动障碍及瞳孔异常、觉醒和行为障碍，可伴有记忆力丧失、对侧偏盲或皮质盲。

（4）闭锁综合征 基底动脉的脑桥支闭塞致双侧脑桥基底部梗死，表现为双侧面瘫、球麻痹、四肢瘫痪，虽意识清楚，但不能讲话，能随意睁眼和闭眼，故可通过睁眼、闭眼或眼球垂直运动来表达自己的意愿。

（三）特殊类型的脑梗死

1. 大面积脑梗死 通常由颈内动脉主干、大脑中动脉主干闭塞或皮质支完全性卒中所致，表现为病灶对侧完全性偏瘫、偏身感觉障碍及向病灶对侧凝视麻痹。病程呈进行性加重，易出现明显的脑水肿和颅内压增高征象，甚至发生脑疝死亡。

2. 出血性脑梗死 由于脑梗死灶内的动脉自身滋养血管同时缺血，导致动脉血管壁损伤、坏死，血液会从破损的血管壁漏出，引发出血性脑梗死，常见于大面积脑梗死后。

3. 多发性脑梗死 指两个或两个以上不同供血系统脑血管闭塞引起的梗死，一般因反复多次发生脑梗死所致。

【实验室及其他检查】

（一）影像学检查

脑的影像学检查可以直观地显示脑梗死的范围、部位、血管分布等。

1. CT检查 头颅CT平扫是最常用的检查方法，对排除脑出血至关重要（虽然对超早期缺血性病变和皮质或皮质下小的梗死灶不敏感，特别是后颅窝的脑干和小脑梗死更难检出）。CT检查于病后24小时逐渐显示低密度梗死灶，病后2～15天出现均匀片状或楔形低密度灶。大面积脑梗死伴脑水肿和占位效应，出血性梗死呈混杂密度。病后2～3周可见"模糊效应"，即由于病灶水肿消失及吞噬细胞浸润可与周围正常脑组织等密度，CT难以分辨。

2. MRI检查 MRI对早期梗死的诊断敏感性达到88%～100%，特异性达到95%～100%。MRI能清晰显示早期缺血性梗死，梗死后数小时T1WI表现为低信号，T2WI表现为高信号病灶，出血性梗死则表现为混杂T1WI高信号。

3. 经颅多普勒超声（TCD）检查 对判断颅内外血管狭窄或闭塞、血管痉挛、侧支循环建立程度有明显帮助。

4. 其他检查 数字减影血管造影（DSA）、CT血管造影（CTA）和磁共振血管造影（MRA）可以发现血管狭窄、闭塞及其他血管病变，如动脉炎、脑底异常血管网病、动脉瘤和动静脉畸形等。其中DSA是脑血管病变检查的金标准，缺点为有创、费用高、技术条件要求高。

（二）脑脊液检查

仅在无条件进行 CT 检查、临床又难以区别脑梗死与脑出血时进行。一般脑梗死患者脑脊液（CSF）压力、常规及生化检查正常。目前已不再广泛用于诊断一般的脑卒中。

【诊断与鉴别诊断】

（一）诊断

中老年患者，有高血压及动脉硬化等脑卒中危险因素，静息状态下或睡眠中急性起病，一至数日内出现局灶性脑损害的症状和体征，并能用某一动脉供血区功能损伤来解释，临床应考虑急性脑梗死可能。CT 或 MRI 检查发现梗死灶可明确诊断。脑栓塞患者病前多有心房颤动、风湿性心脏病等病史，起病急骤，局灶性体征数秒至数分钟达到高峰。

（二）鉴别诊断

1. 脑出血脑梗死　有时与小量脑出血的临床表现相似，但脑出血多在活动中起病，病情进展快，发病时有血压明显升高等表现，头颅 CT 发现出血灶可明确诊断。

2. 颅内占位病变　颅内肿瘤等颅内占位病变有时与脑梗死的临床表现相似，但多起病缓慢，病程较长，有进行性颅内高压和局灶性神经体征，CT、MRI 可明确诊断。

【治疗】

脑梗死通常按病程分为急性期（1 个月），恢复期（2～6 个月）和后遗症期（6 个月以后）。重点是急性期的治疗，特别是超早期（< 6 小时）的治疗。要根据患者年龄、缺血性卒中类型、病情严重程度和基础疾病等采取最适当的个体化治疗。同时，要进行支持治疗、对症治疗和早期康复治疗的整体化治疗，对卒中危险因素及时采取预防性干预。

（一）一般治疗

主要为对症治疗，包括维持生命体征和处理并发症。

1. 吸氧和通气支持　轻症、无低氧血症的患者无须常规吸氧，对脑干梗死和大面积梗死等病情危重患者或有气道受累者，需要气道支持和辅助通气。

2. 控制血压　缺血性卒中后 24 小时内血压升高的患者应谨慎处理。应先处理紧张焦虑、疼痛、恶心呕吐及颅内压增高等情况。血压持续升高，收缩压 ≥ 220mmHg 或舒张压 ≥ 110mmHg，或伴有严重心功能不全、主动脉夹层、高血压脑病，可予谨慎降压治疗，并严密观察血压变化，最好使用微量输液泵，避免血压降得过低。

3. 处理血糖　急性期高血糖较常见，可以是原有糖尿病的表现或是应激反应。当超过 11.1mmol/L 时应立即予以胰岛素治疗，将血糖控制在 8.3mmol/L 以下。偶有发生低血糖，可用 10% 或 25% 的葡萄糖口服或注射纠正。

4. 降低颅内压　脑水肿多见于大面积梗死和小脑梗死患者，脑水肿常于发病后 3～5

天达高峰。治疗目标是减轻颅内压、维持足够脑灌注和预防脑疝发生。常用的药物有甘露醇、呋塞米和甘油果糖等。20% 甘露醇，每次 125～250mL，静滴，6～8 小时 1 次；呋塞米 20～40mg，静注，6～8 小时 1 次。

5. 抗感染 感染脑卒中患者（尤其存在意识障碍者）急性期容易发生呼吸道、泌尿系感染等，是导致病情加重的重要原因。一旦发生感染应及时根据细菌培养和药敏试验选用敏感的抗生素。

6. 降温治疗 发热主要由于下丘脑体温调节中枢受损、并发感染等引起。如发热存在感染应给予抗生素治疗，对中枢性发热患者，应以物理降温为主（冰帽、冰毯或酒精擦浴），必要时予以人工冬眠疗法。

7. 处理应激性溃疡 上消化道出血重症和高龄患者急性期容易发生应激性溃疡，建议常规静脉应用 H_2 受体拮抗剂等抗溃疡药，对已发生消化道出血患者，应给予冰盐水洗胃、局部应用止血药等治疗。

8. 保持水、电解质、酸碱平衡 脑卒中时，由于神经内分泌功能紊乱、意识障碍、进食减少、呕吐及中枢性高热等原因，常并发水、电解质、酸碱平衡紊乱，主要包括低钾血症、低钠血症和高钠血症，应注意纠正。

（二）特异性治疗

1. 溶栓治疗 目的是挽救缺血半暗带，通过溶解血栓，使闭塞的脑动脉再通，恢复梗死区的血液供应，防止缺血脑组织发生不可逆损伤。

（1）适应证 ①年龄 18～75 岁。②发病在 6 小时以内。③脑功能损害的体征持续存在超过 1 小时，且比较严重。④脑 CT 已排除颅内出血，且无早期脑梗死低密度改变及其他明显早期脑梗死改变。

（2）禁忌证 ①既往有颅内出血，包括可疑蛛网膜下腔出血、近 3 个月有头颅外伤史、近 3 周内有胃肠或泌尿系统出血、近 2 周内进行过大的外科手术、近 1 周内有不可压迫部位的动脉穿刺。②近 3 个月有脑梗死或心肌梗死史，但陈旧小腔隙未遗留神经功能体征者除外。③严重心、肾、肝功能不全或严重糖尿病者。④体检发现有活动性出血或外伤（如骨折）的证据。⑤已口服抗凝药且 INR > 1.5、48 小时内接受过肝素治疗（APTT 超出正常范围）。⑥血小板计数 < $100×10^9$/L，血糖 < 2.7mmol/L。⑦收缩压 > 180mmHg，或舒张压 > 100mmHg。⑧妊娠。⑨不合作者。

（3）常用溶栓药物及用法 ①尿激酶：100 万～150 万 IU，溶于生理盐水 100～200mL 中，持续静滴 30 分钟。②rt-PA：0.9mg/kg（最大剂量 90mg），先静脉推注 10%（1 分钟），其余剂量连续静滴，60 分钟滴完。

2. 抗血小板聚集治疗 常用抗血小板聚集的药物包括阿司匹林和氯吡格雷。未行溶栓的急性脑梗死患者应在 48 小时之内服用阿司匹林，100～325mg/d。溶栓的患者应在溶栓

24 小时后使用阿司匹林，以免增加出血风险。

3. 抗凝治疗　抗凝治疗的目的主要是防止缺血性卒中的早期复发、血栓的延长及防止堵塞远端的小血管继发血栓形成，促进侧支循环。一般不推荐急性缺血性卒中常规应用。但对于长期卧床，特别是合并高凝状态有形成深静脉血栓和肺栓塞趋势者，可予抗凝治疗。常用药物主要包括肝素、低分子肝素和华法林等。

4. 降纤治疗　可显著降低血浆纤维蛋白原水平，尚有增加纤溶活性及抑制血栓形成作用，脑梗死早期（特别是 12 小时以内）可选用降纤治疗，常用药物有巴曲酶、降纤酶等。

5. 脑保护治疗　脑保护剂可通过降低脑代谢、干预缺血引发细胞毒性机制，减轻缺血性脑损伤。但大多数脑保护剂在动物实验中显示有效，尚缺乏多中心、随机双盲的临床试验研究证据。常用药物有胞二磷胆碱、依达拉奉等。

（三）康复治疗

康复治疗应早期进行，只要患者意识清楚，生命体征平稳，病情不再进展，48 小时后即可进行康复治疗。要遵循个体化原则，制定短期和长期治疗计划，对患者进行针对性体能和技能训练，降低致残率，增进神经功能恢复，提高生活质量。应进行广泛的宣传教育，提高社会和家庭对康复重要性的认识。

【预后】

本病的病死率约为 10%，致残率达 50% 以上。存活者中 40% 以上可复发，且复发次数越多病死率和致残率越高。

附：腔隙性脑梗死

腔隙性梗死是指大脑半球或脑干深部的小穿通动脉在长期高血压基础上，血管壁发生病变，导致管腔闭塞，形成小的梗死灶，由于缺血、坏死和液化的脑组织被吞噬细胞移走形成空腔，故称腔隙性脑梗死。常发的部位有壳核、内囊、尾状核、丘脑和脑桥等。

【病因与发病机制】

目前认为本病的主要病因为高血压导致小动脉及微小动脉壁脂质透明变性，管腔闭塞产生腔隙性病变。病变血管是直径 100 ～ 200μm 的深穿支，多为终末动脉（如豆纹动脉等），侧支循环差，当血栓形成或脱落的栓子阻断血流时，就会导致供血区的梗死，当坏死组织被吸收后，可残留小囊腔。多次发病后脑内可形成多个病灶。

【病理】

腔隙性梗死灶呈不规则圆形、卵圆形或狭长形的囊性病灶，直径在 0.2 ～ 15mm 之间，多为 3 ～ 4mm。

【临床表现】

本病多见于中老年人，男性多于女性，半数以上患者有高血压病史。突然或逐渐起病，通常症状较轻、体征单一，一般无头痛、颅内压增高和意识障碍的表现，预后较好。许多患者并不出现临床症状，而由影像学或尸检证实。临床有 4 种类型较为常见。

1. 纯运动性轻偏瘫　是最常见类型，约占 60%，常表现为对侧面部及上下肢轻瘫，瘫痪程度大致均等，多无感觉障碍、视觉障碍和言语障碍等。病变多位于内囊、放射冠或脑桥等处。

2. 纯感觉性卒中　较常见，特点是偏身感觉缺失，可伴感觉异常，如麻木、烧灼或沉重感等。病变主要位于对侧丘脑腹后外侧核。

3. 共济失调性轻偏瘫　病变对侧轻偏瘫，伴偏瘫侧共济失调，偏瘫下肢重于上肢。病变位于脑桥基底部、内囊或皮质下白质。

4. 构音障碍 – 手笨拙综合征　约占 20%，表现为构音障碍、吞咽困难、病变对侧中枢性面舌瘫、面瘫侧手无力和精细动作笨拙。病变位于脑桥基底部、内囊前肢及膝部。

本病反复发作，引起多发性腔隙性梗死，称为腔隙状态，常累及双侧皮质脊髓束和皮质脑干束，出现假性球麻痹、认知功能下降和帕金森综合征等表现。

【实验室及其他检查】

CT 可见病变部位单个或多个圆形、卵圆形低密度病灶，边界清晰，无占位效应；MRI 呈 T1 低信号、T2 高信号，能较 CT 更为清楚地显示腔隙性脑梗死病灶。

【诊断与鉴别诊断】

中老年患者，有长期高血压病史；急性起病，出现局灶性神经功能缺损症状；头颅 CT 或 MRI 检查可发现相应的脑部有腔隙病灶，可做出诊断。

本病应与小量脑出血、脑囊虫病和转移瘤等疾病鉴别。

【治疗】

本病的治疗与脑梗死类似，一般不用脱水剂治疗。主要是控制危险因素，尤其要强调积极控制高血压。可以应用抗血小板聚集药如阿司匹林，也可用钙通道阻滞剂如尼莫地平等治疗。

【预后】

本病预后一般良好，死亡率和致残率较低，但复发率较高。

三、脑出血

脑出血（intracerebral hemorrhage，ICH）是指原发性非外伤性脑实质内出血，发病率为每年 60～80／10 万，在我国占全部脑卒中的 20%～30%，急性期病死率为30%～40%。在脑出血中，大脑半球出血约占 80%，脑干和小脑出血约占 20%。

【病因与发病机制】

（一）病因

本病最常见的病因是高血压合并细小动脉硬化，约占 60%；由动脉瘤或动 - 静脉血管畸形破裂所致脑出血约占 30%；其他病因包括血液病（如白血病、再生障碍性贫血、血小板减少性紫癜、血友病、红细胞增多症和镰状细胞病）、脑淀粉样血管病变、脑动脉炎、抗凝或溶栓治疗等。

（二）发病机制

脑动脉壁薄弱，肌层和外膜结缔组织较少，缺乏外弹力层，长期高血压可使脑细小动脉发生玻璃样变性、纤维素样坏死，甚至形成微小动脉瘤，在此基础上血压骤然升高时易导致血管破裂出血。高血压脑出血以基底节区发病最为常见，主要因为豆纹动脉和旁正中动脉等深穿支动脉自脑底部的动脉直角发出，承受压力较高的血流冲击，易导致血管破裂出血（又称出血动脉）。非高血压性脑出血由于其病因不同，故发病机制各异。

神经功能缺损症状主要是出血和水肿引起脑组织受压，而不是破坏，故神经功能可有相当程度的恢复。出血 48 小时后进入脑水肿高峰期，临床症状和体征可加重。

【病理】

脑出血的常见部位是壳核，其次为丘脑、脑叶、脑桥、小脑及脑室等。

病理检查可见血肿中心充满血液，周围水肿。血肿较大时引起颅内压增高，可使脑组织和脑室移位、变形，重者形成脑疝。急性期后血块溶解，吞噬细胞清除含铁血黄素和坏死脑组织，胶质增生，小出血灶形成胶质瘢痕，大出血灶形成中风囊。

【临床表现】

脑出血以 70 岁以上的高血压患者多见，男性稍多于女性，冬春两季发病率较高。多在情绪激动、活动或过度用力时突然发病，发病后病情常于数分钟至数小时内达到高峰，表现为血压明显升高，并出现头痛、呕吐、肢体瘫痪、不同程度的意识障碍、脑膜刺激征和痫性发作等。临床表现的轻重取决于出血量和出血部位，根据出血部位不同可分为以下几种类型。

1. 基底节区出血　其中壳核出血是最常见的出血部位，占 50%～60%，丘脑出血约占 24%，尾状核出血少见。

（1）壳核出血　系豆纹动脉尤其是其外侧支破裂所致，常表现为病灶对侧偏瘫、偏身感觉缺失和同向性偏盲（三偏征），还可出现双眼向病灶侧凝视，优势半球受累可有失语。

（2）丘脑出血　系丘脑膝状体动脉和丘脑穿通动脉破裂所致，常有对侧偏瘫、偏身感觉障碍，通常感觉障碍重于运动障碍。深、浅感觉均受累，而深感觉障碍更明显。优势侧丘脑出血可出现丘脑性失语、精神障碍、认知障碍和人格改变等。也可表现为眼球运动障碍，出现眼球向上注视麻痹，常向内下方凝视。

2. 脑干出血

（1）脑桥出血　约占脑出血的 10%，多由基底动脉脑桥支破裂所致，出血多位于脑桥基底部与被盖部之间。出血量小时患者多意识清楚，表现为交叉性瘫痪、共济失调性偏瘫和两眼向病灶对侧凝视等。大量出血（血肿 > 5mL）可累及双侧被盖部和基底部，常破入第四脑室，患者迅即出现昏迷、双侧瞳孔呈针尖样、四肢瘫痪、呼吸困难和去大脑强直发作，呕吐咖啡样胃内容物，出现中枢性高热等。

（2）中脑出血　少见，常突然出现复视、眼睑下垂、一侧或两侧瞳孔扩大、眼球不同轴、水平或垂直眼震、同侧肢体共济失调，也可表现 Weber 或 Benedikt 综合征。严重者很快出现意识障碍、去大脑强直，常迅速死亡。

（3）延髓出血　更为少见，临床表现为突然意识障碍，影响生命体征，呼吸、心率、血压改变，继而死亡。轻症患者可表现不典型的 wallenburg 综合征。

3. 小脑出血
约占脑出血的 10%。多由小脑上动脉分支破裂所致。常表现为突发眩晕、呕吐、后头部疼痛、眼震、站立和行走不稳、肢体共济失调、肌张力降低、颈项强直，但患者多无瘫痪。出血量较多时，病情迅速进展，发病时或病后 12 ~ 24 小时内出现昏迷及脑干受压征象，双侧瞳孔缩小至针尖样，呼吸不规则，最后致枕骨大孔疝而死亡。

4. 脑叶出血
占脑出血的 5% ~ 10%，常由脑动静脉畸形、血管淀粉样病变、血液病等所致。出血以顶叶最常见，其次为颞叶、枕叶、额叶。额叶出血多表现为前额痛、呕吐、对侧偏瘫、偏视，精神障碍、痫性发作较多见，优势半球出血时可出现运动性失语。顶叶出血偏瘫较轻，而偏侧感觉障碍显著，可出现对侧下象限盲，优势半球出血时可出现混合性失语。颞叶出血多表现为对侧中枢性面舌瘫及上肢为主的瘫痪，可出现对侧上象限盲，优势半球出血时可出现感觉性失语或混合性失语，可有颞叶癫痫、幻嗅、幻视。枕叶出血多无肢体瘫痪，可出现对侧同向性偏盲，并有黄斑回避现象，也可有一过性黑蒙和视物变形。

5. 脑室出血
占脑出血的 3% ~ 5%，分为原发性和继发性脑室出血。原发性脑室出血多由脉络丛血管或室管膜下动脉破裂出血所致，继发性脑室出血是指脑实质出血破入脑室。出血量少时，表现为突然头痛、呕吐、脑膜刺激征，一般意识清楚，有血性脑脊液者应与蛛网膜下腔出血鉴别。出血量大时很快出现昏迷、针尖样瞳孔、病理反射阳性、四肢弛缓性瘫痪及去脑强直发作、高热、呼吸不规则、脉搏和血压不稳定等症状，预后差，多迅速死亡。

【实验室及其他检查】

1. CT检查　CT检查是诊断脑出血首选的重要方法，可清楚显示出血部位、出血量大小、血肿形态、是否破入脑室及血肿周围有无低密度水肿带和占位效应等。病灶多呈圆形或卵圆形均匀高密度区，边界清楚。在血肿被吸收后显示为低密度影。

临床可通过CT影像，采用简便易行的多田氏公式估算出血量，即出血量（mL）=π/6×最大面积长轴（cm）×最大面积短轴（cm）×层数×层厚（cm）。

2. MRI检查　MRI检查对发现结构异常、明确脑出血的病因很有帮助。对检出脑干和小脑的出血灶和监测脑出血的演进过程优于CT扫描，对急性脑出血诊断不及CT。

3. 其他检查　数字减影血管造影（DSA）可清楚地显示异常血管和破裂血管及其部位。脑出血破入脑室或蛛网膜下腔时，腰穿可见血性脑脊液。血液检查可有白细胞增高、血糖升高等。

【诊断与鉴别诊断】

（一）诊断

50岁以上中老年患者，有长期高血压病史，在活动中或情绪激动时突然发病，迅速出现局灶性神经功能缺损症状及头痛、呕吐等颅内高压症状应考虑脑出血的可能，结合头颅CT检查，可迅速明确诊断。

（二）鉴别诊断

1. 其他急性脑血管疾病　与其他脑血管病的鉴别见表8-1。

2. 全身性疾病　对发病突然、迅速昏迷且局灶体征不明显者，应注意与引起昏迷的全身性疾病如中毒（酒精中毒、镇静催眠药物中毒、一氧化碳中毒）及代谢性疾病（低血糖、肝性脑病、肺性脑病和尿毒症）鉴别。

3. 外伤性颅内血肿　对有头部外伤史者应与外伤性颅内血肿鉴别，这类出血以颅内压增高的症状为主，CT检查有助于确诊。

表8-1　脑梗死、脑出血、蛛网膜下腔出血的鉴别

| | 缺血性脑血管病 | | 出血性脑血管病 | |
	脑血栓形成	脑栓塞	脑出血	蛛网膜下腔出血
年龄	60岁以上	青壮年多见	50～60岁多见	中老年多见
病因	动脉粥样硬化	风心病	高血压动脉硬化	动脉瘤、畸形

续表

	缺血性脑血管病		出血性脑血管病	
	脑血栓形成	脑栓塞	脑出血	蛛网膜下腔出血
发病时状况	安静状态下	不定	活动状态下	同左
起病缓急	较缓（时、日）	最急（秒、分）	急（分、时）	急骤（分）
意识障碍	常无或轻	少，多短暂	多且重	少，短
头痛	多无	少有	常有	剧烈
呕吐	少	少	多	最多
血压	多正常	多正常	明显增高	正常或增高
锥体束受损	有	有	有	多无
CT 检查	脑内低密度影	低密度影	脑内高密度影	蛛网膜下腔高密度影

【治疗】

本病的基本治疗原则为脱水降颅压、减轻脑水肿；调整血压；防止继续出血；加强护理，防治并发症；促进神经功能恢复；降低死亡率、致残率和减少复发。

（一）内科治疗

1. 一般处理

（1）卧床休息　一般应卧床休息 2～4 周，避免情绪激动及血压升高。

（2）保持呼吸道通畅　昏迷患者应将头歪向一侧，以利于口腔分泌物及呕吐物流出，并可防止舌根后坠阻塞呼吸道，随时吸出口腔内的分泌物和呕吐物，必要时行气管切开。

（3）吸氧　有意识障碍、血氧饱和度下降或有缺氧现象（$PO_2 < 60mmHg$ 或 $PCO_2 > 50mmHg$）的患者应给予吸氧。

（4）鼻饲　昏迷或有吞咽困难者在发病第 2～3 天即应鼻饲。

（5）对症治疗　过度烦躁不安的患者可适量用镇静药，便秘者可选用缓泻剂。

（6）预防感染　加强口腔护理，及时吸痰，保持呼吸道通畅。留置导尿时应做膀胱冲洗。昏迷患者可酌情用抗生素预防感染。

（7）观察病情　严密注意患者的意识、瞳孔大小、血压、呼吸等改变，有条件时应对昏迷患者进行监护。

2. 降低颅内压　脑出血后 3～5 天，脑水肿达到高峰。脑水肿可使颅内压增高，并致脑疝形成，是影响脑出血死亡率及功能恢复的主要因素。积极降低颅内压、减轻脑水肿是脑出血急性期治疗的重要环节。可酌情选用以下药物。

（1）甘露醇　20% 甘露醇 125～250mL 快速静滴，6～8 小时 1 次，一般情况以应用 5～7 天为宜；如有脑疝形成征象可快速加压静滴或静脉推注；冠心病、心肌梗死、心力衰竭和肾功能不全者宜慎用。

（2）呋塞米　较常用，每次 20～40mg，每日 2～4 次，静注，常与甘露醇交替使用，可增强脱水效果，用药过程中应注意监测肾功能和水、电解质平衡。

（3）甘油果糖　甘油果糖 500mL 静滴，每次 1～2 次，3～6 小时滴完，脱水、降颅压作用较甘露醇缓和，用于轻症患者、重症患者的病情好转期和肾功能不全患者。

（4）10% 人血白蛋白　10% 人血白蛋白 50～100mL 静滴，每日 1 次，对低蛋白血症患者更适用，可提高胶体渗透压，作用较持久。

3. 调控血压　脑出血患者血压的控制并无一定的标准，应视患者的年龄、既往有无高血压、有无颅内压增高、出血原因、发病时间等情况而定。一般可遵循下列原则：①脑出血患者不要急于降血压，因为脑出血后的血压升高是对颅内压升高的一种反射性自我调节，应先降颅内压后，再根据血压情况决定是否进行降血压治疗。②血压 ≥ 200/110mmHg 时，在降颅压的同时可慎重平稳降血压治疗，使血压维持在略高于发病前水平或 180/105mmHg 左右。收缩压 170～200mmHg 或舒张压 100～110mmHg，暂时可不必使用降压药，先脱水降颅压，并严密观察血压情况，必要时再用降压药。血压降低幅度不宜过大，否则可能造成脑低灌注。收缩压 < 165mmHg 或舒张压 < 95mmHg，不需降血压治疗。③血压过低者应升压治疗，以保持脑灌注压。

4. 止血治疗　研究表明，止血剂无肯定疗效，一般不用。若有凝血功能障碍，可应用，时间不超过 1 周。

5. 亚低温治疗　是脑出血的辅助治疗方法，而且越早用越好，可在临床中试用。

6. 康复治疗　早期将患肢置于功能位，如病情允许，危险期过后应及早进行肢体功能、言语障碍及心理康复治疗。

7. 并发症的防治

（1）感染　出现肺部、泌尿道及皮肤感染时可根据经验和药敏试验选用抗生素。

（2）应激性溃疡　脑出血可引起消化道出血，对重症或高龄患者应预防性应用 H_2 受体阻滞剂，一旦出血应按上消化道出血的治疗常规进行处理。

（3）痫性发作　有癫痫频繁发作者，可静脉缓慢推注安定 10～20mg，或苯妥英钠 15～20mg/kg 缓慢静滴，以控制发作，一般不需长期治疗。

（4）中枢性高热　大多采用物理降温。

（5）下肢深静脉血栓形成　通过勤翻身、被动活动、抬高患肢进行预防，一旦发生应给予低分子肝素 4000U 皮下注射，每日 2 次。

（二）外科治疗

目的是尽快清除血肿、降低颅内压、挽救生命，其次是尽可能早期减少血肿对周围脑组织的压迫，降低致残率。

1. 手术适应证 ①出血量：皮质下、壳核出血≥30mL，丘脑出血≥15mL，小脑出血≥10mL或直径≥3cm者。②出血范围：壳核出血发展到内囊后肢，累及丘脑或丘脑下部，破入或不破入脑室者。③临床症状：患者处于昏睡、浅昏迷或脑疝早期，意识状态进行性加重、内科治疗无好转者。

2. 手术方法 可酌情选用去骨瓣减压术、小骨窗开颅血肿清除术、钻孔穿刺血肿碎吸术、内窥镜血肿清除术、微创血肿清除术和脑室穿刺引流术等。

【预后】

脑出血死亡率约为40%，脑水肿、颅内压增高和脑疝形成是致死的主要原因。预后与出血量、出血部位及有无并发症有关。

四、蛛网膜下腔出血

蛛网膜下腔出血（subarachnoid hemorrhage，SAH）是指脑底部或脑表面的血管破裂后，血液直接流入蛛网膜下腔引起的一种临床综合征，又称原发性蛛网膜下腔出血。继发性蛛网膜下腔出血见于脑实质或脑室出血、外伤性硬膜下或硬膜外出血流入蛛网膜下腔。本节内容仅叙述原发性蛛网膜下腔出血。蛛网膜下腔出血约占急性脑卒中的10%，年发病率为5～20/10万。

【病因与发病机制】

（一）病因

1. 颅内动脉瘤 是最常见的病因，占50%～85%。

2. 血管畸形 约占2%，主要是动静脉畸形，青少年多见。

3. 脑底异常血管网病 又称moyamoya病，约占1%。

4. 其他 如颅内肿瘤、血管炎、血液系统疾病、凝血障碍疾病及抗凝治疗并发症等。

（二）发病机制

动脉瘤可能由于动脉壁先天性肌层缺陷或后天获得性内弹力层变性所致，其发生存在一定程度的遗传倾向和家族聚集性。随着年龄增长，由于动脉壁粥样硬化、高血压和血涡流冲击等因素影响，动脉壁弹性减弱，管壁薄弱处逐渐向外膨胀突出，形成囊状动脉瘤。当动脉瘤破裂，血液涌入蛛网膜下腔，压迫脑组织，可迅速出现脑水肿和颅内压增高等表现。脑动静脉畸形是发育异常形成的畸形血管团，血管壁薄弱处于破裂临界状态，激动或不明显诱因可导致破裂，形成蛛网膜下腔出血。

【病理】

动脉瘤主要位于Willis环的血管及其主要分支血管。90%动脉瘤位于脑底动脉环前部，其中后交通动脉和颈内动脉的连接处约 40%、前交通动脉与大脑前动脉分叉处约 30%、大脑中动脉在外侧裂第一个主要分支处约 20%。后循环动脉瘤最常见于基底动脉尖端或椎动脉与小脑后下动脉的连接处，约 10%。随着年龄的增长，动脉瘤破裂的概率增加，高峰年龄在 35～65 岁，动脉瘤的破裂与大小有关，直径大于 10mm 极易出血。动脉瘤破裂后血液流入蛛网膜下腔多沉积在脑底部各脑池中。大量出血时，血液可形成一层凝块将颅底的脑组织、血管及神经覆盖，当血液流入脑室时，可导致脑脊液回流障碍而出现急性梗阻性脑积水、脑室扩大、脑膜无菌性炎症等。

【临床表现】

蛛网膜下腔出血临床表现差异较大，轻者可没有明显临床症状和体征，重者可突然昏迷甚至死亡。

（一）起病情况

各个年龄段及男女两性均可发病，但以中青年发病居多，女性发病常多于男性。本病起病突然，多在数秒或数分钟内起病，多数患者发病前有明显诱因，如剧烈运动、过度疲劳、用力排便、情绪激动等。

（二）常见表现

1. 头痛　突发异常剧烈的头痛，呈爆裂样疼痛或胀痛，难以忍受，患者描述为"一生中经历的最严重的头痛"。多伴有恶心、呕吐，可有意识障碍，少数患者可出现癫痫发作。

2. 脑膜刺激征　患者出现颈强直、Kernig 征和 Brudzinski 征等脑膜刺激征，其中以颈强直最多见。

3. 局灶性症状　部分患者可出现局灶性神经功能缺损症状，表现为短暂或持久的单瘫、偏瘫、失语等。

4. 眼部症状　20% 患者可见玻璃体下片状出血、视乳头水肿或视网膜出血。

5. 精神症状　一些患者，特别是老年患者精神症状可较明显，如欣快、谵妄和幻觉等，多在 2～3 周内自行消失。

【并发症】

1. 蛛网膜下腔再出血　常在 2 周内发生，多在病情稳定后再次发生剧烈头痛、呕吐、痫性发作、脑膜刺激征等。

2. 脑血管痉挛　病后 3～5 天开始发生，5～14 天为迟发性血管痉挛高峰期，2～4 周逐渐消失。临床症状取决于发生痉挛的血管，常表现为意识障碍、局灶性神经功能损害体征（如偏瘫）等，是死亡和致残的重要原因。

3. 脑积水　起病 1 周内 15%～20% 的患者发生急性脑积水，轻者出现嗜睡、思维缓慢、短时记忆受损等，严重者可造成颅内高压，甚至脑疝。亚急性脑积水发生于起病数周后，表现为隐匿出现的痴呆、步态异常和尿失禁。

4. 其他 5%～10% 的患者发生癫痫发作，少数患者还可发生低钠血症。

【实验室及其他检查】

1. CT 检查 是确诊 SAH 的首选诊断方法，其敏感性在 24 小时内为 90%～95%，3 天为 80%，1 周为 50%。CT 可显示大脑外侧裂池、前纵裂池、鞍上池、脑桥小脑脚池、环池和后纵裂池高密度出血影，并可确定有无脑实质出血或脑室出血及是否伴脑积水或脑梗死。

2. MRI 检查 主要用于发病 1～2 周后，CT 敏感性降低时采用。

3. 脑脊液（CSF）检查 若 CT 已确诊，腰穿不作为常规检查。当 CT 扫描不能确定 SAH 临床诊断，但又怀疑 SAH 时，若病情允许可行 CSF 检查，最好在发病 12 小时后进行，以便与穿刺误伤鉴别。蛛网膜下腔出血的脑脊液呈均匀血性，压力增高，离心后呈淡黄色。但须注意腰穿有诱发脑疝形成的风险。

4. 数字减影血管造影（DSA） 一旦 SAH 诊断明确后需行全脑 DSA 检查，以确定动脉瘤位置、大小、与载瘤动脉的关系、侧支循环情况及有无血管痉挛等，同时利于发现烟雾病、血管畸形等。造影时机一般选择在 SAH 后 3 天内或 3 周后，以避开脑血管痉挛和再出血的高峰期。

5. 其他 CT 血管造影（CTA）和磁共振血管造影（MRA）是无创性脑血管显影方法，主要用于有动脉瘤家族史或破裂先兆者的筛查，其准确性和敏感性不如 DSA。经颅多普勒超声（TCD）动态检测颅内主要动脉流速是及时发现脑血管痉挛倾向和痉挛程度的最灵敏的方法。血常规、凝血功能、肝功能及免疫学等检查有助于寻找其他出血的原因。

【诊断与鉴别诊断】

（一）诊断

出现突然发生的剧烈头痛、呕吐、脑膜刺激征阳性，伴或不伴意识障碍时，应高度怀疑蛛网膜下腔出血，若 CT 显示脑池和蛛网膜下腔高密度影或腰穿检查示压力增高及均匀血性脑脊液等可临床确诊。蛛网膜下腔出血诊断后应进一步进行 DSA 或 CTA、MRA 等检查，以便明确病因。

（二）鉴别诊断

1. 其他脑血管病 与其他脑血管病的鉴别见表 8-1。

2. 脑膜炎 细菌性、真菌性、结核性和病毒性脑膜炎等均可有头痛、呕吐及脑膜刺激征，故应注意与 SAH 鉴别。根据脑膜炎发病不如 SAH 急骤，病初先有发热，脑脊液有相应感染表现，头颅 CT 无蛛网膜下腔出血表现等特点进行鉴别。

【治疗】

本病的治疗目的是降低颅内压，防治再出血、脑血管痉挛及脑积水等并发症，寻找出血原因，治疗原发病，降低病死率和致残率。

（一）一般处理及对症治疗

绝对卧床休息 4～6 周，避免搬动和过早离床。密切监测生命体征和神经系统体征的变化。保持气道通畅，维持稳定的呼吸、循环系统功能。安静休息，避免引起血压及颅内压增高的诱因，如用力排便、咳嗽、喷嚏、情绪激动、疼痛及恐惧等。注意液体出入量平衡，纠正水、电解质平衡紊乱。烦躁者给予镇静药。头痛者给予镇痛药。痫性发作时可以短期采用抗癫痫药物如安定、卡马西平或丙戊酸钠。

（二）降低颅内压

对有颅内高压者适当限制液体入量、防治低钠血症、过度换气等都有助于降低颅内压。临床常用脱水剂降颅压，常用的有甘露醇、呋塞米、甘油果糖或甘油氯化钠，也可酌情选用白蛋白。若伴发的脑内血肿体积较大时，应尽早手术清除血肿，降低颅内压以抢救生命。

（三）防止再出血

1.调控血压 去除疼痛等诱因后，如果收缩压 > 180mmHg 或平均动脉压 > 125mmHg，可在监测血压下使用短效降压药，使血压稳定在正常或者起病前水平。临床可选用钙通道阻滞剂、β 受体阻滞剂或 ACEI 等降压药物。

2.抗纤溶药物 抗纤溶药物可以延迟动脉瘤破裂后凝血块的溶解，有利于血管内皮的修复，降低再出血率。常用药物有 6- 氨基己酸、止血芳酸及止血环酸（氨甲环酸）。如 6- 氨基己酸初次剂量 4～6g，溶于 100mL 生理盐水或者 5% 葡萄糖注射液中静滴，15～30 分钟滴完，以后维持静滴 1g/h，12～24g/d，使用 2～3 周。应注意抗纤溶治疗可增加脑缺血性病变的发生率，建议与钙通道阻滞剂同时使用。

3.外科手术 动脉瘤性 SAH，可选择手术夹闭动脉瘤或者介入栓塞动脉瘤等方法。

（四）预防脑血管痉挛

目前临床上用钙通道阻滞剂预防脑血管痉挛，如尼莫地平每次 40～60mg，每日 4～6 次，连用 21 天，可降低动脉瘤性 SAH 后不良转归和缺血性神经功能缺损者的比例，其他口服或静脉使用的钙通道阻滞剂疗效尚未确定。

（五）防治脑积水

轻度的急、慢性脑积水，可给予醋氮酰胺 0.25g，每日 3 次，以减少 CSF 分泌，也可酌情选用甘露醇、呋塞米等药物。病情严重时可行脑室穿刺 CSF 外引流术及 CSF 分流术等手术治疗。

【预后】

约 10% 的患者在接受治疗前死亡，30 天内病死率约 25% 或更高。远期预后与再出血和脑血管痉挛等有关。

思考题

1. 简述急性脑血管疾病的分类。

2. 试述脑血栓形成、脑栓塞、脑出血和蛛网膜下腔出血的鉴别。

第二节 癫 痫

【学习目标】

1. 掌握癫痫的概念、分类、临床表现、诊断、鉴别诊断和治疗。掌握癫痫持续状态的临床表现和救治措施。

2. 熟悉癫痫的病因、发病机制。

3. 了解癫痫的发病情况。

癫痫（epilepsy）是一组由不同病因引起，脑部神经元高度同步化异常放电的临床综合征，以发作性、短暂性、重复性和刻板性为特点，可表现为感觉、运动、意识、精神、行为及自主神经功能障碍。临床上每次发作或每种发作的过程称为痫性发作，一个患者可有一种或多种形式的痫性发作。在癫痫中，具有特殊病因、由特定症状和体征组成的特定癫痫现象称为癫痫综合征。

癫痫是一种常见病，年发病率 50～70/10 万，患病率约为 5‰。我国约有 700 万以上的癫痫患者，每年新发癫痫患者 65 万～70 万。

【病因与发病机制】

（一）病因分类

癫痫是一组临床综合征，不是独立的疾病。引起癫痫的病因非常复杂，有些病因已知，有些病因还在探索中。根据病因，癫痫可分为 3 大类。

1. **特发性癫痫** 病因不明，尚未发现足以引起癫痫发作的脑部结构性损伤和功能异常，主要与遗传因素有关。

2. **症状性癫痫** 由各种明确的中枢神经系统结构损伤或功能异常所致。主要原因有脑外伤（颅脑外伤、产伤等）、脑血管病（出血或缺血性脑血管病）、脑肿瘤、中枢神经系统感染（细菌性、病毒性、真菌性或寄生虫性感染等）、遗传代谢病、皮质发育障碍、神经系统变性疾病、药物和毒物、低血钙、甲状旁腺功能减退、低血糖、糖尿病等。

3. **隐源性癫痫** 临床表现提示为症状性癫痫，但目前的检查尚不能明确病因。

（二）影响发作的因素

1. **年龄和遗传** 特发性癫痫发病与年龄和遗传密切相关，如婴儿痉挛症在 1 岁内起病，儿童失神癫痫发病高峰在 6～7 岁等。同时，各年龄段癫痫的常见病因也不同。一般来说，婴幼儿癫痫主要与产伤、先天性疾病和代谢障碍等有关；儿童和青少年多为特发性癫痫、围产期损伤和发热惊厥等；成年发病者多为特发性癫痫、颅脑外伤、血管畸形、脑肿瘤等；老年发病者多为脑血管病、脑肿瘤、糖尿病等。

2. **睡眠** 癫痫发作与睡眠觉醒周期有密切关系，如婴儿痉挛症多在醒后和睡前发作、全面强直-阵挛发作常在晨醒后发作等。

3. **内环境改变** 内分泌失调、电解质紊乱和代谢异常等均可导致癫痫发作。如少数患者仅在月经期或妊娠早期发作，为月经期癫痫和妊娠性癫痫；睡眠不足、疲劳、饥饿、便秘、饮酒、感情冲动和一过性代谢紊乱、过敏反应等都可导致癫痫发作。

（三）发病机制

癫痫的发病机制非常复杂，至今尚未完全阐明。

1. **神经元异常放电** 神经元异常放电是癫痫发病的电生理基础，其原因是各种病因导致离子通道蛋白和神经递质异常，引起离子异常跨膜运动，从而导致神经元异常放电。

关于神经元异常放电起源需区分两个概念，即癫痫病理灶和致痫灶。癫痫病理灶是癫痫发作的病理基础，指脑组织结构和形态异常，直接或间接导致痫性放电或癫痫发作，影像学或显微镜可发现病理灶；致痫灶是脑电图出现一个或数个明显的痫性放电部位。研究表明，直接导致癫痫发作并非癫痫病理灶而是致痫灶。

2. **异常放电的扩布** 癫痫患者神经元突触有明显的功能异常，这种病态突触通过突触囊泡的快速循环使神经冲动的突触传递增加数十倍以上，从而使痫样放电得以迅速扩布。

3. **痫性放电的终止** 可能的机制为癫痫发作时，癫痫灶内产生巨大突触后电位，后者激活负反馈机制，使细胞膜长时间处于过度去极化状态，抑制异常放电扩散，促使发作放电的终止。

【分类】

癫痫分类非常复杂，通常情况下用两种不同的方法分别对癫痫发作类型和癫痫综合征进行分类。癫痫发作分类是根据癫痫发作时的临床表现和脑电图特征进行；癫痫综合征分类是根据癫痫的病因、发病机制、临床表现、疾病演变过程、治疗效果等综合因素进行。目前应用最广泛的是国际抗癫痫联盟 1981 年癫痫发作分类和 1989 年癫痫综合征分类。

（一）癫痫发作分类

1. 部分性发作

（1）单纯部分性发作　①运动性发作（局灶性运动性、旋转性、Jackson、姿势性、发音性发作）。②感觉性发作（特殊感觉如嗅觉、视觉、味觉、听觉，躯体感觉如痛、温、触、运动、位置觉，眩晕性发作）。③自主神经性发作（心慌、烦渴、排尿感等）。④精神症状性发作（言语障碍、记忆障碍、认知障碍、情感变化、错觉、结构性幻觉等）。

（2）复杂部分性发作　①单纯部分性发作后出现意识障碍。②开始即有意识障碍。

（3）部分性发作继发全面性发作　①单纯部分性发作继发全面发作。②复杂部分性发作继发全面发作。③单纯部分性发作继发复杂部分性发作再继发全面性发作。

2. 全面性发作

（1）失神发作：①典型失神发作。②不典型失神发作。

（2）强直性发作。

（3）阵挛性发作。

（4）强直阵挛性发作。

（5）肌阵挛发作。

（6）失张力发作。

3. 不能分类的发作。

（二）癫痫和癫痫综合征的分类

1. 与部位相关（局灶性、局限性和部分性）

（1）特发性癫痫（与年龄有关）：①伴中央 - 颞部棘波的良性儿童癫痫。②伴枕叶阵发性放电的良性儿童癫痫。③原发性阅读性癫痫。

（2）症状性癫痫：①颞叶癫痫。②额叶癫痫。③顶叶癫痫。④枕叶癫痫。⑤持续性部分性癫痫。⑥有特殊诱导模式的症状性癫痫。

（3）隐源性癫痫。

2. 全面性癫痫及综合征分类

（1）特发性癫痫（与年龄有关）：①良性家族性新生儿惊厥。②良性新生儿惊厥。③良性婴儿肌阵挛癫痫。④儿童失神癫痫。⑤青少年失神癫痫。⑥青少年肌阵挛癫痫。

⑦觉醒时全面强直阵挛发作性癫痫。⑧其他全面性特发性癫痫。⑨特殊活动诱发的癫痫。

（2）隐源性或症状性癫痫：①综合征（婴儿痉挛症）。② Lennox--Gastaut 综合征。③肌阵挛猝倒性癫痫。④肌阵挛失神发作性癫痫。

（3）症状性全身性癫痫。

（4）特殊综合征。

3. 不能确定为部分性或全面性的癫痫或癫痫综合征。

4. 特殊的综合征

（1）热性惊厥。

（2）孤立发作或孤立性癫痫状态。

（3）仅出现于急性代谢或中毒情况的发作。

（4）由乙醇、药物、子痫、非酮症高血糖等因素引起。

【临床表现】

癫痫临床表现虽丰富多样，但都有发作性、短暂性、重复性和刻板性的共同特征：①发作性是指症状突然发生，持续一段时间后迅速恢复，间歇期正常。②短暂性是指发作持续时间非常短，通常为数秒钟或数分钟，除癫痫持续状态外，很少超过半小时。③重复性是指第一次发作后，经过不同间隔时间会有第二次或更多次的发作。④刻板性是指每次发作的临床表现几乎一致。

癫痫在具有共同特征的基础上，不同类型癫痫具有不同的临床表现，这是不同类型癫痫诊断的主要依据。

（一）部分性发作

部分性发作是指源于大脑半球局部神经元的异常放电，包括单纯部分性、复杂部分性、部分性发作继发全面性发作。

1. 单纯部分性发作 发作时间一般不超过 1 分钟，表现为简单的运动、感觉、自主神经或精神症状，发作时意识始终存在，发作后能复述发作细节。可分为 4 种类型。

（1）部分运动性发作 表现为身体某一局部肢体抽动，多见于一侧口角、眼睑、手指或足趾，也可累及一侧面部或肢体，病灶多在中央前回及附近。

若发作自一处开始后沿大脑皮质运动区移动，表现为抽搐自手指 - 腕部 - 前臂 - 肘 - 肩 - 口角 - 面部逐渐发展，称为 Jackson 发作，严重者发作后可留下短暂性（半小时至 36 小时内消除）肢体瘫痪，称为 Todd 麻痹，发作时双眼突然向一侧偏斜，继之头部不自主同向转动，伴有身体的扭转，称为旋转性发作，部分患者过度旋转可引起跌倒，常可发展为继发性全面性发作。

（2）部分感觉性发作 躯体感觉性发作常表现为一侧肢体麻木感、针刺感、冷感和触电感，多发生在口角、舌、手指或足趾，病灶多在中央后回感觉区；特殊感觉性发作可表现为视觉性（如闪光、暗点、黑影）、听觉性（如嗡嗡声、嘀嗒声）、嗅觉性（如焦味）、眩晕性（坠落感、飘动感、下沉感）。

（3）自主神经性发作　发作性自主神经功能紊乱，表现为皮肤苍白、面部及全身潮红、多汗、立毛、瞳孔散大、呕吐、腹痛、肠鸣、烦渴和欲排尿感等。易扩散出现意识障碍。

（4）精神性发作　可表现为似曾相识、似不相识、强迫思维、快速回顾往事等各种类型的记忆障碍，也可表现为无名恐惧、忧郁、欣快、愤怒等情感障碍及视物变形、变大、变小，声音变强或变弱等错觉。

2. 复杂部分性发作（精神运动性发作）　主要特征有意识障碍，发作时患者对外界刺激没有反应，发作后不能或部分不能复述发作的细节。病灶多在颞叶，故又称为颞叶癫痫，也可见于额叶、嗅皮质等部位。可分为 4 种类型。

（1）自动症：是指在癫痫发作过程中或发作后意识模糊状态下出现的具有一定协调性和适应性的无意识活动。可表现为反复咂嘴、咀嚼、舔舌、舔牙或吞咽（口、消化道自动症），或反复搓手、拂面，不断地穿衣、脱衣、解衣扣、摸索衣服（手足自动症）；也可表现为游走、奔跑、无目的地开门、关门、乘车上船；还可出现自言自语、叫喊、唱歌（语言自动症）或机械重复原来的动作。发作后患者意识模糊，常有头昏，不能回忆发作中的情况。

（2）仅表现为意识障碍：多表现为意识模糊，应注意与失神性发作鉴别。

（3）先有单纯部分性发作，继之出现意识障碍。

（4）先有单纯部分性发作，后出现自动症。

3. 部分性发作继发全面性发作　单纯部分性发作可发展为复杂部分性发作，单纯或复杂部分性发作均可发展为全面性强直 - 阵挛发作。

（二）全面性发作

最初的症状和脑电图提示发作起源于双侧脑部，多在发作初期就有意识丧失。

1. 全面强直 - 阵挛发作　通常称为癫痫大发作，以意识丧失和双侧强直后出现阵挛为特征。可由部分性发作演变而来，也可一起病即表现为全面强直 - 阵挛发作。发作可分为 3 期。

（1）强直期　表现为全身骨骼肌持续性收缩。眼肌收缩出现眼睑上抬、眼球上翻或凝视；咀嚼肌收缩出现张口，随后猛烈闭合，可咬伤舌尖；喉肌和呼吸肌强直性收缩致患者尖叫一声，呼吸停止；颈部和躯干肌肉的强直性收缩致颈和躯干先屈曲，后反张；上肢由上举后旋转为内收旋前，下肢先屈曲后猛烈伸直，持续 10 ~ 20 秒钟后进入阵挛期。

（2）阵挛期　肌肉交替性收缩与松弛，即肌肉收缩变为间断性。每次阵挛后都有一短暂间歇，阵挛频率逐渐变慢，间歇时间逐渐延长。本期可持续 30～60 秒或更长。在一次剧烈阵挛后，发作停止，进入发作后期。以上两期均可发生舌咬伤，并伴呼吸停止、血压升高、心率加快、瞳孔散大、对光反射消失、唾液和其他分泌物增多。

（3）发作后期　此期尚有短暂阵挛，可引起牙关紧闭和大小便失禁。呼吸首先恢复，随后瞳孔、血压、心率渐至正常。肌张力松弛，意识逐渐恢复。从发作到意识恢复历时 5～15 分钟。醒后患者常感头痛、全身酸痛、嗜睡，部分患者有意识模糊，此时强行约束患者可能发生伤人和自伤。

2. 强直性发作　表现为与全面强直－阵挛发作中强直期相似的全身骨骼肌强直性收缩，常伴有明显的自主神经症状，如面色苍白等。

3. 阵挛性发作　几乎都发生在婴幼儿，特征是重复阵挛性抽动伴意识丧失，类似于全面强直－阵挛发作中的阵挛期表现。

4. 肌阵挛发作　可见于任何年龄，表现为快速、短暂、触电样肌肉收缩，可遍及全身，也可限于某个肌群或某个肢体，常成簇发生。

5. 失张力发作　是姿势性张力丧失所致。表现为肌张力突然丧失，患者头部和肢体下垂或跌倒。

6. 失神发作　通常称为癫痫小发作，突然发生和突然终止的意识丧失是失神发作的特征。典型失神发作多在儿童期起病，青春期前停止发作。特征性表现是突然短暂的（5～10 秒）意识丧失和正在进行的动作中断，双眼茫然凝视，呼之不应，可伴简单自动性动作，如擦鼻、咀嚼、吞咽等，或伴失张力如手中持物坠落或轻微阵挛，一般不会跌倒，事后对发作全无记忆，每日可发作数次至数百次。发作后立即清醒，无明显不适，可继续先前活动。醒后不能回忆，甚至不知刚才发病。不典型失神发作起始和终止均较典型失神发作缓慢，除意识丧失外，常伴肌张力降低，偶有肌阵挛。

（三）常见癫痫综合征

1. West 综合征　又称婴儿痉挛症，出生后 1 年内起病，3～7 个月为发病高峰，男孩多见，是婴儿期一种常见症状性或隐源性癫痫综合征。肌阵挛性发作、智力低下和脑电图高度节律失调是其特征性三联征。典型肌阵挛发作表现为快速点头状痉挛、双上肢屈曲上抬、下肢和躯干屈曲。一般预后不良。

2. Lennox-Gastaut 综合征　好发于 1～8 岁，少数出现在青春期。强直性发作、失张力发作、肌阵挛发作、非典型失神发作和全面强直－阵挛发作等多种发作类型并存，脑电图呈棘－慢复合波，大部分患者精神发育迟滞。预后多不良。

（四）癫痫持续状态

癫痫持续状态是指一次癫痫发作持续 30 分钟以上或连续多次发作，发作间歇期意识或神经功能未恢复至通常水平。任何类型癫痫均可出现癫痫持续状态，但通常是指全面强直－阵挛发作持续状态。

【实验室及其他检查】

1.脑电图（EEG）检查 是诊断癫痫首选的和最重要的辅助检查方法。EEG 对发作性症状的诊断有很大价值，有助于明确癫痫的诊断、分型和确定特殊综合征。理论上任何一种癫痫发作都能用脑电图记录到发作或发作间期痫样放电，但实际上仍有部分癫痫患者的脑电图检查始终正常。部分正常人中偶尔也可记录到痫样放电，故不能单纯依据脑电活动的异常或正常来确定是否为癫痫。

脑电图的典型表现为棘波、尖波、棘－慢或尖－慢复合波，不同类型的癫痫脑电图可表现不同。近年来广泛应用的 24 小时视频脑电图使发现痫样放电的可能性大为提高，可同步监测记录患者发作情况及相应脑电图改变，可明确发作性症状及脑电图变化间的关系。

2.神经影像学检查 主要包括 CT 和 MRI，可确定脑结构异常或病变，对癫痫及癫痫综合征诊断和分类有帮助，有时还可做出病因诊断，如颅内肿瘤等。

【诊断与鉴别诊断】

癫痫的诊断需遵循三步原则，即首先确定是否为癫痫，其次明确是哪种类型的癫痫或癫痫综合征，最后确定癫痫的病因。

（一）诊断

1.病史 详细而又准确的病史是癫痫诊断的主要依据。由于患者发作时大多数有意识障碍，难以描述发作时的情形，故应详尽询问患者及亲属或目击者，以了解起病年龄、发作的详细过程、病情发展过程、发作诱因、是否有先兆、发作频率和治疗经过。同时还应详细询问既往史，包括过去所患重要疾病（如颅脑外伤、脑炎、脑膜炎、心脏疾病或肝肾疾病）、母亲妊娠是否异常、围生期是否异常等。

2.辅助检查 脑电图可表现为棘波、尖波、棘－慢或尖－慢复合波等，CT 和 MRI 可明确脑结构的异常及病变，有助于癫痫的病因诊断。

（二）鉴别诊断

1.假性发作 是一种非癫痫性的发作性疾病，是由心理障碍而非脑电紊乱引起的脑部功能异常。发作前多有明显的情绪因素，通常有人在场发作；也可有运动、感觉和意识模糊等类似癫痫的表现。发作时脑电图无相应的痫性放电和抗癫痫治疗无效是鉴别的关键。但也应注意，10% 假性癫痫发作患者可同时存在真正的癫痫，10%～20% 癫痫患者中伴有假性发作。

2.晕厥 由于脑血流灌注短暂全面下降、缺血缺氧引起一过性意识丧失和跌倒。多有明显的诱因，如久站、剧痛、情绪激动、严寒、排尿和咳嗽等，发作前常有头晕、胸闷、恶心、心慌、腹部沉重感或眼前发黑等先兆，一般跌倒后无抽搐，平卧后大多能很快恢复，发作后亦无嗜睡。间歇期脑电图正常。

3. 短暂性脑缺血发作（TIA） 多见于老年人，常有动脉硬化、冠心病、高血压、糖尿病等病史，临床可有肢体抽搐，但患者症状常持续15分钟到数小时，脑电图无明显痫性放电等，与癫痫不同。

【治疗】

（一）病因治疗

有明确病因者首先行病因治疗，如脑寄生虫感染引起的癫痫，需用抗寄生虫的方法进行治疗；颅内肿瘤所致癫痫，需用手术方法切除肿瘤。

（二）药物治疗

1. 发作间期的药物治疗

（1）常用抗癫痫药物 传统的抗癫痫药物有苯巴比妥、苯妥英钠、卡马西平、丙戊酸钠、扑米酮、乙琥胺、氯硝西泮等，新型的抗癫痫药物有加巴喷丁、拉莫三嗪、左乙拉西坦、奥卡西平、托吡酯等。

抗癫痫药物理想的药代动力学特征应具有以下特征：半衰期较长，每日服药次数少；生物利用度完全且稳定；剂量与血药浓度成比例变化；无活性代谢产物等。常用抗癫痫药物的用法及不良反应见表8-2。

表8-2　常用抗癫痫药的常用剂量及不良反应

药物名称	成人剂量（mg/d）		不良反应
	起始剂量	维持剂量	
苯妥英钠	200	300～500	胃肠道反应、牙龈增生、毛发生长、小脑征、精神症状、皮疹、骨髓、肝、心肌损害
卡马西平	200	600～1200	胃肠道症状、复视、嗜睡、体重增加、低钠血症、骨髓与肝损害、皮疹
苯巴比妥	30	60～90	疲劳、嗜睡、复视、认知行为异常、皮疹、肝损害
扑米酮	60	750～1500	疲劳、嗜睡、复视、认知行为异常、皮疹、肝损害、血小板减少
丙戊酸钠	200	600～1800	肥胖、震颤、毛发减少、踝肿胀、嗜睡、月经失调、骨髓与肝损害、胰腺炎
乙琥胺	500	750～1500	胃肠道症状、嗜睡、精神异常、骨髓损害
拉莫三嗪	25	100～300	头晕、嗜睡、恶心、共济失调、攻击行为、皮疹、肝损害、再生障碍性贫血
托吡酯	25	75～200	厌食、注意力下降、感觉异常、体重下降、急性闭角型青光眼
奥卡西平	300	600～1200	疲乏、复视、头晕、共济失调、低钠血症、皮疹
加巴喷汀	300	900～1800	疲乏、复视、头晕、记忆力下降、感觉异常

（2）药物治疗的指征　癫痫的诊断明确后即开始使用抗癫痫药物控制发作。但对首次发作、发作间歇期太长（1年以上甚至更长）、症状轻、检查无异常、有明确促发因素的发作者，应密切观察，并不需要立刻开始抗癫痫药物治疗。

（3）抗癫痫药物的选择　一般根据癫痫发作和癫痫综合征的类型选药，但用药前仔细阅读药物说明书。临床选药可参考表8-3。

表8-3　根据癫痫发作类型选药

发作类型	首选药	次选药
部分性发作和部分性发作继发全面性发作	卡马西平	苯巴比妥、苯妥英钠、丙戊酸钠
全面强直-阵挛发作	丙戊酸钠	卡马西平、苯妥英钠
强直性发作	卡马西平	苯妥英钠、丙戊酸钠
阵挛性发作	丙戊酸钠	苯巴比妥、苯妥英钠、卡马西平
典型失神、肌阵挛发作	丙戊酸钠	乙琥胺、拉莫三嗪、氯硝西泮
非典型失神发作	乙琥胺、丙戊酸钠	氯硝西泮

（4）抗癫痫药物剂量的决定　从小剂量开始，缓慢增加剂量，直至发作控制或至最大可耐受剂量。如不能达到控制目的，宁可满足部分控制，也不要出现不良反应。有条件尽可能选用监测血药浓度的方法指导用药。

（5）单用或联合用药　单一药物治疗是应遵守的基本原则，如治疗无效，可换用另一种药物。单一药物治疗无效时可考虑联合用药，但多数情况联合用药并不能提供临床疗效，还可增加患者的经济负担，故临床应谨慎联用。

（6）停药　抗癫痫药物控制发作后必须坚持长期服用，除非出现严重的不良反应，不宜随意减量或停药，以免诱发癫痫持续状态。停药应遵循缓慢和逐渐减量的原则，一般说来，全面强直-阵挛发作、强直性发作、阵挛性发作完全控制4～5年后，失神发作停止半年后可考虑停药，但停药前应有缓慢减量的过程，一般1～1.5年无发作者方可停药。

2. 发作期的药物治疗

（1）单次发作　癫痫发作有自限性，多数患者不需特殊处理。全面强直-阵挛发作可扶助患者平卧，防止跌伤或伤人。衣领、腰带解开，以利于呼吸道通畅。将毛巾或外裹纱布的压舌板塞入齿间，以防舌咬伤。抽搐时不可过分按压患者的肢体，以免发生骨折和脱臼。发作停止后，可将患者头部转向一侧，让分泌物流出，防止窒息。多次发作者可考虑肌内注射苯巴比妥0.2g。

（2）癫痫持续状态的治疗　癫痫持续状态患者首先要保持呼吸道通畅，给氧，必要时气管插管或切开，尽可能对患者进行呼吸、心电、血压、血氧等监测，及时建立大静脉通道，定时进行血气分析，以保持患者稳定的生命体征。终止发作是治疗癫痫持续状态的关键，可酌情选用以下方法。

1）地西泮：地西泮为首选药物，起效快，作用时间短。首先静注地西泮，首次10～20mg，注射速度每分钟不超过2mg。如有效，再用60～100mg地西泮溶于5%葡萄糖生理盐水溶液中，于12小时内缓慢静滴。

2）地西泮加苯妥英钠：首先静注地西泮10～20mg，再用苯妥英钠0.3～0.6g加入500mL生理盐水中静滴，速度每分钟不超过50mg。

3）水合氯醛：10%水合氯醛20～30mL加等量植物油保留灌肠，8～12小时1次，适用于肝功能不全或不宜使用苯巴比妥类药物者。

经上述处理发作控制后，可考虑使用苯巴比妥0.1～0.2g肌内注射，每日2次，以巩固和维持疗效。

（三）手术治疗

对药物治疗无效的难治性癫痫（主要病灶起源一侧的颞叶、额叶的难治性癫痫），可考虑手术治疗。常用的手术治疗方法有癫痫病灶切除术、前额叶切除术等。

【预后】

未经治疗的癫痫患者，5年自发缓解率在25%以上，最终缓解率约为39%。80%左右的患者目前抗癫痫药能完全控制发作，正规减量后，50%以上患者终生不再发病。

思考题

1. 简述癫痫全面强直－阵挛发作的临床表现。
2. 试述癫痫持续状态的概念及处理。

第三节 特发性面神经麻痹

【学习目标】

1. 掌握特发性面神经麻痹的概念、临床表现、诊断、鉴别诊断和治疗。

2. 熟悉特发性面神经麻痹的病因、发病机制。

3. 了解特发性面神经麻痹的病理。

特发性面神经麻痹亦称特发性面神经炎或贝尔（Bell）麻痹，是茎乳孔内面神经非特异性炎症导致的周围性面瘫。

【病因与病理】

本病的病因尚未完全阐明。由于骨性面神经管仅能容纳面神经通过，面神经一旦发生炎性水肿，必然导致面神经受压。风寒受凉、病毒感染（如带状疱疹）和自主神经功能紊乱等可引起局部神经营养血管痉挛，导致神经缺血水肿出现面肌瘫痪。

特发性面神经麻痹早期病理改变主要为神经水肿和脱髓鞘，严重者可出现轴索变性，以茎乳孔和面神经管内部分尤为显著。

【临床表现】

本病可发生于任何年龄，多见于 20 ～ 40 岁，男性多于女性。病前多有头面部受风受凉史。通常急性起病，症状可于数小时或 1 ～ 3 日内达到高峰。病初可伴麻痹侧乳突区、耳内或下颌角疼痛。一侧面肌瘫痪表现为：额纹消失，不能皱额蹙眉；眼裂变大，不能闭合或闭合不全；Bell 征，即闭眼时眼球向上外方转动，显露白色巩膜；鼻唇沟变浅；口角下垂，口角偏向健侧；鼓腮和吹口哨漏气（口轮匝肌瘫痪），食物常滞留于病侧齿颊之间（颊肌瘫痪）。鼓索以上的面神经病变时，出现同侧舌前 2/3 味觉丧失；面神经在发出镫骨肌支以上病变时，出现同侧舌前 2/3 味觉丧失和听觉过敏；膝状神经节病变时，除有周围性面瘫、舌前 2/3 味觉障碍和听觉过敏外，还可有患侧乳突部疼痛、耳廓和外耳道感觉减退、外耳道或鼓膜疱疹，称 Hunt 综合征。症状从 2 ～ 3 周开始改善，大多数在 1 个月内恢复，重者可遗留程度不同的面瘫、同侧面肌痉挛，或鳄泪征（咀嚼食物时病侧流泪）等。

【诊断与鉴别诊断】

（一）诊断

诊断要点：①有面部经风受寒或病毒感染史。②突然出现一侧面神经周围性瘫痪，可伴有同侧舌前 2/3 味觉减退或消失、听觉过敏、耳内及耳后疼痛等表现。③多在 1 ～ 2 个月内恢复，极少数留有后遗症。

（二）鉴别诊断

1. 中枢性面瘫 由脑血管病引起。表现为面下部肌肉瘫痪，即颊肌、口轮匝肌等麻痹，于静止位时该侧鼻唇沟变浅，口角下垂，口角歪向健侧。面上部无肌肉瘫痪，能闭眼、扬眉、皱眉，面额纹与对侧深度相等，眉毛高度与睑裂大小均与对侧无异。中枢性面瘫往往伴有偏瘫、腱反射亢进、锥体束征阳性等。

2. 吉兰 - 巴雷综合征 可出现周围性面瘫，但以双侧性、对称性、进行性肢体瘫痪、手套袜子样肢体感觉障碍和脑脊液蛋白 - 细胞分离现象为特征性表现。

3. 其他原因引起面神经麻痹 中耳炎、迷路炎、乳突炎、腮腺炎等可并发面神经麻痹，根据原发病史和特殊表现可资鉴别。

【治疗】

急性期（2周内）以改善局部血液循环，消除面神经的炎症和水肿为主要治疗，恢复期（2周后）以促进神经功能恢复为主要治疗。

（一）急性期治疗（病程 1 ~ 2 周）

1. 糖皮质激素　可减轻面神经水肿、缓解神经受压和促进神经功能恢复。常选用泼尼松，30mg/d，顿服或分 3 次口服，连续 5 天，随后在 7 ~ 10 天内逐渐减量、停药。

2. B 族维生素　可促进神经髓鞘恢复。维生素 $B_1$100、维生素 B_6 各 10 ~ 20mg，每日 3 次，口服。维生素 $B_1$2500μg，每日 1 次，肌内注射。

3. 阿昔洛韦　0.2g，每日 5 次，口服，连服 7 ~ 10 天。适用于 Hunt 综合征。

4. 其他　行茎乳孔附近超短波透热疗法、红外线照射等，有利于改善局部血循环，消除神经水肿。眼裂明显不能闭合者，戴防护眼罩，并给予抗菌眼药水和眼膏。

（二）恢复期治疗（病程 2 周后）

1. 药物治疗　①继续使用 B 族维生素。②加兰他敏，肌内注射，促进面肌收缩功能的恢复。

2. 针刺和康复治疗　针刺治疗主要取翳风、听宫、听会、太阳、攒竹、地仓、下关、颊车等，可促进神经功能的恢复。康复治疗应在患侧面肌活动开始恢复时尽早进行，主要是功能训练，对着镜子皱眉、举额、闭眼、露齿、鼓腮和吹口哨等，每日数次，每次数分钟，辅以面部肌肉按摩。

【预后】

大多数面神经麻痹患者预后良好，2 ~ 4 周开始恢复，3 ~ 4 月后完全恢复，在面神经麻痹患者，未经过任何治疗，也有 70% 左右患者 6 个月后完全恢复，少部分患者可能遗留面肌无力、面肌连带运动、面肌痉挛或鳄鱼泪现象。

思考题

1. 简述特发性面神经麻痹的诊断要点。

2. 简述中枢性面瘫与周围性面瘫的鉴别。

第 九 章

常见急危重症

第一节 心脏骤停与心肺复苏

【学习目标】

1. 掌握心脏骤停的临床表现、诊断与复苏程序。
2. 熟悉心脏骤停的病因。
3. 了解心脏骤停的病理生理、预后及预防。

心脏骤停是指心脏泵血功能的突然停止。心脏骤停致大动脉搏动及心音消失，重要器官（如脑）严重缺血、缺氧。由于脑血流的突然中断，10秒左右患者即可出现意识丧失，直至生命终止。这种出乎意料的突然死亡，医学上又称猝死。引起心脏骤停最常见的是原因是心室纤维颤动，其次为缓慢型心律失常或心脏停搏。

【病因】

发生心脏骤停的原因很多，凡是能导致心搏出量减少、冠状动脉血流下降、心律失常、气道阻塞、心肺功能衰竭的各种因素均可引起心脏骤停。主要有以下几种：①器质性心脏病：发生在严重心律失常如室性期前收缩的基础上，尤其是冠心病的急性心肌梗死和急性心肌炎。此外还有长 QT 综合征、Brugada 综合征等。②意外事件；如雷电击伤、严重创伤、溺水、窒息、中毒、药物过敏、溺水、自缢、脑卒中等。③麻醉和手术中的意外。④电解质紊乱：高钾血症、低钾血症、严重的酸中毒等。⑤药物中毒：如洋地黄、奎尼丁、灭虫宁等药物中毒。

【病理生理】

冠状动脉粥样硬化是最常见的病理表现，另外还有陈旧性心肌梗死、左室肥厚、慢性心肌缺血。这些疾病可引发心肌损伤、心肌代谢异常和（或）自主神经张力改变等。严重缓慢型心律失常时，窦房结、房室结功能异常，次级自律细胞不能承担心脏的起搏功能，导致心脏骤停。非心律失常性心脏骤停常由心脏破裂、心脏压塞或流出道梗阻等所致。

【临床表现】

心脏骤停临床过程可分为 4 个时期。

1. 前驱期　许多患者在发生心脏骤停前有数天或数周，甚至数月的前驱症状，如心绞痛、气急或心悸加重，易于疲劳及其他非特异性的主诉。在医院外发生心脏骤停的存活者中，28% 在心脏骤停前有心绞痛或气急加重。

2. 终末事件期　亦即导致心脏骤停前的急性心血管改变时期，通常不超过 1 小时。典型表现包括：长时间的心绞痛或急性心肌梗死的胸痛，急性呼吸困难，突然心悸，持续心动过速，头晕目眩等。若心脏骤停瞬间发生，事前无预兆警告，则绝大多数为心源性，在猝死前数小时或数分钟内常有心电活动的改变，其中以心率增快和室性早搏的恶化升级最常见。猝死于心室颤动者，常先有一阵持续的或非持续的室性心动过速。另有部分患者以循环衰竭发病。

3. 心脏骤停期　意识完全丧失为该期的特征。如不立即抢救，一般在数分钟内进入死亡期。罕有自发逆转者。

心脏骤停是临床死亡的标志，其症状和体征为：①心音消失。②脉搏触不到、血压测不出。③意识突然丧失或伴有短暂抽搐，抽搐常为全身性，多发生于心脏停搏后 10 秒内，有时伴眼球偏斜。④呼吸断续，呈叹息样，以后即停止，多发生在心脏停搏后 20 ～ 30 秒内。⑤昏迷，二便失禁，多发生于心脏停搏 30 秒后。⑥瞳孔散大，多在心脏停搏后 30 ～ 60 秒出现。但此期尚未到生物学死亡期，如及时恰当的抢救，仍有复苏的可能。

4. 生物学死亡期　心脏骤停向生物学死亡的演进，主要取决于心脏骤停心电活动的类型和心脏复苏的及时性。心室颤动或心室停搏如在 4 ～ 6 分钟内未予心肺复苏，则预后很差。如在 8 分钟内未予心肺复苏，除非在低温等特殊情况下，否则几无存活。立即施行心肺复苏术和尽早除颤，是避免生物学死亡的关键。心脏复苏后死亡的最常见原因是中枢神经系统的损伤，其次是呼吸道的感染、低心排血量、心律失常的复发等。

【诊断】

（一）临床表现

1. 神志丧失。

2. 颈动脉、股动脉搏动消失，心音消失。

3. 叹息样呼吸，如不能紧急恢复血液循环，很快就停止呼吸。

4. 瞳孔散大，对光反射减弱以至消失。

（二）心电图表现

1. 心室颤动或扑动，约占91%。

2. 心电机械分离，有宽而畸形、低振幅的QRS，频率20～30次/分，不产生心肌机械性收缩。

3. 心室静止，呈无电波的一条直线，或仅见心房波。心室颤动超过4分钟仍未复律，几乎均转为心室静止。

【治疗】

《2010美国心脏协会心肺复苏与心血管急救指南》（简称2010CPR指南）的五个链环是：①早期识别与呼叫，即立即识别心脏骤停并启动急救系统。②早期CPR，基本生命支持程序C-A-B，即胸外按压、开放气道、人工呼吸（强调胸外心脏按压，即在通气之前开始胸外按压，对未经培训的普通目击者，鼓励急救人员电话指导下仅做胸外按压的CPR）。③早期除颤，如有指征应快速除颤。④有效的高级生命支持（ACLS）。⑤完整的心脏骤停后治疗。

（一）基本生命支持（BLS）与急救医疗服务体系

人们已经意识到要提高心肺复苏患者的生存率，需要通过院前急救医疗服务系统（EMSS）来实现。这个系统是由多个急救机构和环节结合组成的急救链。它主要由两部分组成，即院前急救和院内急救系统。院前急救系统包括：预防急症，识别猝死，实施复苏，将患者转移至急诊科或相应医疗机构。EMSS出诊系统通常由经过BLS和高级生命支持（ALS）两种培训的急救人员组成。通常第一级人员（包括急救医疗人员和救火队员）先达现场，第一级人员应经过早期除颤培训，这将有利于为二级人员提供更快速、有效的高级心血管生命支持。

（二）基本生命支持的程序

BLS是一系列的操作程序，包括对心跳、呼吸停止的判断，基本循环和呼吸支持等干预的技术。其基本程序为：识别判断、求救EMSS和心肺复苏（CPR）。

1. 识别判断　BLS的"识别判断"阶段极其关键，急救人员在患者身旁快速判断有无损伤和反应。可轻拍或摇动患者，并大声呼叫："您怎么了？"时间要求非常短暂、迅速，不超过 10 秒钟。如患者头颈部创伤或怀疑有颈部损伤，一定要注意不适合地搬动可能会损伤脊髓、造成截瘫。

2. 启动 EMS 系统 如 2 人在场，一名立即实施 CPR，另一名快速求救；只有一人在现场，对成人要先拨打急救电话，启动 EMS 系统，目的是求救于专业急救人员，并快速携带除颤器到现场。如果是淹溺或其他因窒息原因所致，应立即进行五组 CPR（约 2 分钟），再打电话。

3. 心肺复苏准备 如患者无反应，急救人员应判断有无呼吸或是否异常呼吸，先使患者取复苏体位（仰卧位），即先行 30 次心脏按压，再开放气道。

4. 胸外按压 立即胸外心脏按压：患者仰卧，背置地面或垫硬板，操作者双掌重叠，术者跪在其旁，按压部位在胸骨下半部，即双乳头连线与胸骨交界处。用一只手掌根部置于按压部位，另一手掌根部叠放其上，双手指紧扣进行按压。使身体稍前倾，使肩、肘、腕位于同一轴线上，与患者身体平面垂直。用上身重力按压，按压与放松时间相同，每次按压后胸廓完全回复，但放松时手掌不离开胸壁，使胸骨下段下陷至少 5cm，频率至少 100 次 / 分。

5. 立即疏通气道 保持气道通畅是成功复苏的重要一步。将患者头后仰，抬高下颏，清除口腔异物，若有义齿松动应及时取出，紧接行口对口人工呼吸。

6. 人工呼吸 在建立人工气道前，采用人工呼吸（口对口呼吸、口对鼻呼吸等），按压 / 通气比率（30 : 2），成人单人 CPR 或双人 CPR，按压与通气可能不同步，通气 8 ～ 10 次 / 分，吹气时要捏住患者鼻孔，如患者牙关紧闭，可口对鼻吹气，使患者胸部隆起为有效，对大多数未建立人工气道的成人，推荐约 500 ～ 600mL 潮气量，既可降低胃胀气危险，又可提供足够的氧合。

（三）高级生命支持（ALS）

高级生命支持即高级心肺复苏，是在基础生命支持基础上，为使患者自主循环恢复和（或）呼吸、循环功能维持或稳定，进一步采取救治措施。

1. ALS 主要原则 ①时间的重要性：时间决定了心血管急救各方面，BLS 虽能给脑和心脏提供一定的血供，但 CPR 持续越长，对患者越不利。②心脏停搏前阶段：正确认识如急性冠脉综合征等心脏停搏前可能的各种疾病，及时合理进行心血管监护。③以患者为主：心肺复苏要求急救人员能够快速做出决定，必须掌握每个步骤、流程且能正确调整，主要内容如开放气道、辅助通气、CPR、电除颤、药物处理及其他。

2. 初级及高级的 ABCD 程序 一种简练易记的方法，包括两部分，每部分各有 ABCD 4 个步骤，进行中救护人员均应先进行评估：①初级 ABCD：需要双手（戴手套）、CPR 的隔离设施和一个供除颤使用的 AED。A：气道，用非侵入技术评估和管理气道；B：呼吸，应用正压通气来评估和管理呼吸；C：循环，评估和管理循环系统，在 AED 到达之前持续进行 CPR；D：除颤，评估和管理除颤，判断心脏的节律是否是 VF/VT，必要时应给予安全有效的电除颤。②高级 ABCD：需要更高级的治疗和侵入性技术，希望维持自主呼吸和循环，以便获救，继续评估和处理患者，指导程序是：复苏 – 稳定病情 – 转运到更高水平监护中心。A：气道评估和处理，高级救护用气管插管建立人工气道；B：呼吸评估和处理，通过检查插管的位置及工作情况评估呼吸和通气是否充分，纠正问题，通过正压通气处理通气不足；C：循环，通过以下步骤评估和处理循环和用药情况：开始建立静脉通路—连接 ECG—依据心律进行适宜的药物治疗；D：鉴别诊断，对导致心脏骤停的可能原因尽早做出分析和判断。

3. 呼吸支持辅助 心肺复苏时立即的人工呼吸，吹入患者肺内的是含 16% ～ 17% 氧的空气，肺泡内氧分压可达 80mmHg。BLS 和 ALS 时推荐吸入 100% 的纯氧。进行正确评估后并视条件，人工通气可选面罩通气、球囊 – 瓣装置通气等。转运中通气的管理一般使用便携式气动呼吸机。辅助气道在进行正确评估后可选择口咽气道路、鼻咽气道及气管插管等。

4. 循环支持辅助 目前尚未发现有哪一种辅助措施在院前救治中优于标准 CPR，以下如插入性腹压 CPR、高频 CPR、主动式胸部按压 – 减压 CPR、气背心 CPR、机械（活塞）CPR 等，视情况且掌握下慎重选择。

5. 药物治疗 心脏骤停患者应尽早开通静脉通道。中心静脉可选用颈内静脉、股静脉；周围静脉可选用颈外静脉和肘静脉。肾上腺素是首选药物，血管加压素、胺碘酮、利多卡因、β 受体阻滞剂、硫酸镁、儿茶酚胺类药物、钙剂、碳酸氢钠及阿托品等是常选择的药物。

（四）复苏后处理

1. 维持血液循环 心脏复苏后常有低血压或休克，应适当补充血容量并使用血管活性药，维护血压在正常水平。

2. 维持有效通气 继续吸氧，如自主呼吸尚未恢复，可继续用人工呼吸机；如自主呼吸恢复但不健全稳定，可酌用呼吸兴奋剂，如尼可刹米、山梗菜碱或回苏灵肌内注射或静滴。另外，还要积极防治呼吸系统感染。

3. 使用心电监护 发现心律失常酌情处理。

4. 积极进行脑复苏 如心肺复苏时间较长，大脑功能会有不同程度的损害，表现为意识障碍，遗留智力与活动能力障碍，甚至成为植物人。因此，脑复苏是后期复苏的重点：①意识障碍伴发热，应头部冰帽降温；如血压稳定还可人工冬眠，常用氯丙嗪和异丙嗪静滴或肌内注射。②防治脑水肿：酌用脱水剂、肾上腺糖皮质激素或白蛋白等。③改善脑细胞代谢，使用 ATP、辅酶 A、脑活素、胞二磷胆碱等。④使用氧自由基清除剂。⑤使用高压氧舱治疗。

5. 保护肾功能　密切观察尿量及血肌酐水平，防治急性肾衰竭。

【预防】

识别高危人群，注意观察心电图。大多数冠心病患者应注意避免剧烈运动，积极治疗原发病，坚持应用抗心律失常药物。

【预后】

对于心脏骤停复苏成功的患者，及时地评估左心室的功能非常重要。和左心室功能正常的患者相比，左心室功能减退的患者心脏骤停复发的可能性较大，对抗心律失常药物的反应较差，死亡率较高。

急性心肌梗死早期的原发性心室颤动为非血流动力学异常引起者，经及时除颤易获复律成功。急性下壁心肌梗死并发的缓慢型心律失常或心室停顿所致的心脏骤停，预后良好。相反，急性广泛前壁心肌梗死合并房室或室内阻滞引起的心脏骤停，预后往往不良。

继发于急性大面积心肌梗死及血流动力学异常的心脏骤停，即时死亡率达 59% ~ 89%，心脏复苏往往不易成功。即使复苏成功，亦难以维持稳定的血流动力学状态。

心脏骤停复苏成功率取决于：①复苏开始的迟早。②心脏骤停发生的场所。③心电活动失常的类型（心室颤动、室性心动过速、心电机械分离、心室停顿）。④心脏骤停前患者的临床情况，如心脏骤停发生在可立即进行心肺复苏的场所，则复苏成功率较高。

在医院或加强监护病房可立即进行抢救的条件下，复苏的成功率主要取决于患者在心脏骤停前的临床情况：若为急性心脏情况或暂时性代谢紊乱，则预后较佳；若为慢性心脏病晚期或严重的非心脏情况（如肾衰竭、肺炎、败血症、糖尿病或癌症），则复苏的成功率并不比院外发生的心脏骤停的复苏成功率高。后者的成功率主要取决于心脏骤停时心电活动的类型，其中以室性心动过速的预后最好（成功率达 67%），心室颤动次之（25%），心室停顿和心电机械分离的预后很差。高龄也是影响复苏成功的一个重要因素。

思考题

1. 简述心脏骤停的临床表现。
2. 简述初期心肺复苏的抢救措施。

第二节 休 克

【学习目标】

1. 掌握休克的概念、临床表现、诊断与治疗。

2. 熟悉休克的病因、分类。

3. 了解休克的病理生理。

休克是机体遭受各种强烈的致病因素侵袭后，机体有效循环血容量急剧减少的以机体代谢异常和循环功能紊乱为主的一组临床综合征。其主要特点是：血压降低、重要脏器组织灌流不足和器官功能障碍等。简言之，休克就是人们对有效循环血量减少的反应，是组织灌流不足引起的代谢和细胞受损的病理过程。多种神经－体液因子参与休克的发生和发展。

一、休克概述

【病因和分类】

休克是一种复杂的临床病理生理障碍综合征，分类亦多样化：①按病因学分类：可分为心源性休克、脓毒性休克、低血容量性休克、过敏性休克及神经源性休克。②按休克的始动特点分类：可分为低血容量性（失血性、烧伤性和创伤性）、心源性（心脏本身病变、心脏压迫或梗阻引起）及血管源性（感染性或脓毒症、过敏性和神经源性）休克。③按休克时血液的动力学特点分类：可分为两类，即低排高阻型休克或称低动力型休克（包括低血容量性、心源性和大多数感染性休克，特点是皮肤温度降低，故又称为"冷性休克"）和高排低阻型休克或称高动力型休克（常见于部分感染性休克，因皮肤温度升高，故称"温性休克"）。

另外，近年来为了能在休克早期尽快确定补液方案，亦提出可将休克简单分为心脏休克和非心脏休克。

本节在休克概述的基础上，重点讲述心源性休克、脓毒性休克、低血容量性休克、过敏性休克。

【发病机制】

对休克发病机制的认识是循序渐进、不断发展的。当致休克因素作用于人体后，即使尚未出现血压下降等休克的临床特征，但休克的病理生理过程已经开始。休克的发生是致病因素引发的、以机体代谢循环功能紊乱为主的进行性发展过程：①微循环异常：致休克因素作用于人体后，可引起一系列改变，首先心排出量减少或外周阻力下降可使交感-肾上腺髓质系统兴奋，结果导致血管收缩性反应，进入缺血性缺氧期。同时收缩反应强烈导致毛细血管前阻力增加，微循环动脉血流灌注减少，微循环动-静脉短路，组织缺氧加重，不同器官对缩血管物质的反应性不同，以内脏和皮肤血管反应强烈，脑和冠状血管收缩并不明显增加，故在整体上可维持血压正常或至少维持重要器官的血流灌注，进入淤血性缺血缺氧期。如休克继续发展，组织器官血流灌注将不能维持，细胞缺血缺氧会持续加重，组织代谢产物大量堆积。加之内毒素及细胞因子等造成血管通透性增加，大量液体渗入组织间隙，有效循环血量进一步下降，多器官功能障碍加剧，此时即可出现休克的典型临床表现。随着休克进一步加重，淤滞在微循环中的血液浓缩、血流更加缓慢，血小板、红细胞聚积，出现弥散性血管内凝血（DIC），进入难治性休克期。由此造成恶性循环，终使休克走向不可逆。目前认为，在休克难治期，肠道严重缺血缺氧，屏障和免疫功能降低，内毒素吸收增加及肠道致病菌移位入血，激活炎性细胞造成全身炎症反应综合征（SIRS）。②细胞分子学异常：随着科研手段的日益更新及对休克发病机制研究的不断深化，提出了休克发病的细胞与分子机制。休克时缺血缺氧可致细胞膜离子泵功能障碍，进一步加重细胞损伤及能量代谢异常，同时可致细胞溶解死亡。炎性细胞激活，炎性及多种体液因子释放及其产生的"瀑布效应"在休克发病中的作用是近年来研究热点，如炎性细胞激活及炎性介质释放、肾素-血管紧张素-醛固酮系统激活、其他体液与细胞因子合成增加等。由此可见，休克时各种激素、神经递质、炎性介质、氧自由基等的合成及活化，可产生各种相互关联及错综复杂的病理生理效应，最终导致全身多器官损伤，发生多器官功能障碍综合征（MODS）。③重要器官损伤：心脏：心肌纤维变性、断裂，间质水肿，伴炎性细胞损害。DIC时，心肌小血管中可见微血栓形成。心源性休克时还可见其原发病的病理改变。肾脏：肾小管上皮细胞水肿、变性、坏死，管腔内常见大量蛋白，严重时肾皮质缺血苍白、肾髓质淤血即所谓"休克肾"。肺脏：可见肺毛细血管内皮受损，通透性增加，肺泡内大量液体渗出，肺的重量与含水量明显增加，称为"休克肺"。肝及胃肠道：亦可出现肝坏死、胃肠应激性溃疡等。脑：早期脑组织病理改变不明显，晚期可有脑组织充血、水肿，甚至形成脑疝等。

【临床表现】

休克早期是体内各种代偿功能发挥作用的结果，晚期则是器官功能逐渐衰竭的结果。

迄今为止，皮温与色泽、心率、血压、尿量和精神状态等依然是休克最常用的临床指标与复苏评估指标。有条件的可对眼底、中心静脉压（CVP）、肺动脉楔压（PAWP）、内环境和氧合指标、血乳酸及胃黏膜内 pH 和黏膜 PCO_2、黏膜 – 动脉 PCO_2 差值等进行监测，细致观察判断意义更大，临床上常将休克分为 3 期。

（一）休克早期

在原发症状、体征为主情况下出现轻度兴奋征象，患者神志清楚，但可有烦躁、恶心、呕吐；脉搏加快，收缩压正常或偏低，舒张压轻度升高，脉压减少，血压可骤降（如大出血）；因外周血管收缩，面色及皮肤苍白，口唇和甲床发绀，毛细血管充盈时间延长，肢体湿冷，出冷汗，部分患者表现肢暖，尿量减少；眼底可见动脉痉挛。此时体内各种代偿与防御机制正在积极发挥作用，如及时发现并给予有效治疗，则可使病情好转，否则将进一步恶化，进入失代偿期。

（二）休克中期

代偿机制已不能补偿血流动力紊乱，患者出现重要器官灌注不足的临床表现，如软弱无力、表情淡漠或烦躁，反应迟钝，意识不清，脉搏细速，呼吸表浅，皮肤湿冷，肢端青紫，收缩压进行性下降至 60 ～ 80mmHg，甚至可低于 50mmHg，脉压小于 20mmHg，表浅静脉萎缩，每小时尿量小于 20mL。严重时可陷入昏迷状态，呼吸急促，无尿。若原来伴高热的患者体温骤降、大汗、血压骤降、意识由清转模糊，亦提示进入中期。此时若不积极救治，将发展为不可逆休克。

（三）休克晚期

过度和持续的组织灌注减少将导致 DIC 的发生和多器官损害，引起出血倾向和心、脑、肾、肺及消化器官等重要器官功能障碍的临床表现，甚至进一步发展为多器官功能衰竭而死亡。

【并发症】

（一）急性肾衰竭

急性肾衰竭是休克常见并发症的主要死亡原因之一。通常表现为少尿、无尿，持续 1 ～ 3 周，随后进入多尿期。急性肾衰竭主要致高钾血症和尿毒症。血肌酐每日以 44.2 ～ 88.4μmol/L 的速度升高，若升高幅度成倍增加，表示病情严重，预后较差。

（二）弥散性血管内凝血（DIC）

DIC 为休克的主要并发症之一，常见于革兰阴性菌所致脓毒性休克。DIC 主要表现为出血，但临床标志是血管内凝血和纤维蛋白溶解同时存在，死亡率很高。

（三）成人呼吸窘迫综合征（ARDS）

ARDS 是各种休克的常见并发症，发生非常迅速，多于休克后 1 ～ 2 小时内或原发病发生后 24 ~ 48 小时内出现。死亡率超过 50%，并发于脓毒性休克者死亡率高达 90%，合并 MODS 时死亡率更高。

（四）多器官功能障碍综合征（MODS）

MODS 是指心、脑、肺、肾、肝等重要器官系统在短时间（一般 24 小时）内出现 2 个或 2 个以上功能障碍。常在休克晚期发生，是休克的重要死亡原因。若 3 个器官系统发生功能障碍，死亡率可高达 80% 以上。

【实验室及其他检查】

辅助检查有助于明确休克病因及判断治疗效果与预后。

（一）实验室检查

1. 血常规检查　白细胞总数升高、中性粒细胞增加、核左移，提示感染性休克，但如感染严重，机体免疫抵抗力明显下降时，其白细胞总数可降低。红细胞计数、血红蛋白及血细胞比容测定有助于低血容量休克的判断，动态观察了解血液有无浓缩，判断补液疗效及是否存在继续失血。并发 DIC 时，血小板进行性下降。

2. 尿和肾功能检查　当有肾衰竭时尿比重由初期偏高转低而固定，血肌酐和尿素氮升高、尿常规及尿渗透压测定亦有助于判断休克病因及肾功能损伤程度。

3. 粪便常规及潜血检查　有助于失血性或感染性休克的诊断。

4. 出、凝血功能检查　血小板计数、出凝血时间、凝血酶原时间、纤维蛋白原及纤维蛋白原降解产物测定有助休克进展程度及是否发生 DIC 的判断。

5. 血液生化检查　肝、肾功能及电解质测定有助于了解休克对肝、肾功能损伤及有无电解质紊乱；心肌损伤标志物测定有助于心源性休克的诊断及休克是否伴有心肌损伤；动脉血乳酸浓度可较敏感地反映休克程度和组织灌注障碍，需 2 ~ 4 小时监测 1 次。

6. 动脉血气或混合静脉血气分析　可快速评估氧合状态，常见有低氧血症及代谢性酸中毒。

（二）特殊检查

心电图检查可发现心肌梗死、心肌缺血、心律失常及传导系统异常；X 线摄片可了解有无液气胸、膈下游离气体等；超声有助于判断是否存在腹部实质脏器损伤、主动脉瘤或夹层、心脏压塞等。

【诊断与鉴别诊断】

（一）诊断

休克主要表现为低血压、微循环灌注不良及交感神经功能代偿性亢进，以下供临床参考：①有诱发休克的病因。②意识状态异常，但需注意因人而异。③脉细速 > 100 次 / 分或不能触及。④四肢湿冷，皮肤黏膜苍白或发绀，尿量 < 0.5mL/（kg·h）。⑤血压（收缩压）< 90mmHg，是诊断休克的一项重要指标，要注意早期由于儿茶酚胺释放过多，可出现"假性"升高，此时使用降压药可引发严重后果。⑥脉压 < 30mmHg，⑦原有高血压者收缩压较原水平下降 ≥ 30%。凡符合以上①、②、③、④中的 2 项，和⑤、⑥、⑦中的 1 项者，即可诊断。

（二）鉴别诊断

1. 低血压与休克的关系 所谓低血压指成年人肱动脉血压 < 90/60mmHg，儿童低于相应标准 [儿童收缩压 =80+（2× 年龄）mmHg]。急性低血压如休克、晕厥和急性运动性血管麻痹；慢性低血压亦称体质性低血压，多见于女性体弱者；体位性低血压，多为自主神经功能失调。

以下几点值得注意：①低血压不一定是休克。②原有高血压者休克时血压可在正常范围。③无低血压者不能完全排除休克的存在。

2. 不同病因休克的鉴别 详见本节心源性休克、脓毒性休克、过敏性休克的内容。

【治疗】

休克属临床急症，需尽早识别，积极处理，对于危及生命的休克，有效救治优先于明确诊断。根据休克的发病机制和病理生理，治疗应在去除病因前提下采取综合措施，以支持生命器官的微循环灌注和改善细胞代谢为目的。

（一）病因治疗

一旦休克出现，应首先采取止血、抗感染、输液、镇痛等措施，去除休克发展的原始动因，同时积极处理引起休克的原发病。对于严重威胁生命又必须外科处理的原发病，不应仅仅为了等待休克"纠正"而贻误手术机会，应在积极抗休克同时，积极进行术前准备，争分夺秒地挽救生命。

（二）综合治疗

1. 一般处理 ①体位：常取平卧位（下肢可抬高 15°～ 20°）。②吸氧：保持呼吸道通畅，高流量供氧。③其他：包括镇静、保暖、禁食、减少搬运等。④监测生命体征：包括体温、脉搏、呼吸、血压、血氧饱和度及尿量等。

2. 液体复苏 ①建立静脉通路补液是抗休克的基本治疗。各种休克都存在有效循环血容量绝对或相对不足，除心源性休克外，补充血容量是休克治疗的首要措施。必要时行血流动力学监测以指导补液治疗。②液体种类有晶体和胶体两种。晶体液以平衡液为主，常用胶体溶液有低分子右旋糖酐、白蛋白、血浆及其代用品。③补液方案的选择应根据不同的病因做相应的选择，血容量的补充亦应以能够维持心脏适当的前后负荷为度，可根据临床指标（意识、血压、心率、尿量及呼吸音等）和中心静脉压（CVP）来调节。

3. 纠正酸碱平衡及电解质紊乱 应及时发现各种酸碱平衡及电解质紊乱并尽快纠正。休克时代谢性酸中毒最常见，必要时可给予 5%碳酸氢钠溶液 100 ～ 250mL 静滴。

4. 合理应用血管活性药物 血管活性药物通过调节血管张力来达到改善循环的目的。缩血管药在休克的治疗上有其适应证，故针对不同情况合理使用缩血管和扩血管药物。低血容量休克一般不常使用血管活性药物，在积极进行容量复苏下存在持续性低血压可慎重选择；对于感染性休克，即使是在进行容量复苏的同时，也可考虑同时应用血管活性药物。

扩血管药物在休克时的应用前提是充分扩容，在低排高阻型休克或缩血管药物致血管严重痉挛休克患者，以及体内儿茶酚胺浓度过高的中晚期休克患者可使用。包括：①抗胆碱能药物，主要有山莨菪碱、阿托品等，可通过阻断 M 受体和 α 受体而起到血管解痉的作用，同时还能兴奋呼吸中枢，解除支气管痉挛，调节迷走神经，降低心脏前后负荷，改善微循环，抑制血小板和中性粒细胞聚集。临床首选山莨菪碱，10 ～ 30 分钟 1 次，剂量为 50 ～ 100mg，根据末梢微循环情况渐减或延长给药时间。② α 受体阻滞剂，如酚妥拉明或酚苄明，可解除去甲肾上腺素致血管痉挛、微循环淤滞，降低血管阻力。

缩血管药物是治疗过敏性休克和神经源性休克的最佳选择。早期轻型休克或高排低阻型休克，在综合治疗的基础上，也可采用缩血管药物。血压低至心脑血管临界关闭压（50mmHg）以下，扩容又不能迅速进行时，应使用缩血管药物升压以确保心脑灌注，保持血压于 110 ～ 130/60 ～ 80mmHg 较适宜。首选多巴胺和去甲肾上腺素：①多巴胺：是休克治疗最常用药物，其特点是药理作用呈明显剂量依赖性：小剂量 $[1 ～ 5μg/(kg·min)]$ 激动脑、肾、肠系膜及冠状动脉的多巴胺 1 型（DA_1）受体，扩张上述血管，增加血流量；激动突触前膜多巴胺 2 型（DA_2）受体，减少内源性去甲肾上腺素释放。中等剂量 $[5 ～ 15μg/(kg·min)]$ 激动 $β_1$ 受体，使肾血流量持续增加的同时，心率增快，心肌收缩力增强，心排血量增加。大剂量 $[>20μg/(kg·min)]$ 激动血管 α 受体，导致血管收缩，血压升高，同时心肌做功增强，耗氧量增加。应用时应根据休克严重程度用注射泵精确调整剂量，轻中度休克可采用小至中等剂量，重度休克常需采用大剂量。②去甲肾上腺素：具有较强的激动 α 受体及较弱的激动 β 受体的作用，收缩全身（除冠状血管）小动脉与小静脉，增高外周阻力，升高血压。但使用时间过长，可使血管持续强烈收缩，加重组织缺氧，是休克治疗中有争议的药物，目前主要在脓毒性休克时，综合治疗血压仍不回升且仅适用于短期小剂量（0.5 ～ 30μg/min）应用。③间羟胺：药效学与去甲肾上腺素相似，但较之弱而持久，不良反应较少。休克时多与多巴胺联合应用，升高血压，常用剂量 100 ～ 200μg/min。④肾上腺素：兴奋心脏 $β_1$ 受体，使心脏收缩力增强，心率加快，心肌耗氧量增加；兴奋 $β_2$ 受体，使支气管平滑肌松弛，解除支气管痉挛；兴奋 α 受体，使皮肤、黏膜血管及内脏小血管收缩；同时可抑制肥大细胞脱颗粒，减少过敏介质释放。主要用于过敏性休克。

5. 应用肾上腺皮质激素　糖皮质激素有减轻毒血症和稳定细胞膜和溶酶体膜的作用。目前，对于成人对补液复苏和血管升压药治疗反应欠佳或依赖的感染性休克患者静脉给予氢化可的松是多数 ICU 采用的治疗方法之一，但用药方式、用药时间及停药方式仍未统一，一般给予氢化可的松 200 ～ 300mg/d，用药 5 天以上，也有人建议短期（3 ～ 5 天）应用地塞米松 10 ～ 20mg/d 或甲泼尼龙 20 ～ 80mg/d，静滴。

6. 肠道保护　休克严重时可引起腹胀、肠麻痹、应激性溃疡、肠道菌群紊乱和细菌、内毒素转位，病情进一步恶化，故应注意肠道保护问题。适时选择黏膜保护剂、制酸剂或生长抑素，情况允许时应尽早启动肠内营养，口服肠道不吸收的抗生素进行选择性肠道去污染，另一方面给予益生菌和益生素，尽快恢复肠道正常生态。

附：抗休克治疗的进展

（1）高张高渗液　对于低血容量休克，近年研究表明小剂量（4mL/kg）应用 7.5% 氯化钠高张盐溶液或其与 6% ～ 12% 右旋糖酐 –70 混合成的高张高渗液（HSD）有良好复苏效果。HSD 中的高张盐液和胶体液的作用相加，HSD 以 4mL/kg 输注可扩容 8 ～ 12mL/kg，这对于低血容量休克院前急救很有意义，抢救时可先静滴 HSD 250mL，再常规抗休克扩容。有人将这种疗法称这为"小剂量复苏"。

（2）促炎介质拮抗剂的应用　休克时机体释放多种内源性介质参与机体全身性炎症反应调控。这些介质对休克病程和预后有重要影响。

炎症因子拮抗剂：如己酮可可碱能通过干涉或阻断炎症信号传导通路的某个因子而达到抗炎效果。

自由基清除剂：如 SOD、还原性谷胱甘肽、维生素 C、辅酶 Q12、别嘌醇等自由基清除剂和抗氧化剂用于休克的治疗，可减轻自由基引起的破坏。

环氧化酶（COX）抑制剂：如非甾体抗炎药（NSAIDs）阿司匹林、吲哚美辛等能抑制 COX-2，减少前列腺素的生成；COX-2 特异性抑制剂如塞来昔布、罗非昔布等。

酶抑制剂：如乌司他丁、抑肽酶等可抑制炎症细胞释放的多种蛋白、糖和脂水解酶，保护溶酶体膜的稳定性，减少 MDF 和细胞因子的生成，从而对休克时的毛细血管通透性增加、血压下降和心功能降低及 DIC 等有抑制作用。

（3）热休克蛋白（HSP）诱导剂　HSP 在机体的应激反应中起重要作用，可从分子水平调节细胞平衡，启动内源性保护机制，提高抗氧化应激能力，抑制细胞凋亡，修复细胞损伤，如 bimoclomol 等。

（4）休克的亚低温治疗　实验研究发现，轻度低温（34 ～ 36℃）与正常体温（38℃）相比，可延长出血性休克鼠存活时间约 1 倍，这将为休克的临床救治开辟一条新的思路。

（5）阿片样物质拮抗剂　内源性阿片样物质中以 β 内啡肽与休克关系密切。β 内啡肽广泛存在于中枢神经系统，休克时血中含量增加 5～6 倍，通过中枢阿片受体抑制血管功能，使血压下降。如纳洛酮，可拮抗 β 内啡肽效应，可提高血压，使左室收缩力加倍，外周血管阻力降低，改善组织灌注。

（6）镁剂和钙通道阻滞剂　镁制剂有助于改善由于细胞内钙超载引起的损害，其他钙通道阻滞剂如异搏定（维拉帕米）能阻断小动脉平滑肌的 Ca^{2+} 跨膜内流而使血管扩张，减轻缺血 / 再灌注（I/R）损伤。

（7）血管紧张素转化酶抑制剂（ACEI）　血管紧张素 II 能强烈收缩血管，刺激醛固酮分泌，强化交感神经的缩血管效应，导致休克恶化，因而使用 ACEI 有益于休克治疗。

（8）中西医结合治疗　中医学对休克治疗有着悠久的历史，随着休克病理生理机制的进一步阐明，中药对于休克的疗效也日益受到重视，如中药大黄、黄连和人参、丹参等已被制成单方或复方针剂广泛用于临床急救。

总之，尽管纠正休克的过程大致相同，但由于各种病因的差异，具体细节和治疗中的侧重点仍有差别。因此，在休克症状得以控制后，临床工作的主要任务应从对症治疗转变为对病因治疗，同时重视脏器功能恢复和内环境特别是微循环状况的稳定和改善。

二、心源性休克

心源性休克以心肌梗死后最常见，故狭义的心源性休克主要指急性心肌梗死所致泵衰竭的严重阶段。其中以高龄、前壁心肌梗死和（或）既往有心肌梗死、心绞痛、心力衰竭或糖尿病等病史者发生率较高。心源性休克发病急骤、病死率高，近年来虽然由于早期溶栓及综合治疗的进步，心源性休克的发生率已明显降低，但病死率仍超过 50%。

【病因与发病机制】

心脏泵血功能严重受损导致心排血量急剧下降及外周组织灌注不良，常见病因有：①心肌收缩力降低：大面积心肌梗死、严重心肌炎、各种心肌病的终末期等。②心室充盈受限：各种快速型心律失常、急性心脏压塞、严重房室瓣狭窄、心房黏液瘤或球状血栓堵塞瓣膜口、心脏术后或心脏创伤、主动脉夹层等。③心脏射血异常：瓣膜穿孔、乳头肌或腱索断裂、大面积肺栓塞、严重主动脉或肺动脉狭窄等。

泵衰竭是心源性休克的始动因素和关键环节，左室心肌丧失大于 40% 时即可发生心源性休克，可以是一次性大面积心肌梗死，也可为再发心肌梗死使累积坏死面积增大，或坏死面积不大但心肌缺血面积很大。影响心源性休克发生频率和严重程度的主要因素有：①梗死范围：左室心肌梗死面积大于 40%，心排出量降低 50% 以上，心脏指数常降至 $0.9～1.7L/（min·m^2）$。②梗死部位、有无病理性 Q 波和并发症等：左前降支阻塞、透壁型心肌梗死、前壁或多部位心肌梗死及并发心律失常者，心源性休克的发生率明显高于左回旋支阻塞、下或后壁心肌梗死、非透壁型心肌梗死和无并发症者。③其他因素所致心源性休克，如重度二尖瓣狭窄、严重心律失常、心脏压塞、大面积肺梗死等。

【诊断与鉴别诊断】

（一）诊断

1. 临床表现特点

（1）原发病的症状和体征　胸闷、胸痛、气促，心脏扩大、心前区抬举感，心律失常、心音遥远、出现第三和（或）第四心音、心脏杂音，颈静脉充盈或怒张，肺部细湿啰音等。

（2）血压　动脉收缩压≤80mmHg，舒张压<60mmHg，原为高血压患者的收缩压≤90mmHg，或由原水平降低30%以上。

（3）循环不良体征　皮肤苍白、发绀或出现花斑，皮肤湿冷，手、足背静脉塌陷，脉搏细速，胸骨部位皮肤指压恢复时间大于2秒等。

（4）意识精神状态改变　烦躁不安、焦虑、反应迟钝，昏睡甚至昏迷。

（5）其他　呼吸深快，心动过速（并发缓慢型心律失常者除外），尿量减少。

2. 实验室及其他检查

（1）心电图检查　心电图检查可确定心肌梗死的部位、范围，同时应进行心电监护，评估心率、心律，及时发现各种心律失常。

（2）连续性血压检测　包括床边无创连续血压监测及动脉内插管测压，有助于对病情及治疗效果评估。

（3）超声心动图检查　有助于确诊心源性休克并排除其他原因所致的休克。

（4）侵入性血流动力学监测　对治疗方法的选择、疗效等的判断有重要作用，常用指标有：中心静脉压（CVP）、左室舒张末压（LVEDP）、肺毛细血管楔压（PCWP）、右房压（RAP）、心排血指数（CI）、心排出量（CO）、周血管阻力（SVR）等。

（5）冠脉造影　进行急诊冠脉造影可以发现致梗死的血管部位与狭窄程度，有助于判断预后，如同时进行PTCA或支架植入对治疗有重要作用。

（6）其他检查　血常规、电解质、心肌酶学、凝血功能、血气分析、血乳酸水平检测、胸部X线摄片等有助于监测病情、指导治疗方案等。

3. 诊断标准　参考本节概述。要注意心肌损伤所致或其他原因所致的心源性休克的诊断。

（二）鉴别诊断

1. 其他类型休克　①脓毒性休克：有畏寒、发热等感染征象，常合并其他器官损伤。②低血容量性休克：有大量失血或体液丢失病史，血常规发现血细胞比容增加或血红蛋白水平显著下降。③过敏性休克：有过敏史或致敏原接触史，起病急，迅速出现喉头水肿、心肺受损等表现，大剂量激素、肾上腺素受体激动剂、抗过敏治疗有效。④神经源性休克：有脑、脊髓受损史或腰麻平面过高史，查体发现有神经系统定位体征。

2. 其他疾病　①急性重症胰腺炎：多于病初数小时突然出现休克，既往有胰腺炎病史，发作时有明显胃肠道症状及腹膜刺激征，心电图可呈一过性 Q 波和 ST-T 改变，血清淀粉酶及脂肪酶显著升高而心肌酶变化不大。②肾上腺危象：严重乏力、低血压甚至休克，常伴有恶心、呕吐、腹痛、腹泻等消化道症状，实验室检查提示低血糖及电解质紊乱，大剂量激素治疗有效。③糖尿病酮症酸中毒：有糖尿病史及饮食不当史，常有感染、脱水、停用胰岛素等诱因，除血压低外还伴有呼吸深快、酮味，血糖显著升高，血及尿酮体阳性，血气分析提示酸中毒，大量补液及小剂量胰岛素治疗有效。④肺栓塞：有呼吸困难但无肺水肿，严重缺氧与低血压不成比例，胸痛于吸气末加重，超声示右心室增大伴肺动脉压低。

【治疗】

怀疑心源性休克，应及时转入 CCU 或 ICU。心源性休克一旦发生，应在监护下进行综合抢救措施，治疗包括病因及休克的纠正。具体措施如下。

（一）心电、血压和尿量监测

心源性休克应持续进心电监测，以掌握心率及节律变化。血压监测推荐动脉内插管直接测量血压，同时也便于进行动脉血气分析。放置 Foley 导管可准确了解每小时尿量。

（二）补充血容量

心源性休克，除非合并肺水肿，否则应进行液体复苏，但由于心脏泵功能衰竭，应严格掌握补液量及补液速度，最好在血流动力学监测下，根据 PCWP、CVP 的变化指导补液。尽快建立静脉通道包括中心静脉置管、漂浮导管置入等。CVP、PCWP 等较低时提示血容量不足，可适当补充晶体液或胶体液，CVP、PCWP 在正常范围时补液应谨慎，必要时采取补液试验［10分钟内试验性静脉给予 100mL 液体观察血流动力学指标，决定是否继续补液。若 CVP ≥ 1.8kPa（18.3cmH$_2$O）或 PCWP ≥ 2.4kPa（18mmHg），常提示血容量过高或肺淤血，应停止补液并使用血管活性药、利尿剂等］。急性心肌梗死并发休克时，补液量应视梗死部位（左、右室）不同而异，右室、下壁心肌梗死应增加补液量以恢复血压。

（三）改善心脏功能及外周循环状况

1. 正性肌力药物　原则上应选择增加心肌收缩力而不会大幅增加心肌耗氧、维持血压而不加快心率甚至导致心律失常的药物：①多巴酚丁胺：为选择性 β$_1$ 肾上腺素受体激动剂，常用剂量 5～15μg/（kg·min）。②强心苷：在心源性休克应用时受到很大限制。目前仅在多巴胺等治疗无效或伴有快速室上性心律失常时使用，且剂量减少，选用短效制剂如毛花苷 C 等。③钙增敏剂：左西孟旦，通过结合心肌细胞上的肌钙蛋白 C 促进心肌收缩，还通过介导 ATP 敏感的钾通道而发挥血管舒张作用和轻度抑制磷酸三酯酶的效应。首剂 12 ~ 24μg/kg 静注（大于 10 分钟）继以 0.1μg/（kg·min）静滴。

2. 血管活性药物 包括拟交感神经药、血管扩张药等。多数心源性休克需在补充血容量的基础上选用多巴胺等拟交感神经药。如经上述处理血压仍不回升且 PCWP 增高、心排出量减低或周围血管收缩征象（如发绀、四肢厥冷等）明显时，尚需应用血管扩张药，以降低心脏前、后负荷，改善心脏工作环境及微循环灌注。但血管扩张药在心源性休克时不作为首选。由于血管扩张药可加剧低血压而减少组织灌注，可与拟交感神经药合用以抵消不利影响。常用联合方案为：硝普钠 70μg/min 和多巴胺 6μg/（kg·min）；酚妥拉明 20 ~ 80μg/min 和多巴胺 6μg/（kg·min）。

（四）机械循环支持

1. 主动脉内气囊反搏（IABP） 是对心源性休克患者机械支持治疗的主要手段，是维持血流动力学稳定的有效措施。可提高舒张期主动脉弓压，增加心肌血供，降低收缩期主动脉内压，进而降低心室后负荷并提高射血分数，稳定血流动力学状态。

2. 左心室辅助设备（LVAD） 借助外置的机械设备，暂时的、部分的代替心脏的功能，有助于组织灌注，等待心功能的恢复，并打断心源性休克时的恶性循环，是心源性休克的重要治疗措施。

（五）血流重建治疗

心源性休克最主要的病因是急性心肌梗死，重建冠脉血流对于恢复心肌供血及心肌功能有关键的意义。

1. 溶栓治疗 静脉溶栓可显著降低急性心肌梗死病死率，但对已经发生心源性休克者效果不确定。

2. 血管重建 包括直接血管重建及冠状动脉旁路手术。早期血运重建并联合应用 IABP 的远期效果优于药物治疗，75 岁以下者获益最大。

（六）特殊情况的心源性休克治疗

1. 右室心肌梗死 约 30% 的下壁心肌梗死患者合并右室心肌梗死，表现为低血压、颈静脉充盈怒张、肺野清晰，右胸导联的心电图检查可发现典型的 ST-T 改变。通过补液维持右室前负荷，多巴酚丁胺治疗可有助于改善心排出量，血流动力学持续不稳定采用 IABP 可能有益。

2. 急性二尖瓣反流 下壁心肌梗死、乳头肌缺血或梗死都可能导致急性二尖瓣反流，短时间内出现肺水肿、低血压及心源性休克，治疗上可用硝普钠降低后负荷。IABP 有助于暂时控制病情，正性肌力药及血管活性药有助于维持心排出量及血压，手术修补或更换受损瓣膜是唯一彻底的治疗方法，并且应早进行。

3. 室间隔破裂　表现为严重心功能衰竭及心源性休克，早期行 IABP 及药物支持，争取尽快手术治疗。

4. 室壁破裂　多发生于急性心肌梗死后第 1 周内，表现为急性心包压塞，应尽早认识病情并行紧急心包穿刺抽液，尽早行手术治疗。

三、脓毒性休克

脓毒性休克实指严重脓毒症患者在给予足够液体复苏后仍存在组织低灌注（无法纠正的持续性低血压状态或血乳酸浓度 ≥ 4mmol/L）的状态。

【诊断】

脓毒性休克的诊断必须是脓毒症和休克同时存在。符合全身炎症反应综合征（SISR）的标准，有感染的证据，在给予足量液体复苏后仍存在组织低灌注。

（一）脓毒症的临床表现

1. 全身炎症反应综合征（SISR）的诊断标准　指任何致病因素作用于机体所引起的全身性炎症反应，且具备以下 2 项或 2 项以上体征：体温 > 38℃或 < 36℃；心率 > 90 次 / 分；呼吸频率 > 20 次 / 分或动脉二氧化碳分压（$PaCO_2$）< 32mmHg；外周血白细胞计数 > $12×10^9$/L 或 < $4×10^9$/L，或未成熟粒细胞 > 0.1。

2. 与原发感染有关的症状和体征　如肺炎、尿路感染、腹腔感染等相应表现及体征。

（二）临床分型

临床上常根据血液动力学特点将脓毒性休克分为低排高阻型（冷休克）和高排低阻型（暖休克）。

1. 低排高阻型　低排高阻型休克常继发于革兰阴性菌感染，患者往往已有液体丢失。产生的主要机制是：①细菌内毒素直接作用于交感神经末梢，释放大量儿茶酚胺，内毒素又可破坏血小板和白细胞等，释放 5- 羟色胺、组织胺、缓激肽等，使肺等脏器小静脉收缩，返回左心的血量减少和动脉压下降。②感染灶的毛细血管通透性增加，血浆渗入组织间隙，可使血容量进一步减少。这种高阻力型休克的特征是周围血管阻力增加而心排出量降低。

2. 高排低阻型　高排低阻型休克见于少数脓毒性休克初期或由革兰阳性菌所致。产生的主要机制是感染灶释放出某些扩血管物质，而使微循环扩张，外周阻力降低，血容量相对不足，机体代偿性地增加心排出量，以维持组织的血液灌流。其特征是周围血管阻力降低，心排出量增加。

【治疗】

脓毒性休克须在监护下立即救治。早期应侧重于补液，纠正酸中毒，使用阿托品、山莨菪碱或其他扩血管药，并在有效使用抗生素的同时给予糖皮质激素、抗炎性介质、抗内毒素治疗；晚期则以维护重要器官功能，维持水、电解质平衡和防止 DIC 为主。治疗总目标在于控制感染、改善微循环及恢复组织正常灌注。

（一）补充血容量

有效血容量不足是脓毒性休克的突出矛盾，应注意及时足量给予补充。常选用生理盐水、5% 葡萄糖盐水等晶体液或低分子右旋糖酐、706 代血浆等胶体液，分别由两条静脉通路同时输注。对心、肾功能良好的中、青年患者，开始 2 小时内可输入 1000mL，24 小时内可输入 3000 ～ 3500mL。

（二）控制感染

抗感染治疗是救治脓毒性休克主要环节。在无明确病原菌前，应经验性选择抗感染治疗方案。要尽快寻找病因并做出诊断。

对抗生素应用有主张从一代头孢菌素开始逐渐升级至三、四代。但脓毒性休克发生常来势凶猛，病情危急，且细菌的病原菌不明，故按"降阶梯治疗"实行"猛拳出击全面覆盖"的原则，可选择疗效较高的碳青霉烯类（美平、泰能等），并尽早应用（确认诊断后，应在 1 小时内使用）。在进行抗生素应用之前留取合适标本，但不能为留取标本而延误抗生素的使用。

（三）改善微循环

在扩容及纠正酸中毒的基础上，正确选择血管活性药，方有可能改善组织灌注。对早期高排低阻型休克可单用缩血管药；晚期或低排高阻型休克可选用扩血管药或与缩血管药合用。

扩血管药中以莨菪碱类或 α 受体阻滞剂较为常用。目前在脓毒性休克中，山莨菪碱（654-2）应用较多，常用剂量为每次 10 ～ 20mg，休克晚期可增至 30mg/min，25% 或 50% 用葡萄糖液 20mL 稀释后缓慢静注。酚妥拉明可作用于血管平滑肌上的 α 受体，增加毛细血管的血流灌注，改善微循环。使用时注意血压下降，从小剂量开始，0.1 ～ 1mg/（kg·min）。

（四）纠正酸中毒

纠正酸中毒可增强心肌收缩力，恢复血管对血管活性药的反应性，防止 DIC。首选缓冲碱为 5% 碳酸氢钠溶液，亦可选用 11.2% 乳酸钠溶液。

（五）应用糖皮质激素

糖皮质激素具有抗过敏、抗炎、抗毒素、抗休克等作用。是否使用一直存在争议。只建议在血压对于液体复苏和血管加压药治疗不敏感时应用，可选用氢化可的松（不推荐地塞米松）。

（六）血糖控制

对进入重症监护病房后已经初步稳定的重症合并高血糖患者，应使用强化静脉胰岛素治疗来控制血糖，使血糖控制在 8.33mmol/L 以下，并监测血糖。

（七）DIC 的治疗

有 DIC 征象者可采用肝素治疗。用法：0.5 ~ 1mg/kg 溶于 10% 葡萄糖 40 ~ 100mL 内，4 ~ 6 小时 1 次，静推或滴注，并测凝血时间，若凝血时间超过正常 1 倍以上，则延长肝素用药间歇或减量，疗程为 3 ~ 7 天；若凝血时间超过 30 分钟，即停用。当有继发性纤溶导致严重出血时，在使用肝素后可静脉输入 6- 氨基己酸，每次 4 ~ 6g，6 ~ 8 小时 1 次。

（八）亚冬眠疗法

适用于伴有高热、寒战、脉率快、呼吸急促等症状的早期脓毒性休克或有脑水肿等级并发症者。氯丙嗪 2mL（50mg）、异丙嗪 2mL（50mg）、哌替啶 2mL（100mg），全量（6mL）稀释后静滴或每次以 1/3 ~ 1/2 量，4 ~ 6 小时 1 次，静滴。

四、过敏性休克

过敏性休克是由于一般对人体无害的特异性变应原作用于过敏患者，导致以急性周围循环灌注不足为主的全身速发变态反应。变应原以药物及生物制品常见（如青霉素）。除引起休克表现外，常伴有喉头水肿、气管痉挛、肺水肿等。如不紧急处理，常导致死亡，低血压和喉头水肿是致死的主要原因。

【诊断与鉴别诊断】

（一）诊断

主要诊断依据：①有过敏史及过敏源接触史，且出现了休克的临床表现。②常伴有喉头水肿、气管痉挛、肺水肿等，以及神经、消化系统症状和体征。

（二）鉴别诊断

本病主要应与神经血管源性晕厥和低血糖性晕厥相鉴别。

1. 神经血管源性晕厥　多见于体弱年轻女性，发作多有明显的诱因，如疼痛（注射后）、情绪紧张、天气闷热、空腹、疲劳等，常出现面色苍白、恶心、出冷汗、肢体发软，继之昏厥，血压虽低但脉搏缓慢，但此时无瘙痒或皮疹，昏厥经平卧后立即好转，可较快自然恢复且无明显后遗症状。

2. 低血糖性晕厥　在饥饿或糖尿病患者服用降糖药过程中可发生，表现为冷汗、虚脱、面色苍白、四肢发凉。口服糖水或静注葡萄糖后可很快缓解。

【治疗】

一旦出现过敏性休克，应立即就地抢救。

（一）一般处理

1. 立即脱离或停止进入可疑的过敏物质 如过敏性休克发生于药物注射之中，应立即停止注射，并可在药物注射部位之近心端扎止血带，视病情需要每 15 ～ 20 分钟放松止血带 1 次，以防止组织缺血性坏死。

2. 立即处于适当体位、保持呼吸道畅通 ①即刻使患者取平卧位，松解衣领、裤带等，有呼吸困难者，上半身可适当抬高。②如意识丧失，应将头部置于侧位，抬起下颌，以防舌根后坠堵塞气道，清除口、鼻、咽、气管分泌物，畅通气道，面罩或鼻导管吸氧（高流量），必要时气管插管或气管切开术。③对神志、血压、呼吸、心率和血氧饱和度等生命体征进行密切监测。

（二）药物治疗

1. 肾上腺素 首选肾上腺素，立即肌内注射 0.1% 肾上腺素 0.5 ～ 1mL，小儿每次 0.02 ～ 0.025mL/kg。严重病例可用 0.5mL 稀释于 50% 葡萄糖 40mL 中静注。肾上腺素作用短暂，如注射首次剂量后不见效，可 3 ～ 5 分钟后重复注射。如心跳、呼吸停止，立即行心肺复苏术。一般经过 1 ～ 2 次肾上腺素注射，多数患者休克症状在 0.5 小时内均可恢复。对链霉素引起的过敏，有学者认为应首选钙剂，可用 10% 葡萄糖酸钙或 5% 溴化钙 10 ～ 20mL 稀释于 25 ～ 50% 葡萄糖液 20 ～ 40mL 中缓慢静注，0.5 小时后如未完全缓解，可再给药 1 次。

2. 糖皮质激素 地塞米松 10 ～ 20mg 或氢化可的松 300 ～ 500mg 或甲泼尼龙 120 ～ 240mg 加入 5% ～ 10% 葡萄糖液 500mL 中静滴。或先用地塞米松 5 ～ 10mg 静注后，继以静滴。因严重支气管痉挛致呼吸困难者，可用氨茶碱 0.25g 稀释入 25% 葡萄糖液 20 ～ 40m 中缓慢静注。

3. 平衡盐溶液 过敏性休克中的低血压常因血管扩张和毛细血管液体渗漏所致，故需要补充血容量。宜选用平衡盐溶液，一般先输入 500 ～ 1000mL，以后酌情补液。

4. 升压药 经上述处理后，血压仍低者，应给予升压药。常用多巴胺 20 ～ 40mg 静注或肌内注射，或用较大剂量加入液体中静滴。亦可用去甲肾上腺素 1 ～ 2mg 加入生理盐水 250mL 中静滴。

（三）防治并发症

过敏性休克可并发肺水肿、脑水肿、心脏骤停或代谢性酸中毒等，应积极防治。

思考题

1. 简述休克的病因学分类。

2. 试述心源性休克的诊断。

第三节　上消化道出血

【学习目标】

1. 掌握上消化道出血的诊断及治疗。

2. 熟悉上消化道出血的病因。

3. 了解上消化道出血的预后。

上消化道出血是指屈氏（Treitz）韧带以上的食管、胃、十二指肠和胰、胆等病变引起的出血，包括胃空肠吻合术后的空肠上段病变引起的出血。轻者病情发展缓慢，可不被患者察觉，80% 具有自限性。上消化道急性大量出血常表现为呕血和黑便，并伴有急性周围循环衰竭。如不能及时有效地抢救，将有可能危及生命，死亡率可达 10% 左右。近年来由于紧急胃镜诊断和治疗的普及，死亡率明显下降，但肝硬化所致的食管胃底静脉曲张破裂大出血，病死率仍高达 25% 左右。

【病因与发病机制】

临床上本病最常见的病因是消化性溃疡、食管胃底静脉曲张破裂、急性糜烂出血性胃炎和胃癌，占上消化道出血的 80% ～ 90%。

（一）食管疾病

主要有反流性食管炎、食管溃疡、食管癌、食管贲门黏膜撕裂症等。食管癌由于癌组织坏死、溃烂而出血。若侵犯较大血管，则可发生大出血。食管贲门黏膜撕裂症是由于剧烈呕吐而引起腹内压力骤增，胃内压力过大，冲击食管贲门交界处，导致食管下端的黏膜及黏膜下层撕裂而出血。

（二）胃、十二指肠疾病

消化性溃疡是上消化道出血最常见的原因之一，约占 50%。胃溃疡多位于胃小弯后壁，累及胃左动脉分支；十二指肠溃疡出血多累及十二指肠上动脉。出血多发生于胃、十二指肠溃疡活动期，溃疡侵蚀血管或周围黏膜而出血。

急性胃黏膜损害包括急性糜烂出血性胃炎、应激性溃疡，多在应激状态下发病。其他如胃癌、急性胃扩张、胃扭转、胃肠吻合术后的空肠溃疡和吻合口溃疡等也可引起。

（三）食管胃底静脉曲张破裂出血

在静脉高压情况下，由于食管下段黏膜下静脉缺乏结缔组织支持，曲张静脉突出于食管腔内，该静脉距门静脉主干最近，直接持续受门脉高压影响，当肝静脉压力梯度持续大于 12mmHg 时可发生食管胃底静脉曲张破裂出血。

（四）上消化道邻近器官或组织的疾病

胆管出血主要是由于胆管的感染、胆管蛔虫症、胆管结石、胆管手术后等引起。胰腺疾病主要有急性胰腺炎并发脓肿或假性囊肿破溃至十二指肠、胰腺癌侵及十二指肠等。其他如纵隔肿瘤或脓肿破入食管、胸或腹主动脉瘤、肝或脾动脉瘤破入上消化道等。

（五）全身性疾病

常见于白血病、再生障碍性贫血、血友病、血小板减少性紫癜等血液病，以及动脉粥样硬化、系统性红斑狼疮、流行性出血热、钩端螺旋体病、尿毒症等。

【临床表现】

上消化道出血的临床表现取决于出血的量和速度，并与引起出血病变的性质、部位及全身状态密切相关。

（一）呕血、黑便和便血

呕血、黑便和便血是消化道出血的特征性临床表现。上消化道急性大量出血多数表现为呕血，如出血速度快而出血量过大，呕血的颜色呈鲜红色。若出血量小、出血速度慢则无呕血。呕血前患者多先有上腹部不适、恶心，随后出现呕血。呕出的血液多呈咖啡色或棕褐色，是因为胃酸的作用使红细胞中血红蛋白变为酸化正铁血红蛋白。少量出血可出现黑便，一般呈柏油样，黏稠而发亮，当出血量大引起肠道蠕动过快时，多呈暗红色，甚至鲜红色。

（二）失血性周围循环衰竭

上消化道出血导致急性周围循环衰竭的程度取决于出血量的多少及出血速度，多见于短期内出血量超过 1000mL 者。临床上可出现头昏、乏力、心悸、晕厥、肢体发冷，并有心率、血压改变，严重者呈休克状态。

（三）贫血

慢性上消化道出血在常规体检中发现小细胞低色素性贫血；急性大量出血后早期因有周围血管收缩与红细胞重新分布等生理调节，红细胞、血红蛋白和血细胞压积的数值可无变化。此后，大量组织液渗入血管内以补充失去的血浆容量，红细胞和血红蛋白因稀释而降低，出血 24～72 小时后血液稀释到最大限度。贫血程度取决于失血量的多少和出血前有无贫血基础、出血后液体平衡状况等因素。失血会刺激骨髓代偿性增生，外周血网织红细胞增高于 24 小时内出现，出血停止后逐渐恢复正常。

（四）氮质血症

在大量消化道出血后，进入肠内血液的蛋白分解产物被重新吸收入血，导致血中尿素氮浓度暂时增高，称为肠源性氮质血症。出血后数小时血尿素氮开始上升，1～2天达到高峰，一般不超过 14.3mmol/L，出血停止后 3～4 天降至正常。如果患者出血前肾功能正常，出血后血容量已基本纠正，而血尿素氮仍持续升高 4 天以上，则提示上消化道继续出血或再出血；如果无活动性出血依据，血容量已基本纠正，仍出现少尿或无尿，则提示休克导致急性肾衰竭。

（五）发热

大量出血后，多数在 24 小时内常出现低热，一般体温不超过 38℃，持续 3～5 天后降至正常。发热的原因可能由于循环血容量减少、贫血、血液分解蛋白的吸收等因素导致体温调节中枢功能障碍和（或）周围循环衰竭，使散热减少。

【实验室及其他检查】

（一）内镜检查

内镜检查是上消化道出血定位、定性诊断的首选方法。对急性上消化道出血在 1～2 天内做急诊内镜检查，诊断率高达 95%，可解决 90% 以上上消化道出血的病因诊断。可在直视下按顺序观察食管、胃、十二指肠，可判断出血的原因、部位及程度，还可活检，做出病理诊断；可判断是否有继续出血的危险性；还可同时进行内镜止血治疗。急诊胃镜前应先补充血容量、纠正休克、改善贫血。呕血者先用胃管抽吸胃内积血（因积血影响观察）。有血凝块者，需在检查前用冰盐水灌洗。操作手法应轻柔、迅速。

（二）实验室检查

1. 血常规检查　反复检查血红蛋白、血细胞比容。如果血红蛋白进行性下降、血尿素氮升高，表明出血仍在继续；白细胞持续升高，提示胆管或其他部位急性感染。

2. 血生化检查　肝功能检查有助于了解是否有肝功能损害，肾功能检查有助于了解有无合并肾衰竭。

3. 血气分析及血电解质检查　可帮助了解体内酸碱平衡、电解质情况。

4. 粪便隐血试验　有助于判断出血是否停止。

（三）X 线钡餐检查

仅适用于出血已停止和病情稳定的患者（再出血、积血、血块影响检查）。X 线钡餐检查对急性消化道出血的病因诊断阳性率不高，应用气钡双重造影可提高检出率，若结合上消化道血管造影和胃镜检查，可提高诊断的正确率。适用于有胃镜检查禁忌证，或不愿进行胃镜检查者，以及胃镜检查后出血原因未明、可疑病变在十二指肠降段以下者。

（四）血管造影检查

选择性血管造影对活动性大消化道出血或血管性病变的诊断及治疗具有重要意义，检出率40%～60%。根据脏器的不同可选择腹腔动脉、肠系膜动脉或门静脉造影。活动性出血速率超过0.5mL/min时，可发现造影剂在出血部位外溢，定位价值较大。该方法适用为胃镜检查无异常发现，仍有活动性出血；持续大量出血状态，胃镜检查无法安全进行；因积血多影响视野，无法判断出血灶；胃镜检查禁忌证者。选择性动脉造影明确出血部位，可动脉插管注入药物（加压素）进行介入治疗。

（五）CT检查

多排螺旋CT在大量出血时检出准确率及阳性预测值均接近90%；并可显示小肠黏膜及黏膜外病变；CT血管造影可准确检出并定位肠道血管性疾病。

（六）剖腹探查

各种检查均不能明确原因时应剖腹探查。

【诊断与鉴别诊断】

（一）诊断步骤

1.判断是否为上消化道出血　有上消化道、消化器官等疾病病史，出现以下表现可诊断为上消化道出血。

（1）呕血、黑便、出血性周围循环衰竭。

（2）粪便隐血试验强阳性。

（3）血红蛋白浓度、红细胞计数和血细胞比容下降。

（4）排除消化道以外的出血原因，如咯血，口鼻、咽部出血，以及食物、药物因素引起的黑便。

（5）排除下消化道出血。

2.判断出血程度　正确估计出血量对判断病情、指导治疗有重要意义。一般来说，每日消化道出血量5mL以上粪便隐血试验可呈现阳性，每日出血量50mL以上可出现黑便；胃内积血量达250mL以上可引起呕血。临床上根据出血量的多少分为轻度、中度和重度出血（表9-1）。同时应注意去除积存于胃肠道、呕血中混有的胃内容物及黑便中混有的粪便等因素。

表 9-1　上消化道出血程度的判断

分级	失血量	血压（mmHg）	脉搏（次/分）	血红蛋白（g/L）	临床表现
轻度	占全身总血量的 10%～15% 成人失血量 < 500mL	基本正常	正常	无变化	一般不引起全身症状或仅有头晕、乏力
中度	占全身总血量的 20%～30%，成人失血量 500～100mL	收缩压下降（≥80）	100～120	70～100	一时性眩晕、口渴、心悸、烦躁、尿少、皮肤苍白
重度	> 30% 全身总血量，成人失血量 > 1500mL	收缩压 < 80 或测不出	> 120	< 70	神志恍惚、四肢厥冷，大汗、少尿或无尿

3. 判断周围循环状态　急性上消化道出血严重程度的估计最有价值的指标是血容量减少所引起的周围循环衰竭的临床表现，而周围循环衰竭又是急性大出血导致死亡的直接原因。因此，对急性上消化道出血，应将与周围循环状态有关的检查放在首位，并据此做出相应的紧急处理。血压和心率是关键指标，再综合其他指标做出判断。如患者由平卧位改为坐位时出现血压下降幅度大于 15～20mmHg、心率加快幅度大于 10 次/分，提示血容量明显不足，是紧急输血的指征；如收缩压低于 90mmHg、心率 > 120 次/分，伴有面色苍白、四肢湿冷、烦躁不安或神志不清，则已进入休克状态，属于严重大出血，须积极抢救。

4. 判断出血是否停止　肠道积血一般需经 3 天才能排尽，故不能以黑便作为继续出血的指标。若有以下迹象可考虑继续出血或再出血：①反复呕血，或黑便次数增多、粪质稀薄，伴有肠鸣音亢进。②出现周围循环衰竭经积极补液、输血等治疗未见明显改善，或暂时好转后又恶化。③红细胞计数、血红蛋白浓度、血细胞比容继续下降，网织红细胞计数持续增多。④在充分补液、尿量足够的情况下，血尿素氮持续增高。

以下情况容易反复出血，应该密切观察：①过去有多次大出血史、本次出血量大、24小时内反复大出血者。②原有高血压或明显动脉硬化者，再出血的可能性较大。③食管胃底静脉曲张破裂出血者。

5. 判断出血病因　详细的病史、症状与体征可为出血的病因提供重要线索，但确诊常依赖于器械检查：①有慢性、周期性、节律性上腹痛史，出血前疼痛加剧，有饮食不当、精神疲劳等诱因，出血后疼痛减轻或缓解，提示出血来自消化性溃疡。②曾服非甾体抗炎药、酗酒，或处于昏迷、烧伤等应激状态者，要考虑急性胃黏膜损害。③有病毒性肝炎、血吸虫病、慢性酒精中毒病史，出现肝掌、蜘蛛痣、门静脉高压的临床表现者，可能是食管胃底静脉曲张破裂。④45 岁以上的患者，近期消瘦、黑便或粪便隐血试验阳性，并伴有缺铁性贫血及左锁骨上淋巴结肿大时，应考虑胃癌或食管裂孔疝。⑤肿大的脾脏常在消化道出血后收缩而暂时缩小，肝功能检查异常有助于肝硬化的诊断。

（二）鉴别诊断

黑便应与进食动物血、猪肝、铁剂、铋剂、炭粉等相鉴别。上消化道出血应与口、鼻、咽喉部出血相鉴别。上消化道出血有时需与下消化道出血鉴别（表9-2）。少数急性上消化道出血者因出血量大、速度快，可在呕血或黑便前先出现失血性周围循环衰竭，应注意与其他原因引起的休克相鉴别。

表9-2　上消化道出血与下消化道出血鉴别

	上消化道出血	下消化道出血
既往史	多曾有溃疡、肝、胆疾患病史，或有呕血史	多曾有下腹部疼痛、包块及排便异常病史或便血史
出血先兆	上腹部闷胀、疼痛或绞痛，恶心	中、下腹不适或下坠，欲排大便
出血方式	呕血伴柏油样便	便血、无呕血
便血特点	柏油样便，质稠，或成形，无血块	暗红或鲜红，质稀，多不成形，大量出血时可有血块

【治疗】

治疗原则：补充血容量，迅速止血，纠正贫血，治疗病因。

（一）一般治疗

1. 休息　大出血时应绝对卧床休息，平卧位应抬高下肢，以保证脑血液供应；同时要注意保暖，防止烫伤。呕血时头偏向一侧，避免误吸，必要时用负压吸引器清除口鼻血液、呕吐物等。出血量大、有明显贫血时应给予氧气吸入。

2. 饮食　急性大出血伴恶心、呕吐暂禁食，少量出血且无呕吐者可进凉、清淡流质饮食，出血停止后改为无刺激的半流质、软食。

3. 监测生命体征　严密观察心率、血压、呼吸、意识及尿量变化；观察呕血与黑便的情况；定期复查血红蛋白浓度、红细胞计数、血细胞比容、尿素氮；准确记录出入量、呕血及便血量；必要时进行中心静脉压测定，老年人还应进行心电监护。

（二）及时补充血容量

及时补充血容量为首要的治疗抢救措施。立即查血型和配血，尽快建立多条静脉输液通路，必要时行静脉切开。如出血量大，收缩压 < 90mmHg，在没有配好血之前，可先输入葡萄糖盐水、生理盐水、复方氯化钠注射液、右旋糖酐或其他血浆代用品补充血容量，单纯输入葡萄糖溶液效果较差。输全血既可补充血容量，又利于止血，还可改善组织细胞缺氧。输血是改善急性失血性周围循环衰竭的关键措施。紧急输血指征有：①体位改变出现晕厥、脉搏加快、血压下降。②收缩压 < 90mmHg，心率 > 100 次 / 分。③血红蛋白 < 70g/L，血细胞比容 < 25%。④若放置了中心静脉导管，其压力 < 5cmH_2O。

在补充血容量的过程中，输液、输血开始速度宜快，较短时间内使血压升至90～100mmHg，尿量每小时超过30mL。但输血量不宜超过正常血红蛋白或血细胞比容，最好保持血红蛋白在90～100g/L，同时防止输液、输血过快而导致再次出血或心力衰竭，对老年人尤应加以注意。

（三）积极实施止血措施

1. 消化性溃疡大出血

（1）保护胃黏膜与抑制胃酸分泌

1）质子泵抑制剂（PPI）：如奥美拉唑，对胃酸分泌有很强的抑制作用，用于消化性溃疡或糜烂性胃炎所致的大出血。用法：40mg加入生理盐水或5%～10%葡萄糖溶液20mL中，每日1次静注。

2）H_2受体拮抗剂：主要用于消化性溃疡或胃黏膜糜烂引起的大出血：①西咪替丁：600mg加入5%葡萄糖溶液500mL中持续静滴。②雷尼替丁：50mg用液体稀释后静脉缓慢注射，6～12小时1次；或以150～300mg加入液体中持续静滴。③法莫替丁：20mg稀释后静脉缓慢注射，每日2次。

（2）黏膜局部止血

1）冰盐水加去甲肾上腺素：①口服：将去甲肾上腺素8～10mg加入4℃生理盐水100mL中，每1～2小时口服1次，每次30～50mL，出血控制后减量，时间可延长为4～6小时。出血停止12小时后停用。②胃管内灌注：适用于不能自行口服的患者。用去甲肾上腺素20mg加入4℃的生理盐水250mL中，注入胃内，每次向胃管内注入50mL，用止血钳夹闭胃管，1小时后抽吸胃内容物，如有出血再以同量注入，可反复多次，直至出血停止。通过此方法使胃降温，出血的小动脉收缩，减少胃酸分泌，达到止血的目的。此配制液在碱性环境中可迅速被破坏，故不宜用于肠道出血。有高血压、冠心病者禁用。

2）凝血酶：此药可促进纤维蛋白原转化为纤维蛋白，加快凝血过程，故只能局部应用，禁忌静注或肌内注射：①口服：以凝血酶2000～4000U溶于50～100mL生理盐水或牛奶、豆浆中口服，1～2小时1次，服后变换体位，以利于药物在胃中分布。出血控制后减量并延长给药时间，出血停止后停用。②胃管内灌注：凝血酶遇血即可被消耗，故胃内有积血时口服效果不佳。可先经胃管将积血抽出，然后再注入本品。用量、时间同上。

3）巴曲酶：可促使出血部位血小板聚集及凝血酶形成，缩短出血时间，减少出血量。用法：1～2kU静注，每日2次。

（3）内镜下直视止血　内镜下如见活动性出血或暴露血管的溃疡应进行内镜止血。可在出血处喷洒5%孟氏液（碱式硫酸铁溶液）、冰盐水加去甲肾上腺素、凝血酶、巴曲酶或无水酒精、高渗盐水等使局部血管收缩，并有促进血液凝固的作用。也可用激光、热探头、高频电凝、微波、注射疗法、止血夹等方法止血。

（4）手术和介入治疗　若内科积极治疗仍大量出血不止危及患者生命，须及时进行手术治疗。严重消化道大出血者，在既无法进行内镜治疗，又不能耐受手术时，可考虑在选择性肠系膜动脉造影下找到出血灶的同时进行血管栓塞治疗。

2. 食管胃底静脉曲张破裂出血

（1）血管活性药物止血

1）生长抑素及其类似物：目前临床上最常用的是14肽天然生长抑素，可明显减少门脉及其侧支循环血流量，止血效果肯定，因不伴全身血流动力学改变，故短期使用几乎没有严重不良反应。使用方法：14肽天然生长抑素首先以250μg静脉缓慢推注，然后以250μg/h持续静滴。本品半衰期极短，应注意滴注过程中不能中断，若中断超过5分钟，应重新注射首剂。奥曲肽是8肽生长抑素类似物，常用量为首剂静注100μg后，以25～50μg/h静滴，该药半衰期较长，维持24～48小时。

2）垂体后叶素：可使内脏小动脉收缩，减少门静脉系统血流量，以降低门脉压力，达到止血效果。用法：垂体后叶素的推荐疗法是0.4U/min静脉持续滴注。研究证明，只有达到上述较大剂量，该药才能发挥止血效果。但此剂量不良反应大，常见的有腹痛、血压增高、心律失常、心绞痛，严重者可发生心肌梗死。因此，在应用垂体后叶素的同时加用硝酸甘油、山莨菪碱等扩张血管的药物。一般用硝酸甘油40～400μg/min静滴，从小剂量开始，逐渐加量，与垂体后叶素共同维持收缩压在90mmHg左右。

注意事项：肌内注射无效；用药前最好将血红蛋白提升至70g/L以上，以减少肝细胞缺血、缺氧；可减少冠脉血流，诱发心脑血管疾病，故高血压、冠心病患者忌用；可引起内脏平滑肌收缩，临床可出现恶心、呕吐、腹痛、腹泻，甚至发生肠坏死或子宫收缩等不良反应（因此，使用时应注意观察，妊娠妇女禁用）；由于药物有抗利尿作用，故可引起水潴留，从而使腹水加重；可促进纤维蛋白溶酶原及Ⅷ因子释放，干扰凝血过程，有诱发再出血的可能。

3）硝酸甘油：此药对动、静脉血管均有扩张作用，尤以对静脉扩张明显，故可降低门静脉压。适用于门脉高压所致的不伴休克的消化道大出血。用法：10mg加入生理盐水500mL中，以25～50μg/min的速度静滴。也可以舌下含化0.6mg，30分钟1次。

注意事项：本药不适于伴休克的患者；与血管加压类缩血管药物合用既可减少药物不良反应又可增加疗效；静脉用药速度过快可引起头痛、低血压及心动过速，用药宜从小剂量开始逐渐增加药量。

（2）气囊压迫止血　将三腔二囊管经鼻腔或口腔插入，达胃腔后向胃囊内注入气体250～300mL使其膨胀（囊内压50～70mmHg），然后轻轻向外牵拉，以压迫胃底曲张静脉。如食管静脉仍有出血，可向食管囊中注入气体150～200mL（囊内压

35～45mmHg），以压迫曲张的食管静脉，从而达到止血的目的。

注意事项：①插管前应尽量将气囊内空气抽尽，插管应把握宁深勿浅的原则。②先向胃气囊内注入，如不能达到止血的目的，应扩充食管气囊。③气囊内压力应以足够压迫胃底食管下端静脉为度，压力过低达不到止血目的，压力过高则有可能使局部血流受限引起溃疡。因此，每日须测胃内压，要求在 40mmHg 以上。④应定时将气囊内气体放出，一般为每 12～24 小时放气 1 次，15～20 分钟后再充气，在放气的同时应将管向内推送少许，以缓解局部压迫。⑤放气后应抽吸胃内容物，如仍有出血应随时拉紧胃囊。⑥气囊压迫时间不应超过 3～4 天。⑦出血停止 12～24 小时后，应放松气囊并再观察 12～24 小时，如无出血，口服液状石蜡 20～30mL，然后动作轻柔、缓慢地将管拔出。

三腔二囊管压迫止血效果肯定，但缺点是患者痛苦大、并发症多。由于不能长期压迫，停用后早期再出血率高。鉴于近年治疗措施的进步，目前已经不推荐气囊压迫作为首选止血措施，其应用限于药物不能控制出血时作为暂时止血用，以赢得时间去准备其他更有效的治疗措施。

（3）内镜止血　经过抗休克和药物治疗血流动力学稳定者应立即做急诊内镜检查，以明确上消化道出血原因及部位。如果仅有食管静脉曲张，还在活动性出血者，应予以内镜直视下注射硬化剂，止血成功率为 90%。如无活动性出血，可用皮圈套扎曲张静脉，不但能达到止血目的，而且可有效防止早期再出血，是目前治疗食管胃底静脉曲张破裂出血的重要手段。胃底静脉出血宜注射组合黏合剂。

（4）外科手术或经颈静脉肝内门腔分流术　急诊手术并发症多、死亡率高，应尽量避免。但如大量出血，且上述治疗方法无效时唯有进行外科手术。难治性急性食管胃底静脉曲张出血死亡率较高，在药物治疗的基础上，经颈静脉肝内门腔分流术抢救的成功率可达 90% 以上。目前认为，预防食管胃底静脉曲张再次出血是经颈静脉肝内门腔分流术的最佳适应证之一。

【预防】

积极治疗原发疾病，劳逸结合，情绪乐观，戒除烟酒，避免刺激、粗糙饮食，避免暴食。

【预后】

80%～85% 的上消化道出血除支持疗法外，无须特殊治疗出血可在短期内自然停止，仅有 15%～20% 持续出血或反复出血，而主要是由于出血并发症而导致死亡。

如何早期识别再出血及死亡危险性高的患者，并加强监护和积极治疗，成为急性上消化道大量出血处理的重点。提示预后不良危险性增高的主要因素有：①高龄患者（＞60

岁）。②有严重伴随病（心、肺、肝、肾功能不全，脑血管意外等）。③本次出血量大或短期内反复出血。④特殊病因和部位的出血（如食管胃底静脉曲张破裂出血）。⑤消化性溃疡伴有内镜下活动性出血，或近期出血征象，如暴露血管或溃疡面上有血痂。

思考题

1. 上消化道出血的临床表现有哪些？

2. 简述上消化道出血的治疗要点。

3. 如何鉴别上消化道出血和下消化道出血？

第四节　急性中毒

【学习目标】

1. 掌握急性一氧化碳中毒、急性有机磷杀虫药中毒的临床表现、诊断及治疗。

2. 熟悉急性中毒的总论内容，急性一氧化碳中毒、急性有机磷杀虫药中毒的病因、机制。

3. 了解急性一氧化碳中毒、急性有机磷杀虫药中毒的预防。

一、中毒总论

进入人体的化学物质达到中毒量产生组织和器官损害引起的全身性疾病称为中毒。引起中毒的物质称为毒物。

中毒可分为急性和慢性两大类，主要由接触毒物的毒性、剂量和时间所决定。短时间内吸收大量毒物可引起急性中毒，发病急，症状重，变化迅速，可危及生命；长时间小剂量毒物进入人体蓄积，则引起慢性中毒，起病缓慢，病程较长，缺乏特异性中毒诊断指标，容易误诊和漏诊。慢性中毒多见于职业中毒。

【病因与发病机制】

（一）病因

1. 毒物种类　造成中毒的毒物广泛存在于人类生存的环境中，有工业性毒物、农药、灭鼠剂、药物、有毒动植物等。

（1）工业性毒物　①腐蚀性毒物：浓硫酸、浓硝酸、氢氧化钾等。②金属类：汞、铅、镉等。③有机溶剂：甲醇、汽油、煤油、苯等。④刺激性气体：氨、氯、硫化氢、一氧化碳等。⑤窒息性毒物：氰化钾、亚硝酸盐、苯胺等。

（2）农药　①有机磷类：甲拌磷、甲胺磷、敌敌畏、乐果等。②氨基甲酸酯类：呋喃丹、西维因等。③拟除虫菊酯类：溴氰菊酯（敌杀死）、氰戊菊酯（速灭杀丁）。④杀虫脒。

（3）灭鼠药　毒鼠强等。

（4）药物　地西泮、苯巴比妥、阿托品等。

（5）有毒动植物　马钱子、附子、首乌、蟾蜍、河豚、蛇毒等。

2. 中毒方式

（1）职业性中毒　在生产、运输、保管和使用过程中，防护不力或意外情况发生，接触毒物引起中毒。

（2）生活性中毒　①误食毒物。②意外接触。③用药过量。④自杀或他杀。

（二）中毒机制

1. 毒物入侵途径　毒物通过呼吸道、消化道和皮肤黏膜等途径进入人体。

2. 毒物对人体的损害方式

（1）局部刺激、腐蚀作用：强酸、强碱可吸收组织水分，并与蛋白质或脂肪结合，造成局部变性、坏死。

（2）缺氧：一氧化碳、氰化物等通过阻碍氧的吸收、转运和利用，造成机体缺氧。对缺氧敏感的脑和心肌容易损伤。

（3）大脑抑制：亲脂性较强的毒物容易透过血－脑屏障与富含脂类的脑组织结合，抑制脑功能。

（4）抑制酶活性：有机磷杀虫药通过抑制胆碱酯酶活性引起中毒；氰化物通过抑制细胞色素氧化酶引起中毒；铅、汞、砷通过抑制巯基的酶引起中毒。

（5）干扰细胞或细胞器的功能：二硝基酚、五氯酚等酚类物质可作用于线粒体，妨碍三磷腺苷的形成和贮存，造成发热；四氯化碳在体内经酶的催化形成三氯甲烷自由基，使肝细胞坏死。

（6）其他。

【诊断】

中毒的诊断通常根据接触方式、临床表现、实验室毒物检查分析和调查周围环境有无毒物存在，还要与其他症状相似的疾病进行鉴别诊断然再进行诊断。急性中毒患者需迅速诊断；慢性中毒如不注意病史、病因，容易误诊和漏诊，诊断职业性中毒应谨慎。

（一）毒物接触史

询问是否有毒物接触，毒物的名称、剂量、接触方式及接触时间，如生活怀疑服毒患者，要了解其发病前生活情况、精神状况、长期用药种类、有无遗留药瓶等以判断服药时间和剂量；一氧化碳中毒者要了解室内炉火、煤气及同室其他人员情况；食物中毒常为集体发病，应调查同餐者有无相同症状。对职业中毒应询问职业史，包括工种、工龄、接触毒物种类和时间、环境条件、防护措施及工作中是否有过类似情况等。总之要了解发病现场情况，查明接触毒物的证据，以免造成误诊或漏诊。

（二）临床表现

对不明原因的突然昏迷、呕吐、惊厥、呼吸困难和休克患者，或不明原因的发绀、周围神经麻痹、贫血、白细胞减少、血小板减少及肝损伤患者都要考虑中毒。

急性中毒起病急，变化快，可产生昏迷、心跳呼吸骤停等严重表现，不同的毒物中毒常呈现某些特殊表现，对提示诊断有重要的意义。例如，呼出的气体有大蒜味提示有机磷杀虫药中毒；呼出苦杏仁味提示氰化物中毒；口唇呈樱桃红提示一氧化碳中毒；皮肤呈黑色痂皮提示浓硫酸烧伤；瞳孔扩大提示阿托品和莨菪碱类中毒；瞳孔缩小提示有机磷杀虫药、氨基甲酸酯类农药中毒。

慢性中毒多见职业中毒和地方病。出现某些表现时应考虑慢性中毒的可能。例如，痴呆可见四乙铅、一氧化碳中毒；周围神经异常可见铅、砷、铊等中毒；贫血可见于苯、三硝基甲苯等中毒；黄磷中毒可引起下颌骨坏死。

（三）实验室及其他检查

急性中毒时，常规留取剩余毒物或可能含毒的标本，如呕吐物、胃内容物、尿、粪、血标本等。必要时进行毒物分析或细菌培养。毒物分析虽然很重要，但不能等待检查结果后才开始治疗。对于慢性中毒，检查环境中和人体内毒物的存在，有助于确定诊断。

【治疗】

中毒的治疗原则：立即终止毒物接触；清除尚未吸收的毒物；促进已吸收毒物的排出；使用特殊解毒药；紧急复苏和对症支持治疗；预防并发症。

（一）一般治疗

1.急性中毒患者机体抵抗力明显下降，应卧床休息，注意保暖，提供足够的热量和维生素。如病情允许可鼓励患者进食，给予高蛋白、高碳水化合物、富含维生素的无渣饮食；腐蚀性毒物经胃肠道中毒患者应早期给予乳类等流质饮食；不能进食者可鼻饲给予营养、静脉输入营养液等。

2.昏迷患者平卧位，头偏向一侧，如有休克应采取中凹体位。

3.呼吸困难者应保持呼吸道通畅，给予氧气吸入。

4.密切观察患者生命体征及瞳孔、神志的变化；观察患者排泄物的性状。

5.维持水、电解质及酸碱代谢平衡。

（二）立即终止接触毒物

毒物经呼吸道或皮肤吸收时，要立即将患者撤离中毒现场，转移到空气新鲜的地方，并脱去污染的衣物，同时用温水或肥皂水清洗皮肤和毛发上的毒物；用清水彻底冲洗眼内的毒物，局部一般不用化学拮抗剂；清除伤口内的毒物。对特殊毒物用特殊清洗液清洗或冲洗，如苯酚用 10% 乙醇溶液冲洗等。

（三）清除体内尚未吸收的毒物

1.**催吐**　适用于意识清楚且配合的患者。让患者饮温水 200～300mL，然后用手指或压舌板、筷子刺激舌根或咽后壁诱发呕吐，反复进行，直至胃内容物完全呕出为止。也可用药物催吐，如阿扑吗啡，每次 2～5mg，皮下注射，给药前先饮水 200～300mL 可增强效果。处于昏迷、惊厥状态或吞服石油蒸馏物、腐蚀物的患者禁忌催吐。

2.**洗胃**　用于口服毒物 1 小时以内的中毒患者，越早越好；但对于吸收较慢的毒物，在服毒后 6 小时内洗胃仍然有效；服毒超过 6 小时者，由于部分毒物仍滞留在胃内，故多数患者仍有洗胃的必要。

未明确毒物种类前，洗胃液一般使用温开水，若确定毒物种类，可选用具有解毒作用的洗胃液（表 9-3）。每次灌入洗胃液 200～300mL，每次灌液后尽量全部排出。如此反复多次，直至洗出液澄清、毒物排净为止。洗胃液总量至少 2～5L，甚至可用到 6～8L。

吞服强腐蚀剂和食管静脉曲张患者不宜洗胃。洗胃过程中应观察是否出现洗胃并发症，如胃穿孔、胃出血、吸入性肺炎等。

表 9-3　常用洗胃液

溶液	适应证	禁忌证
温水、生理盐水	砷、硝酸银、溴化物及不明原因中毒	
1：5000 高锰酸钾	多种生物碱、有机毒物、催眠或镇静药	硫代类有机磷杀虫药中毒禁用
2% 碳酸氢钠	有机磷杀虫药中毒等	美曲膦酯（敌百虫）或强酸中毒禁用
鸡蛋清	腐蚀性毒物、硫酸铜或铬酸盐	
液体石蜡	硫黄	

3.**导泻**　洗胃后，给予泻药以清除肠道内的毒物。一般不用油脂类泻药，以免促进脂溶性毒物吸收。常用的导泻药：25% 硫酸钠 30～60mL 或 50% 碳酸镁 40～50mL 口服或由胃管注入。肾或呼吸衰竭、昏迷和磷化锌、有机磷杀虫药中毒晚期患者，不宜使用硫酸镁导泻。

4.**灌肠**　除腐蚀性毒物中毒外，适应于口服中毒 6 小时以上，导泻无效者及抑制肠蠕动的毒物（巴比妥类、颠茄类、阿片类）中毒患者。可用 1% 温肥皂水 5000mL，高位连续多次灌肠。

（四）促进已吸收毒物的排出

1. **利尿** 快速大量静滴 5%～10% 葡萄糖溶液或糖盐水溶液，每小时 500～1000mL，同时加用呋塞米 20～80mg 静注，通过增加尿量而促进毒物排出，主要用于毒物以原形从肾脏排出的中毒。输注过程中应观察心脏情况，防止输液过多过快引发急性肺水肿。

2. **改变尿液酸碱度** ①碱化尿液：静注碳酸氢钠，使尿液 pH 值 ≥ 8，适用于弱酸性毒物，如苯巴比妥、水杨酸盐类中毒。②酸化尿液：静脉输注维生素 C 或氯化铵，使尿液 pH 值 < 5，适用于碱性毒物，如苯丙胺、士的宁、苯环己哌啶等毒物中毒。

3. **供氧** 一氧化碳中毒时，吸氧可使碳氧血红蛋白解离，加速一氧化碳排出。高压氧舱治疗是一氧化碳中毒的特效疗法。

4. **血液净化**

（1）血液透析 可用于血液中分子量较小、非脂溶性的毒物，如苯巴比妥、水杨酸类、甲醇、茶碱、乙二醇等。短效巴比妥类、格鲁米特和有机磷杀虫药为脂溶性，透析效果不好，一般透析在中毒 12 小时内进行效果较好。氯酸盐、重铬酸盐能损害肾脏引起急性肾衰竭，是血液透析的首选指征。

（2）血液灌流 血液流过装有药用炭或树脂的灌流柱，毒物被吸附后，血液再输回体内，目前是巴比妥类和百草枯中毒最常用的抢救措施。

（3）血浆置换 用于清除游离或与蛋白结合的毒物，特别是生物毒（如蛇毒、毒菌等）及砷化氢等溶血毒物中毒，一般需要在数小时内置换 3～5L 血浆。

（五）使用特殊解毒药

1. **金属中毒** 最常用的是氨羧螯合剂和巯基螯合剂。依地酸钙钠是最常见的氨羧螯合剂，可与多种金属形成稳定而可溶的金属螯合物排出体外，主要用于治疗铅中毒。巯基螯合剂包括二巯丙醇、二巯丙磺钠、二巯丁二钠，均可与某些金属形成无毒、难解离但可溶的金属螯合物排出体外。其中二巯丙醇治疗砷、汞中毒；二巯丙磺钠治疗汞、砷、铜、锑等中毒。

2. **高铁血红蛋白血症** 小剂量亚甲蓝可使高铁血红蛋白还原为正常血红蛋白，用于治疗亚硝酸盐、苯胺或硝基苯等中毒引起的高铁血红蛋白血症。药液注射外渗时易引起组织坏死。

3. **有机磷杀虫药中毒** 包括碘解磷定、氯解磷定、双复磷等胆碱酯酶复活剂和毒蕈碱受体阻断剂阿托品。

4. **氰化物中毒** 立即吸入亚硝酸异戊酯，继而用 3% 亚硝酸钠溶液 10mL 缓慢静注，随即用 50% 硫代硫酸钠 50mL 缓慢静注，后者与氰离子结合转变成毒性低的硫氰酸盐排出体外。

5. 中枢神经抑制剂解毒药 纳洛酮对阿片类麻醉药中毒、乙醇中毒和各种镇静催眠药均有催醒作用；氟马西尼治疗苯二氮䓬类中毒。

6. 高血糖素 是 β 受体阻滞剂和钙通道阻滞剂中毒的解毒剂，也可用在普鲁卡因、奎尼丁和三环抗抑郁药过量。主要应用指征是心动过缓和低血压。

7. 甲吡唑 其与乙醇是治疗乙二醇和甲醇中毒的有效解毒药。

（六）紧急复苏和对症支持治疗

复苏和支持治疗的目的是保护和恢复患者重要脏器的功能，帮助危重患者度过危险期。如呼吸停止者，迅速人工呼吸；心跳停止者立即胸外按压；昏迷者保持呼吸道通畅、维持呼吸和循环功能；出现脑水肿使用甘露醇等。

（七）预防并发症

惊厥时，保护患者避免受伤；长时间卧床者，定期翻身，以免发生坠积性肺炎、压疮或血栓性疾病。

【预防】

加强防毒宣传，使群众了解中毒的一般知识；加强毒物管理，避免毒物与人接触，职业人员严格遵守有关规章制度，注意个人防护，加强废水、废气和废渣的处理；防止误服毒物或用药过量，医院用药和发药进行严格核查制度，家庭用药加锁保管，远离小孩；预防地方性中毒如地方饮水含氟量过高，经过打深井、换水等方法预防。

【预后】

急性中毒起病急，变化快，症状重，如不及时救治，可危及生命。对此类患者迅速准确的判断、合理的急救，对提高抢救成功率十分重要。

二、有机磷杀虫药中毒

有机磷杀虫药是目前农业生产和生活中应用最广泛的农药之一，故在临床上有机磷杀虫药中毒极常见。

有机磷杀虫药大都为油状液体，呈淡黄色至棕色，稍有挥发性，有大蒜臭味，难溶于水，不易溶于多种有机溶剂，在酸性环境中稳定，在碱性环境中易分解失效。

有机磷杀虫药中毒主要通过抑制体内胆碱酯酶（ChE）活性，失去分解乙酰胆碱（ACh）的能力，引起或者在体内大量蓄积，使胆碱能神经持续过度兴奋，表现为毒蕈碱样、烟碱样和中枢神经系统等中毒症状和体征。严重者可出现昏迷和呼吸衰竭，常因呼吸衰竭而死。

【病因与发病机制】

（一）有机磷杀虫药分类

根据其毒性分为以下 4 类。

1. 剧毒类 甲拌磷（3911）、内吸磷（1059）、对硫磷（1605）、速灭磷和特普等。

2. 高毒类 甲基对硫磷、甲胺磷、氧乐果、敌敌畏、谷硫磷等。

3. 中度毒类 乐果、碘依可酯（乙硫磷）、敌百虫（美曲膦酯）、乙酰甲胺磷、敌匹硫磷。

4. 低毒类 马拉硫磷、肟硫磷、氯硫磷、碘硫磷和溴硫磷等。

（二）中毒途径

1. 职业性中毒 由于职业关系，在生产、运输、保管过程中，防护不力或意外情况发生，接触毒物引起中毒。

2. 生活性中毒 ①主要由于误服、故意吞服，或饮用被杀虫药污染水源或食物。②自杀或他杀。

3. 使用中毒 在使用过程中，施药人员喷洒时，药液污染皮肤或湿透衣服由皮肤吸收，以及吸入空气中杀虫药所致；配药浓度过高或手直接接触杀虫药原液也可引起中毒。

（三）中毒机制

有机磷杀虫药主要经过胃肠道、呼吸道、皮肤或黏膜吸收。吸收后迅速分布全身各器官，其中以肝内浓度最高，其次为肾、肺、脾等，肌肉和脑含量最少。有机磷杀虫药主要在肝内进行生物转化和代谢，转化过程有氧化、水解、脱氨、脱烷基、还原等。一般氧化后毒性反而增强，水解后毒性减弱。有机磷杀虫药吸收后 6～12 小时血中浓度达高峰，24 小时内通过肾由尿排泄，48 小时后完全排出体外。

有机磷杀虫药能抑制许多酶，但对人畜毒性主要表现在抑制 ChE。体内 ChE 分为真性 ChE 和假性 ChE 两类。真性 ChE 主要存在于脑灰质、红细胞、交感神经节和运动终板中，水解 ACh 作用最强。假性 ChE 存在于脑白质的神经胶质细胞和血浆、肝、肾、肠黏膜下层和一些腺体中，能水解丁酰胆碱等，但难以水解 ACh，在严重肝损害时其活力亦可下降。真性 ChE 被抑制后，在神经末梢恢复较快，少部分被抑制的真性 ChE 在第二天基本恢复；红细胞真性 ChE 被抑制后，一般不能自行恢复，需待数月至红细胞再生后全血真性 ChE 活力才能恢复。假性 ChE 对有机磷杀虫药敏感，但抑制后恢复较快。

有机磷杀虫药的毒性作用是与真性 ChE 酯解部位结合成稳定的磷酰化胆碱酯酶，使 ChE 丧失分解 ACh 能力，ACh 大量积聚引起一系列毒蕈碱、烟碱样和中枢神经系统症状，严重者常死于呼吸衰竭。

【临床表现】

（一）胆碱能危象

急性中毒发病时间与毒物种类、剂量、侵入途径和机体状态（如空腹或进餐）密切相关。口服中毒在10分钟至2小时发病，吸入后约30分钟，皮肤吸收后2～6小时发病。中毒后，出现急性胆碱能危象。

1. 毒蕈碱样症状　又称M样症状。主要是副交感神经末梢过度兴奋，产生类似毒蕈碱样作用：①平滑肌痉挛表现：瞳孔缩小，胸闷、气短、呼吸困难，恶心、呕吐、腹痛、腹泻。②括约肌松弛表现：大小便失禁。③腺体分泌增加表现：大汗、流泪和流涎。④气道分泌物明显增多：表现咳嗽、气促，双肺有干性或湿性啰音，严重者发生肺水肿。

2. 烟碱样症状　又称N样症状。在横纹肌神经肌肉接头处ACh蓄积过多，出现肌纤维颤动，甚至全身肌肉强直性痉挛，也可出现肌力减退或瘫痪，呼吸肌麻痹引起呼吸衰竭或停止。交感神经节受ACh刺激，其节后交感神经纤维末梢释放儿茶酚胺，表现血压增高和心律失常。

3. 中枢神经系统症状　头晕、头痛、烦躁不安、谵妄、抽搐和昏迷，有的发生呼吸、循环衰竭而死亡。

局部损害：有些有机磷杀虫药接触皮肤后发生过敏性皮炎、皮肤水疱或剥脱性皮炎；污染眼部时，出现结膜充血和瞳孔缩小。

（二）迟发性多发神经病

急性重度和中度甲胺磷、敌敌畏、乐果和敌百虫等中毒患者，在中毒症状消失后2～3周出现迟发性神经损害，表现为感觉、运动型多发性神经病变，主要累及肢体末端，发生下肢瘫痪、四肢肌肉萎缩等。目前认为这种病变不是ChE受抑制引起，可能是由于有机磷杀虫药抑制神经靶酯酶，使其老化所致。全血或红细胞ChE活性正常；神经-肌电图检查提示神经源性损害。

（三）中间型综合征

多发生在重度甲胺磷、敌敌畏、乐果、久效磷中毒后24～96小时及复活剂用量不足患者，经治疗胆碱能危象消失、意识清醒或未恢复和迟发性多发神经病发生前，突然出现屈颈肌和四肢近端肌无力和第Ⅲ、Ⅶ、Ⅸ、Ⅹ对脑神经支配的肌肉无力，出现睑下垂、眼外展障碍、面瘫和呼吸肌麻痹，引起通气障碍性呼吸困难或衰竭，可导致死亡。

【实验室及其他检查】

（一）全血ChE活力测定

全血ChE活力测定是诊断有机磷杀虫药中毒的特异性实验指标，对判断中毒程度、疗效和预后极为重要。长期接触有机磷杀虫药者，全血ChE活力测定可作为生化监测指

标。以正常人血 ChE 活力值作为 100％，急性有机磷杀虫药中毒时，ChE 活力值在 70％
以下。

（二）尿中有机磷杀虫药代谢物测定

在体内，对硫磷和甲基对硫磷氧化分解为对硝基酚，敌百虫代谢为三氯乙醇。尿中测
出对硝基酚或三氯乙醇有助于诊断上述毒物中毒。

【诊断与鉴别诊断】

（一）诊断

诊断的要点：①有机磷杀虫药接触史。②呼气有大蒜味。③多汗、流涎、流泪、流
涕、瞳孔缩小等毒蕈碱样症状，肌纤维颤动和意识障碍等中毒表现。④全血 ChE 活力
下降。

（二）临床分级

临床上根据有机磷中毒症状和全血 ChE 活力值分为轻、中和重度中毒：①轻度中毒：
仅有 M 样症状；全血 ChE 活力值为 50％～70％。②中度中毒：M 样症状加重，出现 N
样症状；全血 ChE 活力值为 30％～50％。③重度中毒：具有 M、N 样症状，全血 ChE 活
力值为 30％以下。

（三）鉴别诊断

1. 非中毒性疾病　如中暑、急性胃肠炎或脑炎等。此类疾病口腔和胃液无特殊臭味，
血 ChE 活力正常。

2. 拟除虫菊酯类及甲脒类中毒　以嗜睡、发绀、出血性膀胱炎为主要表现，而无瞳孔
缩小和腺体分泌增加等表现。

【治疗】

（一）迅速清除毒物

立即将患者撤离中毒现场。彻底清除未被机体吸收入血的毒物，如迅速脱去污染衣
服，用肥皂水清洗污染皮肤、毛发和指甲；眼部污染时，用清水、生理盐水、2％碳酸氢
钠溶液或 3％硼酸溶液冲洗。口服中毒者，用清水、2％碳酸氢钠溶液（敌百虫忌用）或
1：5000 2 高锰酸钾溶液（对硫磷忌用）反复洗胃，即首次洗胃后保留胃管，间隔 3～4
小时重复洗胃，直至洗出液清亮为止。然后用硫酸钠 20～40g 溶于 20mL 水中，口服，
观察 30 分钟，无导泻作用时，再口服或经鼻胃管注入水 500mL。

（二）紧急复苏

有机磷杀虫药中毒常死于肺水肿、呼吸肌麻痹、呼吸中枢衰竭。对上述患者，要紧急
采取复苏措施：清除呼吸道分泌物，保持呼吸道通畅，给氧，据病情应用机械通气。肺水

肿应用阿托品，不能应用氨茶碱和吗啡。心脏停搏时，行体外心脏按压复苏等。

（三）解毒药

在清除毒物过程中，同时应用 ChE 复能药和抗胆碱能药物治疗。

1. 用药原则 根据病情，要早期、足量、联合和重复应用解毒药，并且选用合理给药途径及择期停药。中毒早期即联合应用抗胆碱能药与 ChE 复能药才能取得更好疗效。

2. ChE 复能药 肟类化合物能使被抑制的 ChE 恢复活性。其原理是肟类化合物吡啶环中季铵氮带正电荷，能被磷酰化胆碱酯酶的阴离子部位吸引，其肟基与磷酰化胆碱酯酶中的磷形成结合物，使其与 ChE 酯解部位分离，恢复真性 ChE 活性。ChE 复能药尚能作用于外周 N_2 受体，对抗外周 N 胆碱受体活性，能有效解除烟碱样毒性作用，对 M 样症状和中枢性呼吸抑制作用无明显影响。所用药物如下。

（1）氯解磷定 复能作用强，毒性小，水溶性大，可供静脉或肌内注射，是临床上首选的解毒药。首次给药要足量，指征为外周 N 样症状（如肌颤）消失，血液 ChE 活性恢复 $50\% \sim 60\%$。如洗胃彻底，轻度中毒无须重复给药；中度中毒首次足量给药后一般重复 $1 \sim 2$ 次即可；重度中毒首次给药后 $30 \sim 60$ 分钟未出现药物足量指征时，应重复给药。如口服大量乐果中毒、昏迷时间长、对 ChE 复能药疗效差及血 ChE 活性低者，解毒药维持剂量要大，时间可长达 $5 \sim 7$ 天。通常情况下，中毒表现消失，血 ChE 活性在 $50\% \sim 60\%$，即可停药。

（2）碘解磷定 复能作用较差，毒性小，水溶性小，仅能静注，是临床上次选的解毒药。

（3）双复磷 重活化作用强，毒性较大，水溶性大，能静脉或肌内注射。

ChE 复能药对甲拌磷、内吸磷、对硫磷、甲胺磷、乙硫磷和肟硫磷等中毒疗效好，对敌敌畏、敌百虫中毒疗效差，对乐果和马拉硫磷中毒疗效不明显。双复磷对敌敌畏及敌百虫中毒疗效较碘解磷定为好。ChE 复能药对中毒 $24 \sim 48$ 小时后已老化的 ChE 无复活作用。对 ChE 复能药疗效不佳者，以抗胆碱能药物治疗为主。

3. 抗胆碱能药物 胆碱受体分为 M 和 N 两类。M 有 3 个亚型：M_1、M_2 和 M_3。肺组织有 M_1 受体，心肌为 M_2 受体，平滑肌和腺体上主要有 M_3 受体。N 受体有 N_1 和 N_2 2 个亚型，神经节和节后神经元为 N_1 受体，骨骼肌上为 N_2 受体。

（1）外周性抗胆碱能药 阿托品和山莨菪碱等主要作用于外周 M 受体，能缓解 M 样症状，对 N 受体无明显作用。根据病情，阿托品每 $10 \sim 30$ 分钟或 $1 \sim 2$ 小时给药 1 次，直到患者 M 样症状消失或出现"阿托品化"。阿托品化指征为瞳孔较前扩大、口干、皮肤干燥、心率增快（$90 \sim 100$ 次 / 分）和肺部湿啰音消失。此时，应减少阿托品剂量或停用。如出现瞳孔明显扩大、神志模糊、烦躁不安、抽搐、昏迷和尿潴留等为阿托品中毒，立即停用阿托品。

（2）中枢性抗胆碱能药 如东莨菪碱、苯那辛、苯扎托品、丙环定等，对中枢 M 和 N 受体作用强，对外周 M 受体作用弱。盐酸戊乙奎醚对外周 M 受体和中枢 M、N 受体均有作用，但选择性作用于 M_1、M_3 受体亚型，对 M_2 受体作用极弱，对心率无明显影响；较阿托品作用强，有效剂量小，作用时间（半衰期 6～8 小时）长，不良反应少；首次用药需与氯解磷定合用。

根据有机磷杀虫药中毒程度，可采用胆碱酯酶复活剂与阿托品联合用药。轻度中毒可单用胆碱酯酶复能药。两药合用时，应减少阿托品用量，以免发生阿托品中毒。

4. 复方制剂 是将生理性拮抗剂与中毒酶复能药组成的复方制剂。国内有解磷注射液（每支含阿托品 3mg、苯那辛 3mg 和氯解磷定 400mg）。首次剂量：轻度中毒 1/2～1 支肌内注射；中度中毒 1～2 支；重度中毒 2～3 支。但尚需分别另加氯解磷定，轻度中毒 0～0.5g，中度中毒 0.5～1g，重度中毒 1～1.5g。

对重度患者，症状缓解后逐渐减少解毒药用量，待症状基本消失，全血胆碱酯酶活力升至正常的 50%～60% 后停药观察，通常至少观察 3～7 天再出院。

（四）对症治疗

重度有机磷杀虫药中毒患者常伴有多种并发症，如酸中毒、低钾血症、严重心律失常、脑水肿等。特别是合并严重呼吸和循环衰竭时如处理不及时，应用的解毒药尚未发挥作用，患者即已死亡。

（五）中间型综合征的治疗

立即给予人工机械通气。同时应用氯解磷定每次 1g，肌内注射，酌情选择给药间隔时间连用 2～3 天。积极对症治疗。

【预防】

对生产和使用有机磷杀虫药人员要进行宣传普及防治中毒常识；在生产和加工有机磷杀虫药的过程中，严格执行安全生产制度和操作规程；搬运和应用农药时应做好安全防护。对于慢性接触者，定期体检和测定全血胆碱酯酶活力。

三、急性一氧化碳中毒

在生产和生活环境中，含碳物质不完全燃烧可产生一氧化碳（carbon monoxide，CO）。CO 是无色、无味气体。当空气中 CO 浓度达到 12.5% 时，有爆炸危险。吸入过量的 CO 引起的中毒称为一氧化碳中毒，俗称煤气中毒。急性一氧化碳中毒是常见的生活中毒和职业中毒。

【病因与发病机制】

(一)病因

工业上，高炉煤气发生炉含 CO 30% ~ 35%；水煤气含 CO 30% ~ 40%。在炼钢、炼焦和烧窑等生产过程中，如炉门、窑门关闭不严、煤气管泄漏或瓦斯爆炸产生大量的 CO，会导致吸入性中毒。失火现场空气中 CO 浓度高达 10%，也可引起现场人员中毒。

日常生活中，CO 中毒最常见的是煤炉取暖及煤气泄漏。煤炉产生的气体含 CO 高达 6% ~ 30%，应用时不注意防护可发生中毒。每天吸一包烟，可使血液碳氧血红蛋白浓度升至 5% ~ 6%，连续大量吸烟也可导致 CO 中毒。

(二)发病机制

CO 中毒主要导致细胞水平的氧输送和利用障碍。CO 吸入体内，与血液中红细胞的血红蛋白结合，形成稳定的 COHb。CO 与血红蛋白的亲和力比氧与血红蛋白的亲和力大 240 倍。吸入较低浓度的 CO 即可产生大量的 COHb。COHb 不能携带氧，且不易解离，是氧合血红蛋白解离速度的 1/3600。COHb 还能使血红蛋白氧解离曲线左移，造成组织缺氧。CO 与还原型细胞色素氧化酶二价铁结合，抑制细胞色素氧化酶活性，影响细胞呼吸和氧化过程，阻碍氧的利用。

CO 中毒时容易损害体内血管吻合支少且代谢旺盛的器官，如大脑和心脏。脑内的小血管迅速麻痹、扩张；三磷酸腺苷在无氧情况下迅速耗尽，钠泵运转失常，钠离子蓄积于细胞内而诱发脑细胞水肿。缺氧使血管内皮细胞肿胀，造成脑部循环障碍。缺氧时，脑内酸性代谢产物蓄积，使血管通透性增加而产生脑细胞间质水肿。脑血液循环障碍，可致脑血栓形成、脑皮质和基底节局灶性缺血坏死及广泛的脱髓鞘病变，致使部分患者发生迟发型脑病。

【病理】

急性 CO 中毒在 24 小时内死亡者，血呈樱桃红；各器官充血、水肿和点状出血。昏迷数日后死亡者，脑明显充血、水肿；苍白球出现软化灶；大脑皮质可有坏死灶，海马区因血管供应少，受累明显；小脑有细胞变性；少数患者大脑半球白质可发生散在性、局灶性脱髓鞘病变；心肌可见缺血坏死或心内膜下多发性梗死。

【临床表现】

(一)急性中毒

急性 CO 中毒的症状与血液中 COHb 浓度有密切关系，同时与患者中毒前的健康状况有关。按中毒程度可分为 3 级。

1. 轻度中毒　血液 COHb 浓度为 10% ~ 20%。患者有不同程度的头痛、头晕、恶心、呕吐、心悸和四肢无力等。脱离中毒环境、吸入新鲜空气或氧疗，症状很快消失。

2. 中度中毒　血液 COHb 浓度为 30% ～ 40%。患者出现胸闷、气短、呼吸困难、幻觉、视物不清、判断力降低、运动失调、嗜睡、意识模糊或浅昏迷。口唇黏膜可呈樱桃红。氧疗后患者可恢复正常且无明显并发症。

3. 重度中毒　血液 COHb 浓度为 40% ～ 60%。迅速出现昏迷、呼吸抑制、肺水肿、心律失常或心力衰竭。患者可呈去皮质综合征状态，部分患者合并吸入性肺炎，受压部位皮肤出现红肿和水疱，眼底检查可发现视盘水肿。

（二）急性 CO 中毒迟发型脑病（神经精神后发症）

急性 CO 毒患者在意识障碍恢复后，经过 2 ～ 60 天的"假愈期"。可出现下列临床表现之一：精神意识障碍、锥体外系神经障碍、锥体系神经损伤、大脑皮质局灶性功能障碍、脑神经及周围神经损害。

【实验室及其他检查】

1. 血液 COHb 测定　目前临床上常用直接分光光度法定量测定 COHb 浓度。

2. 脑电图检查　可见弥漫性低波幅慢波，与缺氧性脑病进展相平行。

3. 头部 CT 检查　脑水肿时可见脑部有病理性密度减低区。

【诊断与鉴别诊断】

（一）诊断

根据吸入较高浓度 CO 的接触史，急性发生的中枢神经损害的症状和体征，结合及时血液 COHb 测定的结果，可做出 CO 中毒诊断。血液 COHb 测定是最有价值的诊断指标，但采取血标本要求在脱离中毒现场 8 小时以内尽早抽取静脉血。职业性 CO 中毒多为意外事故，接触史比较明确。疑有生活性中毒者，应询问发病时的环境情况，如炉火烟囱有无通风不良或外漏现象及同室人有无同样症状等。

（二）鉴别诊断

主要应与脑血管意外、脑震荡、脑膜炎、糖尿病酮症酸中毒及其他中毒引起的昏迷相鉴别。

【治疗】

（一）终止 CO 吸入

迅速将患者转移到空气新鲜处，终止 CO 继续吸入。卧床休息，保暖，保持呼吸道畅通。

（二）氧疗

1. 吸氧　中毒者给予吸氧治疗，如鼻导管和面罩吸氧。

2. 高压氧舱治疗 能增加血液物理溶解氧，提高总体氧含量；促进氧释放和加速 CO 排出，可迅速纠正组织缺氧，缩短昏迷时间，预防 CO 中毒引发的迟发型脑病。

目前尚无高压氧舱统一治疗指征，多数高压氧舱把头痛、恶心、COHb > 40% 作为选择高压氧舱治疗的主要参考标准。昏迷、短暂意识丧失、ECG 心肌缺血表现、局灶神经功能缺陷；COHb > 15% 的孕妇，常作为临床医师选择高压氧舱的重要参考标准。

（三）生命脏器功能支持

有严重冠状动脉粥样硬化病基础的患者，COHb 浓度如果超过 20%，就会有心脏骤停的危险，应严密进行心电监测。CO 中毒患者给予 100% 氧治疗，直至症状消失及 COHb 浓度降至 10% 以下；有心肺基础疾病患者，建议 100% 氧治疗至 COHb 浓度降至 2% 以下。

（四）防治脑水肿

严重中毒后，脑水肿可在 24 ～ 48 小时发展到高峰。在积极纠正缺氧的同时给予脱水治疗，20% 甘露醇快速静滴。有频繁抽搐者，首选地西泮静注。抽搐停止后再静滴。

（五）防治并发症和后遗症

保持呼吸道通畅，必要时行气管切开。预防压疮和肺炎。注意营养支持。

【预防】

加强预防 CO 中毒宣传。居室内火炉要安装烟筒管道，防止管道漏气。厂矿工作人员应认真执行安全操作规程。加强矿井下空气中 CO 浓度监测。

思考题

1. 试述有机磷杀虫药中毒的诊断要点和治疗。
2. 试述一氧化碳中毒的临床表现和治疗。

第五节 中 暑

【学习目标】
　　1. 掌握中暑的临床表现、诊断、鉴别诊断及治疗。
　　2. 熟悉中暑的病因。
　　3. 了解中暑的机制。

　　中暑是指在高温、湿度较大和无风的环境条件下，出现以体温调节中枢功能障碍、汗腺功能衰竭和水电解质丢失过多为特征的疾病。相同环境下，老年人、体弱者、肥胖者、术后患者和产妇更容易发生中暑，过度劳累、大量饮酒、睡眠不足也容易发生中暑。

【病因与发病机制】

（一）病因

　　对高温环境的适应能力不足是引起中暑的主要原因。在大气温度较高（> 32℃）、湿度较大（> 60%）和无风的环境中，长时间工作又无充分防暑措施时，极易发生中暑。促使中暑的原因有：①环境温度过高：如工厂的炼钢车间、烈日照射的田间等。②散热障碍：如湿度较大、过度肥胖、穿不透气的衣服等。③人体产热增加：如从事重体力劳动、发热、甲状腺功能亢进等。④汗腺功能障碍：如系统性硬化病、广泛皮肤烧伤后瘢痕形成、先天性汗腺缺乏症等。

（二）发病机制

　　1. 体温调节　下丘脑体温调节中枢能控制产热和散热，维持正常体温的相对恒定。人体产热主要来自体内氧化代谢过程，其次是运动和寒冷；体温升高时人体和环境之间通过辐射（约占散热量的 60%）、蒸发（约占散热量的 25%）、对流（约占散热量的 12%）和传导（约占散热量的 3%）来散热。体内产热过多、散热不良及对热应激的适应能力不强均可导致体内温度升高，发生中暑。

　　2. 高温环境对人体各系统的影响　中暑损伤主要是由于体温过高（> 42℃）对细胞的直接损伤作用，引起酶变性、线粒体功能障碍、细胞稳定性丧失和有氧代谢途径中断，造成广泛的器官功能障碍，甚至衰竭。

　　中暑损害影响全身各系统、各部位。常见的损害部位有中枢神经系统（如出血、脑水肿、颅内高压和昏迷）、心血管系统（如心律失常、心力衰竭）、呼吸系统（如呼吸性碱中毒、ARDS）、消化系统（如上消化道出血、肝损害、胆汁淤积）、泌尿系统（如急性肾功能衰竭）和血液系统（如 DIC），并引起严重肌肉损伤和水、电解质代谢紊乱。

【病理】

小脑和大脑皮质神经细胞坏死，特别是 Purkinje 细胞病变较为突出。心脏有局灶性心肌细胞溶解、出血、坏死；心外膜、心内膜和瓣膜组织出血。常见不同程度的肝细胞坏死和胆汁淤积。肾上腺皮质可见出血。剧烈运动引起中暑者常见肌肉变性、坏死。

【临床表现】

根据发病机制和临床表现不同，通常将中暑分为热痉挛、热衰竭和热射病。三者可先后发病，也可重叠发生。

（一）热痉挛

热痉挛是在高温环境中剧烈运动引起大量出汗，活动停止后发生肌肉痉挛，主要累及骨骼肌，持续数分钟后缓解，一般无体温升高。可能与人体严重缺钠（大量出汗和饮用低张液体）和过度通气有关。

热痉挛也可以是热射病的早期表现。

（二）热衰竭

多发生于老人、儿童和慢性病患者。表现为多汗、疲乏、无力、头痛、头晕、恶心、呕吐和肌肉痉挛，可有心动过速、低血压、低体位晕厥等明显脱水征象，体温可轻度升高，与严重热应激时体液和钠盐丢失过多引起循环容量不足有关。热衰竭患者常有高钠血症、肝功能损害和轻度氮质血症。

热衰竭可以是热痉挛和热射病的中间过程，如果不能及时、有效治疗，可发展为热射病。

（三）热射病

这是一种致命急症，主要表现为高热（直肠温度 ≥ 41℃）和意识障碍。早期受影响的器官依次为脑、肝、肾和心脏。根据发病时患者所处的状态和发病机制，临床上可分为劳力性和非劳力性两种热射病。

1. 劳力性热射病　多发生于高温环境、湿度大和无风天气进行重体力劳动或剧烈运动时。患者多为平素健康的年轻人，在劳动数小时后发病，常表现为持续大量出汗、心率可达 160～180 次/分，脉压增大。严重时患者可发生骨骼肌溶解、急性肾功能衰竭、急性肝功能衰竭、DIC、多器官衰竭乃至死亡，死亡率较高。

2. 非劳力性热射病　在高温环境下，多见居住拥挤和通风不良的城市老年居民。其他高危人群包括精神分裂、帕金森病、慢性酒精中毒及偏瘫或截瘫患者。常表现为皮肤干热无汗、发红，直肠温度常在41℃以上，最高达46.5℃。病初可有各种行为异常和癫痫发作，继而可发生谵妄、昏迷、瞳孔对称缩小，终末期散大。严重者可出现低血压、休克、心律失常及心力衰竭、肺水肿、脑水肿，约5%病例发生急性肾功能衰竭，轻、中度DIC，常在发病后24小时左右死亡。

【实验室及其他检查】

1. 紧急血生化检查　了解血清电解质（钠、钾等）及水分丢失情况。

2. 紧急动脉血气分析　了解动脉血氧分压和血氧饱和度情况。

3. 脏器损害检查　了解肝功能损害可查血清天冬氨基酸转移酶、丙氨酸氨基转移酶等；了解骨骼肌损害可查肌酸激酶、醛缩酶等；了解肾功能损害可查尿常规、血肌酐及尿素氮等。

【诊断与鉴别诊断】

（一）诊断

1. 在高温、高湿环境下　①有从事生产劳动或剧烈活动史等。②居住环境拥挤且通风不良。

2. 中暑的表现　①热痉挛主要表现为在高温环境中剧烈运动引起大量出汗，活动停止后发生肌肉痉挛。②热衰竭主要表现为严重热应激时，体液和钠盐丢失过多引起循环容量不足。③热射病主要表现为直肠温度 ≥ 41℃和意识障碍。

3. 辅助检查　有水、电解质紊乱和脏器损害状况，可协助诊断。

（二）鉴别诊断

1. 化脓性脑膜炎　①皮肤黏膜有瘀点或瘀斑及原发感染灶。②明显的脑膜刺激征。③脑脊液呈脓性，白细胞升高，以中性粒细胞为主。④细菌学检查可查到致病菌。

2. 流行性乙型脑炎　①有脑膜炎刺激征、锥体束征和肢体瘫痪。②血液白细胞总数升高，中性粒细胞百分比升高。③脑脊液特异性 IgM 抗体阳性。

3. 急性脑血管病　①有脑动脉硬化、高血压或心脏病病史。②脑 CT 或 MRI 可发现脑部出血或缺血改变。

【治疗】

中暑类型和病因不同，但基本治疗措施相同。降低体温是关键性治疗，降温速度决定患者预后。通常在1小时内使直肠温度降至37.8～38.9℃。

（一）一般治疗

1. 患者应在通风、凉爽处休息　轻症患者可立即给予口服淡盐水或含钠清凉饮料；半流质饮食，加强多种营养，保证生理需要。

2. 监测 ①降温期间应连续监测体温变化。②留置导尿管，监测尿量，保持尿量 > 30mL/h。③严密监测凝血酶原时间（PT）、活化部分凝血活酶时间（APTT）、血小板计数和纤维蛋白原。

（二）降温治疗

1. 物理降温 ①体外降温：迅速将患者转移至阴凉、通风处，脱去衣服，同时进行皮肤肌肉按摩，进行散热。如无虚脱征象患者可用冷水擦浴，或将冰袋放在头部及四肢大血管处，或将躯体浸入 27 ～ 30℃水中浸浴以传导散热降温；循环虚脱者可采用蒸发散热降温，如用 15℃冷水反复擦拭皮肤或同时应用电风扇或空调；有条件者，可将患者放置在特殊蒸发降温房间。②体内降温：体外降温效果不好时，可用 20℃或 9℃生理盐水进行腹膜透析或血液透析。必要时，将自体血液体外冷却后回输体内。

2. 药物降温 应用物理降温无效，出现寒战、烦躁时，可使用氯丙嗪 25 ～ 50mg 加入生理盐水 500mL 中静滴 1 ～ 2 小时，用药过程中应注意监测血压。

（三）对症处理

1. 抽搐 地西泮 10mg 肌内或静注，亦可用 10% 水合氯醛保留灌肠。

2. 低血压 静脉补充生理盐水或乳酸钠林格注射液。必要时，静滴异丙肾上腺素。注意不要使用血管收缩剂，以防影响皮肤散热。

3. 脑水肿 给予甘露醇脱水，同时使用糖皮质激素如地塞米松，补充维生素 B_1、B_2 和维生素 C，使用脑细胞代谢促进药物，如胞磷胆碱、ATP、辅酶 A 等。

4. 昏迷 应进行气管内插管，保持呼吸道通畅，防止误吸。

5. 心律失常、心力衰竭和代谢性酸中毒 给予对症治疗。心力衰竭合并肾衰竭伴有高钾血症时，慎用洋地黄。

6. 肝衰竭合并肾衰竭 急性肾衰竭时，可用透析疗法；应用 H_2 受体拮抗剂或 PPI 预防上消化道出血；肝衰竭者可行肝移植。

7. 其他 维持水、电解质及酸碱平衡。

【预防】

1. 暑热季节要加强防暑卫生宣传教育。改善年老体弱者、慢性病患者及产褥期妇女的居住环境。

2. 有慢性心血管、肝肾疾病和年老体弱者不宜从事高温作业。暑热季节要改善劳动及工作条件。在高温环境中停留 2 ～ 3 周时，应饮用含钾、镁、钙盐的防暑饮料。

3. 炎热天气应穿宽松透气的浅色服装，避免穿着紧身绝缘服装。

4. 中暑恢复后数周内，应避免室外剧烈活动和暴露于阳光下。

【预后】

中暑是一种威胁生命的急症，若不给予迅速有力的治疗，可引起抽搐和死亡、永久性脑损害或肾衰竭。热射病病死率介于 20% ～ 70%，50 岁以上患者可高达 80%。中暑后体温升高程度及持续时间与病死率直接相关。影响预后的因素主要与神经系统、肝、肾和肌肉损伤程度及血乳酸浓度有关。昏迷超过 6 ～ 8 小时或出现弥散性血管内凝血者预后不良。

体温恢复正常后，神经功能通常也很快恢复，但有些患者也可遗留轻度神经功能紊乱。轻或中度肝、肾衰竭病例可完全恢复。严重肌肉损伤者，中度肌无力可持续数月。

思考题

试述中暑的临床表现和治疗。

第 十 章

传染病

第一节 传染病概述

【学习目标】

1. 掌握传染病、感染的概念，传染病的流行过程、基本特征和临床特点。

2. 熟悉感染的过程，传染病的诊断和防治。

3. 了解传染病的发病情况和实验室检查。

感染性疾病可分为传染性疾病和非传染性疾病两大类，传染性疾病即传染病。传染病是由特异的病原微生物和寄生虫在一定条件下感染人体后引起的具有传染性和流行性的一类疾病。其显著特点是流行性。流行性是指病原体具有在人群或动物群中连续传播的能力。引起传染病的病原微生物有朊粒、病毒、立克次体、衣原体、支原体、细菌、真菌、螺旋体等；引起传染病的寄生虫有蠕虫和原虫，常见的蠕虫有蛔虫、钩虫、蛲虫等，常见的原虫有阿米巴原虫、黑热病原虫等。传染病学是研究传染病在人体内外环境中发生、发展、传播和防治规律的科学。由于传染病能在人群中传播并造成流行，故对人类健康和生命有极大的危害。因此，了解传染病的基本知识，学习常见传染病的病原学、流行病学、发病机制、病理、临床表现、辅助检查、诊断、治疗与预防，具有十分重要的意义。

知 识 链 接

朊粒

朊粒（Prion）又译为普里朊、普列昂、普利子、普昂蛋白、蛋白质感染因子、蛋白侵染子、朊病素、朊病毒等，是一类不含核酸而仅由蛋白质构成的可自我复制并具感染性的亚病毒因子。朊粒与普通蛋白质不同，经 120～130℃加热 4 小时、紫外线、离子照射、甲醛消毒，并不能把这种传染因子杀灭，对蛋白酶有抗性，但不能抵抗蛋白质强变性剂。朊粒是唯一不用 DNA 或 RNA 作遗传物质的病毒，它能引起哺乳动物和人类的中枢神经系统病变。由朊粒引起的哺乳动物疾病主要有羊瘙病、疯牛病等；由朊粒引起的人类疾病主要有库鲁病、克雅氏病、格斯特曼综合征和致死性家族性失眠症。朊粒的传播途径包括食用动物肉骨粉饲料与牛骨粉汤、医源性感染（使用脑垂体生长激素、促性腺激素和硬脑膜移植、角膜移植、输血等）。该类疾病目前尚无特异性治疗手段，关键是加强预防。预防措施主要包括：①严禁从疯牛病疫区进口动物源性饲料、生物制品和与牛相关制品。②加强对本土羊瘙痒病的筛查，监测疯牛病。③预防医源性感染。

一、传染的概念与传染的结局

1. 传染的概念　感染是指病原体进入人体，与人体相互作用、相互斗争的过程。引起感染的病原体可来自宿主体外，也可来自宿主体内。来自体内的病原体在长期的发展过程中，与宿主形成了共生状态，一般不引起感染，只有在机体抵抗力过度低下（如长期使用抗生素等造成菌群失调）或病原体离开原来生存的环境到达新的环境（如大肠埃希菌从肠道进入泌尿道、肺炎球菌从上呼吸道进入肺泡）才引起感染，这种感染通常称为机会性感染。来自体外的病原体通过一定方式从一个宿主个体到达另一个宿主个体引起的感染称为传染。

2. 传染的结局　致病性病原体达到人体后，便开始了入侵，与此同时，人体的防御机制也开始了反入侵的斗争。由于致病性病原体的数量、毒力、入侵途径的不同和人体抵抗力强弱的差异，可产生以下 5 种不同的结局（又称为感染谱）。

（1）病原体被消灭或阻于体外　由于人体的非特异性免疫和特异性免疫的作用，使得侵入的病原体立即被消灭或阻止在体外，没有造成人体的任何损害。例如，通过口入侵的痢疾杆菌可被胃酸完全杀死；破伤风杆菌可因皮肤完整（未破损）而被机械性阻挡在体外；麻疹病毒侵入血液后可被特异性免疫抗体结合而破坏。

（2）病原携带状态　病原体侵入人体后，在某些特定部位生长繁殖，人体的免疫系统不能将其消灭，但病原体对机体也不能造成明显的损害，无临床表现，但可不断向体外排出病原体。按其携带病原体的种类不同可分为带病毒者、带菌者、带虫者，如乙型肝炎病毒携带者、伤寒沙门菌携带者、阿米巴原虫携带者；按其携带病原体时间的长短可分为急性病原携带者和慢性病原携带者；携带时间在 3 个月以下为急性病原携带者，携带时间在 3 个月以上为慢性病原携带者（乙型肝炎病毒感染，超过 6 个月才算慢性携带者）；发生于显性感染潜伏期的病原携带者为潜伏期病原携带者，发生于显性感染之后的病原携带者为恢复期病原携带者，发生于隐性感染之后的病原携带者为健康病原携带者。

（3）潜伏性感染　病原体侵入人体后，在人体的某些特定部位潜伏下来，但无病原体排出体外。人体的免疫系统不能将其消灭，但可使其局限化而不引起机体的组织损害。当机体免疫力下降时，病原体迅速繁殖，造成机体组织损害，出现临床表现，形成显性感染，如单纯疱疹、带状疱疹、结核病、疟疾等。

（4）隐性感染　又称亚临床感染，是指病原体侵入人体后，由于其致病力弱（数量少、毒性低等）或机体的抵抗力强，只引起组织轻微损害即被消灭，临床上无任何表现。通过隐性感染，诱发了机体的特异性免疫应答，故病后可获得程度不同的免疫力。在传染病流行期间，很多人仅有隐性感染，少数人出现显性感染。

（5）显性感染　又称临床感染，即出现传染病。病原体侵入人体后，一方面引发机体的免疫反应产生对抗，另一方面病原体本身的致病力或通过机体的免疫反应造成机体组织的明显损害，出现临床表现。显性感染过程结束后，多数病原体被完全消灭或清除；少数转化为病原携带者，称恢复期病原携带者，如伤寒沙门菌携带者。

一般说来，上述 5 种结局中，以隐性感染最常见，病原携带状态次之，显性感染最少见。

二、传染病的流行过程

传染病在人群中发生、发展和转归的过程称为传染病的流行过程。研究和了解传染病的流行过程对传染病的预防和治疗具有重要的意义。

（一）传染病流行过程的 3 个基本环节

传染病在人群中发生、发展和转归的 3 个基本环节是：传染源、传播途径和易感人群。

1. 传染源　体内有病原体生长、繁殖并不断将其排出体外的人和动物。

传染源包括 4 种：①传染病病人。②隐性感染者。③病原携带者。④受感染的动物，包括患病动物和病原携带动物。

2. 传播途径　病原体从传染源到达易感人群所经过的途径。不同的传染病其传播途径也不相同。一种传染病可以仅有一条传播途径，也可以有多条传播途径。常见的传播途径有以下几种。

（1）空气、飞沫、尘埃　这是呼吸道传染病的主要传播途径，如流行性感冒、麻疹、流行性脑脊髓膜炎等。

（2）水、食物、苍蝇　这是消化道传染病的主要传播途径，如细菌性痢疾、伤寒、甲型病毒性肝炎等。

（3）日常生活接触　是指通过手等直接接触和通过被污染的玩具、毛巾等间接接触引起的传播。水痘、乙型病毒性肝炎、沙眼等可通过该途径传播。

（4）吸血节肢动物　常见的传播疾病的吸血节肢动物有蚊、蚤、白蛉、蜱、恙虫等，可传播疟疾、斑疹伤寒、森林脑炎等。

（5）血液、体液、血制品　乙型病毒性肝炎、丙型病毒性肝炎、梅毒、艾滋病等可通过该途径传播。

（6）土壤　破伤风、炭疽、钩虫病等可通过该途径传播。

另外，母体通过血液或产道等将传染病传播给胎儿或新生儿又称为母婴传播或垂直传播。淋病、梅毒等可发生母婴传播或垂直传播。

3. 易感人群　对某一传染病无特异性免疫力的人群称易感人群。大量易感人群的存在容易造成传染病的流行。普遍推行人工自动免疫减少易感人群是目前我国采取的控制传染病的积极有效的方法。

（二）传染病流行过程的影响因素

1. 自然因素　自然环境中的各种因素，包括地理、气候和生态等条件对流行过程的发生和发展起着重要的影响。寄生虫病和虫媒传染病对自然条件的依赖性尤为明显。传染病的地区性和季节性与自然因素有密切关系，例如，我国北方有黑热病地方性流行区，南方有血吸虫病地方性流行区，乙型脑炎的严格夏秋季发病分布，都与自然因素有关。自然因素可直接影响病原体在外环境中的生存能力，例如，钩虫病少见于干旱地区。机体非特异性免疫力的降低也可促进流行过程的发展，寒冷可减弱呼吸道抵抗力，炎热可减少胃酸的分泌等。某些自然生态环境为传染病在野生动物之间的传播创造良好条件，如鼠疫、恙虫病、钩端螺旋体病等，人类进入这些地区时亦可受感染，称为自然疫源性传染病或人兽共患病。

2. 社会因素　包括社会制度、经济状况、生活条件与文化水平等，对传染病流行过程有决定性的影响。公平、合理、法制健全的社会制度使人民摆脱贫困落后，走向共同富裕道路，也导致许多传染病被控制或消灭。社会因素对传播途径的影响是最显而易见的，钉螺的消灭、饮水卫生、粪便处理的改善，使血吸虫病、霍乱、钩虫病等得到控制就是证明。在国家有计划、有规划地的建设中，开发边远地区，改造自然，改变有利于传染病流行的生态环境，有效地防治自然疫源性传染病（以野生动物为传染源传播的传染病，如鼠疫），说明社会因素又作用于自然因素而影响流行过程。

三、传染病的特征

（一）基本特征

传染病与其他疾病的主要区别在于其有以下 4 个基本特征。

1. 有特异的病原体　每一种传染病都是由其本身特异的病原体引起的，如伤寒沙门菌引起伤寒，痢疾杆菌引起痢疾，麻疹病毒引起麻疹，阿米巴原虫引起阿米巴痢疾，钩虫引起钩虫病等。

2. 有传染性　是指传染病患者排出的病原体能够通过某种途径感染其他机体。传染病患者有传染性的时期称为传染期，每一传染病的传染期相对固定，根据传染期确定传染病的隔离期。例如，流行性乙型脑炎从发病起隔离至体温降至正常；麻疹从发病之日起隔离至退疹时或出疹后 5 天；戊型肝炎自发病之日起 3 周等。

3. 有流行病学特性　主要包括流行性、地方性、季节性和外来性。流行性是指病原体能够在人群中连续传播的能力，根据流行强度可分为散发、流行、大流行、爆发流行。散发是指某一传染病在某一地区维持在近年来发病率的一般水平；流行是指某一传染病在某一地区发病率显著高于近年来发病的一般水平；某一传染病流行范围超出国界或洲界称为大流行；某一传染病在某一地区短时间内集中出现大量病例称为爆发流行。地方性是指某些传染病有相应的地域分布，主要与某些传染病的病原体适应于某一地区的生存条件有关。例如，我国长江流域及其以南的江苏、浙江、安徽、江西、湖北、湖南、广东、广西、福建、四川、云南、上海 12 个省、市、自治区适宜于血吸虫的中间宿主钉螺繁殖，故血吸虫病集中在该地区；我国的贵州、云南等热带地区适宜于疟原虫的中间宿主蚊子繁殖，故疟疾在这一带发病率显著增高等。季节性是指某些传染病有明显的季节分布。例如，冬末春初为呼吸道传染病的高发季节，易发生麻疹、流行性感冒、流行性脑髓脊膜炎等；夏秋季为消化道传染病的高发季节，易发生细菌性痢疾、伤寒、霍乱等。外来性是指本地原来不存在，从外地或外国传来的传染病（如我国的艾滋病）。另外，传染病在人群中的分布不同也是传染病的流行病学特性之一，如伐木工人易发生森林脑炎，牧民易发生布鲁菌病、绦虫病等，农民易发生钩虫病等。

4. 有获得特异性免疫性　人体感染病原体后，激发机体特异性免疫系统而产生特异性免疫。感染后免疫属自动免疫，流行性腮腺炎、流行性乙型脑炎、伤寒等可获得持久免疫或终身免疫；细菌性痢疾、钩端螺旋体病、阿米巴痢疾等获得的保护性免疫维持时间较短，仅为数月至数年；流行性感冒维持时间很短；蠕虫性传染病如血吸虫病、钩虫病、蛔虫病等通常不产生保护性免疫，因而往往重复感染。

（二）临床特征

1. 病程发展的阶段性 传染病的发病过程通常分为 4 个阶段。

（1）潜伏期 从病原体侵入人体至出现非特异性临床表现的这一段时间。每一种传染病的潜伏期都有一个范围，是检疫工作观察、留验接触者的重要依据。有的潜伏期很短，如沙门菌食物中毒（2～24 小时），流行性感冒（平均 1～3 天）；有的潜伏期较长，如乙型病毒性肝炎（平均 2～3 个月）；有的范围跨动很大，如艾滋病（9 天至 10 年以上）、狂犬病（5 天至 10 年以上）。

（2）前驱期 从出现非特异性临床表现至出现特异性临床表现（明显症状）之前的这段时间。一般持续 1～3 天。例如，麻疹出疹前的上呼吸道症状、眼结膜炎症状均属于前驱期表现。

（3）症状明显期 指出现本病特异性临床表现的这段时间，如麻疹的出疹期、流行性腮腺炎的腮腺肿大期、狂犬病的兴奋期等。

（4）恢复期 是指从临床表现基本消失至恢复到发病前状态的这段时间。部分患者可能遗留后遗症，不能恢复至发病前状态。

（5）复发与再燃 传染病患者已进入恢复期，在稳定退热一段时间后，因潜伏于体内的病原体再度繁殖，使初发病的症状再度出现，称为复发，见于伤寒、疟疾、细菌性痢疾等。传染病患者进入恢复期，体温尚未稳定降至正常，再度发热，称为再燃。

2. 临床分型 根据起病情况和病程，某一传染病可分为急性、亚急性、慢性。例如，急性乙型肝炎是指起病较急、病程在半年之内者，病程超过半年以上则称为慢性乙型肝炎；起病急，病程在 2 个月以内的称为急性细菌性痢疾，超过 2 个月的则称为慢性细菌性痢疾。根据病情严重程度某一传染病可分为轻型、中型、重型、极重型（暴发型）。例如，流行性乙型脑炎可分为轻型（发热 38～39℃，神志清楚，无抽搐），中型（发热 39～40℃，嗜睡或昏迷，偶有抽搐），重型（发热 40℃以上，昏迷，反复或持续抽搐，可有肢体瘫痪或呼吸衰竭）和极重型（体温 1～2 天内升至 40℃以上，深度昏迷，迅速出现中枢性呼吸衰竭、脑疝而死亡，少数幸存者遗留严重并发症）。根据临床表现是否明显表现出本病的特征性表现，某一传染病又分为典型和非典型，前者出现本病的典型表现；而后者则表现不典型，可很轻或极严重，如伤寒的轻型、逍遥型。

3. 临床表现

（1）发热 发热是许多传染病共同具有的表现，但不同的传染病其发热的程度和热型不同。按发热程度可分为低热、中等度热、高热和超高热。不同的疾病可表现为不同的热型，对诊断有一定的价值。例如，伤寒常为稽留热，疟疾常为间歇热，布鲁菌病多为波状热，回归热表现为回归热，黑热病表现为双峰热等。

（2）皮疹 皮疹是许多传染病常有的表现，但皮疹的形态、颜色及出现部位、数目等表现各异。根据皮疹形态可分为斑疹、丘疹、斑丘疹、玫瑰疹、疱疹、瘀点等，例如，麻疹的皮疹呈淡红色斑丘疹，伤寒可在腹部出现玫瑰疹，水痘可出现疱疹，流行性脑脊髓膜炎出现瘀点等。

（3）感染中毒症状 由病原体产生的毒素及代谢产物引起，常见的表现有乏力、肌肉酸痛、头痛、恶心、呕吐、食欲不振等，严重者出现感染性休克、脑中毒等。

（4）单核－巨噬细胞系统症状 病原体及代谢产物刺激单核－巨噬细胞系统，表现为肝、脾、淋巴结肿大。

四、传染病的诊断

对传染病做出早期、正确的诊断，既能得到及时、有效的治疗，又能尽早隔离，防止扩散。特别是鼠疫、霍乱等烈性传染病及艾滋病，首例诊断尤其重要。其诊断依据下列三方面资料进行综合分析。

1.流行病学资料 是参考依据，包括年龄、籍贯、职业、地区、季节、传染病接触史、预防接种史、卫生习惯及当时当地的疫情动态等。

2.临床表现 根据潜伏期长短、起病的缓急、特殊症状、发热特点、皮疹特征、中毒症状等，结合病史及体格检查的发现进行综合分析，可做出初步诊断。

3.辅助检查 在诊断上有时起到决定性作用。

（1）常规检查 包括血液常规（以观察白细胞总数及分类的变化为主）、尿常规和粪常规等。

（2）病原体检查 ①直接检查：在一般显微镜下找到某些传染病的病原体而确诊，如脑膜炎奈瑟菌、疟原虫、微丝蚴、寄生虫卵等可直接在镜下查到，也可通过肉眼发现，如大便中的蛔虫。②病原体分离：根据不同疾病采集血、尿、粪、鼻咽分泌物、皮疹渗出液、脑脊液、骨髓及活检组织等标本进行培养或分离鉴定。细菌一般采用普通培养基或特殊培养基进行培养，但病毒及立克体必须在活组织细胞内增殖后才能分离出来。③分子生物学检测：是病原学检测的发展方向，如核素 ^{32}P 或聚合酶链反应（PCR）技术的应用等。

（3）免疫学检查 是目前常用的诊断方法，可用已知抗原检测未知抗体（在传染病早期，特异性抗体在血清中往往尚未出现或滴度很低，而在恢复期或病程后期则抗体滴度有显著升高，故在急性期及恢复期双份血清检测其抗体由阴性转为阳性或滴度升高 4 倍以上时有重要诊断意义。特异性 IgM 型抗体的检出有助于现存或近期感染的诊断，特异性 IgG 型抗体的检出还可以评价个人及群体的免疫状态），也可用已知抗体检测未知抗原。免疫学检查包括：①血清学检查：如凝集试验、沉淀试验、补体结合试验、中和试验、免疫荧光检查、放射免疫测定、酶联免疫吸附试验等。②皮肤试验：常用于某些寄生虫病的流行病学调查。③细胞免疫功能检查：可了解机体的免疫状态，如用于艾滋病的诊断和预后判断。

（4）其他　活体组织、生物化学、分子生物学、CT 等检查，对许多传染病都有一定辅助诊断价值。

近年来，各种系统生物学技术包括基因组学、蛋白质组学和代谢组学的主要技术已开始应用于传染病的研究工作，从而使传染病的病原体检测逐步向高通量、高自动化的方向发展。

五、传染病的治疗

强调早期隔离、治疗，做到治疗与预防相结合，病原治疗与支持、对症治疗相结合，西医治疗和中医治疗相结合。

1. 一般治疗　按规定进行消毒、隔离、做好基础护理和心理治疗，病室保持安静清洁，空气流通新鲜，保证足够热量供应，对进食困难者需喂食、鼻饲或静脉补给必要的营养品。

2. 病原治疗　采用有效的药物杀灭病原体是控制传染病最根本、最有效的治疗措施。例如，使用喹诺酮类药物、丁胺卡那霉素、复方新诺明等杀灭痢疾杆菌，使用青霉素杀灭钩端螺旋体，使用甲硝唑、替硝唑等杀灭阿米巴原虫，使用甲苯咪唑等驱蛔虫、蛲虫等，使用金刚烷胺等抗甲型流感病毒等。

3. 对症与支持治疗　采取一定措施控制症状、减轻患者痛苦、挽救患者生命，包括降温、止痛、强心、利尿、制止抽搐、纠正酸碱失衡及电解质紊乱、补充血容量、吸氧、辅助呼吸等。

4. 中医药及康复治疗　传染病在中医学中大多属温病范畴，常采用卫气营血的辨证及解表宣肺、清气泻下、清营开窍、滋阴化瘀的施治方法。许多中药方剂具有抗菌、抗毒及调节免疫功能的作用，如银翘散、桑菊饮、白虎汤、至宝丹、牛黄安宫丸等。对有后遗症者可用针灸、理疗等促进康复。

六、传染病的预防

针对传染病流行的 3 个基本环节，采取综合性预防措施。

1. 管理传染源　包括对患者、病原携带者及感染动物的管理。对患者要求早发现、早诊断、早报告、早隔离、早治疗。报告的法定传染病有甲、乙、丙三大类共 30 余种。

甲类：为强制管理传染病，包括鼠疫、霍乱。

乙类：为严格管理传染病，包括重症急性呼吸综合征、艾滋病、病毒性肝炎、脊髓灰质炎、人感染高致病性禽流感、麻疹、流行性出血热、狂犬病、流行性乙型脑炎、登革热、炭疽、细菌性和阿米巴性痢疾、肺结核、伤寒和副伤寒、流行性脑脊髓膜炎、百日咳、白喉、新生儿破伤风、猩红热、布鲁菌病、淋病、梅毒、钩端螺旋体病、血吸虫病、疟疾。

丙类：为监测管理传染病，包括血吸虫病、丝虫病、包虫病、麻风病、流行性感冒、流行性腮腺炎、风疹、除霍乱、痢疾、伤寒和副伤寒以外的感染性腹泻病、急性出血性结膜炎。

责任疫情报告人发现甲类传染病和乙类传染病中的艾滋病、肺炭疽患者、病原携带者和疑似传染病患者时，城镇于6小时内，农村于12小时内，以最快的通讯方式向发病地的卫生防疫机构报告，并同时报出传染病报告卡。

责任疫情报告人发现乙类传染病病人、病原携带者和疑似传染病病人时，城镇于12小时内，农村于24小时内向发病地的卫生防疫机构报出传染病报告卡。

责任疫情报告人在丙类传染病监测区内发现丙类传染病病人时，应当在24小时内向发病地的卫生防疫机构报出传染病报告卡。

对发现的传染病患者在按规定时间报告的基础上，及时采取有效的隔离方式和治疗措施。

对病原携带者的管理，要及时发现并进行必要的治疗。对传染病接触者的管理，根据具体情况进行医学观察或留验。医学观察是指对乙类和丙类传染病接触者采取体格检查（特别是体温测量）、病原学检查和必要的卫生处理等措施，但可照常工作、学习；留验即隔离观察，是指对甲类传染病和艾滋病、肺炭疽及规定按甲类传染病对待的其他传染病采取限制在指定场所进行诊察、检验和治疗等措施。对动物传染源，有经济价值的应隔离治疗，无经济价值的应予以杀灭。

2. 切断传播途径 根据传染病的不同传播途径，采取相应的防疫措施。例如，肠道传染病需床边隔离，吐泻物消毒，做好饮食、水源及粪便管理，消灭苍蝇，加强个人卫生；呼吸道传染病，应开窗通风、空气消毒、个人戴口罩；虫媒传染病，采用药物或其他措施进行防虫、杀虫、驱虫。

3. 保护易感人群 主要是提高人群的免疫力。通过加强营养、改善生产生活条件、锻炼身体等增强非特异性免疫力；通过预防接种增强特异性免疫力。这是目前人类预防传染病最有效、最实用的方法，已取得巨大的成功。另外，在传染病流行期间或疫情紧急时，可采用药物预防。

第二节 流行性感冒

流行性感冒简称流感，是由流感病毒引起的急性呼吸道传染病。临床主要表现为高热、乏力、头痛、全身肌肉酸痛等中毒症状，而呼吸道症状轻微。其潜伏期短、传染性强、传播速度快。在老年人和慢性病患者中可引起较严重的并发症。

【病原学】

流感的病原体是流感病毒。流感病毒属于正黏病毒科，是一种 RNA 病毒，由包膜、基质蛋白及核心组成。病毒包膜中有血凝素（HA）和神经氨酸酶（NA）两种重要的糖蛋白。血凝素（HA）在病毒进入宿主细胞的过程中起着重要的作用，可黏附于呼吸道上皮细胞协助释放病毒颗粒，促进病毒颗粒的播散。根据流感病毒感染的对象可分为人、猪、马及禽流感病毒等，其中人类流感病毒依据其抗原性不同分为甲、乙、丙三型（即 A、B、C 三型），三型间无交叉免疫。甲型又依据 H 和 N 的抗原性不同分为若干亚型，H 分为 16 个亚型（H1 ～ H16），N 有 9 个亚型（N1 ～ N9）。流感病毒易发生抗原变异，抗原漂移与抗原转变可导致流感大流行。甲型流感病毒抗原变异频繁、传染性强，乙型、丙型流感病毒的抗原性非常稳定。

【流行病学】

1. 传染源　患者和隐性感染者有传染性，发病 3 天内传染性最强，是主要传染源。

2. 传播途径　主要通过飞沫经呼吸道传播，也可通过接触被污染的手、日常用具等间接传播。

3. 人群易感性　人群普遍易感，感染后获得对同型病毒免疫力，但持续时间短，各型及亚型之间无交叉免疫，可反复发病。

4. 流行特征　流行性感冒全年均可发生，以秋、冬季为主，南方在夏、秋季也可见到流感流行。流行性感冒具有一定的周期性，主要是由于甲型流感病毒的抗原性转变及抗原漂移所致。甲型流感病毒一般每隔 10～15 年就会发生一次抗原性转变，此外，甲型流感亚型内部还会发生抗原漂移，一般 2～3 年发生一次。乙型流感病毒只有抗原漂移，无抗原转变，因新旧毒株仍有抗原联系，无法划分为亚型。乙型流感以局部流行为主，相隔 5～6 年发生一次，丙型流感则为散发。

【发病机制与病理解剖】

流感病毒通过 HA 与呼吸道表面纤毛柱状上皮细胞的特殊受体结合而进入细胞，在细胞内进行复制。病毒颗粒被不断释放并播散继续感染其他细胞，导致宿主细胞发生变性、坏死、溶解或脱落，产生炎症反应。重者导致肺充血，黏膜下层局部炎性反应，细胞间质水肿，周围巨噬细胞浸润，肺泡细胞出血、脱落，引起肺炎表现。在此基础上亦可继发细菌性肺炎。

【临床表现】

本病潜伏期通常为 1～3 天。临床分为典型流感、轻型流感、肺炎型流感及其他类型流感。

1. **典型流感**　典型流感起病急，出现乏力、高热、寒战、头痛、全身酸痛等全身中毒症状，可伴或不伴流涕、咽痛、干咳等症状，可有结膜充血。肺部听诊可闻及干啰音。病程 4～7 天。

2. **轻型流感**　轻型流感急性起病，轻或中度发热，全身及呼吸道症状轻，2～3 天内自愈。

3. **肺炎型流感**　肺炎型流感多发生于老年人、婴幼儿、慢性病患者及免疫力低下者。病初类似典型流感症状，起病 1 天后病情迅速加重，出现高热、咳嗽、呼吸困难，可伴有心、肝、肾衰竭。听诊双肺遍及干、湿啰音，但无肺实变体征。多于 5～10 天内发生呼吸、循环衰竭，预后较差。

4. **其他类型流感**　患者除流感的症状、体征以外，还伴有其他肺外表现，归为特殊类型流感。胃肠型伴有呕吐、腹泻等消化道症状；脑膜脑炎型表现为意识障碍、脑膜刺激征等神经系统症状；心肌炎型和心包炎型为病变累及心肌、心包。此外，还有肌炎型以横纹肌溶解为主要表现，仅见于儿童。

【并发症】

1. **呼吸系统并发症**　主要为继发性细菌感染，包括急性鼻窦炎、急性化脓性扁桃体炎、细菌性气管炎、细菌性肺炎等。

2. **肺外并发症**　中毒性休克、中毒性心肌炎和瑞氏综合征等。

【实验室检查】

1. 血常规检查 发病初白细胞总数减少，中性粒细胞显著减少，淋巴细胞相对增加，大单核细胞也可增加，此血象往往持续 10 ～ 15 天。合并细菌感染时，白细胞和中性粒细胞增多。

2. 血清学检查 应用补体结合试验或血凝抑制试验检测急性期及恢复期血清，前后抗体滴度上升 ≥ 4 倍，则为阳性。

3. 病毒分离 将起病 3 天内患者的含漱液或上呼吸道分泌物接种于鸡胚或组织培养进行病毒分离。

4. 免疫荧光法检测抗原 起病 3 天内鼻黏膜压片染色找包涵体，荧光抗体检测抗原可呈阳性。

【诊断与鉴别诊断】

（一）诊断

冬、春季节在同一地区，短时间有大量上呼吸道感染患者发生，应考虑流感。需结合流行病学、临床表现、病毒分离和血清学抗体检测综合判断。流行期间，可根据临床表现诊断，但在流感的非流行期间或流行初期的散发病例，临床上难以诊断，确诊流感依靠病毒分离。

（二）鉴别诊断

应与其他病原体所致呼吸道感染，包括支原体、衣原体、腺病毒、肠道病毒、呼吸道合胞病毒及单纯型钩端螺旋体病等进行鉴别。

【治疗】

（一）一般对症治疗

卧床休息，多饮水，注意营养。高热者给予解热镇痛药，必要时使用止咳祛痰药物。儿童忌服含阿司匹林成分的药物，以避免产生瑞氏综合征。

（二）抗流感病毒治疗

1. 离子通道阻滞剂 金刚烷胺可阻断病毒吸附于宿主细胞，抑制病毒复制。早期应用可减少病毒的排毒量和排毒期，缩短病程，但只对甲型流感病毒有效。该药易产生耐药性，不良反应主要有头晕、失眠、共济失调等神经精神症状。推荐用量为成人 200mg/d，老年人 160mg/d，小儿 4 ～ 5mg/（kg·d），分两次口服，疗程 3 ～ 4 天。

2. 神经氨酸酶抑制剂 奥司他韦能特异性抑制甲型、乙型流感病毒的释放，减少病毒传播。应及早服用，推荐口服剂量为成人每日 2 次，每次 75mg，连服 5 天。儿童体重 15kg 者推荐剂量 30mg，15 ～ 23kg 者推荐剂量为 45mg，24 ～ 40kg 者推荐剂量为 60mg，大于 40kg 者可用 75mg，1 岁以下儿童不推荐使用。

【预防】

1. 控制传染源 流感患者早期进行呼吸道隔离并治疗。隔离期为 1 周或至主要症状消失。

2. 切断传播途径 流感流行期间，易感者尽量避免去公共场所，避免集会，注意通风，对公共场所进行消毒。医务人员在工作期间做好防护，注意手卫生，防止交叉感染。

3. 保护易感人群 疫苗接种是预防流感的基本措施。我国目前使用全病毒灭活疫苗、裂解疫苗和亚单位疫苗应用于临床。

药物预防可使用金刚烷胺，每次 100mg，口服，每日 2 次，连服 10 ~ 14 天，仅对甲型流感有一定预防作用。奥司他韦可用于甲型、乙型流感的预防，成人预防用药推荐剂量为 75mg，每日 1 次，连用 7 天。

思考题

1. 简述流行性感冒的临床表现及并发症。
2. 试述流行性感冒的诊断、鉴别诊断和治疗。

第三节　重症急性呼吸综合征

【学习目标】

1. 掌握重症急性呼吸综合征的概念、临床表现、并发症、诊断、鉴别诊断、治疗原则和预防。

2. 熟悉重症急性呼吸综合征的病原学、流行病学、发病机制和实验室检查。

3. 了解重症急性呼吸综合征的预后。

严重急性呼吸综合征（severe acute respiratory syndrome，SARS）旧称传染性非典型肺炎，是由 SARS 冠状病毒引起的急性呼吸道传染病。以发热、头痛、肌肉酸痛、乏力、干咳少痰、腹泻等为主要临床表现，严重者出现气促或呼吸窘迫。主要通过飞沫、接触患者呼吸道分泌物及密切接触传播。

本病是一种新的呼吸道传染病，2002 年 11 月首先在我国广东省发现，其临床表现与其他非典型性肺炎相似，但传染性强，故当时将其命名为传染性非典型肺炎。

【病原学】

严重急性呼吸综合征的病原体是 SARS 冠状病毒。SARS 冠状病毒很可能是一种来源于动物的病毒，在狸猫、果子狸、家猫等动物中发现了类似的病毒。果子狸与 SARS 冠状病毒的传播密切相关，但 SARS 冠状病毒的自然储存宿主尚未明确。SARS 冠状病毒是一种新的病毒，属于冠状病毒科，是一种单股正链 RNA 病毒。

SARS 冠状病毒的抵抗力和稳定性要强于其他人类冠状病毒。在干燥塑料表面最长可存活 4 天，尿液中至少 1 天，腹泻患者粪便中至少 4 天以上。在 4℃ 培养中存活 21 天，−80℃ 保存稳定性佳。56℃ 90 分钟或 75℃ 30 分钟可灭活病毒。对乙醚、氯仿、甲醛和紫外线等敏感。

SARS 冠状病毒特异性 IgM 抗体在起病后较早出现，在急性期或恢复早期达到高峰，约 3 个月后消失。IgG 抗体为保护性抗体，在起病后 2 周左右出现，在病程第 3 周即可达高滴度，12 个月后仍持续高效价。

【流行病学】

1. 传染源　患者是主要传染源。潜伏期患者传染性低或无传染性，作为传染源无意义。急性期患者体内病毒含量高，且症状明显，如打喷嚏、咳嗽等，容易经呼吸道分泌物排出病毒。少数患者腹泻，排泄物含有病毒。部分重型患者因为频繁咳嗽或需要气管插管、呼吸机辅助呼吸等，呼吸道分泌物多，传染性强。个别患者可造成数十人甚至数百人感染，被称为"超级传播者"。

2. 传播途径

（1）呼吸道传播　飞沫传播是本病的主要传播途径。当患者咳嗽、打喷嚏或大声讲话时，飞沫直接被易感者吸入而发生感染。气溶胶传播是另一种方式，易感者吸入悬浮在空气中含有 SARS 冠状病毒的气溶胶而感染。

（2）消化道传播　患者粪便中可检出病毒 RNA，通过消化道传播可能是另一个传播途径。

（3）直接接触传播　通过直接接触患者的呼吸道分泌物、消化道排泄物或其他体液，或者间接接触被污染的物品，亦可导致感染。

（4）其他　患者粪便中的病毒污染了建筑物的污水排放系统和排气系统造成环境污染，可能造成局部流行。虽然患者有短暂的病毒血症，但 SARS 通过血液传播尚有争议。

3. 人群易感性　人群普遍易感。患者家庭成员和医务人员属高危人群。患病后可获得一定程度的免疫力，未发现再次发病的报道。

【发病机制与病理解剖】

本病发病机制尚不清楚，免疫损伤被认为是本病发病的主要原因。肺部的病理改变最为显著，镜下可见弥漫性肺泡病变、肺水肿及透明膜形成。病程 3 周后可出现肺间质纤维化，导致肺泡纤维闭塞。镜下还可见小血管内微血栓和肺出血、散在的小叶性肺炎、肺泡上皮脱落、增生等病理改变。

【临床表现】

本病潜伏期 1～16 天，常见为 3～5 天。典型的临床表现分为 3 期。

1. 早期 发病最初的 1～7 天。起病急，发热为首发症状，体温一般 > 38℃，偶有畏寒；伴有头痛、关节肌肉酸痛、乏力等症状；部分患者可有干咳、胸痛、腹泻等症状；常无上呼吸道卡他症状。发病 3～7 天出现下呼吸道症状，可有咳嗽，多为干咳、少痰，偶有血丝痰；可有胸闷，肺部体征不明显，部分患者可闻少许湿啰音，或有肺实变体征。

2. 进展期 病程 10～14 天达到高峰，发热、乏力等感染中毒症状加重，并出现频繁咳嗽、气促和呼吸困难，活动后气喘、心悸、胸闷，肺实变体征进一步加重，被迫卧床。易发生呼吸道的继发性感染。少数患者（10%～15%）出现急性呼吸窘迫综合征（ARDS）而危及生命。

3. 恢复期 病程 2 周后，发热渐退，临床症状与体征减轻乃至消失。肺部炎症的吸收和恢复较为缓慢，体温正常后仍需 2 周左右才能完全吸收恢复至正常。

轻型患者临床症状轻，病程短。重症患者病情重，进展快，易出现 ARDS。儿童患者的病情较成人轻。孕妇患者，在妊娠的早期易导致流产，妊娠晚期孕妇的病死率增加。老年患者症状常不典型，如不伴发热或同时合并细菌性肺炎等。有少数患者不以发热为首发症状，尤其是有近期手术史或有基础疾病的患者。

【实验室及其他检查】

1. 血常规检查 病程初期到中期白细胞计数正常或下降，淋巴细胞计数绝对值常减少，部分病例血小板减少。T 淋巴细胞亚群中 $CD3^+$、$CD4^+$ 及 $CD8^+$ T 淋巴细胞均减少，尤以 $CD4^+$ 亚群减低明显。疾病后期多能恢复正常。

2. 血液生化检查 丙氨酸氨基转移酶（ALT）、乳酸脱氢酶（LDH）及其同工酶等均有不同程度的升高。血气分析血氧饱和度下降。

3. 血清学检查 应用酶联免疫吸附法（ELISA）或（和）免疫荧光试验（IFA）检测抗体。IgG 抗体在起病后第 1 周检出率低，第 2、3 周末检出率持续升高，在病后 6 个月仍保持高滴度。IgM 抗体发病 1 周出现，在急性期和恢复早期达高峰，3 个月后消失。

4. **分子生物学检测** 应用反转录聚合酶链反应（RT-PCR）方法检测患者呼吸道分泌物、血液、粪便等标本中的 SARS 冠状病毒 RNA。

5. **细胞培养分离病毒** 将患者呼吸道分泌物、血液等标本接种到 Vero 细胞中进行培养，分离到病毒后用 RT-PCR 或免疫荧光法进行鉴定。

6. **影像学检查** 多数患者胸部 X 线检查异常，多呈斑片状或网状改变。起病初期病灶小，短时间内病灶迅速扩大，常累及双肺或单肺多叶。部分患者进展迅速，呈大片状阴影。胸部 CT 检查可见局灶性实变，毛玻璃样改变最多见。肺部阴影吸收、消散较慢，与临床症状、体征不相平行。

【并发症】

本病常见的并发症包括肺部继发感染、肺间质改变、纵隔气肿、皮下气肿和气胸、胸膜病变、心肌病变、骨质缺血性改变等。

【诊断与鉴别诊断】

（一）**诊断**

1. **流行病学资料**

（1）与本病患者有密切接触史。

（2）发病前 2 周内曾到过疫区。

2. **临床症状与体征** 起病急，以发热为首发症状，体温一般 > 38℃，偶有畏寒；可伴有头痛、关节酸痛、肌肉酸痛乏力、腹泻；常无上呼吸道卡他症状；可有咳嗽，多为干咳、少痰，偶有血丝痰；可有胸闷，严重者出现呼吸加速、气促或明显呼吸窘迫。肺部体征不明显，部分患者可闻及少许湿啰音或有肺实变体征。

3. **血常规检查** 外周血白细胞计数一般不升高，或降低；常有淋巴细胞计数减少。

4. **血清学检查** 用 ELISA 或 IFA 法检测患者血清特异性抗体，特异性 IgM 抗体阳性，或特异性 IgG 抗体急性期和恢复期抗体滴度 4 倍或以上升高时，可作为确定诊断的依据。检测阴性结果，不能作为排除本病诊断的依据。

5. **胸部 X 线检查** 肺部有不同程度的片状、斑片状浸润性阴影或呈网状改变，部分患者进展迅速，呈大片状阴影；常为多叶或双肺改变；因阴影吸收消散较慢，肺部阴影与症状、体征可不一致。

（二）**鉴别诊断**

临床上本病需与上呼吸道感染、流行性感冒、细菌性或真菌性肺炎、艾滋病合并肺部感染、军团病、肺结核、流行性出血热、肺部肿瘤、非感染性肺间质性疾病、肺水肿、肺不张、肺栓塞、肺嗜酸性粒细胞浸润症、肺血管炎等呼吸系统疾病鉴别。

【治疗】

本病以综合疗法为主，治疗总原则为：早期发现、早期隔离、早期治疗。目前尚无特异性治疗手段，患者应集中隔离治疗，疑似病例与临床诊断病例分开隔离。重型患者治疗中要注意防治急性呼吸窘迫综合征和多器官功能障碍综合征（MODS）。

（一）监测病情变化

患者在发病后 2 周内都可能处于进展期，必须密切观察病情变化，监测症状、体温、呼吸频率、血氧饱和度，或动脉血气分析、血象、胸片（早期复查间隔时间不超过 2 ～ 3 天），以及心、肝、肾功能等。

（二）一般治疗和对症治疗

1. 日常调护　卧床休息，避免劳累、用力，补充充足营养，注意水、电解质、酸碱平衡。

2. 对症治疗　咳嗽剧烈者给予镇咳；咳痰者给予祛痰药。发热超过 38.5℃者，可给予物理降温，如冰敷、酒精擦浴等，并酌情使用解热镇痛药。儿童忌用阿司匹林，因有可能导致 Reye 综合征。出现气促或氧分压＜ 70mmHg 或血氧饱和度＜ 93%，给予持续鼻导管或面罩吸氧。

3. 脏器保护　有心、肝、肾等器官功能损害者应做相应脏器的保护治疗。

4. 应用糖皮质激素　有下列各项之一者即可早期应用糖皮质激素：①有严重中毒症状，高热 3 天不退。② 48 小时内肺部阴影进展超过 50%。③有急性肺损伤或出现 ARDS。一般成人剂量相当于甲泼尼龙 80 ～ 320mg/d，必要时可适当增加剂量，大剂量应用时间不宜过长。具体剂量及疗程根据病情调整，待病情缓解或胸片上阴影有所吸收后逐渐减量、停用。在本病的治疗过程中，激素的应用没有绝对禁忌证，儿童慎用糖皮质激素；相对禁忌证包括中度以上的糖尿病、重型高血压、活动性胃炎、十二指肠溃疡、精神病、癫痫及处于妊娠期的患者。

5. 预防和治疗继发细菌感染　主要用于治疗和控制继发细菌或真菌感染。根据病情选用喹诺酮类等适当的抗感染药物治疗。

6. 抗病毒治疗　目前尚无针对本病的特异性抗病毒药物。早期可试用蛋白酶类抑制剂类药物洛匹那韦及利托那韦等。利巴韦林的疗效不确切。

7. 增强免疫功能治疗　重型患者可试用免疫增强的药物，如胸腺肽、丙种球蛋白等，但是疗效尚不确切，故不推荐常规使用。

8. 中药辅助治疗　本病属中医学瘟疫、热病的范畴，治则为：温病，卫气营血和三焦辨证论治。

（三）重型病例的治疗

重型病例须严密动态监护，及时给予呼吸支持，合理使用糖皮质激素，加强营养支持和器官功能保护，注意水、电解质和酸碱平衡，预防和治疗继发感染，及时处理并发症。

1. 对重型患者收入重症监护病房，给予持续的动态监护，包括对生命体征、出入液量、心电图及血糖的检测。

2. 使用无创正压机械通气（NPPV）的指征为：①呼吸频率 > 30 次 / 分。②吸氧 5L/min 条件下，血氧饱和度 < 93%。

禁忌证：①有危及生命的情况，需要紧急气管插管。②意识障碍。③呕吐、上消化道出血。④气道分泌物多和排痰障碍。⑤不能配合 NPPV 治疗。⑥血流动力学不稳定和有多器官功能损害。

3. 若患者不耐受 NPPV 或氧饱和度改善不满意，应及时进行有创正压机械通气治疗。具体插管通气的指征为：①经无创通气治疗病情无改善，表现为血氧饱和度 < 93%，面罩氧浓度 5L/min，肺部病灶仍进展。②不能耐受无创通气，气促明显者。③中毒症状明显，病情急剧恶化。

使用呼吸机通气，极易引起医务人员被 SARS 冠状病毒感染，故务必注意医护人员的防护。谨慎处理呼吸机废气，吸痰、冲洗导管均应小心对待。

4. 出现休克或多器官功能衰竭，给予相应支持治疗。在 MODS 中，肺、肾衰竭及消化道出血、DIC 发生率较高。脏器损害愈多，病死率越高，两个或两个以上脏器衰竭的病死率约为 69%。早期防治中断恶性循环，是提高治愈率的重要环节。

【预防】

1. 控制传染源　我国已将本病列为法定乙类传染病，但其预防、控制措施按甲类传染病执行。要求早发现、早报告、早隔离、早治疗。

（1）隔离治疗患者　对临床诊断病例和疑似病例应在指定的医院按呼吸道传染病分别进行隔离治疗和观察。出院指征需同时具备下列 3 个条件：①体温正常 7 天以上。②呼吸系统症状明显改善。③X 线胸片病灶有明显吸收。

（2）隔离观察密切接触者　对医学观察病例和密切接触者，接受隔离观察 14 天。在家中接受隔离观察时应注意通风，避免与家人密切接触。

2. 切断传播途径

（1）加强科普宣传　流行期间避免大型集会或活动，保持公共场所通风换气、空气流通，加强消毒处理。

（2）具有良好的个人卫生习惯　不随地吐痰，有咳嗽、咽痛等呼吸道症状及时就诊，戴口罩，避免与患者近距离接触。

（3）医院应设立发热门诊，建立本病的专门通道　严格隔离患者。医护人员要切实做好个人防护。加强医务人员防治知识的培训。

（4）加强实验室管理　实验室要求必须具备生物安全防护条件，以防实验室病毒传播。

3. 保护易感人群　尚无有效的预防药物及疫苗。流行期间应保持乐观稳定的心态，均衡饮食，注意保暖，避免疲劳；在空旷场所进行适当体育锻炼，有助于提高人体对本病的抵抗力。

【预后】

大部分患者经综合治疗后痊愈。少数患者可进展至 ARDS 甚至死亡。重型患者及患有其他严重基础疾病的患者病死率高。少数重型病例出院后随访发现肺部有不同程度的纤维化。

思考题

1. 简述重症急性呼吸综合征的临床表现。
2. 试述重症急性呼吸综合征的诊断和治疗。

第四节　人感染高致病性禽流感

【学习目标】

　　1. 掌握人感染高致病性禽流感的概念及临床表现、实验室检查、诊断及鉴别诊断、并发症和治疗原则。

　　2. 熟悉人感染高致病性禽流感的病原学、流行病学、发病机制。

　　3. 了解人感染高致病性禽流感的发病情况、预防和预后。

人禽流感（human avian influenza）是由甲型流感病毒某些感染禽类亚型中的一些毒株引起的人类急性呼吸道传染病。其中 H_5N_1 亚型引起的为人感染高致病性禽流感，其病情严重，可因毒血症、感染性休克、多脏器功能衰竭及瑞氏综合征等导致死亡。

【病原学】

人禽流感的病原体是禽流感病毒。禽流感病毒属正黏病毒科甲型流感病毒属，其中的 H_5 和 H_7 亚型毒株（以 H_5N_1 和 H_7N_7 为代表）能引起严重的禽类疾病，称为高致病性禽流感。目前感染人类的禽流感病毒亚型主要为 H_5N_1、H_9N_2、H_7N_7，其中感染 H_5N_1 亚型的患者病情重，病死率高。

【流行病学】

1. 传染源　主要为患禽流感或携带禽流感病毒的鸡、鸭、鹅等家禽，其他禽类、野禽或猪也有可能成为传染源。患者是否为人禽流感的传染源尚未确定。

2. 传播途径　主要通过呼吸道传播，也可通过密切接触感染的禽类及其分泌物、排泄物，病毒污染的水等被感染。目前尚无人与人之间的传播证据。

3. 人群易感性　人群普遍易感。12 岁以下儿童发病率较高，病情较重。高危人群是与不明原因病死家禽或与感染、疑似感染禽流感家禽密切接触人员。

【发病机制与病理解剖】

本病发病机制尚不清楚。人禽流感的发病机制与流行性感冒的发病机制基本一致，免疫损伤可能是本病发病的主要原因。肺部的病理改变最为显著，镜下可见弥漫性肺泡病变，肺水肿及透明膜形成；支气管黏膜严重坏死；肺泡内大量淋巴细胞浸润，可见散在的出血灶和肺不张。

【临床表现】

本病潜伏期一般在 7 天以内，多为 2 ~ 4 天。感染 H_5N_1 亚型者呈急性起病，早期类似普通型流感，发热，体温大多持续在 39℃ 以上，热程 1 ~ 7 天，多为 3 ~ 4 天。可伴有流涕、鼻塞、咳嗽、咽痛、头痛、肌肉酸痛和全身不适。常在发病 1 ~ 5 天后出现呼吸急促及明显的肺炎表现。重症患者病情进展迅速，发病 1 周内出现呼吸窘迫、肺部实变体征、呼吸衰竭，多数患者即使接受呼吸机治疗仍然死亡。还可出现肺炎、肺出血、胸腔积液、全血细胞减少、肾衰竭、败血症、感染性休克及瑞氏综合征等并发症。感染 H_9N_2 亚型的患者通常仅有轻微的上呼吸道感染症状。感染 H_7N_7 亚型的患者常表现为结膜炎。

【并发症和后遗症】

轻症患者预后良好。H_5N_1 亚型感染重症病例病情发展迅速，常出现重症肺炎、急性呼吸窘迫综合征、肺出血、胸腔积液、全血细胞减少、多脏器功能衰竭、败血症、休克及瑞氏综合征等并发症。

【实验室及其他检查】

1. 血常规检查　外周血白细胞总数一般正常或降低，重症患者多有白细胞总数及淋巴细胞下降。

2. 血清学检查 发病初期和恢复期双份血清禽流感病毒抗体滴度上升≥4倍，可作为回顾性诊断的参考指标。

3. 病毒抗原及基因检测 取患者呼吸道标本，应用免疫荧光法或酶联免疫法，检测甲型流感病毒核蛋白（NP）抗原及禽流感病毒 H 亚型抗原。还可应用 RT-PCR 法检测相应病毒核酸。

4. 病毒分离 从患者呼吸道标本（如鼻咽分泌物、口腔含漱液、气管吸出物或呼吸道上皮细胞）中分离禽流感病毒。

5. 影像学检查 X 线胸片可见肺内斑片状、弥漫性或多灶性浸润，但缺乏特异性。重症患者肺内病变进展迅速，呈大片毛玻璃状或肺实变影像，少数可伴有胸腔积液。

【诊断与鉴别诊断】

（一）诊断

依据流行病学史，在禽流感流行时，发病前 1 周内曾到过疫点，有明确的病、死禽及其分泌物、排泄物接触史，或与人禽流感患者有密切接触者，结合临床表现、实验室检查、病毒分离和血清学抗体检测易于诊断。本病确诊的重要依据为从患者呼吸道分泌物中分离出特定病毒或采用 RT-PCR 检测到禽流感 H 亚型病毒基因；且双份血清抗禽流感病毒抗体滴度恢复期较发病初期有 4 倍或以上升高。

（二）鉴别诊断

本病应与流感、普通感冒、细菌性肺炎、衣原体肺炎、支原体肺炎、传染性单核细胞增多症、重症急性呼吸综合征（SARS）等疾病进行鉴别。

【治疗】

（一）隔离

对疑似病例、临床诊断病例和确诊病例均应进行隔离治疗。

（二）一般治疗

卧床休息，多饮水，补充营养物质。高热者给予解热镇痛药，咳嗽咳痰者可给予止咳祛痰药物。

（三）抗病毒治疗

应在发病 48 小时内试用抗流感病毒药物。用药方法与流行性感冒相同。金刚烷胺推荐用量为成人 200mg/d，老年人 160mg/d，小儿 4～5mg/（kg·d），分两次口服，疗程3～4 天。不良反应主要有头晕、失眠、共济失调等神经精神症状。奥司他韦应及早服用，推荐口服剂量为成人每日 2 次，每次 75mg，连服 5 天。儿童体重 15kg 者推荐剂量 30mg，15～23kg 者推荐剂量为 45mg，24～40kg 者推荐剂量为 60mg，大于 40kg 者可用 75mg，

1 岁以下儿童不推荐使用。

（四）重症患者的治疗

处理原则：①营养支持。②加强血氧监测和呼吸支持。③防治继发细菌感染。④防治其他并发症，如短期给予肾上腺皮质激素改善毒血症状及呼吸窘迫。

【预防】

1. 控制传染源 加强禽类疾病的监测，一旦发现禽流感疫情，立即封锁疫区，将高致病性禽流感疫点周围半径 3km 范围划为疫区，捕杀疫区内的全部家禽，并对疫区 5km 范围内的易感禽类进行强制性疫苗紧急免疫接种。此外，应加强对密切接触禽类人员的检疫。

2. 切断传播途径 发生禽流感疫情后，彻底消毒禽类养殖场、市售禽类摊位及屠宰场，销毁或深埋死禽及禽类废弃物，彻底消毒患者排泄物、用于患者的医疗用品及诊室，医护人员做好个人防护。

3. 保护易感人群 目前尚无人用 H_5N_1 疫苗。对密切接触者试用抗流感病毒药物或按中医药辨证施治。

【预后】

患者年龄、存在基础性疾病、治疗延迟、出现并发症等影响本病预后。感染 H_5N_1 亚型者预后较差，病死率为 30% ～ 80%。

思考题

1. 简述人感染高致病性禽流感的临床表现。

2. 试述人感染高致病性禽流感的诊断和治疗。

第五节　艾滋病

【学习目标】

　　1.掌握艾滋病的概念及临床表现、分类与分级、实验室检查、诊断及鉴别诊断、预防和治疗。

　　2.熟悉艾滋病的病原学、流行病学、发病机制。

　　3.了解艾滋的发病情况和预后。

　　艾滋病是获得性免疫缺陷综合征（AIDS）的简称，是由人类免疫缺陷病毒（HIV）引起的慢性传染病。本病主要经性接触、血液及母婴传播。HIV 主要侵犯、破坏 CD4$^+$T 淋巴细胞，导致机体免疫功能受损，最终导致各种严重机会性感染和肿瘤。具有传播迅速、发病缓慢、病死率高的特点。

【病原学】

　　HIV 为单链 RNA 病毒，呈球形颗粒，属于反转录病毒科、慢病毒属中的人类慢病毒组。HIV 分为 HIV-1 型和 HIV-2 型。包括我国在内，全球流行的主要毒株是 HIV-1。HIV-2 主要局限于西部非洲和西欧，北美也有少量报告，传染性和致病性均较低。HIV 侵入人体可刺激产生抗体，但并非中和抗体，血清同时存在抗体和病毒时仍有传染性。HIV 对外界抵抗力低，对热敏感，100℃ 20 分钟可将 HIV 完全灭活，能被 75% 乙醇、0.2% 次氯酸钠及含氯石灰灭活，0.1% 甲醛、紫外线和 γ 射线均不能灭活 HIV。

　　HIV 是一种变异很强的病毒，尤以 env 基因变异率最高，根据 env 基因核酸序列差异性，HIV-1 分为 3 个亚型组 13 个亚型。HIV 发生变异的主要原因包括反转录酶无校正功能而导致的随机变异、宿主的免疫选择压力、不同病毒之间及病毒与宿主之间的基因重组以及药物选择的压力，其中不规范的抗病毒治疗是导致耐药变异的重要原因。

【流行病学】

　　1.传染源　HIV 感染者和艾滋病患者是本病的传染源。无症状而血清 HIV 抗体阳性的 HIV 感染者是具有重要意义的传染源。血清病毒阳性而 HIV 抗体阴性的窗口期感染者也是重要的传染源，窗口期为 2～6 周。病毒主要存在于血液、精子、子宫和阴道分泌物中。唾液、眼泪、乳汁中也含有病毒，均具有传染性。

2. 传播途径 主要是性接触、血液接触和母婴垂直传播。

（1）性接触传播 是主要的传播途径，包括同性、异性和双性接触。性接触摩擦所致细微破损即可侵入机体致病。

（2）血液接触传播 共用针具静脉吸毒，输入被 HIV 污染的血液或血制品及介入性医疗操作等均可传播。

（3）母婴垂直传播 感染 HIV 的孕妇可经胎盘将病毒传给胎儿，也可经产道及产后血性分泌物、哺乳等感染婴儿。目前认为 HIV 阳性孕妇 11% ～ 60% 会发生母婴传播。

（4）其他 接受 HIV 感染者的器官移植、人工授精或使用污染的器械等，医务人员被 HIV 污染的针头刺伤或破损皮肤受污染也可受染。目前无证据表明可经食物、水、昆虫或生活接触传播。

3. 人群易感性 人群普遍易感，15 ～ 49 岁发病者占 80%，儿童和妇女感染率逐年上升。高危人群为男性同性恋、静脉药物依赖者、性乱交者、血友病、多次接受输血或血制品者。

我国 HIV 流行态势为感染率持续下降，综合防治显示出效果。传播途径以性接触传播为主，其次为注射吸毒，经性接触途径感染艾滋病病毒人数明显增加，疫情正在从高危人群向一般人群扩散，必须针对流行的新趋势，针对性地抓住防控工作的重点。

【发病机制】

HIV 主要侵犯人体免疫系统，包括 $CD4^+T$ 淋巴细胞、巨噬细胞和树突状细胞，主要表现为 $CD4^+T$ 淋巴细胞数量不断减少，导致免疫功能缺陷。HIV 病毒进入人体后，产生病毒血症，导致以 $CD4^+T$ 淋巴细胞数量短期内一过性迅速减少为特征的急性感染。大多数感染者未经特殊治疗 $CD4^+T$ 淋巴细胞可自行恢复至正常或接近正常水平。但病毒并未被清除，形成慢性感染。HIV 在机体复制导致 $CD4^+T$ 淋巴细胞数量减少和功能障碍，单核 - 巨噬细胞（MP）功能异常，抗 HIV 和其他病原体感染能力下降。B 细胞功能异常，出现多克隆化，循环免疫复合物和外周血 B 淋巴细胞增高，对新抗原刺激反应降低等。自然杀伤细胞（NK 细胞）异常，可因细胞因子产生障碍或 HIV 通过 gp41 直接抑制 NK 细胞的监视功能，从而引起各种机会性感染和肿瘤的发生。

【病理】

AIDS 的病理特点是组织炎症反应少，而病原体繁殖多。病变主要在淋巴结和胸腺等免疫器官。淋巴结病变可以为反应性病变（如滤泡增生性淋巴结肿）及肿瘤性病变（如卡波西肉瘤）。胸腺可萎缩、退行性或炎性病变。中枢神经系统有神经胶质细胞灶性坏死、血管周围炎及脱髓鞘等。

【临床表现】

本病潜伏期平均 9 年，可短至数月，长达 15 年。从初始感染 HIV 到终末期，是一个较为漫长的复杂过程。在全程的不同阶段，与 HIV 相关的临床表现呈多种多样，根据我国有关艾滋病的诊疗标准和指南，将艾滋病分为急性期、无症状期和艾滋病期。

1. **急性期**　通常发生在初次感染 HIV 的 2～4 周，部分感染者出现 HIV 病毒血症和免疫系统急性损伤所产生的临床症状。大多数患者临床症状轻微，持续 1～3 周后缓解。临床表现以发热最为常见，可伴有全身不适、头痛、盗汗、恶心、呕吐、腹泻、咽痛、肌痛、关节痛、皮疹、淋巴结肿大及神经系统症状等。此期血清可检出 HIV RNA 及 p24 抗原。而 HIV 抗体则在感染后数周才出现。$CD4^+T$ 淋巴细胞计数一过性减少，同时 CD4/CD8 比例倒置，部分患者可有轻度白细胞和（或）血小板减少及肝功能异常。

2. **无症状期**　可从急性期进入此期，或无明显的急性期症状而直接进入此期。此期持续时间一般为 6～8 年，其时间长短与感染病毒的数量、病毒型别、感染途径、机体免疫状况的个体差异、营养、卫生条件及生活习惯等因素有关。由于 HIV 在感染者体内不断复制，免疫系统受损，$CD4^+T$ 淋巴细胞计数逐渐下降，故此期具有传染性。

3. **艾滋病期**　为感染 HIV 后的最终阶段。患者 $CD4^+T$ 淋巴细胞计数明显下降，少于 $200/mm^3$，HIV 血浆病毒载量明显升高。此期主要的临床表现为 HIV 相关症状、各种机会性感染及肿瘤。

HIV 相关症状：主要表现为持续 1 个月以上的发热、盗汗、腹泻；体重减轻 10% 以上。部分患者表现为神经精神症状，如记忆力减退、精神淡漠、性格改变、头痛、癫痫及痴呆等。另外，还可出现持续性全身淋巴结肿大，其特点为：①除腹股沟以外有两个或两个以上部位的淋巴结肿大。②淋巴结直径 ≥ 1cm，无压痛，无粘连。③持续时间 3 个月以上。

【实验室检查】

1. **常规检查**　血常规白细胞、血红蛋白、红细胞及血小板均可有不同程度减少；尿常规尿蛋白常阳性。

2. **免疫学检查**　检测 $CD4^+T$ 淋巴细胞数量可以了解 HIV 感染者机体免疫状况和病情进展，确定疾病分期和治疗时机，判断治疗效果和临床并发症。

3. **血生化检查**　可有血清转氨酶升高及肾功能异常等。

4. **血清学及病毒学检查**

（1）抗体检测　HIV-1/HIV-2 抗体检测是 HIV 感染诊断的金标准。分筛查试验和确证试验（初筛和复检）两步。抗体初筛检测结果通常要经确证试验即蛋白印迹检测确认。

（2）抗原检测　使用抗 HIV p24 抗原单克隆抗体制备试剂，经 ELISA 法测血清 HIV

p24 抗原，有助于抗体产生窗口期和新生儿早期感染的诊断。

（3）病毒载量测定　常用反转录 PCR、核酸序列依赖性扩增、分枝 DNA 信号放大系统和实时荧光定量 PCR 扩增技术检测 HIV 病毒载量，从而了解疾病进展，提供抗病毒治疗依据，评估治疗效果，指导治疗方案调整及为早期诊断提供参考。

（4）耐药检测　通过测定 HIV 基因型和表型的变异了解抗药物变异情况。目前国内外主要采用基因型检测。一般在抗病毒治疗病毒载量下降不理想或抗病毒治疗失败需要改变治疗方案时进行耐药检测。如条件允许也可以在抗病毒治疗开始前进行耐药检测，有助于选用合适的抗病毒药物。

（5）蛋白质芯片检测　近年蛋白质芯片技术发展较快，能同时检测 HIV、HBV、HCV 联合感染者血中 HIV、HBV、HCV 核酸和相应的抗体，有较好的应用前景。

【诊断与鉴别诊断】

（一）诊断

1. 诊断原则　HIV/AIDS 的诊断需依据流行病学史（包括不安全性生活史、静注毒品史、输入未经抗 HIV 抗体检测的血液或血液制品、HIV 抗体阳性者所生子女或职业暴露史等）、临床表现和实验室检查等进行综合分析，慎重做出诊断。诊断 HIV/AIDS 必须是经确证试验证实 HIV 抗体阳性。HIV RNA 和 p24 抗原，有助于抗体产生窗口期和新生儿早期感染的诊断。

2. 诊断标准

（1）急性期　患者近期内有流行病学史和临床表现，结合实验室 HIV 抗体由阴性转为阳性即可诊断，或仅实验室检查 HIV 抗体由阴性转为阳性即可诊断。

（2）无症状期　有流行病学史，结合 HIV 抗体阳性即可诊断，或仅实验室检查 HIV 抗体阳性即可诊断。

（3）艾滋病期　有流行病学史，实验室检查 HIV 抗体阳性，加之下列各项中的任何 1 项，即可诊断为艾滋病：①原因不明的持续不规则发热 1 个月以上，体温高于 38℃。②慢性腹泻 1 个月以上，每日超过 3 次。③ 6 个月内体重下降 10% 以上。④反复发作的口腔白念珠菌感染。⑤反复发作的单纯疱疹病毒感染或带状疱疹感染。⑥肺孢子菌肺炎。⑦反复发生的细菌性肺炎。⑧活动性结核或非结核分枝杆菌病。⑨深部真菌感染。⑩中枢神经系统病变。⑪ 中青年人出现痴呆。⑫ 活动性巨细胞病毒感染。⑬ 弓形虫脑病。⑭ 青霉菌感染。⑮ 反复发生的败血症。⑯ 皮肤黏膜或内脏的卡波西肉瘤、淋巴瘤。HIV 抗体阳性，虽无上述表现或症状，但 CD4$^+$T 淋巴细胞数 < 200/mm^3，也可诊断为艾滋病。

（二）鉴别诊断

主要与原发性 CD4$^+$ 淋巴细胞减少症（ICL）、继发性 CD4$^+$ 淋巴细胞减少相鉴别。

【治疗】

（一）抗病毒治疗

抗反转录病毒治疗的目标是：最大限度地抑制病毒复制，重建或维持免疫功能；降低病死率和 HIV 相关疾病的患病率，提高患者的生活质量；减少免疫重建炎症反应综合征（IRSI）；减少艾滋病的传播，预防母婴传播。

目前国际上抗反转录病毒有六类 30 余种（包括复合制剂），分为核苷类反转录酶抑制剂（NRTIs）、非核苷类反转录酶抑制剂（NNRTIs）、蛋白酶抑制剂（PIs）、融合抑制剂（FIs）、整合酶抑制剂和 CCR5 抑制剂。国内目前只有四类 18 种。因只用一种抗病毒药物易诱发 HIV 变异，产生耐药性，因而目前主张联合用药治疗，称为高效抗反转录病毒治疗（HAART）。

1. 常用抗病毒药物

（1）NRTIs　选择性抑制 HIV 反转录酶，掺入正在延长的 DNA 链中，抑制 HIV 复制。常用以下几种。

①叠氮胸苷（AZT）：又名齐多夫定（ZDV）。成人：每次 300mg，每日 2 次；新生儿/婴幼儿：2mg/kg，每日 4 次；儿童：160mg/m^2 体表面积，每日 3 次。该药不能与司他夫定（d4T）合用。

②去羟肌苷（DDI）：成人体重 ≥ 60kg 者，每次 200mg，每日 2 次；体重 < 60kg，每次 125mg，每日 2 次。可诱发周围神经炎、腹泻、口腔炎或胰腺炎等。

③拉米夫定（LAM，3TC）和司他夫定（d4T）：3TC 每次 150mg，每日 2 次，与 AZT 合用有协同作用。d4T 成人量为每次 30mg，每日 2 次。

④阿巴卡韦（ABC）：成人 300mg/d，每日 2 次，可抑制 HIV-1、HIV-2，对 AZT、LAM、DDI 和奈韦拉平（NVP）耐药病例也有效，与 AZT 有协同作用。

⑤替诺福韦酯（TDF）：成人每次 300mg，每日 1 次，与食物同服。

⑥恩曲他滨（FTC）：成人每次 200mg，每日 1 次，可与食物同服。

⑦齐多拉米双夫定（AZT+3TC）：每次 1 片，每日 2 次。

⑧阿巴卡韦双夫定（AZT+3TC+ABC）：每次 1 片，每日 2 次。

（2）NNRTIs　主要作用于 HIV 反转录酶某位点使其失去活性。常用的有以下几种。

①奈韦拉平（NVP）：成人用法为每次 200mg，每日 2 次。

②依非韦伦（EFZ）：成人用法为每次 600mg，每日 1 次。

③依曲韦林（ETV）：成人用法为每次 200mg，每日 2 次，饭后服用。

（3）PIs　抑制蛋白酶，即阻断 HIV 复制和成熟过程中必需的蛋白质合成。常用以下几种。

①利托那韦（RTV）：成人用法为 2 周内由每次 300mg，每日 2 次，逐渐递增到每次 600mg，每日 2 次。

②茚地那韦（IDV）：成人用法为每次 800mg，每日 3 次。

③替拉那韦（TPV）：成人用法为 500mg，每日 2 次，同时服用 RTV 200mg，每日 2 次。

④地瑞那韦（DRV）：成人用法为每次 600mg，每日 2 次，同时服用 RTV 200mg，每日 2 次。

（4）整合酶抑制剂　拉替拉韦（RAV）每次 400mg，每日 2 次。

2. 抗病毒治疗时机　成人及青少年开始抗反转录病毒治疗的指征和时机见表 10-1。在开始 HAART 治疗前，如果患者存在严重的机会性感染和既往慢性疾病急性发作期，应待病情稳定后再进行抗病毒治疗。

表 10-1　成人及青少年开始抗反转录病毒治疗的指征和时机

临床及实验室指标		推荐意见
急性感染期		建议治疗
有症状		建议治疗
无症状	CD4$^+$T 淋巴细胞 < 350/μL	建议治疗
	CD4$^+$T 淋巴细胞 ≥ 350/μL，< 500/μL	建议治疗
	CD4$^+$T 淋巴细胞 > 500/μL	考虑治疗。以下情况建议治疗：高病毒载量（ > 10^{5}cp/mL），CD4$^+$ 细胞每年下降 > 100/μL，心血管疾病高风险，合并活动性 HBV、HCV 感染，HIV 相关肾脏疾病和妊娠
艾滋病期	无论 CD4$^+$T 淋巴细胞计数为多少	进行治疗

3. HAART 组成方案的注意要点　组成 HAART 方案时，须注意以下几点：①注意成人剂量和儿童、婴幼儿剂量的区别。②注意监测药物不良反应（头痛、恶心、呕吐、腹泻等）和毒副反应（骨髓抑制、肝肾损害、糖或脂肪代谢异常等），避免产生严重后果。③注意药物配伍的禁忌和相互作用。

4. 治疗方案　成人及青少年初治患者推荐方案为 2 种 NRTIs+1 种 NNRTIs 或 2 种 NRTIs+1 种加强型 PIs。

（1）一线推荐治疗方案举例：TDF+3TC+EFV。

（2）替代治疗方案举例：AZT+3TC+NVP。

5. 特殊人群的抗病毒治疗　特殊人群包括儿童、哺乳期妇女、合并结核分枝杆菌感染的患者、静脉药物依赖者、合并 HBV 或 HCV 感染者，其抗病毒治疗方案不同，各有特点。

6. 抗病毒治疗监测　在抗病毒治疗过程中要定期进行病毒学及免疫学指标评估，评定疗效，及时发现抗病毒药物的不良反应，以及病毒是否产生耐药性。必要时更换治疗方案以取得有效的抗病毒治疗：①病毒学指标：大多数患者在抗病毒治疗4周内病毒载量应下降1个log以上。在治疗3～6个月后，病毒载量应达到低于检测水平。②免疫学指标：在抗病毒治疗3个月时，CD4$^+$T淋巴细胞增加30%，或治疗1年后CD4$^+$T淋巴细胞增加100/μL，提示有效。

（二）免疫重建

免疫重建是HIV/AIDS治疗的重要目标之一，即通过抗病毒治疗及其他医疗手段使HIV感染者受损的免疫功能恢复或接近正常。在免疫重建的过程中，患者可能会出现IRSI，即临床表现为发热、潜伏感染的出现或原有感染的加重或恶化的一组临床综合征。IRSI发生时，应继续进行抗病毒治疗，并针对潜伏性感染进行病原治疗，症状严重者可短期使用糖皮质激素。

（三）治疗机会性感染及肿瘤

艾滋病的各种机会性感染及肿瘤依据病情选用不同的治疗药物、治疗计量及疗程。

（四）对症支持

加强营养支持治疗，有条件者可辅以心理治疗。

【预防】

1. 控制传染源　本病是法定乙类传染病。发现HIV感染者应尽快（城镇于6小时内、农村于12小时内）向当地疾病预防控制中心（CDC）报告。高危人群普查HIV感染有助于发现传染源。隔离治疗患者，监控无症状HIV感染者。加强国境检疫。

2. 切断传播途径　加强艾滋病防治知识宣传教育。高危人群用避孕套，规范治疗性病。禁止性乱交，取缔娼妓，严禁毒品注射，严格筛查血液及血制品，用一次性注射器。严格消毒患者用过的医疗器械，对职业暴露采取及时干预。注意个人卫生，不共用牙具、剃须刀等。

3. 保护易感人群　艾滋病疫苗尚在研制中，部分进入了Ⅱ/Ⅲ期试验研究阶段。

【预后】

AIDS病死率很高。艾滋病期平均存活期12～18个月，同时合并卡波西肉瘤及肺孢子菌肺炎者病死率最高。病程1年病死率为50%，3年为80%，5年几乎全部死亡。合并乙型、丙型肝炎者，肝病进展加快，预后差。

思考题

1. 简述艾滋病期的临床表现。

2. 试述艾滋病的诊断。

第六节　病毒性肝炎

【学习目标】

　　1. 掌握病毒性肝炎的概念、临床表现、实验室及其他检查、诊断及鉴别诊断和治疗。

　　2. 熟悉病毒性肝炎的病原学、流行病学、发病机制、病理特点、预防措施。

　　3. 了解病毒性肝炎的预防。

　　病毒性肝炎是由多种肝炎病毒引起的，以肝脏炎症和坏死病变为主的一组传染病。临床以疲乏、食欲减退、厌油、肝大、肝功异常为主要表现，可出现黄疸，但无症状感染常见。主要通过粪 – 口、血液或体液传播。按病源分类，目前已确定的病毒性肝炎有甲型、乙型、丙型、丁型、戊型，其中甲型、戊型主要表现为急性感染。最近还发现庚型肝炎病毒和输血传播病毒，但其致病性尚不清楚。

【病原学】

　　病毒性肝炎的病原体是肝炎病毒，目前确定的有下列 7 种。

　　1. 甲型肝炎病毒（hepatitis A virus，HAV）　HAV 为 RNA 病毒，只有 1 个血清型和 1 个抗原抗体系统。HAV 抵抗力较强，能耐受室温 1 周。在干粪中 25℃能存活 30 天，在贝壳类、污水、淡水、海水、泥土中能存活数月。煮沸 5 分钟、紫外线（1.1W、0.9cm 深）1 分钟、余氯（1.5～2.5mg/L）15 分钟均可灭活。

　　2. 乙型肝炎病毒（hepatitis B virus，HBV）　HBV 为 DNA 病毒，完整病毒颗粒称为丹氏（Dane）颗粒，具有感染性。HBV 抵抗力很强，能耐受一般浓度的消毒剂，煮沸 10 分钟、高压蒸汽消毒可以灭活。血清中 30～32℃可保存 6 个月，–20℃可保存 15 年。

　　3. 丙型肝炎病毒（hepatitis C virus，HCV）　HCV 为 RNA 病毒，用常规试剂盒检出的抗 –HCV 并非保护性抗体，它的检出说明血液有传染性。氯仿（10%～20%、v/v）、60℃ 10 小时可使 HCV 灭活。

　　4. 丁型肝炎病毒（hepatitis D virus，HDV）　HDV 是一种缺陷 RNA 病毒，必须有

HBV 或其他嗜肝 DNA 病毒才能引起肝损害。

5. 戊型肝炎病毒（hepatitis E virus，HEV） 为 RNA 病毒，不稳定、易裂解，在碱性环境中较稳定。

6. 庚型肝炎病毒（hepatitis G virus，HGV） HEV 为 RNA 病毒，1992 年命名，肝损害机制尚不明确。

7. 输血传播病毒（TTV） TTV 为 DNA 病毒，可经血传播，在非甲至庚型肝炎患者中 TTV 感染率达 47%。

【流行病学】

1. 传染源

（1）甲型和戊型肝炎 传染源为急性期患者和隐性感染者。

（2）乙型、丙型、丁型肝炎 传染源为急性、慢性患者和病毒携带者。我国急性乙型肝炎患者少见，故慢性患者和病毒携带者是其主要传染源。

（3）庚型肝炎 患者约半数无肝功异常，其传染源为慢性肝炎患者和病毒携带者。

2. 传播途径

（1）粪 – 口传播 粪 – 口途径为甲型和戊型肝炎的主要传播途径。日常生活接触传播是散发性发病的主要传播方式。甲型肝炎爆发流行主要经水和食物的方式传播，戊型肝炎爆发流行主要经饮用水污染方式传播。

（2）体液传播 是乙型、丙型、丁型和庚型肝炎的主要传播途径。其中注射的传播方式占主要地位，生活上的密切接触是次要的。

（3）母婴垂直传播 是乙型和丙型肝炎的传播途径，包括经胎盘、分娩、哺乳和喂养等方式传播。

（4）性接触传播 因唾液、精液、阴道分泌物可检出 HBV 和 HCV，故性接触传播也是乙型和丙型肝炎的传播途径。

3. 人群易感性 人群对甲型、乙型、丙型、丁型、戊型肝炎普遍易感，但 6 个月以下的婴儿因先天性被动免疫而对 HAV 不易感。感染 HEV 后，儿童多为隐性感染，成人多为显性感染。病后免疫：甲型肝炎病后免疫可维持终生，戊型肝炎病后免疫不持久；抗 –HCV、抗 –HDV 抗体并非保护性抗体，代表有传染性。

【发病机制与病理】

甲型、乙型、丙型、丁型、戊型肝炎的肝损害发生机制尚未充分明了，但目前研究认为与免疫应答介导有关。目前研究较多的乙型肝炎的肝组织损伤主要由细胞毒性 T 淋巴细胞（CTL）引起，导致肝细胞坏死、凋亡；细胞因子 TNF、IL-1 等参与协同作用。乙型肝炎病毒肝外损伤的确切机制为免疫复合物引起。

甲型、戊型肝炎不转为慢性，以肝细胞变性、坏死，炎细胞浸润为主要病理改变。乙型、丙型、丁型肝炎的病理改变基本相同，肝细胞变性、坏死，炎细胞浸润，汇管区纤维化，纤维间隔形成。

【临床表现】

（一）潜伏期

甲型肝炎潜伏期平均30天（15～45天）；乙型肝炎、丁型肝炎潜伏期平均70天（30～160天）；丙型肝炎潜伏期平均50天（15～150天）；戊型肝炎潜伏期平均40天（15～75天）。

（二）急性肝炎

急性肝炎包括急性无黄疸型肝炎和急性黄疸型肝炎。急性无黄疸型肝炎是一种轻型肝炎，不易被发现，是重要的传染源；急性黄疸型肝炎临床表现的阶段性明显，可分3期，总病程2～4个月。其临床表现如下。

1. 黄疸前期　主要表现为乏力和消化道症状，如食欲不振、厌油、恶心、呕吐、腹痛、腹泻、肝区痛、尿色逐渐加深等。少数病例有发热、头痛及上呼吸道症状。肝功能改变主要为丙氨酸氨基转移酶（ALT）、天冬氨酸氨基转氨酶（AST）升高。本期病程1～21天，平均5～7天。

2. 黄疸期　自觉症状好转，但尿色加深，巩膜、皮肤出现黄染，2周内可达高峰。可有梗阻性黄疸表现，如大便颜色变浅、皮肤瘙痒等。肝常轻度肿大，充实感，有压痛及叩击痛，亦可有脾肿大。肝功能检查示 ALT 和胆红素升高，尿胆红素阳性。本期持续2～6周。

3. 恢复期　症状减轻直至消失，黄疸逐渐消退，肝、脾肿大回缩，肝功能恢复正常。本期持续2周～4个月，平均1个月。

（三）慢性肝炎

慢性肝炎仅见于乙型、丙型、丁型肝炎，为急性肝炎病程半年以上，或无急性病史但有慢性肝炎的症状、体征、辅助检查表现者。

1. 轻度慢性肝炎　反复出现乏力、头晕、消化道症状、肝区不适、肝大、压痛，可有轻度脾肿大。肝功能指标仅1项或2项轻度异常。病情发展趋势逐渐好转或痊愈，只有少数发展为中度慢性肝炎。

2. 中度慢性肝炎　各项症状明显，慢性肝病体征如肝掌、蜘蛛痣或肝病貌，进行性脾肿大，可伴有肝外器官损害。

3. 重度慢性肝炎　除以上症状与体征外，还有代偿期肝硬化的临床表现及早期肝硬化的病理改变。ALT 和（或）AST 反复或持续升高，白蛋白降低、丙种球蛋白明显升高。

（四）重型肝炎

本型发病率低（0.2%～0.5%），但病死率高。甲型、乙型、丙型、丁型、戊型肝炎均可导致重型肝炎。

1. 急性重型肝炎（急性肝衰竭，ALF） 亦称暴发性肝炎。多有劳累、营养不良、嗜酒、服用肝损害药物、妊娠、感染等诱因。起病 2 周内出现Ⅱ度以上肝性脑病为特征的肝衰竭症候群。本型病死率高，病程不超过 3 周。

2. 亚急性重型肝炎（亚急性肝衰竭，SALF） 亦称亚急性肝坏死。急性起病 15 天～26 周内出现Ⅱ度以上肝性脑病为特征的肝衰竭症候群。本型病程较长，常超过 3 周至数月，易导致坏死后肝硬化。

3. 慢加急性重型肝炎（慢加急性肝衰竭，ACLF） 是在慢性肝病基础上出现的急性或亚急性肝功能失代偿。

4. 慢性重型肝炎 在慢性肝炎或肝硬化病史、体征、肝功能损害基础上，出现亚急性重型肝炎的表现。

（五）淤胆型肝炎

淤胆型肝炎亦称毛细胆管炎性肝炎，主要表现为黄疸较深（为肝内梗阻性黄疸），而自觉症状较轻，如皮肤瘙痒、大便颜色变浅、肝大。病期较长，2～4 个月或更长，需与其他梗阻性黄疸鉴别。

【实验室及其他检查】

（一）肝炎病毒标记物

1. 甲型肝炎 抗 HAV IgM 阳性，提示 HAV 急性感染；抗 HAV IgG 阳性而抗 HAV IgM 阴性，提示既往感染而产生的免疫；二者均阳性也提示急性感染。

2. 乙型肝炎

（1）血清标记物 ①HBsAg 与抗 HBs（HBsAb）：HBsAg 阳性表明现正 HBV 感染。抗 HBs 阳性表明机体对 HBV 有保护性免疫；阴性则对 HBV 易感，需接种乙肝疫苗。②HBeAg 与抗 HBe（HBeAb）：HBeAg 阳性表明 HBV 活动性复制，传染性强。抗 HBe 阳性提示 HBV 低水平复制，但也可因为前 C 区变异导致 HBeAg 与抗 HBe 转换，感染仍持续加重。③HBcAg 与抗 HBc（HBcAb）：HBcAg 多用于组织标本检测，阳性意义与 HBeAg 相同。抗 HBc 阳性表明过去感染或低水平感染。

知 识 链 接

乙肝五项（大三阳、小三阳）

临床检测的乙肝五项包括：①表面抗原 HBsAg。②表面抗体 HBsAb。③E 抗原 HBeAg。④E 抗体 HBeAb。⑤核心抗体 HBcAb。"大三阳"是指①、③、⑤阳性，"小三阳"是指①、④、⑤阳性。

（2）病毒学检测　应用 PCR 方法检测 HBV DNA，阳性表明活动性复制，传染性强。

3. 丙型肝炎　抗 HCV 不是保护性抗体，而是有感染性的标记，感染后 4～8 周才能检出。HCV RNA 需用 RT-PCR 方法检测，感染后 1～2 周即可检出。

4. 丁型肝炎　同时感染 HBV，抗 HDV 阳性可诊断，亦可做 HDV RNA 检测。

5. 戊型肝炎　因抗 HEV IgG 持续时间不超过 1 年，故抗 HEV IgM、抗 HEV IgG 均可作为近期感染的标志；也可检测粪便中的 HEV。

（二）肝功能检查

1. 血清酶　血清丙氨酸氨基转氨酶（ALT）最常用，急性肝炎在黄疸出现前 3 周 ALT 开始升高，AST/ALT 常小于 1，至黄疸消退后 2～4 周才恢复正常；慢性肝炎可反复升高，AST/ALT 常大于 1。重型肝炎患者可出现 ALT 快速下降，胆红素不断升高的"胆酶分离"现象，提示肝细胞大量坏死。

2. 血清蛋白　因白蛋白由肝细胞合成，故肝炎时白蛋白下降可反映肝损害程度；慢性活动性肝炎和肝硬化患者白蛋白下降，球蛋白升高，白、球比值下降，甚至倒置。

3. 胆色素　血清胆红素升高常与肝细胞坏死程度相关，淤胆型肝炎除外。淤胆型肝炎尿胆红素强阳性，尿胆原可阴性。

4. 其他　凝血酶原活动度 ≤ 40%，国际标准化比值 INR > 1.5 提示重型肝炎。

（三）超声检查

B 型超声动态观察肝、脾的大小、形态、实质回声结构、结节占位、腹水等，对监测肝炎病情发展、评估预后有重要价值。

（四）肝组织病理检查

肝组织病理检查对明确诊断、衡量炎症活动度、纤维化程度及评估疗效具有重要价值。还可在肝组织中原位检测病毒抗原或核酸，以助确定病毒复制状态。

【诊断与鉴别诊断】

（一）诊断

1. 病原学诊断

（1）甲型肝炎　急性肝炎临床表现，抗 HAV IgM 阳性；或急性期抗 HAV IgG 阴性，恢复期阳性；或粪便分离出 HAV 者，确诊为甲型肝炎。

（2）乙型肝炎　具有急、慢性临床表现，HBsAg、HBeAg、HBcAg、HBV DNA、抗 HBc IgM 中有 1 项阳性可确诊。

（3）丙型肝炎　具有急、慢性肝炎临床表现，抗 HCV IgM、抗 HCV IgG 或 HCV RNA 阳性可确诊。

（4）丁型肝炎　具有急、慢性肝炎的临床表现，HBsAg 阳性，同时 HDV Ag、抗 HDV IgM 或抗 HDV IgG 其中 1 项阳性可确诊。

（5）戊型肝炎　具有急性肝炎的临床表现，抗 HEV IgM 或抗 HEV IgG 阳性，或粪便检出 HEV 可确诊。

2. 临床诊断

（1）急性肝炎　起病急，无既往肝炎病史，有消化道症状，ALT 显著升高。分为急性无黄疸型肝炎和急性黄疸型肝炎。

（2）慢性肝炎　依据炎症活动度、肝功能损伤度、胶原合成度将慢性肝炎分为轻度、中度、重度。

（3）重型肝炎　急性黄疸型肝炎起病 2 周以内迅速出现Ⅱ度以上肝性脑病为特征的肝衰竭症候群者，诊断为急性重型肝炎。病程 15 天～ 26 周内出现Ⅱ度以上肝性脑病为特征的肝衰竭症候群者，诊断为亚急性重型肝炎。在慢性活动性肝炎基础上出现重型肝炎表现者，诊断为慢性重型肝炎。

（二）鉴别诊断

本病应与其他原因引起的黄疸、肝炎相鉴别，如梗阻性黄疸、溶血性黄疸，以及药物、酒精、血吸虫、EB 病毒、巨细胞病毒等引起的肝炎。

【治疗】

病毒性肝炎目前还缺乏特效的治疗方法，应根据不同肝炎病毒区别对待。

（一）急性肝炎

以对症和支持治疗为主。患者卧床休息，清淡、易消化饮食，给予充足的热量、蛋白质（1 ～ 1.5g/d），适当补充维生素。辅以适当的保肝药物治疗。一般不采用抗病毒治疗，针对急性丙型肝炎，条件具备时应早期应用抗病毒治疗，因急性丙型肝炎容易转为慢性，可用长效干扰素或普通干扰素联合利巴韦林治疗。

（二）慢性肝炎

根据患者的病情给予对症治疗与抗病毒治疗相结合的方案，包括休息、饮食，保肝、抗纤维化、免疫调节、抗病毒药物治疗。

1. 保肝降酶、降黄药物　甘草提取物（复方甘草酸苷、甘草酸二铵等）、五味子类（联苯双酯等）、山豆根类（苦参碱等）等有保肝降酶作用；腺苷蛋氨酸、门冬氨酸钾镁、熊去氧胆酸及中药制剂具有降黄作用。还原型谷胱甘肽、葡醛内酯具有保肝解毒作用。

2. 促肝细胞再生及抗纤维化药物　促肝细胞生长素、牛胎肝提取物可促进细胞再生，减少纤维化；丹参、前列腺素 E_1、冬虫夏草菌丝、鳖甲软肝片等可减轻肝纤维化。

3. 免疫调节剂　胸腺肽 α_1、胸腺五肽、猪苓多糖、白介素等。

4. 抗病毒药物　抗乙肝病毒药物干扰素包括长效干扰素和普通干扰素，临床应用有其适应证及禁忌证。核苷（酸）类似物包括拉米夫定、替比夫定、阿德福韦酯、替诺福韦、恩替卡韦。抗丙肝病毒药物包括干扰素（长效干扰素、普通干扰素）和利巴韦林。

（三）重型肝炎

采取综合措施，减少肝细胞坏死，促进肝细胞再生，预防和治疗并发症，维持患者生命以待肝脏恢复功能。

1. 对症和支持治疗　绝对卧床休息，饮食以碳水化合物为主，减少蛋白质摄入，进食不足者，可静脉补充葡萄糖以供机体消耗。补充足量维生素 B、C、K，给予血浆、白蛋白支持治疗。维持水、电解质、酸碱平衡。对症保肝降酶、降黄、促肝细胞再生治疗。

2. 并发症的防治

（1）出血　给予血浆、血小板、凝血酶原复合物、纤维蛋白原、止血药；可用奥美拉唑、泮托拉唑防治消化道出血。

（2）肝性脑病　低蛋白饮食，口服乳果糖酸化肠道、保持大便通畅，亦可食醋灌肠减少氨的吸收；应用门冬氨酸、鸟氨酸、精氨酸、乙酰谷酰胺降血氨治疗；给予支链氨基酸维持氨基酸平衡；脱水、利尿防止脑水肿，但要注意维持水、电解质平衡。

（3）继发感染　包括呼吸道、消化道、泌尿系、胆道感染，以及自发性腹膜炎、内毒素血症等。依据培养及药敏结果应用敏感抗生素，同时需监测真菌感染，必要时抗真菌治疗。

（4）肝肾综合征　避免肾损害药物，防止因血容量不足导致肾灌注不足引起的肝肾综合征。可应用前列腺素 E_1 改善肾循环，必要时血液透析治疗。

3. 人工肝支持系统　血浆置换、胆红素吸附、血液滤过、分子吸附再循环（MARS）治疗，清除患者体内代谢毒物，改善肝功能，提高生存率。

（四）淤胆型肝炎

病程较长但多能自愈，给予常规保肝降黄的同时可根据病情应用血浆置换、胆红素吸附、肾上腺皮质激素治疗。

【预防】

1. 控制传染源 急性肝炎隔离期：甲型肝炎至起病后 3 周，乙型肝炎至 HBsAg 阴转，丙型肝炎至 HCV RNA 阴转，戊型肝炎至发病后 2 周。慢性肝炎及携带者禁止献血。

2. 切断传播途径 针对甲型及戊型肝炎，重点在于搞好饮水、食品卫生及粪便管理。乙型、丙型、丁型肝炎需防止血液、体液传播。严格筛查献血人员，医务人员注意手卫生，严格应用一次性注射用具。

3. 保护易感人群

（1）主动免疫 甲型肝炎流行期间，易感人群可注射甲型肝炎减毒活疫苗。新生儿的乙肝疫苗接种为我国计划免疫项目，按 0、1、6 个月接种基因重组乙型肝炎疫苗。易感人群也可按以上程序接种，可加大疫苗剂量。

（2）被动免疫 甲型肝炎的接触者应在 7 ～ 14 天内接种人血清或胎盘球蛋白防止发病。暴露于 HBV 的易感者可接种乙肝特异性免疫球蛋白（HBV IgG）。

思考题

1. 简述病毒性肝炎的流行病学特点。

2. 试述病毒性肝炎的诊断和治疗。

第七节　流行性出血热

【学习目标】

　　1. 掌握流行性出血热的概念、临床表现、并发症、实验室检查、诊断及鉴别诊断和治疗。

　　2. 熟悉流行性出血热的病原学、流行病学、发病机制、病理特点和预防措施。

　　3. 了解流行性出血热的预后。

流行性出血热又称肾综合征出血热（HFRS），是由流行性出血热病毒引起的，以鼠为主要传染源的一种自然疫源性疾病。本病的主要病理变化是全身小血管和毛细血管广泛性损害，临床上以发热、低血压休克、充血出血和肾衰竭为主要临床表现。在亚欧等国家广泛流行，我国为高流行区。

【病原学】

流行性出血热的病原体是流行性出血热病毒。流行性出血热病毒属汉坦病毒属，负性单链 RNA 病毒，形态呈圆形或卵圆形，有双层包膜，外膜上有纤突。基因 RNA 可编码核衣壳蛋白及膜蛋白，核衣壳蛋白有较强的免疫原性和稳定的抗原决定簇，宿主感染流行性出血热病毒后核衣壳蛋白抗体出现最早，于病程第 2～3 天可检出，有助于早期诊断。膜蛋白可诱导宿主产生中和抗体，具有保护性。

汉坦病毒至少可分为 20 个以上血清型。经世界卫生组织（WHO）认定的有 I 型汉坦病毒（HTNV）、II 型汉城病毒（SEOV）、III 型普马拉病毒（PUUV）和 IV 型希望山病毒（PHV），每一型传播的鼠类都不同。其余还包括多布拉伐病毒 - 贝尔格莱德病毒（DOBV）、泰国病毒（TV）、索托帕拉雅病毒（TPMV）、辛诺柏病毒（SNV）、纽约病毒（NYV），长沼病毒（BAYV）、黑渠港病毒（BCCNK）、安第斯病毒（ANV）和图拉病毒（TULV）等。其中 I、II、III 型和多布拉伐病毒 - 贝尔格莱德病毒可引起人类流行性出血热。辛诺柏病毒主要引起汉坦病毒肺综合征（hantaVirus pulmonary syndrome，HPS）。我国流行的主要是 I 型和 II 型病毒。由于病毒型别不同，导致人类疾病的临床症状轻重亦不同，其中 I 型较重，II 型次之。

汉坦病毒对乙醚、氯仿、去氧胆酸盐敏感，不耐热也不耐酸，37℃以上及 pH 值 5 以下易被灭活，56℃ 30 分钟和 100℃ 1 分钟均可被灭活。对紫外线、酒精和碘酒等消毒剂敏感。

【流行病学】

1. 宿主与传染源　主要宿主是啮齿类动物，其他动物包括猫、猪、犬和家兔等。我国以黑线姬鼠和褐家鼠为主要宿主和传染源。林区以大林姬鼠为主。流行性出血热患者疾病早期的血液和尿液中携带病毒，并且有接触后感染本病的病例报道，但人不是主要传染源。

2. 传播途径

（1）呼吸道传播　鼠类的尿、粪、唾液等携带病毒，此类排泄物污染尘埃后可形成气溶胶，能通过呼吸道而感染人体。

（2）消化道传播　进食被鼠类携带病毒的排泄物所污染的食物可经口腔或胃肠道黏膜感染。

（3）接触传播　被鼠咬伤或破损伤口接触带病毒的鼠类排泄物或血液后也可导致

感染。

（4）垂直传播　孕妇感染本病后病毒可以经胎盘感染胎儿。

3. 人群易感性
人群普遍易感，隐性感染率可达 2.5% ～ 4.3%。

4. 流行特征

（1）地区性　主要分布在亚洲，其次为非洲和欧洲，美洲病例较少。全世界我国疫情最重，除新疆和青海外，均有病例报告。我国目前的流行趋势是老疫区病例减少，新疫区病例增加。

（2）季节性和周期性　本病四季均能发病，但也有较明显的季节性，其中黑线姬鼠传播者以 11 月至第二年 1 月为高峰，5 ～ 7 月为小高峰；褐家鼠传播者以 3 ～ 5 月为高峰；林区姬鼠传播者夏季为流行高峰。本病发病率有一定周期性波动，以姬鼠为主要传染源的疫区，一般相隔数年有一次较大流行，以家鼠、黄鼠为传染源的疫区周期性尚不明确。

（3）人群分布　以男性青壮年工人和农民发病率高，其他人群也可发病。不同人群发病的多少与接触传染源的机会有关。

【发病机制】

流行性出血热的发病机制目前仍未完全阐明，汉坦病毒感染人体后进入血管内皮细胞、骨髓、肝、脾、肺、肾和淋巴结等组织，进一步增殖后再释放入血引起病毒血症。通过病毒的直接作用及病毒感染后诱发的免疫作用，导致机体组织损伤。因汉坦病毒对人体呈泛嗜性感染，可引起多器官损害。

【病理生理】

1. 休克
本病病程的 3 ～ 7 天常出现的低血压休克称为原发性休克，少尿期以后发生的休克称为继发性休克。原发性休克发生的原因主要是由于病毒作用及免疫损伤导致血管通透性增加，血浆外渗使血容量下降。并且可因为血浆外渗使血液浓缩，血液黏稠度升高，促进 DIC 的发生，导致血液循环淤滞，有效循环血容量进一步降低，加重休克。继发性休克的原因主要是继发感染、大出血和多尿期水、电解质补充不足，导致有效循环血容量不足。

2. 出血
凝血机制异常可导致出血，其原因为血管壁的损伤、血小板减少和功能异常、肝素类物质增加和 DIC 等。

3. 急性肾衰竭
其原因包括肾脏血流量不足，肾小球和肾小管基底膜的免疫损伤，肾间质水肿和出血，肾小球微血栓形成和缺血性坏死，肾素、血管紧张素Ⅱ激活，肾小管管腔被蛋白、管型等阻塞。

【临床表现】

（一）典型病程

本病潜伏期 4 ～ 46 天，一般为 7 ～ 14 天，以 2 周多见。典型病例病程呈五期经过，发热期、低血压休克期、少尿期、多尿期和恢复期，轻型病例可出现越期现象，而重症患者可出现发热期、低血压休克期和少尿期之间的互相重叠。

1. 发热期　主要表现为发热、全身中毒症状、毛细血管损伤和肾损害。

患者多起病急，体温常在 39 ～ 40℃之间，呈弛张热、稽留热或不规则热，热程多数为 3 ～ 7 天，也可达 10 天以上。体温越高，热程越长，则病情越重。轻型患者热退后症状缓解，重症患者热退后反而加重。

全身中毒症状表现为全身酸痛、头痛、腰痛、眼眶痛，后三者一般称为"三痛征"。毛细血管损害表现为充血、出血、渗出水肿征。皮肤充血潮红主要见于颜面、颈、胸部等部位，重者呈酒醉貌。肾损害主要表现在蛋白尿和镜检可见管型等。

2. 低血压休克期　一般发生于病程第 4 ～ 6 天，迟者第 8 ～ 9 天出现。多数患者在发热末期或热退同时出现血压下降，少数在热退后发生。轻型患者可无低血压休克期。本期持续时间短者数小时，长者可达 6 天以上，一般为 1 ～ 3 天。本期持续时间的长短与病情轻重、治疗措施是否及时和正确有关。

3. 少尿期　一般发生于病程第 5 ～ 8 天，持续时间短者 1 天，长者 10 余天，一般为 2 ～ 5 天。临床以 24 小时尿量少于 400mL 为少尿，少于 50mL 为无尿。少尿期常于低血压休克期后出现，亦可与低血压休克期重叠或由发热期直接进入本期。与低血压休克期重叠的少尿要与肾前性少尿相鉴别。少数患者无明显少尿而存在氮质血症，称为无少尿型肾功能不全，这是肾小球受损而肾小管受损不严重所致。

少尿期以尿毒症、酸中毒和水、电解质紊乱为主要表现，严重患者可出现高血容量综合征和肺水肿。可有厌食、恶心、呕吐、腹胀和腹泻等临床表现，常有顽固性呃逆并出现头晕、头痛、烦躁、嗜睡、谵妄，甚至昏迷和抽搐等症状。

4. 多尿期　此期因新生的肾小管重吸收功能尚未完善，加上尿素氮等潴留物质引起高渗性利尿作用，使尿量明显增加。多尿期多出现在病程第 9 ～ 14 天，短者 1 天，长者可达数月之久。多数患者从少尿期进入此期，少数患者可由发热期或低血压休克期进入此期。根据尿量和氮质血症情况可分以下 3 期。

（1）移行期　每日尿量由 400mL 增至 2000mL，此期虽尿量增加，但血尿素氮和肌酐等反而升高，症状加重，患者可因并发症而死于此期。因此，要特别注意观察病情变化。

（2）多尿早期　每日尿量超过 2000mL，氮质血症未见改善，症状仍重。

（3）多尿后期　尿量每日超过 3000mL，并逐日增加，氮质血症逐步下降，精神、食欲逐渐好转，每日尿量可达 4000 ～ 8000mL，少数可达 15000mL 以上。此期可发生继发性休克，原因为继发感染或水、电解质补充不足，亦可发生低血钠、低血钾等症状。

5. 恢复期　经多尿期后，尿量逐渐恢复为 2000mL 以下，精神、食欲基本恢复，一般需 1 ～ 3 个月体力才能完全恢复。少数患者可遗留肾功能障碍、高血压、心肌劳损和垂体功能减退等症状。

（二）临床分型

根据发热高低、中毒症状轻重和出血、休克、肾功能损害严重程度的不同，临床上本病可分为以下 5 型。

1. 轻型　体温 39℃以下，中毒症状轻，除出血点外无其他出血现象，肾损害轻，无休克和少尿。

2. 中型　体温 39 ～ 40℃，中毒症状较重，有明显球结膜水肿，病程中收缩压低于 90mmHg 或脉压小于 30mmHg，有明显出血和少尿期，尿蛋白 +++。

3. 重型　体温 > 40℃，中毒症状及渗出体征严重，可出现中毒性精神症状，并出现休克，有皮肤瘀斑和腔道出血，休克和肾损害严重，少尿持续 5 天以内或无尿 2 天以内。

4. 危重型　在重型基础上出现以下情况之一者：难治性休克；有重要脏器出血；少尿超过 5 天或无尿 2 天以上，BUN 超过 42.84mmol/L（120mg/dL）；出现肺水肿、心力衰竭；脑水肿、脑出血或脑疝等中枢神经并发症；严重继发感染。

5. 非典型　发热 38℃以下，皮肤黏膜可有散在出血点，尿蛋白 ±，血、尿特异性抗原或抗体阳性者。

【并发症】

1. 腔道出血　腔道出血常见呕血、便血、咯血、腹腔出血、鼻出血和阴道出血等。

2. 中枢神经系统并发症　包括由汉坦病毒侵犯中枢神经引起的脑膜炎和脑炎，因休克、凝血机制异常、电解质紊乱和高血容量综合征等引起的脑水肿、高血压脑病和颅内出血等，CT 颅脑检查有助于以上诊断。

3. 肺水肿

（1）急性呼吸窘迫综合征（ARDS）　由肺间质水肿、肺内微小血管的血栓形成和肺泡表面活性物质生成减少所致，X 线表现为肺双侧斑点状或毛玻璃样改变。血气分析动脉氧分压降低，常见于低血压休克期和少尿期。

（2）心源性肺水肿　为肺泡内大量渗液所致，可由高血容量或心肌受损所引起。

4. 其他　包括继发性感染（如呼吸系统及泌尿系统）、自发性肾破裂、心肌损害和肝损害等。

【实验室及其他检查】

1. 血常规检查 病程 1～2 天白细胞计数多正常，血小板从病程第 2 天起开始减少，可见异型血小板。病程第 3 天后白细胞逐渐升高，可达（15～30）×10^9/L，少数重症患者可达（50～100）×10^9/L；早期中性粒细胞增多，重症患者可呈类白血病反应。病程第 4～5 天后，淋巴细胞增多，并出现较多的异型淋巴细胞。发热后期及低血压休克期，血红蛋白和红细胞数均升高。

2. 尿常规检查 病程第 2 天可出现尿蛋白，第 4～6 天尿蛋白可达 +++～++++，部分病例尿中出现膜状物，其为大量尿蛋白与红细胞和脱落上皮细胞相混合的凝聚物。尿镜检可见管型和红细胞。

3. 血液生化检查 尿素氮及肌酐在低血压休克期、少数患者在发热后期开始升高，移行期末达高峰，多尿后期开始下降。血钾在少尿期升高，但亦有少数患者少尿期仍出现低血钾。肝功能检查可有转氨酶升高、胆红素升高。

4. 凝血功能检查 在 DIC 的高凝期出现凝血时间缩短，于消耗性低凝血期则纤维蛋白原降低，凝血酶原时间延长和凝血酶时间延长，当进入纤溶亢进期则出现纤维蛋白降解物（FDP）升高。

5. 免疫学检查

（1）特异性抗体检测 包括血清 IgM 和 IgG 抗体。IgM 抗体 1：20 为阳性，IgG 抗体 1：40 为阳性，双份血清滴度上升 4 倍或以上有诊断价值。

（2）特异性抗原检测 常用免疫荧光法或 ELISA 法。在早期患者的血清及周围血中性粒细胞、单核细胞、淋巴细胞和尿沉渣细胞均可检出汉坦病毒抗原。

6. 病毒分离 将发热期患者的血清、血细胞和尿液等接种于 Vero-E6 细胞或 A549 细胞中可分离汉坦病毒。

7. 其他检查 心电图可出现窦性心动过缓、传导阻滞及心肌受损表现，高血钾时出现 T 波高尖，低血钾时出现 U 波。胸部 X 线检查约 20% 患者出现胸腔积液和胸膜反应，约 30% 患者有肺水肿表现。患者可出现眼压增高，但若明显增高者常为重症。脑水肿患者可见视乳头水肿。

【诊断与鉴别诊断】

（一）诊断

本病主要依靠临床特征性症状和体征，结合实验室检查，参考流行病学资料进行诊断。

1. 流行病学资料 包括发病季节，病前 2 个月内进入疫区并有与鼠类或其他宿主动物接触史。

2. 临床特征 包括早期的发热中毒症状，充血、出血外渗征及肾损害 3 种主要表现和发热期、低血压休克期、少尿期、多尿期和恢复期五期经过，不典型者可越期或前三期之间重叠。

3. 实验室检查 包括血液浓缩、白细胞计数增高、血小板减少和尿蛋白大量出现、尿中带膜状物，有助于诊断。血清、血细胞和尿中检出汉坦病毒抗原和血清中检出特异性 IgM 抗体可确定诊断。特异性 IgG 抗体需间隔 1 周以上双份血清效价升高 4 倍以上者才有诊断意义。

（二）鉴别诊断

发热期应与上呼吸道感染、败血症、急性胃肠炎和菌痢等鉴别。低血压休克期应与其他感染性休克相鉴别。少尿期应与急性肾炎及其他原因引起的急性肾衰竭相鉴别。出血明显者需与消化性溃疡出血、血小板减少性紫癜和其他原因所致的 DIC 相鉴别。以 ARDS 为主要表现者应注意与其他原因引起者相鉴别。腹痛为主要表现者应与外科急腹症相鉴别。

【治疗】

本病治疗以综合疗法为主，早期应用抗病毒治疗，中晚期则针对病理生理进行对症治疗。治疗原则是"三早一就"，即早发现、早期休息、早期治疗和就近治疗。治疗中要注意防止休克、肾衰竭和出血。

（一）发热期

治疗原则：抗病毒、减轻外渗、改善中毒症状和预防 DIC。

1. 抗病毒 发病 4 天内，可应用利巴韦林 1g/d 加入 10% 葡萄糖液 500mL 中静滴，持续 3～5 天。

2. 减轻外渗 应早期卧床休息，为降低血管通透性可给予路丁、维生素 C 等，每天输注平衡盐溶液或葡萄糖盐水 1000mL 左右。若有高热、大汗或呕吐、腹泻者可适当增加。

3. 改善中毒症状 高热以物理降温为主，忌用强烈发汗退热药，以防大汗导致血容量进一步丧失；中毒症状重者可给予地塞米松 5～10mg 静滴，呕吐频繁者给予甲氧氯普胺（灭吐灵）10mg 肌内注射。

4. 预防 DIC 可给予低分子右旋糖酐或丹参注射液静滴，以降低血液黏滞性。高热、中毒症状和渗出征严重者，应定期检查凝血时间；处于高凝状态时可给予小剂量肝素抗凝，一般用量 0.5～1mL/kg，6～12 小时 1 次，缓慢静注。

（二）低血压休克期

治疗原则：积极补充血容量、注意纠正酸中毒和改善微循环。

1. 补充血容量 宜早期、快速和适量，争取 4 小时内血压稳定。液体应晶胶结合，以平衡盐为主，因为平衡盐液所含电解质、酸碱度和渗透压与人体细胞外液相似。胶体溶液常用低分子右旋糖酐、甘露醇、血浆和白蛋白。10% 低分子右旋糖酐每天输入量不宜超过 1000mL，否则容易引起出血。由于本期存在血液浓缩，因而不宜应用全血。补充血容量期间应密切观察血压变化，血压正常后输液仍需维持 24 小时以上。

2. 纠正酸中毒 5% 碳酸氢钠溶液渗透压为血浆的 4 倍，既能纠酸亦有扩容作用。可根据二氧化碳结合力结果分次补充或每次 60 ~ 100mL，根据病情给予每日 1 ~ 4 次。

3. 血管活性药和肾上腺糖皮质激素的应用 经补液、纠酸后，血红蛋白已恢复正常，但血压仍不稳定者可应用血管活性药物，如多巴胺 100 ~ 200mg/L 静滴，山莨菪碱（654-2）具有扩张微血管、解除血管痉挛作用，可酌情使用。也可同时用地塞米松 10 ~ 20mg 静滴。

（三）少尿期

治疗原则："稳、促、导、透"，即稳定机体内环境、促进利尿、导泻和透析治疗。

1. 稳定内环境 少尿早期需与休克所致肾前性少尿相鉴别，若尿比重 > 1.20，尿钠 < 40mmol/L，尿尿素氮与血尿素氮之比 > 10：1，应考虑肾前性少尿。可输注电解质溶液 500 ~ 1000mL，观察尿量是否增加，也可用 20% 甘露醇 100 ~ 125mL 静注，观察 3 小时，若尿量少于 100mL，则为肾实质损害所致少尿，应严格控制输入量。每天补液量为前一天尿量和呕吐量再加 500 ~ 700mL。除用 5% 碳酸氢钠溶液纠正酸中毒外，以输注高渗葡萄糖为主，可减少蛋白分解，控制氮质血症，不能进食者每日输入葡萄糖 200 ~ 300g。必要时可加入适量胰岛素。

2. 促进利尿 本病少尿原因之一是肾间质水肿压迫肾小管，故少尿初期可应用 20% 甘露醇 125mL 静注，以减轻肾间质水肿，若利尿效果明显可重复应用 1 次，不易长期大量应用。常用利尿剂为呋塞米（速尿），可从小剂量开始，逐步加大剂量至每次静注 100 ~ 300mg。若效果不明显尚可适当加大剂量，4 ~ 6 小时重复 1 次。也可应用血管扩张药，如酚妥拉明 10mg 或山莨菪碱 10 ~ 20mg 静滴，每日 2 ~ 3 次。

3. 导泻 为防止高血容量综合征和高血钾，可进行导泻。但必须是无消化道出血者。常用药物甘露醇 25g、50% 硫酸镁 40mL 或中药大黄 10 ~ 30g 煎水口服。

4. 透析疗法 有明显氮质血症、高血容量综合征、高血钾的患者可应用血液透析或腹膜透析治疗。

（四）多尿期

治疗原则：移行期和多尿早期的治疗同少尿期，多尿后期主要是维持水、电解质平衡，防止继发感染。

1. 维持水与电解质平衡 给予半流质和含钾食物，水分补充以口服为主，不能进食者可以静注。

2. 防治继发感染 由于免疫功能下降，易发生呼吸道和泌尿系感染，若发生感染应及时诊断和治疗，忌用对肾脏有毒性作用的药物。

（五）恢复期

治疗原则：补充营养，逐步恢复工作，出院后应休息 1～2 个月，定期复查肾功能、血压和垂体功能，如有异常应及时治疗。

（六）并发症治疗

1. 消化道出血 应注意病因治疗，如为 DIC 消耗性低凝血期，宜补充凝血因子和血小板。如为 DIC 纤溶亢进期，可应用 6- 氨基己酸或对羧基苄胺静滴。肝素类物质增高所致出血，则用鱼精蛋白或甲苯胺蓝静注。尿毒症所致出血需透析治疗。

2. 中枢神经系统并发症 出现抽搐时应用地西泮或戊巴比妥钠静注，脑水肿或颅内出血所致颅内高压应用甘露醇静注。

3. ARDS 可应用大剂量肾上腺皮质激素静注，进行高频通气，或用呼吸机进行人工终末正压呼吸。

4. 心衰肺水肿 应控制或停止输液，并用毛花苷 C 强心、地西泮镇静及扩张血管和利尿的药物，也可进行导泻或透析治疗。

5. 自发性肾破裂 进行手术缝合。

【预防】

1. 疫情监测 由于新疫区不断扩大，应做好鼠密度、鼠带病毒率、易感人群监测工作。

2. 防鼠、灭鼠 应用药物、机械等方法灭鼠，一般认为灭鼠后Ⅱ型病毒的发病率能较好地控制和下降。

3. 做好食品卫生和个人卫生 防止鼠类排泄物污染食品，不用手接触鼠类及其排泄物，动物实验时要防止被实验鼠咬伤。

4. 疫苗注射 目前我国研制的沙鼠肾细胞灭活疫苗（Ⅰ型）、金地鼠肾细胞灭活疫苗（Ⅱ型）和乳鼠脑纯化汉坦病毒灭活疫苗（Ⅰ型）等已在流行区使用。有发热、严重疾病和过敏者禁用。

【预后】

本病预后与临床类型、治疗迟早及措施是否正确相关。近年来通过早诊断和改进的治疗措施，病死率由 10% 下降为 3%～5%。

思考题

1.简述流行性出血热发热期及低血压休克期的临床表现。

2.试述流行性出血热的治疗。

第八节　流行性乙型脑炎

【学习目标】

1.掌握流行性乙型脑炎的概念及临床表现、实验室检查、诊断及鉴别诊断、并发症和治疗。

2.熟悉流行性乙型脑炎的病原学、流行病学、发病机制、病理特点和预防措施。

3.了解流行性乙型脑炎的预后。

流行性乙型脑炎简称乙脑，是由乙脑病毒引起、由蚊虫传播的以脑实质炎症为主要病变的中枢神经系统急性传染病。本病夏秋季为发病高峰季节，主要分布在亚洲。临床上以急性起病、高热、意识障碍、惊厥、强直性痉挛和脑膜刺激征为特征。乙脑的病死率和致残率较高，重型患者病后往往留有神经系统后遗症。

知　识　链　接

乙脑病原体

1934年在日本发现，故名日本乙型脑炎。1939年，我国也分离到乙脑病毒。中华人民共和国成立后进行了大量调查研究工作，改名为流行性乙型脑炎。

我国是乙脑高流行区，在20世纪60年代和70年代初期全国曾发生大流行，20世纪70年代以后随着大范围接种乙脑疫苗，乙脑发病率明显下降。近几年全国乙脑报告病例数每年在5000～10000例之间，但局部地区时有爆发或流行。而全世界病例数每年高达50000例，死亡数15000例。

【病原学】

流行性乙型脑炎的病原体是乙脑病毒。乙脑病毒属虫媒病毒乙组黄病毒科，呈球形，直径 40～50nm，为单股 RNA 病毒，外有类脂囊膜，表面有血凝素，能凝集鸡红细胞，病毒在胞浆内增殖，对温度、乙醚、酸等都很敏感，其抗原性较稳定。

【流行病学】

1. 传染源　乙脑是人兽共患的自然疫源性疾病，人与许多动物（蚊虫、鸟类、蝙蝠、家畜）都可以成为本病的传染源。人被乙脑病毒感染后，可出现短暂的病毒血症，但病毒数量少，持续时间短，故人不是本病的主要传染源。动物中猪的感染率高，仔猪在流行季中感染率几乎 100%，感染后血中病毒数量多，持续时间长，猪的饲养面广，故猪是本病的主要传染源。乙型脑炎病毒在猪间传染常早于人间传染 1～2 个月，故检测猪的乙脑病毒感染率可预测当年在人群中的流行趋势。亦有报道从蝙蝠中分离出乙脑病毒，认为蝙蝠可作为本病的传染源和长期储存宿主。

2. 传播途径　主要通过蚊虫叮咬而传播，其中三带喙库蚊是主要传播媒介，三带喙库蚊在我国分布广泛，是最重要的蚊种之一，对人畜危害大。其次是库蚊、伊蚊、按蚊。由于蚊虫可携带病毒越冬，并可经卵传代，故蚊虫不仅为传播媒介，也是长期储存宿主。

3. 人群易感性　未感染过乙型脑炎病毒者对该病毒普遍易感，多数呈隐性感染，感染后可获得持久免疫力。患者多集中在 10 岁以下的儿童，以 2～6 岁组发病率最高，婴儿可从母体获得抗体而具有保护作用。近年来由于儿童和青少年广泛接种疫苗，成人和老年人的发病率则相对增加。

4. 流行特征

（1）主要流行区　东南亚和西太平洋地区是乙脑的主要流行地区。我国除东北、青海、新疆和西藏外，均有本病流行。

（2）主要流行特征　①农村高于城市（主要是城市限制猪的饲养，而感染者不是主要传染源）。②温热气候发病多（与蚊虫数量相关，热带地区全年发生，亚热带和温带地区多为 7～9 月）。③呈高度散发状态（因隐性感染率高，本病集中发病少，呈高度散发性，家庭成员中很少有多人同时发病）。

【发病机制】

感染乙脑病毒的蚊虫叮咬人体后，病毒随蚊虫唾液进入人体，先在单核 - 巨噬细胞系统中繁殖，随后进入血流，引起病毒血症。发病与否取决于病毒的数量、毒力和机体的免疫功能。免疫力强者迅速消除病毒血症，病毒无机会通过血脑屏障，形成隐性感染或轻型病例。免疫力弱，侵入病毒量多、毒力强，或因高血压、脑血管病、脑寄生虫病等原因削弱血脑屏障，病毒容易侵入，则形成显性感染。由于病毒经血流播散，若侵入血脑屏障则将引起广泛脑实质炎症。乙脑脑组织的损伤机制与病毒对神经组织的直接侵袭有关，致神经细胞坏死、胶质细胞增生及炎性细胞浸润。

【病理】

本病可引起脑实质广泛病变，以大脑皮质、脑干及基底核的病变最为明显；脑桥、小脑和延髓次之，脊髓病变最轻。镜下主要表现为变质性炎，包括神经细胞变性坏死、软化灶形成、脑血管改变、胶质细胞增生。

【临床表现】

本病潜伏期 4 ～ 21 天，一般为 10 ～ 14 天。大多数患者症状较轻或呈无症状的隐性感染，仅少数出现中枢神经系统症状，表现为高热、意识障碍、惊厥等。典型病例的病程可分四个阶段。

（一）初期

起病急，体温急剧上升至 39 ～ 40℃，伴头痛、恶心和呕吐，部分患者有嗜睡或精神倦怠，易被误认为上呼吸道感染，少数患者有颈项轻度强直，病程 1 ～ 3 天。

（二）极期

1. 高热　体温持续上升，可达 40℃ 以上，一般持续 7 ～ 10 天，重者可达 3 周以上。

2. 意识障碍　有定向力障碍、嗜睡、昏睡乃至昏迷，昏迷越深，持续时间越长，病情越严重。神志不清最早可发生在病程第 1 ～ 2 天，但多见于 3 ～ 8 天。

3. 惊厥、抽搐、癫痫　发生率 40% ～ 60%，发作时均伴有意识障碍。程度可从面肌、眼肌的小抽搐，到单侧、双侧或四肢的肢体抽搐、强直性抽搐，严重者可为全身强直性抽搐。时程从数分钟到数十分钟不等。究其原因，一方面由高热、脑实质炎症或脑水肿所致，另一方面因长时间或频繁抽搐影响呼吸运动，甚至引起呼吸暂停，加重缺氧，脑缺氧后可加重脑水肿。

4. 中枢性呼吸衰竭　严重患者可因脑实质（尤其是脑干）病变、缺氧、脑水肿及颅内高压、脑疝、低血钠性脑病等病变所致。表现为呼吸节律不规则、双吸气、叹息样呼吸、呼吸暂停、潮式呼吸和下颌呼吸，甚至呼吸停止。

高热、抽搐和呼吸衰竭是乙脑极期的严重表现，三者互相影响，呼吸衰竭为引起死亡的主要原因。

5. 其他神经系统症状和体征　体检可发现脑膜刺激征，瞳孔对光反应迟钝、消失或瞳孔散大，腹壁及提睾反射消失，深反射亢进，病理性锥体束征如巴氏征等可呈阳性。

6. 循环衰竭　少见，常与呼吸衰竭同时出现，表现为血压下降、脉搏细速、休克和胃肠道出血。产生原因多为心功能不全、有效循环血量减少、消化道失血、脑水肿和脑疝等。

（三）恢复期

体温逐渐下降，精神、神经系统症状逐日好转。重症患者仍可留有反应迟钝、痴呆、失语、吞咽困难、颜面瘫痪、四肢强直性痉挛或扭转痉挛等表现，少数患者也可有软瘫。经过积极治疗大多数症状可在半年内恢复。

（四）后遗症期

少数重症患者半年后仍有精神神经症状，称为后遗症。主要有意识障碍、痴呆、失语、肢体瘫痪及癫痫等。如给予积极治疗可有不同程度的恢复。癫痫后遗症可持续终身。

【临床分型】

（一）轻型

患者神志清楚，可有轻度嗜睡，无抽搐、头痛及呕吐不严重，脑膜刺激征不明显。体温在39℃以下，多数在1周内恢复，无后遗症。

（二）普通型

患者有意识障碍如昏睡或浅昏迷，脑膜刺激征明显，病理征阳性，偶有抽搐，体温在39～40℃之间，病程1～2周，无后遗症。

（三）重型

患者意识障碍较重，昏迷，反复或持续抽搐。脑膜刺激征明显、病理征阳性、浅反射消失、深反射先亢进后消失，常有神经系统定位表现，可出现中枢性呼吸衰竭。体温在40℃以上，病程常在2周以上，常有恢复期症状，部分患者留有后遗症。

（四）极重型（暴发型）

起病急骤，进展迅速，体温在1～2天内升至40℃以上，反复或持续性剧烈抽搐，深度昏迷，迅速出现脑疝及中枢性呼吸衰竭，多在极期死亡或留有严重后遗症。

流行期间以轻型和普通型患者多见。

【并发症】

发生率在10%左右，常见为肺炎，多因昏迷导致呼吸道分泌物不易咳出，或因呼吸衰竭应用机械通气继发呼吸机相关性肺炎，其次为肺不张、败血症、泌尿系感染、压疮、深静脉血栓形成等。重型患者尚需警惕应激性溃疡所致上消化道出血。

【实验室检查】

1.血常规检查 白细胞总数在（10～20）×10⁹/L，少数可更高；中性粒细胞数常＞80%。部分患者血象可一直正常。

2.脑脊液检查 无色透明，压力增高，白细胞计数在（50～500）×10⁶/L，少数可达1000×10⁶/L以上。病初2～3天以中性粒细胞为主，以后则单核细胞增多。糖正常或偏高，蛋白质常轻度增高，氯化物正常。病初 1～3 天内，脑脊液检查在少数病例可呈阴性。

3. 血清学检查

（1）特异性 IgM 抗体　特异性 IgM 抗体在感染后 4 天即可出现，2～3 周内达高峰，血或脑脊液中特异性 IgM 抗体在 3 周内阳性率达 70%～90%，可早期诊断。

（2）补体结合试验　补体结合抗体为 IgG 抗体，具有较高的特异性，多在发病后 2 周出现，5～6 周达高峰，抗体水平可维持 1 年左右，不能用于早期诊断，主要用于回顾性诊断或流行病学调查。

（3）血凝抑制试验　血凝抑制抗体出现较早，一般在病后第 4～5 天出现，2 周时达高峰，抗体水平可维持 1 年以上。该试验阳性率高于补体结合试验，操作简便，可用于临床诊断及流行病学调查。由于乙脑病毒的血凝素抗原与同属病毒登革热病毒和黄热病病毒等有弱的交叉反应，故可出现假阳性。

4. 病原学检查

（1）病毒分离　病毒主要存在于脑组织，在血及脑脊液中浓度很低，故不能提供早期诊断。

（2）病毒抗原或核酸的检测　在组织、血液或其他体液中通过直接免疫荧光或聚合酶链反应（PCR）可检测到乙脑病毒抗原或特异性核酸。

【诊断与鉴别诊断】

（一）诊断

1. 流行病学资料　夏、秋季有蚊虫叮咬史，10 岁以下儿童多见。

2. 临床表现　起病急、高热、意识障碍、抽搐、呼吸衰竭、头痛、呕吐、脑膜刺激征及病理征阳性等。

3. 实验室检查　白细胞总数及中性粒细胞均增高，脑脊液呈无菌性脑膜炎改变，对乙脑诊断主要是依赖血清或脑脊液中的抗体检测、病原分离等。特异性 IgM 抗体阳性，可做出早期诊断。另外，如恢复期血清中抗乙脑病毒 IgG 抗体或中和抗体滴度比急性期有大于 4 倍升高者，或急性期抗乙脑病毒 IgM/IgG 抗体阴性，而恢复期阳性者；或检测到乙脑病毒抗原、特异性核酸者均可确诊。

（二）鉴别诊断

1. 中毒性菌痢　本病与乙脑流行季节相同，多见于夏秋季，但起病比乙脑更急，多在发病 1 天内出现高热、抽搐、休克或昏迷等。乙脑除暴发型外，很少出现休克。可用 1%～2% 盐水灌肠，如有脓性或脓血便，即可确诊。

2. 化脓性脑膜炎　本病病情发展迅速，重症患者在发病 1～2 天内即进入昏迷，脑膜

刺激征显著，皮肤常有瘀点。脑脊液混浊，中性粒细胞占90%以上，涂片和培养可发现致病菌。周围血象白细胞计数明显增高，中性粒细胞多在90%以上。如为流脑则有季节性特点。早期不典型病例不易与乙脑鉴别，需密切观察病情和复查脑脊液。

3. 结核性脑膜炎 本病无季节性，起病缓慢，病程长，有结核病史。脑脊液中糖与氯化物均降低，薄膜涂片或培养可找到结核杆菌。X线胸部摄片、眼底检查和结核菌素试验有助于诊断。

4. 其他病毒性脑炎 其他病毒性脑炎可由单纯疱疹病毒、肠道病毒、腮腺炎病毒等引起，临床表现相似，确诊有赖于血清学检查和病毒分离。森林脑炎与流行性乙型脑炎表现相似，应注意鉴别。

【治疗】

（一）一般治疗

隔离患者，注意饮食和营养。高热、昏迷、惊厥患者易失水，故宜补充足量液体。但输液也不宜多，以防脑水肿，加重病情。对昏迷患者宜采用鼻饲，注意监测生命体征。

（二）对症治疗

1. 高热 可采用物理降温或药物降温，使肛温保持在38～39℃之间。

2. 惊厥、抽搐 去除病因及镇静止痛：①因脑水肿所致者，应以脱水药物治疗为主，可用20%甘露醇，每次1～2g/kg，每4～6小时1次。同时可合用呋塞米、肾上腺皮质激素等。②因呼吸道分泌物堵塞、换气困难致脑细胞缺氧者，则应给氧，保持呼吸道通畅，必要时行气管切开，加压呼吸。③因脑实质病变引起的抽搐，首选地西泮，成人每次10～20mg，儿童每次0.1～0.3mg/kg（每次不超过10mg），静注。

3. 呼吸障碍和呼吸衰竭 保持呼吸道通畅，吸氧，使用呼吸兴奋剂，必要时做气管切开或插管，使用加压人工呼吸器等。

4. 循环衰竭 如为心源性心力衰竭，则应加用强心药物，如毛花苷C等；如因高热、昏迷、失水过多造成血容量不足而致循环衰竭，则应以扩容为主。

（三）糖皮质激素治疗

糖皮质激素有抗炎、退热、降低毛细血管通透性、保护血脑屏障、减轻脑水肿、抑制免疫复合物的形成、保护细胞溶酶体膜等作用，对重症患者可应用。

（四）恢复期和后遗症期治疗

应加强护理，防止压疮及继发感染的发生。进行语言、吞咽和肢体的功能锻炼，还可采用理疗、针灸、高压氧等治疗措施。

【预防】

及时隔离和治疗患者，疫苗免疫幼猪、人猪分离等方法控制传染源；防蚊、灭蚊切断传播途径；应用乙脑疫苗预防接种保护易感人群。随着疫苗的广泛接种，我国乙脑的发病率已逐年下降。

【预后】

病死率在 10% 左右，轻型和普通型患者大多恢复健康，暴发型和脑干型患者的病死率较高，多于极期因呼吸衰竭而死亡。

思考题

1. 简述乙脑的流行病学和诊断。
2. 试述乙脑的临床表现及分型。

第九节　狂犬病

【学习目标】

1. 掌握狂犬病的概念、临床表现、实验室检查、诊断、鉴别诊断及预防。
2. 熟悉狂犬病的病原学、流行病学、发病机制。
3. 了解狂犬病的治疗。

狂犬病又称恐水症，是由狂犬病毒所致的一种侵犯中枢神经系统为主的人兽共患急性传染病，多见于犬、狼、猫等肉食动物，人多因被病兽咬伤而感染。临床表现为特有的恐水怕风、咽肌痉挛、进行性瘫痪等，死亡率高达 100%。

知 识 链 接

狂犬病的传染

从一个人传到另外一个人极为少见，曾出现于器官移植，极少出于人咬人或接吻。2004 年，在美国一个未诊断为狂犬病的患者过世之后捐献内脏器官，获得捐献的 4 个人因狂犬病身亡。2013 年，美国研究人员表示，一起罕见的人类感染浣熊狂犬病病例造成美国 1 名肾脏捐赠者在 2011 年死亡，其器官移植接受者也在 18 个月后病发身亡。人类狂犬病死亡病例绝大多数（97%）由犬引起。

【病原学】

狂犬病的病原体是狂犬病毒。狂犬病毒属弹状病毒科拉沙病毒属，为 RNA 病毒，抵抗力差，紫外线、X 线照射及胰蛋白酶、乙醚、去污剂等均可使其灭活。

【流行病学】

1. 传染源 带狂犬病毒的动物是本病的传染源，如犬、猫、人、雪貂、鼬獾、貉、浣熊、臭鼬、狐狸、狼、熊、蝙蝠及马。

2. 传播途径 病毒大量存在于发病者的脑脊液、唾液和体液中，绝大部分通过咬伤传播。

3. 人群易感性 人对狂犬病毒普遍易感，被病犬咬伤后未做预防注射者的发病率为 15% ~ 20%。

4. 流行特征 狂犬病 95% 发于亚洲与非洲，我国以长江为界，呈南高北低流行态势。

【发病机制】

狂犬病毒自皮肤或黏膜破损处入侵人体后，对神经组织有强大的亲和力，其致病过程可分为 3 个阶段。

1. 组织内病毒小量繁殖期 病毒先在伤口附近的肌细胞小量增殖，在局部可停留 3 天或更久，然后入侵近处的末梢神经。

2. 侵入中枢神经期 病毒以较快的速度沿神经的轴突向中枢神经扩展，至脊髓背根神经节大量繁殖，入侵脊髓并很快到达脑部。主要侵犯脑干、小脑等处的神经细胞。

3. 各器官扩散期 病毒从中枢神经向周围神经扩展，侵入各器官组织，尤以唾液腺、舌部味蕾、嗅神经上皮等处病毒较多。

其发病因素与咬伤部位、创伤程度、伤口处理情况及注射疫苗与否有关。由于迷走、舌咽及舌下神经受损，致吞咽肌及呼吸肌痉挛，出现恐水、吞咽和呼吸困难等症状。交感神经受累出现唾液腺分泌和出汗增多。迷走神经节、交感神经节和心脏神经节受损时，可引起患者心血管功能紊乱或猝死。

【病理】

本病主要病理变化为急性弥漫性脑脊髓炎、脑实质水肿。本病特征性的具有诊断意义的病变是嗜酸性包涵体（内基小体），最常见于海马及小脑浦肯野细胞中。

【临床表现】

本病潜伏期长短不一，多数在 3 个月以内，潜伏期可长达 10 年以上，潜伏期的长短与年龄（儿童较短）、伤口部位（头面部咬伤者发病较早）、伤口深浅、入侵病毒的数量及毒力等因素有关。典型临床表现过程可分为 3 期。

（一）前驱期

在兴奋状态出现之前，大多数患者有低热、食欲不振、恶心、头痛、倦怠、周身不适等，酷似"感冒"。对声、光、风等刺激敏感而有喉头紧缩感。较有诊断意义的早期症状是伤口及其附近感觉异常，有麻、痒、痛及蚁走感等，此为病毒繁殖时刺激神经元所致，持续 2 ～ 4 天。

（二）兴奋期

患者逐渐进入高度兴奋状态，突出表现为极度恐惧、恐水、怕风、发作性咽肌痉挛、呼吸困难、排尿排便困难及多汗流涎等，神志多清楚，持续 1 ～ 3 天。

（三）麻痹期

肌肉痉挛停止，患者逐渐安静，但出现弛缓性瘫痪，尤以肢体软瘫为多见。眼肌、颜面肌肉及咀嚼肌也可受累，表现为斜视、眼球运动失调、下颌下坠、口不能闭、面部缺少表情等。最后因呼吸、循环衰竭死亡。持续 6 ～ 18 小时。

狂犬病的整个病程一般不超过 6 天，偶见超过 10 天者。

此外，尚有以瘫痪为主要表现的"麻痹型"或"静型"，也称哑狂犬病。该型患者无兴奋期及恐水现象，而以高热、头痛、呕吐、咬伤处疼痛开始，继而出现肢体软弱、腹胀、共济失调、肌肉瘫痪、大小便失禁等，病程长达 10 天，最终因呼吸肌麻痹与延髓性麻痹而死亡。吸血蝙蝠啮咬所致的狂犬病常属此型。

【实验室检查】

1. 血、尿常规检查　周围血白细胞总数轻度至中度升高，中性粒细胞一般占 80% 以上；尿常规检查可发现轻度蛋白尿，偶有透明管型。

2. 脑脊液检查　脑脊液压力可稍增高，细胞数稍微增多，一般不超过 $200×10^6$/L，主要为淋巴细胞。蛋白质增高，可达 2g/L 以上，糖及氯化物正常。

3. 病原学检测

（1）病毒分离　唾液及脑脊液常用来分离病毒，唾液的分离率较高。

（2）抗原检查　脑脊液或唾液直接涂片、角膜印片或咬伤部位皮肤组织或脑组织检测抗原，阳性率可达 98%。

（3）核酸测定　唾液标本检测阳性率较高。

（4）内基小体检查　动物或死者的脑组织做切片染色，镜检找内基小体，阳性率为70%～80%。

4. 抗体检查　存活1周以上者做血清中和试验或补体结合试验检测抗体、效价上升者有诊断意义。此外，中和抗体还是评价疫苗免疫力的指标。国内多采用酶联免疫吸附试验（ELISA）检测血清中特异性抗体，该抗体仅在疾病晚期出现。

【诊断与鉴别诊断】

（一）诊断

早期易误诊，尤其是儿童及咬伤史不明确者。已在发作阶段的患者，根据其被咬伤史、典型的临床表现，病毒抗原、病毒核酸或尸检脑组织中的内基小体，可确立诊断。

（二）鉴别诊断

1. 破伤风　多有外伤史，一般伤口较深，潜伏期短，有牙关紧闭、角弓反张，无恐水症状。

2. 病毒性脑膜脑炎　严重意识改变及脑膜刺激征，脑脊液常规、免疫学检查及病毒分离等均可鉴别。

3. 脊髓灰质炎　无恐水症状，肌痛明显，瘫痪时其他症状多消退。

【治疗】

（一）严格隔离

安静卧床休息，防止一切声、光、风等刺激。医护人员须戴口罩及手套、穿隔离衣。患者的分泌物、排泄物及其污染物，均须严格消毒。

（二）对症治疗

积极做好对症处理，防治各种并发症。

1. 神经系统　有恐水现象者应禁食禁饮，尽量减少各种刺激。痉挛发作可给予苯妥英钠、地西泮等。脑水肿可给予甘露醇及呋塞米等脱水剂，无效时可给予侧脑室引流。

2. 垂体功能障碍　抗利尿激素过多者应限制水分摄入，尿崩症者给予静脉补液，用垂体后叶升压素。

3. 呼吸系统　吸气困难者予气管切开，发绀、缺氧、肺萎陷不张者给氧、人工呼吸，并发肺炎者给予物理疗法及抗菌药物。气胸者施行肺复张术。注意防止误吸性肺炎。

4. 心血管系统　心律失常多数为室上性，与低氧血症有关者应给氧，与病毒性心肌炎有关者按心肌炎处理。低血压者给予血管收缩剂及扩容补液。心力衰竭者限制水分，应用地高辛等。心脏骤停者施行复苏术。

5. 其他 贫血者输血；胃肠出血者输血、补液，血容量过低或过高者，应及时予以调整。

【预防】

1. 控制传染源 捕杀所有野犬，对必须饲养的猎犬、警犬及实验用犬应进行登记，并做好预防接种。发现病犬、病猫时立即击毙，以免伤人。咬过人的家犬、家猫应设法捕获，并隔离观察 10 天。仍存活者可解除隔离。对死亡动物应取脑组织进行检查，并将其焚毁或深埋，不可剥皮或进食。

2. 伤口处理 早期的伤口处理极为重要。应及时以 20% 肥皂水充分清洗伤口，并不断擦拭。伤口较深者尚需用导管伸入，以肥皂水持续灌注清洗。如有免疫血清，皮试阴性后，可浸润注射伤口底部和四周，伤口不宜缝合或包扎。

3. 预防接种 接种对象有：①被狼、狐等野兽所咬者。②被发病随后死亡（包括观察期内）或下落不明的犬、猫所咬者。③为已被击毙和脑组织已腐败的动物所咬者。④皮肤伤口为狂犬唾液沾污者。⑤伤口在头、颈处，或伤口较大而深者，如咬人动物（指非流行区而言）5 日后仍安然无恙，注射即可中止。⑥医务人员的皮肤破损处为狂犬病患者分泌物沾污者。

我国广泛使用地鼠肾细胞疫苗。轻度咬伤者于第 0、3、7、14 和 30 天各肌内注射 1 针（2mL），重度咬伤及头、面、颈部咬伤于当天至第 6 天，每日 1 针，随后分别于 10、14、30、90 天再各注射 1 针。

免疫血清有抗狂犬病马免疫血清与人抗狂犬病免疫球蛋白两种，以人抗狂犬免疫球蛋白为佳。抗狂犬病马免疫血清使用前需做皮肤过敏试验。

思考题

1. 简述狂犬病的流行病学。
2. 试述狂犬病的临床表现。

第十节 细菌性痢疾

【学习目标】

1. 掌握细菌性痢疾的概念及临床表现、实验室检查、诊断及鉴别诊断、并发症和治疗。

2. 熟悉细菌性痢疾的病原学、流行病学、发病机制、病理特点和预防措施。

3. 了解细菌性痢疾的预防。

细菌性痢疾，简称菌痢，是由志贺菌属（痢疾杆菌）引起的肠道传染病。临床表现主要有恶寒、发热、腹痛、腹泻、里急后重、排黏液脓血样便等，严重者可出现感染性休克和（或）中毒性脑病。菌痢常年散发，夏秋多见，是我国的常见病、多发病。人群普遍易感，患病后因产生短暂、不稳定的免疫力，易重复感染或复发。

【病原学】

痢疾杆菌属于肠杆菌科志贺菌属，革兰染色阴性，兼性厌氧，无动力，在普通培养基上生长良好。适宜于低温潮湿的环境，对阳光直射、加热及一般消毒剂抵抗力差。

根据生物化学反应及抗原组成不同，痢疾杆菌可分为 4 群 47 个血清型：A 群包括志贺菌及施氏志贺菌，B 群包括弗氏志贺菌，C 群包括鲍氏志贺菌，D 群为索氏（宋内）志贺氏菌。志贺菌还可产生外毒素，故 A 群所致临床症状较重。20 世纪末，志贺菌感染少见，中国某些地区仍有流行；弗氏志贺菌感染在中国占首要地位，且易转成慢性，排菌时间长；索氏志贺菌感染有增高的趋势，但感染较轻。

【流行病学】

1. **传染源** 包括患者和带菌者，其中以急性、非急性典型菌痢与慢性隐匿型菌痢为重要传染源。

2. **传播途径** 主要为粪－口传播，痢疾杆菌随患者或带菌者的粪便排出，通过污染的手、食品、水源或生活接触，或苍蝇、蟑螂等间接方式传播，最终均经口入消化道使易感者受感染。

3. **易感人群** 人群普遍易感。学龄前儿童患病多，与不良卫生习惯有关；成人患者同机体抵抗力降低、接触感染机会多有关，加之患同型菌痢后无巩固免疫力，不同菌群间及不同血清型痢疾杆菌之间无交叉免疫，故造成重复感染或再感染而反复多次发病。

4. **流行特征** 本病世界各地全年散发，好发于夏秋两季，与气温条件、苍蝇活动、细菌繁殖、饮食偏好和胃肠防御功能降低等均有关。

【发病机制】

痢疾杆菌进入人体后是否发病，取决于细菌数量、致病力和人体的抵抗力。该菌进入胃后，易被胃酸杀灭；未被杀灭的细菌到达肠道，由于正常人肠道菌群对外来菌有拮抗作用，肠黏膜表面可分泌特异性 IgA，阻止细菌吸附侵袭。当机体抵抗力下降，或病原菌数量较多时，痢疾杆菌借助于菌毛贴附并侵入结肠黏膜上皮细胞，在细胞内繁殖，随之侵入邻近上皮细胞，然后通过基底膜进入固有层内继续增殖、裂解，释放内毒素、外毒素，引起局部炎症反应和全身毒血症。大部分细菌在固有层被单核-巨噬细胞吞噬杀灭，少量可达肠系膜淋巴结，也很快被网状内皮系统消灭，故痢疾杆菌菌血症较少见。当肠黏膜固有层下小血管循环障碍，水肿、渗出、上皮细胞变性、坏死，形成浅表性溃疡等炎性病变时，刺激肠壁神经丛使肠蠕动增加，临床上表现为腹痛、腹泻、里急后重、黏脓血便等。感染 A 群菌可释放外毒素，由于外毒素的特性，故肠黏膜细胞坏死，如水样腹泻及神经系统症状明显。

中毒型菌痢是机体对大量病原菌毒素产生的异常强烈反应，表现为急性微循环障碍和细胞代谢功能紊乱。病程中出现感染性休克、DIC、脑水肿及中枢性呼吸衰竭，甚至多脏器功能衰竭。

慢性菌痢发生机理尚不明了，可能与急性期治疗不及时、不彻底，或者机体抵抗力下降，尤其胃肠道的原有疾患或营养不良等因素有关。

【病理】

肠道病变主要分布于结肠，以直肠、乙状结肠等部位最显著，升结肠、回肠下端也可见。

1. **急性期** 病变可累及整个结肠，尤其以乙状结肠与直肠显著，呈弥漫性纤维蛋白渗出性炎症。充血、水肿明显，外露或黏膜下斑片状出血，肠腔充满黏脓血性渗出液，黏膜坏死脱落形成表浅溃疡（地图状溃疡），重症病例可见溃疡修复过程中呈干涸的烂泥坑样改变。

2. **慢性期** 可有轻度充血和水肿、黏膜苍白增厚感或呈颗粒状，血管纹理不清，溃疡修复过程中呈凹陷性瘢痕，周围黏膜呈息肉状。少数肠壁因瘢痕组织收缩呈肠腔狭窄。

【临床表现】

潜伏期数小时至 7 天，一般为 1～3 天，流行期为 6～11 月，发病高峰期在 8 月。

临床上分为急性菌痢、慢性菌痢和中毒性菌痢。

（一）急性菌痢

典型病变过程分为初期的急性卡他性炎，后期的假膜性炎和溃疡，最后愈合。主要有全身中毒症状与消化道症状，可分成4型。

1. 普通型 起病急，有中度毒血症表现，恶寒、发热（体温达39℃以上）、乏力、食欲减退、恶心、呕吐、腹痛、腹泻，多先为稀水样便，后转成脓血便，每日数十次，量少，此时里急后重明显，常伴肠鸣音亢进，左下腹压痛，失水不显著。一般病程10～14天。

2. 轻型 全身中毒症状、腹痛、里急后重均不明显，可有低热、糊状或水样便，混有少量黏液，无脓血，一般每日10次以下。粪便镜检有红、白细胞，培养有痢疾杆菌生长，可以此与急性肠炎相鉴别。一般病程3～6天。

3. 重型 有严重全身中毒症状及肠道症状。起病急、高热、恶心、呕吐，剧烈腹痛及腹部（尤为左下腹）压痛，里急后重明显，脓血便，便次频繁，甚至失禁。病情进展快，严重失水可引起外周循环衰竭。

4. 中毒型 多见于2～7岁儿童。起病急骤，中毒症状多发生于发病24小时内，突起寒战、高热，有时体温不升，病初常无腹泻等胃肠道症状，洗肠检查粪便有多数白细胞及红细胞。根据临床表现不同，可分为3型。

（1）休克型 较为常见，主要表现为循环衰竭。面色苍白、皮肤发花、四肢冰冷、发绀，脉细数、血压下降、少尿。可伴有意识障碍、DIC、多脏器功能障碍甚至衰竭。

（2）脑型 表现为脑水肿甚至脑疝。头痛、不同程度的意识障碍，可有瞳孔大小不等、昏迷、惊厥及呼吸衰竭。

（3）混合型 兼有上述两型表现，病情最严重，病死率高。

（二）慢性菌痢

反复发作或迁延不愈达两个月以上，部分病例可能与急性期治疗不当或致病菌种类（福氏菌感染易转为慢性）有关，也可能与全身情况差或胃肠道局部有慢性疾患有关。临床上可分为3型。

1. 慢性隐匿型 有急性菌痢史，但无临床症状，大便病原菌培养阳性，乙状结肠镜检查可见菌痢的表现，为重要的传染源。

2. 慢性迁延型 有急性菌痢史，长期迁延不愈，腹胀或长期腹泻，黏液脓血便，长期间歇排菌，为重要的传染源。

3. 急性发作型 有慢性菌痢史，因受凉、饮食不当等因素诱发，但症状较急性期轻。

【并发症】

在恢复期或急性期偶可有多发性、渗出性大关节炎，关节红肿，数周内自行消退。孕妇重症患者可致流产或早产。慢性菌痢有溃疡结肠病变者，可并发营养不良、贫血、维生素缺乏症及神经官能症。儿童患者可并发中耳炎、口角炎、脱肛。并发败血症者罕见，具有菌痢和败血症的双重表现，但病情较为凶险，病死率高，年龄在 1 岁以内的婴儿更高。

【实验室及其他检查】

1. 血常规检查　急性菌痢常有白细胞增多，在（10 ～ 20）×10⁹/L。中性粒细胞增多，核左移。慢性病例可有轻度贫血。

2. 粪便检查　粪便外观为黏液脓血便。镜检可见大量白细胞（15 个以上 / 高倍视野）、脓细胞、红细胞及巨噬细胞。粪便培养分离出致病菌对诊断及指导治疗都有重要价值。

3. 免疫学及分子生物学检查　包括免疫荧光菌球法、增菌乳胶凝集法、协同凝集试验、免疫艳蓝染色法，可以快速从粪便中获得阳性结果，阳性率可达 90% 以上，对菌痢的早期诊断有一定帮助。应用 DNA 探针法，早期阳性率可达 85%，较常规培养阳性率显著增高，增加了早期诊断阳性率。

4. X 线检查　慢性菌痢进行钡餐或钡剂灌肠，可见肠道痉挛、袋形消失、肠壁增厚、肠腔狭窄及肠段缩短等改变。

5. 肠镜检查　急性菌痢结肠黏膜弥漫性充血水肿，并有浅表溃疡及渗出物。慢性菌痢则可见结肠黏膜充血、水肿及浅表溃疡，黏膜可呈颗粒状且可见息肉等增生性改变，刮取黏液脓性分泌物送培养可以提高阳性率。

【诊断与鉴别诊断】

（一）诊断

1. 流行病学资料　夏秋季流行，有不洁饮食或与菌痢患者接触史。

2. 临床表现　急性菌痢有发热、腹痛、腹泻、里急后重及脓血便，左下腹有压痛。慢性菌痢者则有急性菌痢病史，病程超过 2 个月未愈。对无典型症状，而有高热等毒血症表现的儿童，更应警惕本病。

3. 实验室检查　镜检粪便见大量白细胞、脓细胞及红细胞即可诊断。粪便细菌培养可确诊并可鉴定菌群，药敏试验可指导治疗。对慢性菌痢患者，应做乙状结肠镜检查，直接观察肠黏膜病变，并采取标本做培养，以助诊断。

（二）鉴别诊断

1. 急性阿米巴痢疾　阿米巴原虫为病原体。临床表现起病较缓，多无发热，腹痛轻，无里急后重，腹泻次数少，右下腹有压痛。大便量多，为暗红色，果酱样血便。镜检白细胞少，红细胞多，有夏克雷晶体，可找到溶组织内阿米巴滋养体。

2. 结肠癌及直肠癌 癌肿继发感染可出现菌痢的表现，用抗菌药物治疗后症状好转，但久治无效，伴进行性消瘦。可行肛门指诊及进一步做钡灌肠、结肠镜检查协助诊断。

3. 慢性非特异性溃疡性结肠炎 临床表现可有反复的腹泻及脓血便，但抗菌药物无效。便培养无致病菌。可采用乙状结肠镜或纤维结肠镜检查，肠黏膜脆弱易出血，有散在溃疡。晚期患者钡灌肠可见结肠袋消失呈铅管样改变。

【治疗】

（一）急性菌痢的治疗

1. 一般疗法 患者应予胃肠道隔离（至症状消失，大便培养连续2次阴性为止）和卧床休息。饮食一般以流质或半流质为宜，给予易消化、高热量、高维生素饮食，忌食多渣、多油或有刺激性的食物。恢复期中可按具体情况逐渐恢复正常饮食。有失水现象者可给予口服补液盐。如有呕吐等而不能由口摄入时，则可给予生理盐水或5%葡萄糖盐水静滴，注射量视失水程度而定，以保持水和电解质平衡。

2. 对症疗法 有酸中毒者，酌情给予碱性液体。对痉挛性腹痛可给予阿托品及腹部热敷，忌用显著抑制肠蠕动的药物，以免延长病程和排菌时间。

3. 病原治疗 近年来痢疾杆菌的耐药菌株，尤其是多重耐药菌株渐见增多，粪便培养检得致病菌时需做药敏试验，以指导合理用药。

（1）磺胺类药 磺胺类药对痢疾杆菌有抗菌活性，但如与甲氧苄氨嘧啶（TMP）合用，则有协同效果。如复方磺胺甲噁唑（SMZ-TMP）片剂，每日2次，每次2片，儿童酌减，疗程1周。

（2）喹诺酮类 该类药物作用于细菌DNA促旋酶，具杀菌作用，无毒副作用，已成为成人菌痢的首选药。由于该类药可影响儿童骨骼发育，学龄前儿童忌用。成人用法如下：吡哌酸，每日2g，分3次口服，疗程5～7天；诺氟沙星每日600～800mg，分2～3次口服，疗程同上；氧氟沙星和环丙沙星每日皆为600mg，分2次口服，疗程3～5天。

（3）其他 二线药物可用氨基糖苷类和头孢菌素类。

（二）中毒性菌痢的治疗

1. 一般疗法 同急性菌痢，密切观察各项生命体征和意识状态，及时抢救。

2. 抗感染 选择敏感抗菌药物，联合用药，静脉给药，待病情好转后改口服。

3. 控制高热与惊厥 高热给予物理降温，必要时给予退热药。高热伴烦躁、惊厥者，可采用亚冬眠疗法。

4. 循环衰竭的治疗 基本同感染性休克的治疗。主要有：①扩充有效血容量。②纠正酸中毒。③强心治疗。④解除血管痉挛。⑤维持酸碱平衡。⑥应用糖皮质激素。

5. 防治脑水肿与呼吸衰竭 可给予 20% 甘露醇每次 1 ～ 2g/kg 快速静滴，4 ～ 6 小时 1 次，以减轻脑水肿。保持呼吸道通畅、吸氧等防治呼吸衰竭，必要时可应用机械通气。

（三）慢性菌痢的治疗

1. 寻找诱因，对症处置：避免过度劳累，勿使腹部受凉，勿食生冷饮食。体质虚弱者应及时使用免疫增强剂。当出现肠道菌群失衡时，切忌滥用抗菌药物，立即停止耐药抗菌药物使用。改用酶生乳酸杆菌，以利肠道厌氧菌生长。

2. 病原治疗：根据病原菌药敏试验选用有效抗菌药物，通常联用两种不同类型的药物，疗程适当延长，必要时可给予多个疗程。也可药物保留灌肠，选用 0.3% 小檗碱、5% 大蒜素液或 2% 磺胺嘧啶银悬液等灌肠液中的 1 种，每次 100 ～ 200mL，每晚 1 次，10 ～ 14 天为一疗程。

3. 对于肠道黏膜病变经久不愈者，同时采用保留灌肠疗法。

【预防】

1. 控制传染源 早期发现病人和带菌者，及时隔离和彻底治疗，是控制菌痢的重要措施，从事饮食业、保育及水厂工作的人员，更需做较长期的追查，必要时暂调离工作岗位。

2. 切断传播途径 搞好"三管一灭"即管好水、粪和饮食及消灭苍蝇，养成饭前便后洗手的习惯，对饮食业、儿童机构工作人员定期检查带菌状态，发现带菌者，应立即予以治疗并调离工作。

3. 保护易感人群 可口服依莲菌株活菌苗，该菌无致病力，但有保护效果，保护率达 85% ～ 100%，国内已生产多价痢疾活菌苗。

思考题

1. 简述菌痢的流行病学。
2. 试述菌痢的临床表现和治疗。

第十一节　流行性脑脊髓膜炎

【学习目标】

　　1. 掌握流行性脑脊髓膜炎的概念及临床表现、实验室检查、诊断及鉴别诊断和治疗。

　　2. 熟悉流行性脑脊髓膜炎的病原学、流行病学、发病机制、病理特点和预防措施。

　　3. 了解流行性脑脊髓膜炎的预防。

　　流行性脑脊髓膜炎，简称流脑，是由脑膜炎双球菌引起的化脓性脑膜炎。好发于冬春季，儿童多见。主要临床表现有高热、头痛、呕吐、皮肤黏膜瘀点及脑膜刺激征等。

【病原学】

　　脑膜炎球菌属奈瑟菌属，为革兰阴性球菌，呈卵圆形，常成对排列。该菌专性需氧，在普通培养基上不易生长，在含有血液、血清、渗出液及卵黄液培养基上生长良好，一般于 5%～10% 的二氧化碳环境下生长更好。本菌对寒冷、干燥及消毒剂极为敏感。在体外极易死亡，病菌能形成自身溶解酶，故采集标本后必须立即送检接种。

　　脑膜炎球菌可分为 A、B、C、D、X、Y、Z 等 13 个血清群。90% 以上病例由 A、B、C 三群引起。我国发病及流行者以 A 群为主，其次为 B 群和 C 群。

【流行病学】

　　1. 传染源　人为本病唯一的传染源，病原菌存在于带菌者或患者的鼻咽部。在流行期间人群带菌率可高达 50%，人群带菌率如超过 20% 时提示有发生流行的可能。病后带菌者有 10%～20%，其排菌时间可达数周至 2 年。带菌时间超过 3 个月以上者，称慢性带菌者，带菌者对周围人群的危险性大于患者。

　　2. 传播途径　病原菌借飞沫直接由空气传播。密切接触对 2 岁以下婴儿的发病有重要意义。日常用品间接传播机会较少。

　　3. 人群易感性　本病在新生儿少见，2～3 个月以后的婴儿即有发病者，6 个月～2 岁婴儿的发病率最高，以后又逐渐下降。男女发病率大致相等。感染后可获持久免疫力。

　　4. 流行特征　本病发病率均随着冬季来临而增加，一般从 11 月份开始上升，至 2～4

月份达高峰。人群的易感性与抗体水平密切相关。各地区由于各年龄组的免疫力不同，而有发病率的差异。平均每隔 10 年左右有 1 次流行高峰。

【发病机制】

病原菌自鼻咽部侵入人体，如人体免疫力强，则可迅速将病原菌杀灭，或成为带菌状态；若体内缺乏特异性杀菌抗体，或细菌毒力较强时，则病菌可从鼻咽部黏膜进入血液，发展为败血症，继而累及脑脊髓膜，形成化脓性脑脊髓膜炎。

暴发型脑膜脑炎的发生和发展亦和内毒素有关。第Ⅲ型变态反应亦可能在发病机理中起某些作用，如在受损的血管壁内可以见到免疫球蛋白、补体及脑膜炎球菌抗原的沉积。

【病理】

脑膜炎期的病变以软脑膜为主。早期充血、少量浆液性渗出及局灶性小出血点。后期则有大量纤维蛋白、中性粒细胞及血浆外渗。病变主要在大脑两半球表面和颅底。由于颅底脓液黏稠及化脓性病变的直接侵袭，可引起脑膜粘连，加重视神经、外展神经及动眼神经、面神经、听神经等颅神经损害。由于内毒素的损伤使脑神经组织表层发生退行性病变。此外，炎症亦可沿着血管壁侵入脑组织，引起充血、水肿、局灶性中性粒细胞浸润及出血。

暴发型脑膜炎，病变以脑组织为主，有明显充血水肿，颅内压增高。当水肿的脑组织向颅内的裂孔突出，则形成枕骨大孔疝或天幕裂孔疝。

【临床表现】

潜伏期 1～7 天，一般 2～3 天。可为普通型、暴发型和慢性败血症型 3 种类型。

（一）普通型

最常见，占 90% 左右，可分为 3 期。

1. 上呼吸道感染期　大多数患者不产生任何症状。部分患者有咽喉疼痛，鼻咽黏膜充血及分泌物增多。病程 1～2 天。

2. 败血症期　患者常无前驱症状，突起畏寒、高热（体温迅速升高至 40℃ 以上）、头痛、呕吐、全身乏力、肌肉酸痛、食欲不振及神志淡漠等毒血症症状。幼儿则有哭啼吵闹、烦躁不安、皮肤感觉过敏及惊厥等。少数患者有关节痛或关节炎，脾肿大常见。70% 左右的患者皮肤黏膜可见瘀点或瘀斑。病情严重者瘀点、瘀斑可迅速扩大，且因血栓形成发生大片坏死。约 10% 的患者常在病初几日在唇周及其他部位出现单纯疱疹。本期持续 1～2 天后进入脑膜炎期。

3. 脑膜炎期　大多数败血症患者于 24 小时左右出现脑膜刺激征，此期持续高热，头痛剧烈、呕吐频繁、皮肤感觉过敏、怕光、狂躁及惊厥、昏迷。血压可增高而脉搏减慢。

脑膜的炎症刺激，表现为颈后疼痛，颈项强直，角弓反张，克氏征及布氏征阳性。

婴儿发作多不典型，除高热、拒乳、烦躁及哭啼不安外，惊厥、腹泻及咳嗽较成人多见，脑膜刺激征可缺如。前囟突出，有助于诊断。但有时因呕吐频繁、失水仅见前囟下陷，造成诊断困难。

（二）暴发型

少数患者起病急骤，病情凶险，如不及时抢救，常于24小时内甚至6小时之内危及生命。此型病死率达50%，婴幼儿可达80%。可分为3型。

1. 休克型 突起高热、头痛、呕吐、精神极度萎靡。常在短期内全身出现广泛瘀点、瘀斑，且迅速融合成大片，皮下出血，或继以大片坏死。面色苍灰，唇周及指端紫绀，四肢厥冷，皮肤呈花纹，脉搏细速，血压下降，甚至不可测出。脑膜刺激征缺如。脑脊液大多清亮，细胞数正常或轻度增加，血培养常为阳性。

2. 脑膜脑炎型 除具有严重的中毒症状外，患者频繁惊厥迅速陷入昏迷。有阳性锥体束征及两侧反射不等。血压持续升高，部分患者出现脑疝，常死于呼吸衰竭。

3. 混合型 是本病最严重的一型，病死率常高达80%，兼有两种暴发型的临床表现，常同时或先后出现。

（三）慢性败血症型

本型不多见，多发生于成人。病程迁延数周或数月。反复出现寒战、高热及皮肤瘀点、瘀斑。关节疼痛亦多见，发热时关节疼痛加重呈游走性。

【并发症】

并发症包括肺炎、中耳炎、化脓性关节炎（常为单关节炎）、肺炎、脓胸、心内膜炎、心肌炎、动眼肌麻痹、视神经炎、听神经及面神经损害、肢体运动障碍、失语、大脑功能不全、癫痫、脑脓肿、血管炎、关节炎及心包炎等。

常见的后遗症有耳聋、失明、动眼神经麻痹、瘫痪、智力或性情改变、精神异常和脑积水等。

【实验室检查】

1. 血常规检查 白细胞总数明显增加，一般在（10～30）×10^9/L。中性粒细胞在80%～90%。有DIC者，血小板减少。

2. 脑脊液检查 是诊断本病的重要依据。病程初期仅有压力增高，外观正常。典型脑膜炎期，压力增高，外观呈混浊或脓样，白细胞数达1000×10^6/L，以中性粒细胞为主，蛋白质增加，糖和氯化物减少。若临床有脑膜炎症状及体征而早期脑脊液检查正常，应于12～24小时后复验。流脑经抗菌药物治疗后，脑脊液改变可不典型。

3. 细菌学检查

（1）涂片　皮肤瘀点处取组织液镜检，阳性率高达 80% 以上。脑脊液沉淀涂片的阳性率为 60%～70%。

（2）细菌培养　血培养在流脑时阳性率较低。但血培养对普通型流脑败血症期、暴发型败血症及慢性败血症诊断甚为重要，故必须注意在应用抗菌药物前采血做细菌培养，并宜多次采血送验。

4. 免疫学试验　是近年来开展的流脑快速诊断方法。

（1）抗原的检测　有利于早期诊断，其敏感性高，特异性强。主要有对流免疫电泳、乳胶凝集试验、酶联免疫吸附试验等。

（2）抗体的检测　不能作为早期诊断方法，且敏感性与特异性均较差，故临床应用日渐减少。对流免疫电泳法、放射免疫测定法、间接血凝试验，如恢复期血清效价大于急性期 4 倍以上，则有诊断价值。

【诊断与鉴别诊断】

（一）诊断

1. 流行病学资料　本病在冬春季节流行，多见于儿童，大流行时成人亦不少见。

2. 临床表现　突起高热、头痛、呕吐、皮肤黏膜瘀点、瘀斑、脑膜刺激征等。

3. 实验室检查　白细胞及中性粒细胞明显增高；脑脊液呈化脓性改变；细菌学检查见脑膜炎球菌可确诊；特异性抗原检测有助于早期确诊。

（二）鉴别诊断

1. 其他化脓性脑膜炎　肺炎球菌脑膜炎、流感杆菌脑膜炎、葡萄球菌脑膜炎等大多体内有感染灶存在。确诊需依靠脑脊液、血液细菌学和免疫学检查。

2. 结核性脑膜炎　多有结核病史或密切接触史。起病缓慢，伴有低热、盗汗、消瘦等症状，无瘀点和疱疹。脑脊液在试管内静置后有薄膜形成，细胞数一般在 $500×10^6$/L，以淋巴细胞为主。细菌学检查可见结核杆菌。

3. 流行性乙型脑炎　发病多在 7～9 月，有蚊叮咬史，起病后脑实质损害严重，惊厥、昏迷较多见，皮肤一般无瘀点。脑脊液早期清亮，晚期微浑，细胞数多在 $500×10^6$/L 以下，蛋白质稍增加，糖正常或略高，氯化物正常。血清及脑脊液特异性 IgM 抗体阳性等。

【治疗】

（一）普通型

1. 一般治疗　住院隔离，卧床休息，保持病室安静、空气流通。给予流质饮食，昏迷者宜鼻饲，补充水及电解质。密切观察病情。保持口腔、皮肤清洁，防止角膜溃疡形成。

经常变换体位以防压疮发生。防止呕吐物吸入。必要时给氧。

2. 病原治疗 化脓性脑膜炎（包括流行性脑脊髓膜炎）预后严重，应力求用药 24 小时内杀灭脑脊液中致病菌，故应选择对病原菌敏感，且能较高浓度透过血脑屏障的药物。急性期要静脉用药，做到用药早、剂量足和疗程够。目前大多数脑膜炎奈瑟菌对青霉素依然敏感，故首先选用青霉素，可青霉素 G，成人 800 万 U，8 小时 1 次，儿童 20 万～40 万 U/（kg·d），分 3 次，静滴，疗程 5～7 天。少数耐青霉素者需选用第三代头孢菌素。如果短时间内尚不能明确是流行性脑脊髓膜炎，但明确是化脓性脑膜炎，则应选用对肺炎链球菌、脑膜炎球菌和流感嗜血杆菌 3 种常见致病菌皆有效的抗生素。目前主要选择能快速在患者脑脊液中达到有效灭菌浓度的第三代头孢菌素，包括头孢噻肟、头孢曲松等，疗效不理想时可联合使用万古霉素等。

3. 对症治疗 高热时可用酒精擦浴；头痛剧烈者可予镇痛或高渗葡萄糖、用脱水剂脱水；惊厥时可用 10% 水合氯醛灌肠；也可用冬眠灵、安定等镇静剂。

（二）休克型

1. 抗菌治疗 可联合用药，用法同前。

2. 扩充血容量，纠正酸中毒 最初 1 小时内成人 1000mL，儿童 10～20mL/kg，快速静滴。输注液体为 5% 碳酸氢钠液 5mL/kg 和低分子右旋糖酐液。此后酌情使用晶体液和胶体液，24 小时输入量 2000～3000mL，儿童为 50～80mL/kg，其中含钠液体应占 1/2。用 5% 碳酸氢钠液纠正酸中毒。

3. 血管活性药物的应用 经扩容和纠酸后，如果休克仍未纠正，可应用血管活性药物，如山莨菪碱，每次 0.3～0.5mg/kg，静注，重者可用 1mg/kg，每隔 10～15 分钟 1 次，见面色转红、四肢温暖、血压上升后减少剂量，延长给药时间而逐渐停药。

4. 抗凝治疗 鉴于本病的休克及出血与血栓形成有关，凡疑有 DIC，不必等待实验室检查结果，可用肝素治疗。

（三）脑膜脑炎型

抗生素的应用同暴发型休克的治疗。此外，应以减轻脑水肿、防止脑疝和呼吸衰竭为重点。

1. 脱水剂的应用 下列药物应交替或反复应用：① 20% 甘露醇，每次 1～2g/kg。② 25% 山梨醇，每次 1～2g/kg。③ 50% 葡萄糖，每次 40～60mL。④ 30% 尿素，每次 0.5～1g/kg。以上药物按具体情况每隔 4～6 小时静脉快速滴注或静推 1 次，至血压恢复正常、两侧瞳孔大小相等、呼吸平稳。用脱水剂后适当补液，使患者维持轻度脱水状态。肾上腺皮质激素亦可同时应用，以减轻毒血症，降低颅内压。

2. 亚冬眠疗法 主要用于高热，频繁惊厥及有明显脑水肿者，以降低脑含水量和耗氧量，保护中枢神经系统。氯丙嗪和异丙嗪各 1～2mg/kg，肌内注射或静推，安静后置冰袋于枕后、颈部、腋下或腹股沟，使体温下降至 36℃ 左右。以后每 4 ～ 6 小时再肌内注射 1 次，共 3 ～ 4 次。

3.呼吸衰竭的处理 应以预防脑水肿为主。如已发生呼吸衰竭，除脱水以外则应给予洛贝林、可拉明、回苏灵等中枢神经兴奋剂。亦可用氢溴酸东莨菪碱，每次 0.02 ～ 0.04mg/kg，每 20 ～ 30 分钟静注 1 次，可改善脑循环，有兴奋呼吸和镇静作用。必要时做气管插管，吸出痰液和分泌物，辅以人工辅助呼吸，直至患者恢复自动呼吸。

【预防】

1.控制传染源 早期发现，就地隔离治疗。密切观察接触者，应医学观察 7 天。

2.切断传播途径 流行期间做好卫生宣传，应尽量避免大型集会及集体活动。外出应戴口罩。

3.保护易感人群 疫苗预防以 15 岁以下儿童为主要对象，新兵入伍及免疫缺陷者均应注射，目前国内外广泛应用 A 和 C 两群荚膜多糖菌苗，保护率达 90% 以上。密切接触者可用碘胺嘧啶（SD）进行药物预防。

思考题

1. 简述流脑的流行病学。
2. 试述流脑的临床表现和治疗。

第十二节 伤寒与副伤寒

【学习目标】

1. 掌握伤寒、副伤寒的概念、临床表现、临床类型、并发症、实验室检查、诊断及鉴别诊断和治疗。
2. 熟悉伤寒、副伤寒的病原学、流行病学、发病机制、病理特点和预防措施。
3. 了解伤寒、副伤寒的预防。

一、伤寒

伤寒是由伤寒杆菌引起的急性肠道传染病。临床特征为长程发热、全身中毒症状、相对缓脉、肝脾肿大、玫瑰疹及白细胞减少等。主要并发症为肠出血和肠穿孔。

【病原学】

伤寒杆菌属于沙门菌属中的 D 族，革兰染色阴性，呈短杆状，有鞭毛，能活动，不产生芽孢，无荚膜。在普通培养基上能生长，在含有胆汁的培养基中生长较好。

伤寒杆菌的菌体（O）抗原、鞭毛（H）抗原和表面（Vi）抗原在体内均能诱生相应的抗体。伤寒杆菌在自然界中生活能力强，在水中可存活 2～3 周，在粪便中可维持 1～2 个月，在牛奶中能生存繁殖；耐低温，在冰冻环境中可持续数月，但对光、热、干燥及消毒剂的抵抗力较弱。加热 60℃ 15 分钟或煮沸后立即死亡。消毒饮用水余氯达 0.2～0.4mg/L 时迅速杀灭。

伤寒杆菌只感染人类，在自然条件下不感染动物。此菌在菌体裂解时释放强烈的内毒素，对本病的发生发展起着较重要的作用。

【流行病学】

1. 传染源　患者及带菌者为唯一传染源。全病程均有传染性，以病程第 2～4 周传染性最大。少数患者可成为长期或终身带菌者，是我国近年来伤寒持续散发的主要原因。

2. 传播途径　主要经粪 – 口传播。病菌随患者或带菌者的粪便排出，污染水和食物，或经手及苍蝇、蟑螂等间接污染水和食物而传播。水源污染是传播本病的重要途径，常酿成流行。

3. 人群易感性　人对伤寒普遍易感，青少年多见。病后可获得持久性免疫力，与副伤寒间无交叉免疫力。

4. 流行特征　本病终年可见，以夏秋季最多。流行形式分为：①散发性：多由于与轻型患者或慢性带菌者经常接触而引起。②流行性：多见于水型或食物型。

【发病机制】

伤寒杆菌随污染的水或食物进入小肠后，侵入肠黏膜，部分病菌被巨噬细胞吞噬并在其胞浆内繁殖；部分经淋巴管进入回肠集合淋巴结、孤立淋巴滤泡及肠系膜淋巴结中繁殖，然后由胸导管进入血流引起短暂的菌血症。此阶段相当于临床上的潜伏期。伤寒杆菌随血流进入肝、脾和其他网状内皮系统继续大量繁殖，再次进入血流，引起第二次严重菌血症，并释放强烈的内毒素，引起临床发病。病程的第 1～2 周，血培养常为阳性，骨髓属网状内皮系统，细菌繁殖多，持续时间长，培养阳性率最高。病程第 2～3 周，经胆管进入肠道的伤寒杆菌，部分再度侵入肠壁淋巴组织，在原已致敏的肠壁淋巴组织中产生严重的炎症反应，引起肿胀、坏死、溃疡。若病变波及血管则可引起出血，若溃疡深达浆膜则致肠穿孔。病程第 4～5 周，人体免疫力增强，伤寒杆菌从体内逐渐清除，组织修复而痊愈，但约 3% 可成为慢性带菌者。少数患者由于免疫功能不足等原因引起复发。

【病理】

本病的主要病理特点是单核-巨噬细胞系统的增生性反应,以回肠末端集合淋巴结和孤立淋巴结最为显著。镜检最显著的特征是以巨噬细胞为主的细胞浸润,可见胞质内含有吞噬的淋巴细胞、红细胞、伤寒杆菌及坏死组织碎屑,称为"伤寒细胞"。若伤寒细胞聚积成团,则称为"伤寒小结"。除肠道病变外,肝、脾也非常显著。胆囊呈轻度炎症病变。少数患者痊愈后伤寒杆菌仍可在胆囊中继续繁殖而成为慢性带菌者。心脏、肾等脏器也有轻重不一的中毒性病变。

【临床表现】

本病潜伏期7~23天,平均1~2周。

(一)典型伤寒

临床表现可分为4期。

1. 初期 病程第1周。起病较缓,体温呈阶梯状上升,于5~7天达39.5℃或以上,伴有全身不适、食欲不振、咳嗽等。部分患者出现便秘或腹泻。

2. 极期 病程第2~3周,其主要表现如下。

(1)高热 为稽留热,一般持续约半个月。近年来,由于早期不规律使用抗生素或激素,使得弛张热及不规则热型增多。

(2)消化系统症状 腹胀、腹部不适、右下腹压痛、便秘或腹泻等。

(3)神经系统症状 表情淡漠、反应迟钝、耳鸣、听力减退。重者可有谵妄、抓空、昏迷。合并虚性脑膜炎时,可出现脑膜刺激征。

(4)相对缓脉 20%~73%的患者体温高而脉率相对缓慢,部分患者尚可出现重脉。并发中毒性心肌炎时,相对缓脉不明显。

(5)肝脾肿大 半数以上患者于起病1周前后脾脏肿大,质软;部分患者肝脏亦肿大,且可伴ALT升高,个别患者出现黄疸。

(6)皮疹 约半数患者在病程第1周末于前胸、腹部出现淡红色丘疹(玫瑰疹),直径达2~4mm,压之褪色,散在分布,量少,一般仅数个至十数个,多在2~4天内消退。

3. 缓解期 病程第3~4周。体温开始波动下降,各种症状逐渐减轻,脾脏开始回缩。但本期仍有发生肠出血及肠穿孔的危险。

4. 恢复期 病程第4周末开始。体温恢复正常,食欲好转,但体质虚弱,一般需1个月左右康复。

(二)非典型伤寒

1. 轻型 一般症状较轻,体温多在38℃左右,病程短,1~2周即可痊愈。多见于儿童，或发病后早期接受抗菌药物治疗，或已接受过伤寒菌苗注射者。由于轻型患者的病情轻，症状颇不典型，目前又较多见，临床上易漏诊或误诊。

2. 迁延型 起病与典型伤寒相似，但由于人体免疫功能低下，发热持续不退，热程可达 5 周以上。

3. 逍遥型 起病时毒血症状较微，患者可照常工作。部分患者可突然性肠出血或肠穿孔而就医。

4. 暴发型 起病急，中毒症状重，患者可出现超高热或体温不升，血压降低，出现中毒性心肌炎、肠麻痹、休克与出血倾向等。

（三）伤寒的复发与再燃

1. 复发 恢复期热退 1～3 周后，发热等临床症状再次出现，但较初发轻，病程短（1～3 周）。

2. 再燃 缓解期体温波动下降，但尚未达到正常时，热度又再次升高，持续 5～7 天后退热，常无固定症状。

【并发症】

1. 肠出血 为最常见的并发症，多见于病程第 2～3 周，可以大便潜血阳性至大量血便。少量出血可无症状或仅有轻度头晕、脉快；大量出血时热度骤降，脉搏细速，体温与脉搏呈现交叉现象，并有头晕、面色苍白、烦躁、出冷汗、血压下降等休克表现。

2. 肠穿孔 为最严重的并发症，多见于病程第 2～3 周。表现为突然右下腹剧痛，伴有恶心、呕吐、出冷汗、脉搏细数、体温暂时下降等，但不久体温又迅速上升并出现腹膜炎征象，肝浊音界减少或消失，X 线检查膈下有游离气体，白细胞计数升高。

3. 其他 尚可并发中毒性心肌炎、中毒性肝炎、肺部感染、溶血性尿毒综合征、胆囊炎等。

【实验室检查】

1. 常规检查

（1）血常规检查 白细胞计数偏低或正常；中性粒细胞可减少；嗜酸性粒细胞减少或消失。

（2）尿常规检查 轻度蛋白尿，偶见少量管型。

（3）粪常规检查 肠出血时有血便或潜血试验阳性。少数患者当病变侵及结肠时可便血甚至脓血便。

2. 细菌学检查

（1）血培养 发病第 1 周采血阳性率可达 80% 以上，以后阳性率下降。

（2）骨髓培养　全病程均可获较高的阳性率，第1周可高达90%，且较少受抗菌药物的影响。

（3）粪培养　在第3～5周时阳性率较高，在判断结果时，要注意排除慢性胆道带菌者。

3. 血清学检查　伤寒血清凝集试验（肥达反应）所用的抗原有伤寒杆菌菌体（O）抗原、鞭毛（H）抗原及副伤寒甲、乙、丙鞭毛抗原5种。目的在于测定患者血清中各种相应抗体的凝集效价。一般从病程第2周开始阳性率逐渐增加，至第4周可达90%，病愈后阳性反应可持续数月之久。

【诊断与鉴别诊断】

（一）诊断

1. 流行病学资料　注意当地流行情况，流行季节，患者的生活卫生习惯，有否伤寒病史、预防接种史、与伤寒患者密切接触史。

2. 临床表现　有持续高热，相对缓脉，玫瑰疹，肝脾肿大，肠出血、肠穿孔等。

3. 实验室检查　白细胞计数降低，嗜酸性粒细胞减少。血、骨髓、粪培养阳性是确诊依据。肥达反应结果4倍升高有助于诊断。

（二）鉴别诊断

1. 病毒感染　上呼吸道或肠道病毒感染均可有持续发热，白细胞数减少，与伤寒相似。但此类患者起病较急，多伴有上呼吸道症状，常无缓脉、脾大或玫瑰疹，伤寒的病原与血清学检查均为阴性，常在1～2周内不药而愈。

2. 斑疹伤寒　流行性斑疹伤寒多见于冬春，地方性斑疹伤寒多见于夏秋。一般起病较急，脉搏较速，多有明显头痛。第5～6病日出现皮疹，数量多且可有出血性皮疹。外斐反应阳性。治疗后退热比伤寒快。

3. 急性粟粒型肺结核　可与伤寒相似，但患者多有结核病史或与结核病患者密切接触史。发热不规则，常伴盗汗、脉搏增快、呼吸急促等。发病2周后X线胸片检查可见双肺有弥漫的细小粟粒状病灶。

4. 败血症　部分败血症患者的白细胞计数不增高，可与伤寒混淆。败血症多有原发病灶，热型多不规则，常呈弛张热，伴寒战，无相对缓脉。白细胞总数虽可减少，但中性粒细胞升高，血培养可分离出致病菌。

5. 其他　疟疾、恶性网状细胞病、风湿热及变应性亚败血症等，需进行鉴别。

【治疗】

（一）一般治疗

给予消化道隔离，临床症状消失后连续两次粪便（每隔 5～7 天送检）培养阴性方可解除隔离。发热期患者必须卧床休息。注意皮肤及口腔的护理，注意观察体温、脉搏、血压、腹部、大便等变化。给予高热量、高维生素、易消化的流食或无渣半流食，少量多餐。退热后，食欲增强时，仍应继续进食一段时间无渣饮食，以免诱发肠出血和肠穿孔。

（二）对症治疗

1. 高热 适当应用物理降温，不宜用发汗退热药，以免虚脱。

2. 便秘 用开塞露或用生理盐水低压灌肠，禁用泻剂。

3. 腹泻 可用收敛药，忌用鸦片制剂。

4. 腹胀 可用松节油腹部热敷及肛管排气，禁用新斯的明类药物。

（三）病原治疗

目前，在没有伤寒药敏试验结果之前，经验治疗首选第三代喹诺酮类药物，儿童和孕妇患者宜首先应用第三代头孢菌素。

1. 氯霉素 成人剂量：1～2g/d，小儿 25～50mg/（kg·d），分 4 次口服，重症患者可增加剂量。待体温降至正常并稳定 2～3 天后减为半量，再继续给药 10～14 天。

2. 喹诺酮类 左氧氟沙星，每次 0.2～0.4g，每日 2～3 次，口服，疗程 14 天。环丙沙星，每次 0.5g，每日 2 次，口服，疗程 14 天；对于重症或有并发症的患者，每次 0.2g，静滴，每日 2 次，症状控制后改为口服，疗程 14 天。

3. 头孢菌素 头孢哌酮，成人每次 2g（儿童每次 50mg/kg），每日 2 次，静滴，疗程 14 天。头孢噻肟，成人每次 2g（儿童每次 50mg/kg），每日 2 次，静滴，疗程 14 天。

（四）并发症治疗

1. 肠出血 绝对卧床休息，严密观察血压、脉搏、神志变化及便血情况；禁食或进少量流质；注意水、电解质的补充并加用止血药；根据出血情况酌量输血；如患者烦躁不安可给予镇静剂；经积极治疗仍出血不止者，应考虑手术治疗。

2. 肠穿孔 禁食、胃肠减压，加强支持疗法，加强抗感染治疗。肠穿孔尤其伴发腹膜炎的患者应及早手术治疗，同时加用足量有效的抗生素。

【预防】

1. 控制传染源 隔离期应至临床症状消失，体温恢复正常后 15 天为止。亦可进行粪便培养检查，5～7 天 1 次，连续 2 次均为阴性者可解除隔离。患者的大小便、便器、食具、衣物、生活用品均须做适当的消毒处理。慢性带菌者的管理应严格执行。饮食、保育、供水等行业从业人员应定期检查，及早发现带菌者。慢性带菌者应调离上述工作岗位，进行治疗，定期接受监督管理。密切接触者要进行医学观察23天。有发热的可疑伤寒患者，应及早隔离治疗。

2. 切断传播途径 做好卫生宣教，搞好粪便、水源和饮食卫生管理，消灭苍蝇。养成良好的卫生习惯，饭前与便后洗手，不吃不洁食物，不饮用生水、生奶等。改善给水卫生，严格执行水的卫生监督，是控制伤寒流行的最重要环节。伤寒的水型流行在许多地区占最重要位置，给水卫生改善后，发病率可明显下降。

3. 保护易感人群 伤寒，副伤寒甲、乙三联菌苗接种，有一定的保护作用。

二、副伤寒

副伤寒是由副伤寒杆菌引起的急性传染病。副伤寒的临床表现与伤寒相似，一般病情更轻、病程较短。

副伤寒的病原体有3种：副伤寒甲杆菌、副伤寒乙杆菌、副伤寒丙杆菌。分别属于沙门菌属中A、B、C三群。各种副伤寒杆菌均有"O"和"H"抗原，其中副伤寒丙杆菌还兼有"Vi"抗原。

副伤寒的传染源为患者和带菌者。传播方式与伤寒大致相同，但以食物传播较为常见，因副伤寒杆菌可在食物中较长时间存在。我国副伤寒的发病率较伤寒低。成年人中以副伤寒甲为多，儿童易患副伤寒乙，但可因地区、年代等而不同。

副伤寒的潜伏期较伤寒短，一般为8～10天，有时可短至3～6天。副伤寒甲、乙的症状与伤寒类似，副伤寒丙的症状较特殊，常见有以下3种类型。

1. 伤寒型 症状与副伤寒甲、乙大致相似，但较易出现肝功异常。

2. 胃肠炎型 以胃肠炎症状为主，表现为发热、恶心、呕吐、腹痛、腹泻，病程短。

3. 脓毒血症型 常见于体弱儿童和慢性消耗疾病患者。发病急、寒战、高热，热型不规型，热程1～3周不等。常有皮疹、肝脾肿大，并可出现黄疸。半数以上患者可出现胸膜炎、脓胸、关节及骨的局限性脓肿、脑膜炎、心包炎、心内膜炎、肾盂肾炎等迁徙性化脓性并发症，此类并发症极顽固，治疗期长且困难。

副伤寒的治疗可参照伤寒的治疗。

思考题

1. 简述伤寒的流行病学特点。
2. 试述伤寒的临床表现和治疗。

第十三节　霍　乱

【学习目标】

1. 掌握霍乱的概念、临床表现、临床类型、并发症、实验室检查、诊断及鉴别诊断和治疗。

2. 熟悉霍乱的病原学、流行病学、发病机制、病理特点和预防措施。

3. 了解霍乱的预后。

霍乱是由霍乱弧菌所致的烈性肠道传染病，发病急，传播快，在我国属甲类传染病。临床上以剧烈无痛性泻吐、米泔样大便、严重脱水，肌肉痛性痉挛及周围循环衰竭等为特征。

【病原学】

霍乱弧菌为革兰阴性菌，菌体弯曲呈弧状或逗点状，菌体一端有单根鞭毛和菌毛，无荚膜与芽孢。营养要求不高，在 pH 值 8.8～9 的碱性蛋白胨水或平板中生长良好。在河水、井水、海水中可存活 1～3 周，在鲜鱼、贝壳类食物上存活 1～2 周。霍乱弧菌对热、干燥、日光、化学消毒剂和酸均很敏感，耐低温，耐碱。湿热 55℃ 15 分钟，100℃ 1～2 分钟，水中加 0.5mg/L 氯 15 分钟可被杀死。0.1% 高锰酸钾浸泡蔬菜、水果可达到消毒目的。在正常胃酸中仅生存 4 分钟。

【流行病学】

知 识 链 接

史上大流行

首次爆发（1816-1826）：首先被控制在印度次大陆，在孟加拉大规模爆发。到 1820 年，传播遍及印度。在被消灭前，它甚至传播到了中国和里海。

二次爆发（1829-1851）：在 1832 年蔓延至欧洲、伦敦，同年又蔓延至安大略、加拿大和纽约，在 1834 年又发展到北美的太平洋海岸。

第三次爆发（1852-1860）：主要影响了俄罗斯，造成了超过百万人的死亡，并且造成柴可夫斯基和他母亲的死亡。

第四次爆发（1863-1875）：传播到了大部分欧洲及非洲区域。

1866年在北美爆发。

1892年霍乱污染德国汉堡自来水，以致8606人死亡。

第七次爆发（1899-1923）：由于公共卫生的进步，只对欧洲造成很小的影响。但俄罗斯被再次严重影响。

第八次爆发：被称为El Tor after the strain，于1961年发生在印尼，1963年传染到孟加拉，1964年传染到印度，并于1966年传播到苏联。

津巴布韦于2008年8月份起爆发霍乱，并在全国蔓延。

海地共和国于2010年10月中旬发生霍乱大流行，到11月26日止全国已有6万多人感染，1600多人死亡。到12月26日统计已有15万人感染，3333人死亡。截至2012年1月，已造成7000人死亡，52万人感染，平均每天新增200名患者。

1. 传染源 患者和带菌者是霍乱的传染源。重症患者吐泻物带菌较多，极易污染环境，是重要传染源。轻型患者和无症状感染者作为传染源的意义更大。

2. 传播途径 本病主要通过水、食物、生活密切接触和苍蝇媒介而传播，以经水传播最为重要。患者吐泻物和带菌者粪便污染水源后易引起局部爆发流行。

3. 人群易感性 人群普遍易感。新疫区成人发病多，而老疫区儿童发病率高。病后可获一定的免疫力，但不持久。

4. 流行特征

（1）地区分布 两型弧菌引起的霍乱均有地方性疫源地。

（2）季节分布 我国发病季节一般在5～11月，而流行高峰多在7～10月。

（3）流行方式 有爆发及迁延散发两种形式，前者常为经水或食物传播引起爆发流行，多见于新疫区；而后者多发生在老疫区。

【发病机制】

正常胃酸可杀死霍乱弧菌，当胃酸暂时低下时或入侵病毒菌数量增多时，未被胃酸杀死的弧菌进入小肠，在碱性肠液内迅速繁殖，并产生大量强烈的外毒素。这种外毒素可不断激活腺苷酸环化酶，致使小肠上皮细胞中的cAMP水平增高，导致细胞大量钠离子和水持续外流。外毒素对小肠黏膜的作用引起肠液的大量分泌，超过肠管再吸收的能力，在临床上表现为剧烈泻吐，严重脱水，血浆容量明显减少，体内盐分缺乏，血液浓缩，出现周围循环衰竭，甚至发生休克及急性肾功能衰竭。

【病理】

主要为严重脱水现象，皮肤发绀，手指皱缩，皮下组织及肌肉极度干瘪。胃肠道的浆膜层干燥，色深红，肠内充满米泔水样液体，偶见血水样物，肠黏膜发炎松弛，但无溃疡形成，偶有出血。淋巴滤泡显著肿大，胆囊内充满黏稠胆汁。心、肝、脾等脏器多见缩小。肾脏无炎性变化，肾小球及间质的毛细血管扩张，肾小管上皮有浊肿变性及坏死。其他内脏及组织亦可有出血及变性等变化。

【临床表现】

（一）分期

1. 泻吐期　多以突然腹泻开始，继而呕吐。一般无明显腹痛，无里急后重感。每日大便数次甚至难以计数，量多，每天2000～4000mL，严重者8000mL以上，初为黄水样，不久转为米泔水样便，少数患者有血性水样便或柏油样便，腹泻后出现喷射性呕吐，多不伴有恶心，初为胃内容物，继而水样、米泔样。约15%的患者腹泻时不伴有呕吐。由于严重泻吐引起体液与电解质的大量丢失，出现循环衰竭，表现为血压下降，脉搏微弱，血红蛋白及血浆比重显著增高，尿量减少甚至无尿。机体内有机酸及氮素产物排泄受障碍，患者往往出现酸中毒及尿毒症的初期症状。血液中钠、钾等电解质大量丢失，患者出现全身性电解质紊乱。缺钠可引起肌肉痉挛，特别以腓肠肌和腹直肌为最常见。缺钾可引起低钾综合征，如全身肌肉张力减退、肌腱反射消失、鼓肠、心动过速、心律不齐等。由于碳酸氢根离子的大量丢失，可出现代谢性酸中毒，严重者神志不清、血压下降。本期持续数小时至1～2天。

2. 脱水期　严重者眼窝深陷，声音嘶哑，皮肤干燥皱缩，弹性消失，腹下陷呈舟状，唇舌干燥，口渴欲饮，四肢冰凉，体温常降至正常以下，肌肉痉挛或抽搐。患者生命垂危，但若能及时妥善地抢救，仍可转危为安，逐步恢复正常。本期持续数小时至2～3天。

3. 恢复期　腹泻停止，脱水纠正后，症状逐渐消失，体温、脉搏、血压恢复正常。少数患者（以儿童多见）此时可出现发热性反应，体温升高至38～39℃，一般持续1～3天后自行消退。

（二）分型

1. 轻型　仅有短期腹泻，无典型米泔水样便，无明显脱水表现，血压、脉搏正常，尿量略少。

2. 中型　有典型症状体及典型大便，脱水明显，脉搏细速，血压下降，尿量甚少，每日500mL以下。

3. 重型　患者极度软弱或神志不清，严重脱水及休克，脉搏细速或者不能触及，血压下降或测不出，尿极少或无尿，可发生典型症状后数小时死亡。

4.暴发型 又称干性霍乱，起病急骤，不等典型的泻吐症状出现，即因循环衰竭而死亡。

【并发症】

1.肾功能衰竭 由于休克得不到及时纠正和低血钾所引起，表现为尿量减少和氮质血症，严重者出现尿闭，可因尿毒症而死亡。

2.急性肺水肿 代谢性酸中毒可导致肺循环高压，后者又因补充大量不含碱的盐水而加重。

3.其他 低钾综合征、心律不齐及流产等。

【实验室检查】

1.血液检查 红细胞和血红蛋白增高，白细胞计数增高，中性粒细胞及大单核细胞增多。血清钾、钠、氯化物和碳酸盐降低，血 pH 值下降，尿素氮增加。

2.尿常规镜检 镜检可见少许红细胞、白细胞、蛋白及管型。

3.粪常规检查 可见黏液，少许红细胞、白细胞。

4.细菌学检查

（1）粪便涂片染色 取粪便或早期培养物涂片做革兰染色镜检，可见革兰阴性稍弯曲的弧菌。

（2）制动试验 取急性期患者的水样粪便或碱性胨水增菌培养 6 小时左右的表层生长物，先做暗视野显微镜检，观察动力。如有穿梭样运动物时，则加入 O_1 群多价血清 1 滴，若是 O_1 群霍乱弧菌，由于抗原抗体作用，则凝集成块，弧菌运动即停止。如加 O_1 群血清后，不能制止运动，应再用 O_{139} 血清重做试验。

（3）增菌培养 所有怀疑霍乱患者粪便，除做显微镜检外，均应做增菌培养。粪便留取应在使用抗菌药物之前，且应尽快送到实验室做培养。增菌培养基一般用 pH 值 8.4 的碱性蛋白胨水，36～37℃培养 6～8 小时后表面能形成菌膜。此时应进一步做分离培养，并进行动力观察和制动试验，这将有助于提高检出率和早期诊断。

（4）核酸检测 应用 PCR 技术快速诊断霍乱。

5.血清学检查 可做血清凝集试验。在发病第 1～3 天及第 10～15 天各取 1 份血清，若第二份血清的抗体效价比第 1 份增高 4 倍或 4 倍以上，有诊断参考价值。

【诊断与鉴别诊断】

（一）诊断
在夏秋季节对可疑患者应详细询问发病前 1 周内的活动情况，是否来自疫区，有无与本病患者及其污染物触史，以及是否接受过预防接种等。流行病学资料结合临床和实验室检查可做出诊断，凡临床上发现有泻吐症状或原因不明的腹泻患者，应取粪便或呕吐物标本，尽快进行病原学诊断，包括镜检、培养、分离、凝集试验及其他鉴定试验。

1. 确诊标准

（1）凡有腹泻、呕吐等症状，大便培养霍乱弧菌阳性者。

（2）霍乱流行期在疫区有典型霍乱症状而大便培养阴性而无其他原因可查者。

2. 疑似标准

（1）凡有典型泻吐症状的非疫区首发病例，在病原学检查未确诊前。

（2）霍乱流行期，曾接触霍乱患者，有腹泻症状而无其他原因可查者。

（二）鉴别诊断

1. 急性胃肠炎　包括产肠毒素的副溶血性弧菌（致病性嗜盐菌）、O_{139} 群以外的非 O_1 群霍乱弧菌、金黄色葡萄球菌、变形杆菌、梭状杆菌等，均可引起食物中毒性感染。多数有食用不洁食物史，同餐者往往集体发病，起病急骤，早期常有发热和其他中毒症状。先有呕吐而后腹泻，排便前往往有肠鸣、阵发性腹部剧痛，大便不是米泔样，常为水样或类似痢疾样脓血便，个别重型患者大便可有清水样或洗肉水样（特别是副溶血性弧菌所致者），很少发生肌肉痉挛、虚脱和高氮质血症。

2. 急性细菌性痢疾　临床上常见有发热，大便为黏液、脓血便，量少，有腹痛及里急后重。大便镜检有大量的脓细胞。也有以水泻为主、里急后重不明显的不典型患者。大便培养痢疾杆菌阳性。

3. 大肠杆菌性肠炎　①产肠毒素性大肠杆菌（ETEC）性肠炎：潜伏期 4～24 小时，有发热、恶心呕吐及腹部绞痛，腹泻每日 10 次左右，黄水或清水样便，无脓血便，严重腹泻者亦可产生重度脱水，婴幼患儿常因此而危及生命。②肠致病性大肠杆菌（EPEC）性肠炎：大便为水样或蛋花汤样，重者也会有脱水及全身症状。两者粪便培养均可获得相应的大肠杆菌。

4. 病毒性肠炎　常见病原为人类轮状病毒，侵犯各年龄组，多见于婴幼儿，好发于秋冬季，可呈流行性。

【治疗】

（一）一般治疗

1. 隔离　按消化道传染病严密隔离。隔离至症状消失 6 天后，粪便弧菌连续 3 次阴性为止，方可解除隔离。患者用物及排泄物需严格消毒，病区工作人员须严格遵守消毒隔离制度，以防交叉感染。

2. 休息　重型患者绝对卧床休息至症状好转。

3.饮食 剧烈泻吐暂停饮食，待呕吐停止、腹泻缓解可给流质饮食，在患者可耐受的情况下缓慢增加饮食。

4.水分的补充 为霍乱的基础治疗，轻型患者可口服补液，重型患者需静脉补液，待症状好转后改为口服补液。

5.标本采集 患者入院后立即采集呕吐物和粪便标本，送常规检查及细菌培养，注意标本采集后要立即送检。

6.密切观察病情变化 每4小时测生命体征1次，准确记录出入量，注明大小便次数、量和性状。

（二）补液

治疗原则：早期，迅速，适量，先盐后糖，先快后慢，纠酸补钙，见尿补钾。

1.输液量 按脱水程度补液，一般入院后最初2小时应快速输液以纠正低血容量休克及酸中毒，轻型补液要 3000～4000mL，小儿每公斤体重 100～150mL，中型补液 4000～8000mL，小儿每公斤体重 150～200mL，重型补液 8000～12000mL，小儿每公斤 200～250mL。

2.输液内容 在开始纠正休克及酸中毒时，用生理盐水与 1/6mol/L 的乳酸钠或碳酸氢钠，待休克纠正后可增加葡萄糖注射液，有尿时即刻补钾。

3.输液速度 所有低血容量休克患者入院30分钟应输入含钠液 1000～2000mL，或 30～60mL/min，入院最初的输液速度非常重要，如输液不及时，可发生肾功能衰竭，或发生休克，甚至死亡。休克纠正后将每日需要量均输完。

（三）抗菌治疗

抗菌治疗可缩短疗程、减轻腹泻及缩短粪便排菌时间，减少带菌现象。环丙沙星，成人每次 250～500mg，每日2次，口服；诺氟沙星，成人每次 200mg，每日3次，口服。

（四）对症治疗

1.频繁呕吐可给阿托品。

2.剧烈腹泻可酌情使用肾上腺皮质激素。

3.肌肉痉挛可静脉缓注 10% 葡萄糖酸钙、热敷、按摩。

4.周围循环衰竭者在大量补液纠正酸中毒后，血压仍不回升者，可用间羟胺或多巴胺药物。

5.尿毒症者应严格控制体入量，禁止蛋白质饮食，加强口腔及皮肤护理，必要时做透析治疗。

【预防】

1.控制传染源 设置肠道门诊，及时发现隔离患者，做到早诊断、早隔离、早治疗、早报告，对接触者需留观 5 天，待连续 3 次大便阴性方可解除隔离。密切接触者应进行粪便培养检查。每日 1 次，连续 2 天，第 1 次粪检后给予服药可减少带菌者，一般应用多西环素 200mg 顿服，次日口服 100mg。儿童 6mg/（kg·d），连服 2 天。亦可应用诺氟沙星 200mg，每日 3 次，连服 2 天。

2. 切断传播途径 加强饮水消毒和食品管理。长期改善水的供应和卫生设施是预防霍乱的最好方法。对患者和带菌者的排泄物进行彻底消毒。此外，应消灭苍蝇等传播媒介。

3. 保护易感人群 积极锻炼身体，提高抗病能力，可进行霍乱疫苗预防接种。

【预后】

霍乱的预后与病型轻重、治疗的早晚及治疗是否恰当紧密相关。婴幼儿、老年人如有合并症或并发症时则预后较差。死亡原因主要是循环衰竭和急性肾功能衰竭。

思考题

1. 简述霍乱的流行病学。

2. 试述霍乱的临床表现和治疗。

第十四节 消毒与隔离

【学习目标】

1. 掌握消毒、隔离和医院感染的概念，消毒的目的、种类和方法，隔离的种类和期限，医院感染的防护原则。

2. 熟悉医院清洁消毒灭菌工作的基本内容，隔离的管理和原则，医院感染的流行病学、病原学等。

一、传染病的消毒

消毒是指通过物理、化学或生物学方法，消除或杀灭体外环境中病原微生物的一系列方法。其目的在于通过清除病原体而阻止其向外界传播，控制传染病的发生与传播。

（一）消毒的种类

消毒的种类分为疫源地消毒和预防性消毒。

1. 疫源地消毒 对有传染源（病者或病原携带者）存在的地区进行消毒，以免病原体外传。疫源地消毒又分为随时消毒和终末消毒。随时消毒是指及时杀灭并消除由污染源排出的病原微生物而进行的随时消毒工作。终末消毒是指传染源住院隔离，痊愈或死亡后，对其原居地点进行的彻底消毒，以期将传染源所遗留的病原微生物彻底消灭。在医院中传染源停止隔离出院后，对物品及病房的消毒亦为终末消毒。

2. 预防性消毒　是指未发现传染源情况下，对可能被病原体污染的物品、场所和人体进行消毒措施，如公共场所消毒、运输工具消毒、饮水及餐具消毒、饭前便后洗手。医院中手术室消毒，免疫受损严重的患者如骨髓移植患者预防性隔离及消毒措施，亦为预防性消毒。

（二）消毒方法

1. 物理消毒法

（1）机械消毒　如清扫、涮洗、通风等，只能清除或减少细菌。

（2）热消毒　如煮沸、高压蒸汽灭菌、焚烧等方法，可杀灭各种病原体。

（3）辐射消毒法　如日晒法、紫外线、红外线、微波消毒等。

2. 化学消毒法

（1）氧化消毒剂　主要靠强大的氧化能力来灭菌，如过氧乙酸、过氧化氢。

（2）含氯消毒剂　在水中产生次氯酸，具有强大的杀菌作用，如84消毒液。

（3）醛类消毒剂　具有广谱、高效、快速的杀菌作用，如戊二醛，常用于精密仪器、内镜的消毒。

（4）碘类、醇类消毒剂　具有广谱和快速的杀菌作用，用于皮肤、医疗器械的消毒，如2.5%碘酊、0.5%碘伏、75%乙醇等。

二、传染病的隔离

隔离是指把传染源与健康人、非传染患者分开，安置到指定地方，进行集中治疗，从而达到防治传染和扩散，便于管理、消毒和治疗的目的。一般应将传染源隔离至不再排出病原体为止。

（一）隔离的原则

1. 单独隔离传染源，避免与周围人群尤其易感者不必要的接触，必须与传染源接触时应采取防护措施，如戴口罩、帽子，穿隔离衣等。

2. 根据传染病传播途径的不同，采取相应的隔离与消毒措施。

3. 根据隔离期或连续多次病原检测结果，确定隔离者不再排出病原体时才能解除隔离。

（二）隔离期限

传染病患者的隔离期限原则是根据传染病的最长传染期而确定的，同时尚应根据临床表现和微生物检验结果来决定是否可以解除隔离。某些传染病患者出院后仍应追踪观察。

（三）种类

我国大多数医院实行的是以传染病类别为特点的系统隔离法。

1. 呼吸道隔离　适用于流行性感冒、麻疹、白喉、水痘等通过空气飞沫传播的传染病。隔离方法有：①除一般隔离措施外，相同病种可同住一室，床间距至少2m。②痰具每日消毒。③病室每日通风至少3次。④紫外线空气消毒，每日2次。⑤保持适宜的室温、湿度。⑥患者口鼻、呼吸道分泌物应消毒。⑦进入病室的医务人员戴口罩、帽子，穿隔离衣。

2. 消化道隔离　适用于伤寒、细菌性痢疾、甲型肝炎等通过粪－口途径传播的传染病。隔离方法有：①同病种患者同住一室，也可与不同病种患者同住一室，但患者之间必须实施床边隔离。②患者粪便严格消毒，生活用具专用及用后消毒。③室内保持无蝇、无蟑螂，地面喷洒消毒液。④医务人员接触患者穿隔离衣、换鞋、手清洗与消毒。

3. 严密隔离　适用于霍乱、鼠疫、炭疽、SARS等甲类或传染性极强的乙类传染病。隔离方法有：①患者住单间房，禁止随意开放门窗，患者不得离开病室，禁止探视、陪住。②污染敷料与物品装袋，贴标签，严格消毒处理。③病室每日消毒。④进入病室的医务人员戴口罩、帽子，穿隔离衣、换鞋，注意手清洗与消毒，必要时戴手套。

4. 接触隔离　适用于狂犬病、破伤风等经皮肤伤口传播的疾病。隔离方法有：①同类患者可同居一室。②患者用品严格消毒。③医务人员接触患者穿隔离衣、戴口罩。

5. 血液/体液隔离　接触患者或其他血液/体液时要戴手套、穿隔离衣；皮肤接触了血液/体液后要立即清洗；一次性注射用品用后经消毒、销毁处理，避免损伤工作人员皮肤；血液污染室内物品表面时，立即用含氧制剂消毒液清洗消毒。

6. 脓液/分泌物隔离　污染物弃去时装袋、贴标签、送消毒处理后丢弃。

7. 结核菌隔离　隔离室门窗关闭，有特别通风设备，同疗程者可住同一室；接触患者或污染后、护理下一位患者前应洗手，可不戴手套。

三、医院感染

广义的医院感染是指患者因住院、陪诊或医院工作人员因医疗、护理工作被感染所引起的任何临床显示症状的微生物性传染病，不管受害的对象在医院期间是否发病，均属于医院感染。

（一）防护原则

1. 标准预防的概念　做好医院感染的预防要求医护人员在医疗行为中采取标准预防的原则，即所有的患者均被视为具有潜在感染的患者，认定患者的血液、体液、分泌物、排泄物均具有传染性，须进行隔离。

2. 标准预防的基本特点 既要防止血源性疾病的传播，也要防止非血源性疾病的传播；强调双向防护，既防止疾病从患者传至医务人员，又防止疾病从医务人员传至患者；根据疾病的主要传播途径，采取相应的隔离措施，包括接触隔离、空气隔离和微粒隔离。

3. 标准预防的具体措施 接触血液、体液、排泄物等物质及被其污染的物品时应戴手套；于脱去手套后立即洗手；一旦接触了被污染的物品后应立即洗手；医护人员的工作服、面部及眼睛有可能被污染，应当戴一次性口罩、防护眼镜或面罩等，穿隔离衣或围裙；处理所有的锐器时应当特别注意，防止被刺伤；对患者使用后的医疗器械应当采取正确的消毒措施。

（二）病原学

细菌、病毒、真菌等均可引起医院感染。

1. 细菌 细菌是引起医院感染的主要病原体，约占 90%。近年来，病原体中革兰阴性杆菌增多，尤其是肠道杆菌科细菌，如大肠埃希菌、肺炎克雷伯杆菌、肠杆菌和沙雷菌等。厌氧菌的耐药性不断产生，类杆菌属是医院厌氧菌感染中最常见的病原菌，可引起胃肠道和妇科手术的腹腔和盆腔感染。难辨梭菌是抗生素相关腹泻的主要病原菌。

2. 真菌 由于超广谱抗菌药物的广泛应用、各种介入性操作手术及移植治疗的开展和免疫抑制剂的应用，医院内真菌感染的发病率明显上升。最常见的是念珠菌，其中白念珠菌约占 80%。

3. 病毒 病毒也是医院感染的重要病原体，常见的有疱疹病毒、合胞病毒、肠道病毒和肝炎病毒。

（三）流行病学

1. 感染源 包括体表或体内携带病原体的患者、携带者或医院工作人员、病原体生存和滋生的场所或环境。

2. 传播途径 传播途径有接触传播、血液传播、共同媒介物传播、呼吸道传播，其中接触传播是最主要的传播途径。

3. 人群易感性 新生儿、婴幼儿、老年人、慢性重症疾病患者、接受免疫抑制剂治疗及长期使用广谱抗生素或污染手术的患者易被感染。

（四）临床表现

1. 老年患者感染 老年人免疫功能低下，容易发生肺部感染，甚至败血症，临床表现常不典型，咳嗽、咳痰、发热等可不明显，白细胞增高也可不显著。

2. 新生儿与婴幼儿感染 临床表现不典型，常见肠道感染、呼吸道感染及败血症。

思考题

1. 简述消毒、隔离和医院感染的定义。
2. 试述常见的消毒方法。
3. 隔离的种类有哪些?

主要参考书目

［1］葛均波，徐永健.内科学.9 版.北京：人民卫生出版社，2017.

［2］倪伟.内科学.10 版.北京：中国中医药出版社，2017.

［3］李相中.西医内科学.北京：中国中医药出版社，2015.

［4］李兰娟，任红.传染病学.北京：人民卫生出版社，2013.